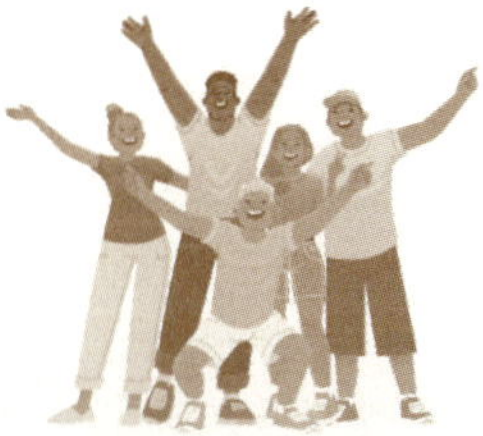

젊은이를 위한

정신건강

Mental Health

김교헌 · 김경의 · 김금미 · 김세진 · 원두리 · 윤미라 · 이경순 · 장은영 공저

학지사

머리말

현대사회에서 정신적인 문제가 늘어남에 따라 정신건강에 대한 관심이 높아지고 있다. 자살률이 급격하게 증가하여 많은 사람이 당혹해하고 있으며, 일상생활에서 경험하는 스트레스의 정도가 높아진다고 호소하는 사람도 늘어나는 추세다. 우울하거나 불안하여 생기 있고 생산적인 삶을 꾸려 가기 어렵다고도 하며, 하루에도 수많은 사람과 접촉하지만 진정한 속마음을 털어놓을 수 있는 사람이 없다고 하소연하기도 한다. 인터넷과 스마트폰 등의 현대적 소통기술이 제공해 주는 편리함이 넘쳐 나지만 잠자리에 누우면 외로움과 공허감에 빠져드는 날이 많을 수도 있다.

빠르게 변하고 복잡다단한 현대생활 속에서 삶을 건강하고 즐겁게 살 수 있는 비법은 무엇일까? 대학의 교양과목 중 하나로 개설되는 '정신건강' 관련 과목을 선택하는 이유에는 아마도 이 과목이 이런 의문을 해결해 줄 것이라는 기대가 일부 포함되어 있을 것이다. 누구나 인생의 도전과제에 잘 대응하며 즐겁고 건강하게 살아가기를 바란다. 이는 벅찬 과제이지만 답을 해 보려는 시도를 해 볼 만하다. 저자들은 대학에서 정신건강을 연구하고 강의하는 사람들로서 이러한 의문에 대한 답을 구하고자 했다. 시중에 적지 않은 정신건강 관련 교재들이 나와 있지만 보다 새로운 시도를 해 볼 만했다. 이 책은 대학의 정신건강 관련 과목 교재로서 다음과 같은 특징을 갖추려 시도했다. 먼저 정신적 불건강과 정신적 건강을 균형 있게 다루거나 통합해서 다루려 했다. 종전의 정신건강 교재들은 대부분 정신적 불건강, 특히 정신장애를 주된 내용으로 다루고 있었다. 정신장애를 이해하고 예방하는 것이 정신건강의 중요한 요소이기는 하지만 그것만으로 충만한 삶을 가꾸기에는 부족하다. 따라서 최근 긍정심리학 연구들의 자료를 활용해서 진정한 의미의 정신적 건강을 증진시킬 수 있는 방법을 모색해 보았다.

저자들은 그동안 정신건강 과목을 강의해 오면서 학생들의 일차적 관심이 무엇인지를 파악하여 이를 책의 내용과 전달방법에 반영하려 했다. 또한 청년 시기의 주된 인생과제와 고민 그리고 즐거움과 성장 경험을 다루려 했다. 우리 주위에서 흔히 경험하게 되는 사례를 들고, 자신의 경험이나 상태에 대해 평가해 볼 수 있는 설문도구나 실습 사례를 포함시켜 남의 이야기가 아닌 자신의 이야기로 강의내용을 이해할 수 있게 했다. 체험적인 이해와 반복적인 실천이 정신건강을 증진하기 위한 노력의 효과를 결정하는 열쇠가 된다.

이 책은 6부 13개 장으로 구성되어 있다. 제1부 '정신건강에의 초대'에서는 정신건강을 바라보는 전체적인 관점을 다루었다. 이어지는 후속 장(章)들의 개별 내용을 하나로 묶을 수 있는 정신건강에 대한 이해의 틀을 여기에서 소개했다. 제2부 '자기개념과 성격'에는 3개의 장이 포함된다. 내 경험의 주인공이 되는 '나'라는 자기개념과 정신건강의 관계와 나만의 독특한 개성인 성격과 정신건강 사이의 관계 및 정신건강을 유지하고 발전시켜 나갈 수 있는 밑바탕이 되는 성격의 강점과 덕성에 대해 소개했다.

제3부 '스트레스와 대처'에서는 현대인의 정신건강에 가장 큰 영향을 미치는 것으로 알려진 스트레스의 정체를 알아보는 장과 스트레스에 효과적으로 대처하는 방법을 소개하는 장이 포함되어 있다. 당면하게 되는 스트레스의 성질을 잘 알고 그것에 대처할 수 있는 방법의 특성을 잘 이해한다면 복잡다단한 현대인의 인생이라는 전투에서도 필승할 수 있을 것이다. 제4부 '삶의 고난과 적응 그리고 성장'에서는 스트레스와 대처의 결과로 나타나는 정신장애의 문제와 삶의 지난한 고통을 통해서 창조되는 성장이라는 풍부한 인생 드라마를 다루고 있다. 제5부 '인간관계와 친밀감'에서는 인간에게 생래적인 만족과 행복감을 선사하는 가까운 관계의 발달과 친구와 연인 및 가족관계라는 친밀한 관계의 전형들을 살펴본다. 마지막으로, 제6부 '늘 푸른 나무'에서는 청년기를 넘어서 장차 펼쳐질 중년과 노년기의 삶에 대해 다루었다. 일과 여가 그리고 중년과 노년의 삶의 과제들을 살펴 인생 전체라는 숲의 조망 속에서 오늘의 정신건강을 바라볼 수 있었으면 하는 바람을 여기에 담았다. 독자나 강사가 책의 어느 부

분부터 시작해도 무리가 없도록 각 부 사이의 독립성을 확보하려 했다.

세상사 대부분이 그렇지만 이 책의 집필 의도가 처음 기대처럼 좋은 열매를 맺을지에 대해서는 고개를 갸우뚱하게 된다. 언제나처럼 다음을 기대해 본다. 또 책은 안내자 역할만 하고 강의하시는 분들이 창의성과 풍부함을 더해 주시리라 믿으며 겸연쩍게 웃어 보기도 한다.

이 조그만 책이 완성되기까지 주위에 계신 분들의 은덕을 많이 입었다. 한참 전에 약속을 해 놓고 오랜 시간 동안 집필을 미루어 온 게으름을 넉넉한 마음으로 기다려 주신 학지사 김진환 사장님께 감사한 마음과 미안한 마음을 함께 표한다. 저자마다 다른 각양각색의 원고를 반듯하게 통일된 책으로 만들어 주신 학지사 편집부 여러분께도 감사드린다. 연구와 강의 그리고 가정사나 개인사로 바쁜 공동저자들을 여러 차례 모이게 하여 진행을 재촉하고 나의 관점을 은근히 강요하는 우를 범하기도 했다. 집필 회의와 원고 수합 및 통일 과정에서 김세진 선생의 노고가 컸다. 참여자 모두에게 고맙고 미안하다.

출간된 책은 나름대로의 독자적인 생명력을 갖고 자라리라고 생각한다. 부족한 부분들을 채우고 수정해 갈 수 있게 관심과 질책을 주실 독자와 강사님들의 애정을 부탁드린다. 이 책이 여러 사람들에게 늘 열려 있고 푸르른 여백을 제공하는 여름 느티나무처럼 충만한 인생을 살아가는 데 도움이 되었으면 한다.

2010년 10월

공동저자들을 대표하여 김교헌이 씀.

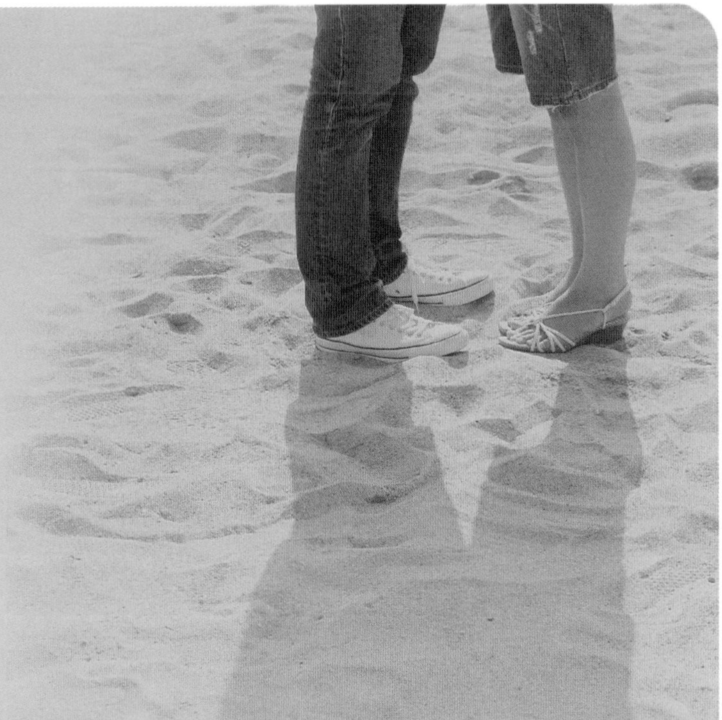

차례

제2부 자기개념과 성격

제3부 스트레스와 대처

제6부 늘 푸른 나무

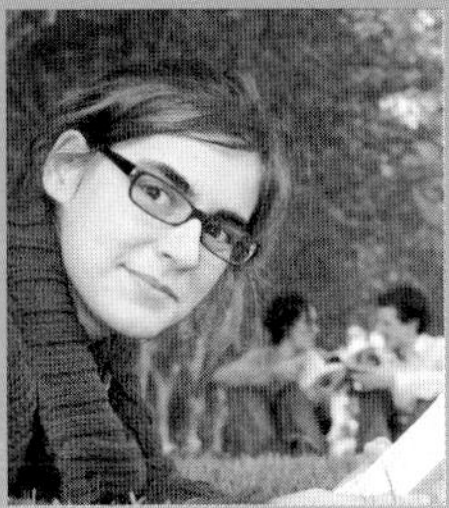
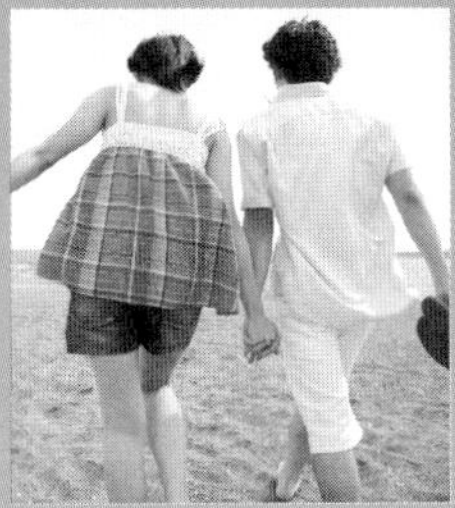
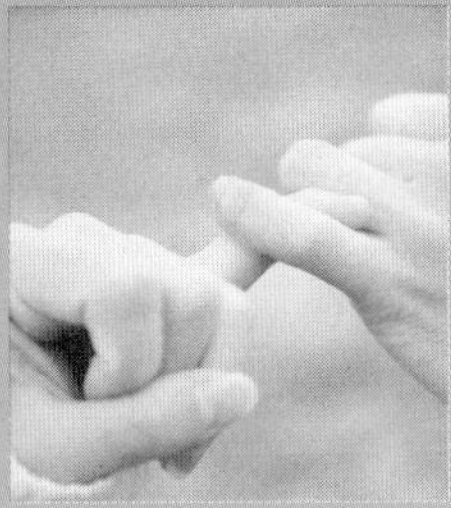
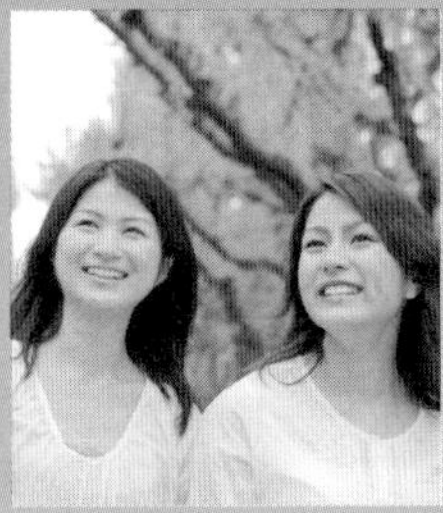

제1부

정신건강에의 초대

01

정신건강이란 무엇인가: 정신건강에 관한 관점

이 장의 학습목표

1. 정신건강의 의미를 이해한다.
2. 정신건강의 소극적인 의미와 적극적인 의미의 차이를 이해한다.
3. 정신건강의 다양한 설명 수준을 이해한다.
4. 적극적이고 전인적인 정신건강의 의미와 이를 달성하는 방법을 이해한다.

사람들마다 정신건강에 관한 생각이 다르다. 어떤 사람은 정신적(혹은 심리적)으로 장애나 질병이 없는 상태를 정신적으로 건강하다고 생각하고 다른 사람은 세상 사는 재미가 있고 활기가 넘치며 마음이 행복한 상태를 정신적으로 건강한 것이라고 생각한다. 또 어떤 사람은 혼자 즐겁게 사는 것만으로는 부족하고, 함께 사는 사람들이나 세상과 친밀하게 교류하며, 개인의 행복을 넘어서 사회적이고 영적인 의미를 제대로 추구할 수 있어야 비로소 건강하다고 생각하기도 한다.

이 책의 첫머리에 해당하는 서장에서는 정신건강이란 무엇인가에 관한 관점을 소개하고, 이 책에서는 어떤 관점을 취할 것인가를 이야기하려 한다. 심리적 고통이나 장애가 없는 상태를 정신건강이라고 간주하고 정신장애를 예방하고 치료하려는 소극적인 것에서부터 이상적인 정신건강 상태를 탐색하고 이를 추구하려는 적극적인 것에 이르기까지 정신건강에 대한 관점들은 서로 다르다. 정신건강 상태를 결정하는 원인을 설명하는 방식도 다양해서 정신건강을 신체적 상태의 반영으로 보는 신체적 수준의 설명에서부터 심리, 사회 및 영적인 수준의 설명에까지 걸쳐 있다. 다양한 관점과 분석 수준을 함께 아우를 수 있는 방법을 통합 체계론(integrative system theory)으로 모색해 보고 정신건강이 이상적으로 구현된 모습을 구체화해 본다.

1 정신건강에 관한 소극적 관점과 적극적 관점

1) 소극적 관점

정신건강을 소극적으로 바라보는 가장 대표적인 관점은 정신건강이 정신적 질병이나 장애가 없는 상태라고 조망하는 질병 모형(disease model)이다. 의학 용어로서의 질병은 '몸과 마음의 전체 또는 일부가 장애를 일으켜서 정상적인 기능을 할 수 없는 상태'를 의미한다. 질병은 많은 경우에 신체적 통증이나 심리적 고통 혹은 신체나 심리적 기능의 장애를 통해 드러나며, 흔히 관련 전문가의 진단을 통해서 확증된다. 즉, 불안이나 우울 혹은 분노 등의 심리적 고통을 일상보다 강하게 경험하거나 주의집중이나 합리적인 판단이 어렵고 충동적인 행동을 반복해서 사회적 혹은 직업적인 역할을 제대로 하지 못하는 등의 심리적 기능 장애가 있는 경우를 정신질환이나 정신장애라고 한다.

글상자 1-1 준기 씨의 사례 1

36세의 준기 씨는 올해 초 대기업 영업부서의 과장으로 승진했다. 승진 후 초기에는 동료나 선후배들로부터 축하를 받고 새로운 업무를 챙기느라고 시간이 정신없이 지나갔다. 그러던 어느 날 아침 준기 씨는 출근길 지하철에서 격심한 가슴통증을 경험하였다. 최근 새로 부임한 부장에게 업무보고를 준비하느라 잠을 조금 설치기는 했어도 일상과 별반 다르지 않은 출근길이었다. 처음에는 가슴이 뻐근하고 숨이 가빠지는 증상으로 시작해서 심호흡을 해도 진정이 되지 않고 진땀이 흐르며 호흡이 더욱 가빠져 가슴에 통증이 오기 시작했다. 간신히 출근하여 부하직원에게 업무보고를 부탁하고 병원에서 검진을 받았으나 신체적으로 별 이상이 없다는 의사의 소견을 들었다. 이런 일화가 있은 뒤 약 2주 후, 출근길에서 더 큰 고통을 경험했다. 지난번과 유사한 증상이 계속될 뿐만 아니라 세상이 온통 하얘지며 주위 사람들이 로봇처럼 보여서 자신이 마치 유령기계들로 가득 찬 도시에 와 있는 듯한 느낌을 받았다. 이번에는 집에 급히 연락해서 응급실을 통해 입원하였다. 여러 가지 검사와 면담 후에 의사는 신체적으로는 문제가 없고 정신적인 문제일 가능성이 있다며 준기 씨를 정신과에 의뢰하였다. 정신과에서는 준기 씨가 공황발작(panic attack)을 경험하고 있다고 진단하였다. 준기 씨가 다른 사람들보다 공황발작을 쉽게 경험할 만한 가계의 유전적 소인을 지니고 있으며, 현재 생활의 여러 면에서 스트레스를 많이 경험하고 있고, 이런 상태가 계속되면 공황장애(panic disorder)와 광장공포증(agora phobia)으로 발전할 수 있다고 하였다. 의사는 준기 씨에게 약물 처방과 함께 스트레스 관리와 집단 인지행동치료 프로그램에 참여하도록 권고하였다.

앞의 사례에서 준기 씨는 다른 사람들에 비해 스트레스에 무력해지는 신체적 취약성을 유전적으로 타고났으며 최근 승진이나 업무조정과 관련된 생활 스트레스로 인해 이런 취약성이 발현되어서 공황발작에 해당하는 여러 증상을 경험한 것으로 설명할 수 있다.

질병 모형은 병의 원인을 신체적인 데서 찾는 생물적 접근에 일차적 기반을 두고 있다. 현대의학은 신체적인 문제뿐만 아니라 정신적인 문제도 생물적인 실체(유전적 바탕, 뇌 손상, 병원균이나 독성물질의 침입에 의한 신체적 변화 등)의 결함이나 손상으로 인해 발생한다고 설명한다. 즉, 신체적 문제나 심리적 문제의 원인이 모두 신체적인 데 있으며 신체를 변화시켜 심리적인 문제도 치료할 수 있다고 본다. 신체를 변화시킬 수 있는 다양한 방법이 있겠지만, 일차적으로는 약물을 투여하거나 수술을 통해 질병의 원인을 신체적으로 제거하려 한다. 그래서 앞의 사례에서처럼 향정신성 약물을 일차적 치료법으로 선택하고, 스트레스 관리나 인지행동치료와 같은 심리적인 방법을 보조적으로 사용하기도 한다.

미국정신의학회에서는 정신장애를 분류하고 진단하기 위한 『정신장애 진단 통계 편람(*Diagnostic and Statistical Manual of Mental Disorders*)』을 발간하였으며 가장 최신판은 DSM-IV-TR(2000)이다(〈표 1-1〉 참조).

〈표 1-1〉에는 현대 정신건강 전문가 집단이 관심을 갖는 17가지의 정신장애 하위유형들이 기술되어 있다.[1] 소극적 관점으로 정신건강을 조망하는 입장에서는 이러한 정신장애를 치료하는 것이 정신건강을 추구하는 현실적이고 가장 효율적인 방법이라고 본다.

〈표 1-1〉의 기분장애(mood disorder) 중의 한 하위 유형인 '주요 우울증'을 예로 들어 보자. 표의 아래에 제시한 설문지는 Beck의 우울증 척도다. 먼저 자신의 사례에 적용하여 설문지의 질문에 솔직하게 응답해 보자.

---

1) DSM-IV-TR에서는 정신장애를 17개의 하위 유형으로 크게 나누지만, 17개의 장애는 다시 300여 개의 하위 정신장애로 세분된다.

〈표 1-1〉 DSM-IV-TR(2000)의 정신장애 분류

(1)	유아기, 소아기, 청소년기에 흔히 처음으로 진단되는 장애
(2)	섬망, 치매, 기억상실장애 및 기타 인지장애
(3)	달리 분류되지 않는 일반적인 의학적 상태로 인한 정신장애
(4)	물질 관련 장애
(5)	정신분열병과 기타 정신증적 장애
(6)	기분장애
(7)	불안장애
(8)	신체형 장애
(9)	허위성 장애
(10)	해리성 장애
(11)	성적 장애 및 성정체감장애
(12)	섭식장애
(13)	수면장애
(14)	달리 분류되지 않는 충동조절장애
(15)	적응장애
(16)	임상적 관심의 초점이 되는 기타 장애
(17)	성 장애

Beck 우울증 척도(Beck Depression Inventory: BDI)

아래의 물음들에 대해 요즈음 자신의 상태를 가장 잘 나타내는 문장을 고르시오.

1) 0. 나는 슬프지 않다.
   1. 나는 가끔 슬플 때가 있다.
   2. 나는 항상 슬프고 그 슬픔에서 헤어날 수 없다.
   3. 나는 너무 슬프고 불행해서 도저히 견딜 수 없다.

2) 0. 나는 앞날에 대해서 별로 실망하지 않는다.
1. 나는 앞날에 대해서 기대가 없다.
2. 나는 앞날에 대해 기대할 것이 아무것도 없다.
3. 나의 앞날은 아주 절망적이고 나아질 가망이 없다.

3) 0. 나는 실패자라고 생각하지 않는다.
1. 나는 다른 사람들보다 더 많이 실패했던 것 같다.
2. 내 삶을 뒤돌아보면 실패투성이인 것 같다.
3. 나는 인간으로서 완전히 실패했다.

4) 0. 나는 예전과 같이 일상생활에 만족하고 있다.
1. 나는 예전처럼 일상생활을 즐기지 못한다.
2. 나는 어떤 일을 해도 전혀 만족스럽지 않다.
3. 나는 모든 것이 다 불만스럽고 짜증난다.

5) 0. 나는 특별히 죄책감을 느끼지 않는다.
1. 나는 때때로 죄책감을 느낄 때가 있다.
2. 나는 죄책감을 느낄 때가 아주 많다.
3. 나는 항상 죄책감에 시달리고 있다.

6) 0. 나는 내가 벌을 받을 거라고 생각하지 않는다.
1. 나는 어쩌면 벌을 받을런지도 모르겠다는 느낌이 든다.
2. 나는 벌을 받을 것 같다.
3. 나는 지금 벌을 받고 있다고 느낀다.

7) 0. 나는 나 자신에게 실망하지 않는다.
1. 나는 나 자신에 실망할 때가 있다.
2. 나는 자신을 역겹게 생각한다.
3. 나는 나 자신을 증오한다.

8) 0. 나는 내가 다른 사람보다 못한 것 같지는 않다.
1. 나는 나의 약점이나 실수에 대해 자신을 탓하는 편이다.
2. 나는 내 잘못에 대해 거의 나를 비난한다.
3. 나는 일어나는 모든 나쁜 일들은 다 내 탓이라고 나를 비난한다.

9) 0. 나는 자살 같은 것은 전혀 생각하지 않는다.
1. 나는 자살할 생각을 가끔 하지만 실제로 자살하지는 않을 것이다.

2. 나는 자살을 할 것만 같다.
3. 나는 기회만 있으면 자살하겠다.

10) 0. 나는 평소보다 더 자주 울지는 않는다.
1. 나는 전보다 더 많이 운다.
2. 나는 요즈음 항상 운다.
3. 나는 요즘은 울고 싶어도 울 기력조차 없다.

11) 0. 나는 요즈음 전보다 더 성을 잘 내는 편은 아니다.
1. 나는 전보다 더 쉽게 성이 나고 짜증이 난다.
2. 나는 요즈음 항상 성을 내고 있다.
3. 성을 내고 싶어도 요즘은 너무 지쳐서 성조차 나지 않는다.

12) 0. 나는 다른 사람들에 대한 관심을 여전히 잃지 않고 있다.
1. 나는 전보다 다른 사람들에 대한 관심이 줄었다.
2. 나는 다른 사람들에 대한 관심이 거의 없어졌다.
3. 나는 다른 사람들에 대한 관심이 완전히 없어졌다.

13) 0. 나는 평소처럼 결정을 잘 내린다.
1. 나는 결정을 미루는 때가 전보다 많아졌다.
2. 나는 전에 비해 결정을 내리는 데 더 큰 어려움을 느낀다.
3. 나는 더 이상 아무 결정도 내릴 수가 없다.

14) 0. 나는 전보다 내 모습이 더 나빠졌다고 생각하지 않는다.
1. 나는 늙어 보이거나 매력 없어 보일까 봐 걱정이다.
2. 나는 내 모습이 전혀 매력 없게 변해 버린 것 같은 느낌이 든다.
3. 나는 내가 추하게 보인다고 믿는다.

15) 0. 나는 전처럼 일을 잘할 수 있다.
1. 나는 어떤 일을 시작하려면 전보다 훨씬 더 많은 노력이 든다.
2. 나는 어떤 일이든 하려면 매우 힘들다.
3. 나는 전혀 아무 일도 할 수가 없다.

16) 0. 나는 평소처럼 잘 잔다.
1. 나는 전만큼 잘 자지 못한다.
2. 나는 평소보다 한두 시간 빨리 깨고 다시 잠들기 어렵다.
3. 나는 밤중에 깨고 한 번 깨면 다시 잠들지 못한다.

17) 0. 나는 전보다 더 피곤하지는 않다.
1. 나는 전보다 쉽게 피곤해진다.
2. 나는 무엇을 해도 곧 피곤해진다.
3. 나는 너무나 피곤해서 아무 일도 할 수가 없다.

18) 0. 내 식욕은 평소와 다름없다.
1. 나는 전보다 식욕이 좋지 않다.
2. 나는 전보다 식욕이 많이 떨어졌다.
3. 나는 식욕이 전혀 없다.

19) 0. 요즈음 체중이 별로 줄지 않았다.
* 나는 현재 음식조절로 체중을 줄이고 있는 중이다(예/아니요).
1. 전보다 몸무게가 2kg 이상 줄었다.
2. 전보다 몸무게가 5kg 이상 줄었다.
3. 전보다 몸무게가 7kg 이상 줄었다.

20) 0. 나는 건강에 대해 전보다 더 염려하고 있지는 않다.
1. 나는 여러 가지 통증, 소화불량, 변비 등과 같은 신체적인 문제로 걱정하고 있다.
2. 나는 건강이 염려되어 다른 일을 생각하기 힘들다.
3. 나는 건강이 너무 염려되어 다른 일은 아무것도 생각할 수조차 없다.

21) 0. 나는 최근에 성적인 관심에 어떤 변화가 있지 않다.
1. 나는 전보다 성에 대한 관심이 줄었다.
2. 나는 전보다 성에 대한 관심이 상당히 줄었다.
3. 나는 성에 대한 관심을 완전히 잃어버렸다.

채점:

1)번에서 21)번까지 응답한 점수(0～3)를 더한다. 19)번은 현재 체중조절을 하고 있는 경우에는 체중 변동이 있었더라도 0점으로 채점한다.

점수 해석: 채점 결과 총점

0～9점은 우울하지 않은 상태, 10～15점은 가벼운 우울상태,
16～23점은 우울상태, 24～63점은 매우 심각한 우울상태로 해석할 수 있다.

출처: Beck(1967), 한홍무 등(1986)의 척도를 김교헌이 수정.

앞의 설문에 대한 응답 결과를 통해 현재 당신의 우울 경험 정도를 파악할 수 있다. 만약 총점이 16점을 넘으면 우울증 진단을 고려해 보아야 한다. 정신과 의사나 임상심리학자의 진단평가를 받아 본 결과 DSM-IV-TR의 주요 우울증 기준을 충족한다면 우울증이라는 정신장애에 해당한다고 간주된다.

2) 적극적 관점

정신건강을 적극적인 관점에서 조망하면, 정신건강은 단순히 정신적인 질병이나 취약성이 없는 상태가 아닌 완전하고 이상적인 정신적 웰빙 상태를 의미한다. 이 관점에서는 정신적 결함이나 기능 손상이 없는 상태만으로는 부족하고 개인이 지닌 강점과 잠재력을 최대한 발달시킨 이상적 상태를 정신건강이라고 보고 이를 추구하려 한다. 이런 관점을 성장 모형(growth model)이나 발달 모형(developmental model)이라고 부를 수 있다.

글상자 1-2 준기 씨의 사례 2

36세의 준기 씨는 올해 초 대기업 영업부서의 과장으로 승진했다. 승진 후 초기에는 동료나 선후배들로부터 축하를 받고 새로운 업무를 챙기느라고 시간이 정신없이 지나갔다. 그러던 어느 날 아침 준기 씨는 출근길 지하철에서 가슴 뭉클한 경험을 하였다. 최근 새로 부임한 부장에게 업무보고를 준비하느라 잠을 조금 설치기는 했어도 일상과 별반 다르지 않은 출근길이었다. 준기 씨 옆자리에 앉은 조그만 몸집의 소녀가 잠이 쏟아져 머리가 옆으로 숙여진 아저씨의 고개를 떠받치고 있다가 내릴 때가 되어 준기 씨에게 넘겨주고 가려 했다. 자기 아빠인가 하고 대수롭지 않게 생각하던 준기 씨는 언뜻 옆자리로 옮겨서 곤히 잠든 아저씨의 고개를 인계받았다. 소녀는 방긋이 웃으며 지하철에서 내렸고 소녀가 앉았던 자리에선 어릴 적 준기 씨가 시골에서 자라며 취해 보곤 했었던 가을 들국화 향기가 솔솔 번지는 듯했다. 약 2주 뒤의 퇴근길에서는 더 큰 감홍을 맛보았다. 한강을 지나며 바라보는 강변 노을 풍경이 너무 아름다워서 살아 숨 쉰다는 사실에조차 감사하는 마음이 들었다. 오늘은 집에 가서는 매달 후원금만

2만 원씩을 보내는, 한동안 소식을 전하지 못했던 후원 아이에게 오랜만에 안부전화를 해 보겠다고 마음 먹었다. 과장 진급 후 처음에는 얼떨떨했으나 이제 부서원들과도 마음이 잘 맞고 영업 실적도 향상될 가능성이 보이기 시작했다. 무엇보다 준기 씨는 매우 어려워 보였던 선진국 시장에서의 거래가 성사되고 있어 가슴이 뿌듯하다. 한국을 대표해서 세계 고객들에게 유익함을 선사하고 돈도 많이 번다는 생각을 하면 앞으로 닥칠 어떤 어려움도 스릴 넘치는 도전거리가 될 것이라고 생각하며 마음속으로 미소를 머금는다. 준기 씨는 행복하다.

위의 사례에서 준기 씨는 주위 사람들과 높은 감정적 교감을 보이고 일의 작은 경험들에서 기쁨과 아름다움을 맛보고 자신의 업무를 효과적으로 수행하고 즐기며 스트레스에 대해서 도전적인 자세를 보인다. 이와 같이 활기차고 행복하며 자신의 역량을 마음껏 발휘하는 상태를 적극적인 의미의 정신건강이라고 할 수 있다. 세계보건기구(WHO, 1948)는 건강을 "단순히 질병이나 허약함이 없는 상태가 아니라 신체적, 정신적 그리고 사회적으로 온전한 안녕 상태에 있는 것"이라고 정의한다. 즉, 정신건강은 정신적으로 온전하고 이상적인 안녕 상태를 의미한다. 최근에 세계보건기구는 긍정적 정신건강을 "개인이 자신의 능력을 실현시키고, 일상생활의 정상적인 스트레스에 대처할 수 있으며, 생산적이고 성과 있게 일할 수 있고, 자신이 속한 지역사회에 기여할 수 있는 안녕의 상태"를 의미한다고 정의했다(WHO, 2001).

성장 모형은 정신장애의 원인을 찾아 이를 치료하는 데 일차적 관심을 갖기보다는 인간의 강점과 능력을 찾고 이를 적극적으로 계발함으로써 정신질환이나 장애를 예방하고 건강을 증진하는 데 초점을 맞춘다. 이런 접근은 질병 모형에 입각한 치료 중심의 접근법만으로는 의료비용을 줄이고 의료 서비스의 질을 효율적으로 높이지 못하며 정신질환을 예방하는 데 큰 성과가 없다는 지난 50여 년간의 경험에서 그 싹이 자랐다. 건강심리학은 신체질환과 정신질환 모두에서 예방과 건강 증진의 중요성을 강조하였으며, 긍정심리학은 예방 노력뿐만 아니라 정신장애의 치료에서도 장애의 증상만을 제거하는 소극적 접근보다는 강점을 육성할 때 재발률이 낮아지고 생활의 질이 높아짐을 입증하였다. 성장 모형에서는 정신건강의 원인을 생물학적인 데서만 찾지 않고 심리, 사회 및 영적인 측면 모두에서 찾으려는 통합적인 시도를 한다.

그런데 정신질환과 이상적인 웰빙 상태를 뜻하는 적극적 의미의 정신건강이 단일차원상의 양 극단에 위치하는 것이 아니라는 흥미로운 사실이 밝혀지고 있다. 한 개인에게서 정신질환의 정도와 정신건강의 정도가 서로 어느 정도(r=-.4 부근)의 역상관을 보이지만 둘은 상당히 독립적이라는 증거들이 많이 나타난다. 즉, 정신질환에 영향을 미치는 요소들을 제거한다고 해서 정신건강이 증진되지는 않는다. 따라서 정신건강에 대한 소극적 접근과 적극적 접근은 모두가 필요하다고 볼 수 있다.

요약해서 정리하자면 정신건강은 단순히 정신적인 질병이나 취약성이 없는 상태가 아닌 완전한 정신적 웰빙 상태를 의미하며 이 상태를 이루는 데 도움을 주는 방법은 다양하다. 소극적으로는 정신질환을 치료하고 예방하려는 노력에서부터 시작해서 적극적으로는 정신건강을 증진하고 개인이 지닌 잠재력을 최대한 발휘하도록 돕는 데까지 이르며 갈등관리, 유머, 겸손, 감사, 자기주장, 의사소통, 스트레스 관리, 명상, 기도, 용서 등의 다양한 기법을 사용할 수 있다. 한편, 개인 차원을 넘어 지역사회 구성원들의 정신건강을 높이려는 지역사회 정신건강(community mental health)으로 개념이 확대되기도 한다.

다음으로는 정신건강의 원인을 어떻게 설명하는가에 관해 살펴보기로 하자.

2 정신건강의 설명 수준

앞에서는 정신건강에 관한 관점을 소극적인 것과 적극적인 것으로 대별해서 살펴보았다. 그런데 정신건강을 어떤 상태로 정의하든 그 상태를 만드는 원인이 무엇인가를 설명하는 방식에서는 많은 차이가 있다. 정신장애나 정신건강 상태를 초래하는 원인을 설명하는 현대적인 관점들은 분석 혹은 설명 수준에 따라 생물적, 심리적, 사회적, 영적인 것으로 나눌 수 있다.

1) 생물적 수준

정신장애나 정신건강의 원인을 신체적 측면에서 설명하려는 시도다. 장애나 건강이 비록 심리적으로 의식할 수 있는 증상(symptom)으로 경험되지만 근본적인 원인은 신체의 생물적 측면에서 찾을 수 있다고 생각한다. 구체적으로는 유전적 요인이나 뇌의 구조나 생화학적 기능 등이 장애나 건강의 증상을 만들어 내는 보다 근원적인 원인이라고 보며, 이의 변화를 통해 정신장애나 정신건강을 변화시킬 수 있다고 설명한다.

우울증이 세로토닌이나 노아에피네프린이라는 신경전달물질의 활동 이상에 의해 발생한다거나, 정신분열증이 도파민이라는 신경전달물질의 전달과정의 문제로 인해 발생한다고 보고 이를 조절하는 약물을 사용해서 치료하려는 시도가 생물적 수준의 설명을 대표하는 예에 해당한다. 정신장애처럼 구체적인 대상은 아니지만 적극적 의미의 정신건강 증상도 생물적 수준으로 잘 설명될 수 있다는 주장도 있다. 행복이나 정서적 안정성이 상당 정도 유전적 요인에 의해 결정된다는 증거들이 있다.

Lykken과 Tellegen(1996)은 쌍둥이를 대상으로 한 행동유전학연구를 실시했다. 이들은 사람들이 다양한 생활사건 경험으로 인해 일시적으로는 행복 경험의 기복을 보이지만, 곧 다시 되돌아오는 기초 수준에 해당하는 저마다의 행복 기준점(set point)을 지니고 있다고 주장한다. Kagan(1989)은 일상의 행복 경험에 크게 영향을 미치는 외향성과 수줍음이 기질로 유전된다고 본다. Lyubomirsky, Sheldon 그리고 Schkade(2005)는 행복이, 타고나는 기준점(50%)과 자신의 의지적 활동(40%) 및 삶의 상황(10%)이라는 세 가지 영향의 결합에 의해 결정된다고 지적한다. 이는 행복의 전부는 아니지만 상당한 정도가 생물적으로 결정된다는 증거들이다.

2) 심리적 수준

정신장애나 정신건강의 원인을 심리적 측면에서 설명하려는 시도다. 정신장애를 심리적 수준에서 설명하려는 다양한 이론들이 제안되었다. Freud로 상징되는 정신분석적 입장, Skinner로 상징되는 행동주의적 입장, Ellis와 Beck으로 상징되는 인지적 입장 그리고 Rogers로 상징되는 인본주의적 입장 등이 현대의 대표적 심리이론들이다. 앞으로 이 책의 각 장에서는 일차적으로 심리적 수준에서 정신건강을 설명하게 될 것이다.

이러한 이론들에는 정신장애뿐만 아니라 정신건강의 증상들을 설명하려는 시도도 함께 포함되어 있다. 그러나 심리학과 정신의학의 20세기 역사가 주로 정신장애의 치료에 초점을 맞추어 왔기 때문에 정신건강의 설명에는 소홀한 점이 많았다. 보다 최근에는 인간의 강점과 덕성을 계발하고 행복을 적극적으로 추구하려는 움직임인 긍정심리학적 접근이 등장하였다. 이 책에서는 정신건강을 설명하고 증진하기 위해 기존의 심리이론들과 함께 최근 많은 성과를 내고 있는 긍정심리학의 아이디어와 연구 결과를 적극적으로 활용하려 한다.

3) 사회적 수준

정신장애나 정신건강의 원인을 사회적 측면에서 설명하려는 시도다. 가깝게는 가족으로부터 지역사회나 국가 혹은 세계가 개인의 정신건강에 영향을 미칠 수 있다. 부모나 가족의 불화는 개인의 심리적 고통과 역기능을 초래한다. 현재 한국사회가 보이는 높은 비율의 알코올중독 현상이나 화병, 신병 등은 한국문화의 특징과 밀접한 관련이 있다. 성과, 효율성, 물질, 젊음, 경쟁 그리고 자기책임을 강조하는 범세계적 문화 추세는 우울증을 양산할 가능성이 있다. 이 밖에도 성차별이나 사회적 불평등이 여성이나 사회경제적 지위가 낮은 사람들의 우울이나 정신분열증의 발생률을 높인다고 알려져 있다.

반면 '가화만사성(家和萬事成)'이라는 표현에서 드러나듯이, 화목한 가족생활은 유능하고 행복한 개인을 만드는 핵심 기반이 될 수 있다. 요순시대에는 도둑이나 거지가 없고 백성 모두가 행복했다고 한다. 이는 유토피아적인 사회가 개인의 정신건강을 높인다는 의미다. 보다 구체적으로, 범죄와 부패의 방지 및 빈부격차의 해소, 민주화와 사회적 투명성 및 열린 언로(言路)와 정책 결정에 대한 참여의 용이성, 그리고 지역사회가 제공하는 직업과 여가 기회와 지역 응집성 및 사기 등은 정신장애를 방지하고 정신건강을 증진하는 데 중요한 역할을 할 것이다. 사회적 수준의 설명은 '지역사회 정신건강'이라는 개념에 잘 반영되어 있다.

4) 영적 수준

정신장애나 정신건강의 원인을 영적(靈的) 측면에서 설명하려는 시도다. 영성이나 영적인 측면이 무엇을 의미하는가가 여전히 모호한 상태에 있지만, 저자는 영성(spirituality)을 '자신이나 자신이 현재 처해 있는 공간과 시간을 넘어서서 무한하고 영원한 세계와 관련성을 맺으려는 인간의 욕구와 그에 기초한 행동'이라고 본다. 흔히 종교성을 영성과 혼동하기도 하나, 종교는 인간의 영성을 추구하는 의식화되고(ritualize) 조직화된 구체적 예에 해당한다. 인간은 자신뿐만 아니라 인간사회를 넘어서서 생태계나 우주 혹은 영원성과 관계를 맺을 수 있고, 이런 측면이 개인의 정신건강에 의미 있는 영향을 미칠 수 있다.

정신장애의 가장 오래된 원인론 중 하나는 귀신론 혹은 영혼론이다. 나쁜 귀신이 들거나(빙의) 영혼이 병들어 정신장애가 발생한다는 주장이다. 현대에 들어 그 영향이 줄어들기는 했으나 이런 생각은 전 세계적으로 여전히 널리 퍼져 있다. '도심무병(道心無病)'이라는 표현 속에 나타나 있듯이, 하늘이나 자연의 질서에 따라 살아가는 것이 신체적 질병이나 정신적 질병을 막는 최고의 방법이라는 생각이, 유·불·도(儒彿道)를 포함한 전통적 동양사상의 공통적 주장이기도 하다. 종교적 열락을 비롯한 이상적인 정신건강 상태가 신의 뜻이나 하늘의 이치[天理]에 따르는 삶에서 자연스럽게 유래한다는 생각도 널리 퍼져 있다.

이상에서 살펴보았듯이, 개인의 심리적 수준에서 경험되는 정신건강은 어느 하나의 분석 수준으로 충분히 설명하기가 어렵다. 생물적 수준에서부터 영적 수준에 이르는 다양한 수준의 설명은 서로 독립적이고 상호 배타적인 성격을 지니기보다는 상호 보완적이고 밀접하게 연결되는 상호작용적인 관계를 이루고 있다.

현재 정신의학에서는 정신건강을 주로 생물적 수준에서 설명하고 심리학에서는 생물적 수준과 심리적 수준의 설명을 함께 강조한다. 이에 반해 사회학이나 정치학에서는 사회적 수준의 설명을 선호하고 종교에서는 영적 수준의 설명을 선호한다고 볼 수 있다. 그러나 정신건강을 어느 하나의 수준으로 설명하려는 시도는 각 전문가집단의 기존 고정관념이나 이해관계를 반영하는 접근일 가능성이 높고, 실상은 여러 설명 수준 모두를 통합하고 연결하여 적용하면 정신건강 현상을 보다 잘 설명할 수 있을 것이다. 생물심리사회 모형(biopsychosocial model)은 이런 통합적 시도의 대표적 예에 해당하며, 저자는 이를 좀 더 확장시켜 통합체계론이라는 이름으로 다음에 소개하고자 한다.

3 정신건강에 대한 체계적 접근

체계적 혹은 시스템적 접근은 일반 체계론(von Bertalanffy, 1968)과 생명 체계론(Miller, 1978)에 기초한 상위 이론(meta theory)으로 일종의 세계관이나 세상가설에 해당한다. 체계론 혹은 시스템 이론은 세계가 다양한 위계 수준의 체계로 구성되어 있다는 생각으로 전체론(holism)의 대표적인 예에 해당한다. 한 체계(system)는 상호 관련성을 맺어 공동 운명성을 갖는 하나 이상의 하위 체계들로 구성되는 동시에 상위 체계의 한 하위 성분으로 작동하며, 체계들 사이의 위계적 연결은 무한하다.

체계론은 현대과학에도 비교적 새로운 것이며 생물학과 공학에서 1920~1930년대에 복잡계(complex system)라는 이름으로 처음 등장했다. 그 후 컴퓨터과학, 신경과학, 환경과학 및 우주과학 등에서 점차 중요한 관점으로 자리를 잡아 가고 있으며 정보이론, 자기조절이론, 복잡성이론 및 혼돈이론 등의 기반이 되고 있다(Schwartz & Russek, 1997).

체계론은 자연과 생명현상은 다중의 원인들이 상호작용해서 나타나는 것이며 하나의 원인은 다중의 효과를 갖는다고 주장한다(Capra, 1996). 어느 특정한 수준에서의 체계의 특성은 그 체계를 이루고 있는 부분(즉, 하위 체계)들이 상호작용하는 관계 속에서 창발적으로(emergently) 드러나며, 이는 하위 부분들의 특성을 합한 것 이상이다. 즉, 하위 성분들이 긴밀하게 상호작용하는 관계를 통해서 체계의 창발적인 성질이 만들어진다. 다른 한편, 특정 체계는 자신의 상위 체계의 한 하위 성분이라는 맥락 속에서 작용한다. 체계론에서는 인간을 포함한 삼라만상을 끊임없이 이어지는 위계적 체계 속의 존재와 연결로 바라본다.[2)]

Schwartz(1987)는 다양한 위계 수준의 체계와 관련되는 현대 학문 분야를 〈표 1-2〉와 같이 정리하고 있다.

체계는 어느 하나도 결코 독자적으로 존재하지 않으며 다양한 정도로 다른 체계와 연결되어 있다. 따라서 어느 한 체계의 특성을 제대로 이해하기 위해서는 상위 및 하위 위계 체계들과의 연결과 동일한 위계에 속한 다른 성분들 사이의 상호작용을 파악해야 한다.

정신건강은 인간에게 심리적 수준으로 드러난다. 신체의 대사나 면역 및 내분비 활동 상태도 생기(生氣)나 통증 혹은 쾌락 등의 형태로 의식된다. 물론 심리적 수준에서 자각되지 않고 진행되는 생리적 과정이나 인지적 과정도 매우 많다. 그러나 인간의 생존과 안녕에 높은 중요성을 갖는 정보에 대해서는 자각되는 의식에 반영하여 이를 보다 의식적이고 정교하게 처리하는 심리과정이 진화해 왔다고 생각한다.

---

2) 이런 주장은 Wilber(2000/2008)의 홀론(holon) 개념과 유사하다. 하나의 홀론은 다른 전체의 일부가 되는 전체를 형성한다. 예를 들어, 전체로서의 원자는 분자의 일부분이 되고, 전체로서의 분자는 세포의 일부가 되며, 세포는 다시 기관과 유기체의 일부로 포함된다.

〈표 1-2〉 체계(system)의 수준과 관련된 학문 분야

체계의 수준	관련 학문 분야
조직(institutions)	정치학(political science) -정치사회학(political sociology)*
집단(groups)	사회학(sociology) -사회심리학(social psychology)*
유기체(organism)	심리학, 동물행동학, 동물학(psychology, ethology, zoology) - 심리생리학(psychophysiology)*
기관(organs)	생리학(physiology: 예, neurology) -신경내분비학(neuroendocrinology)*
세포(cells)	세포생물학(cellular Biology) -생화학(biochemistry)*
원자(atoms)	물리학(physics) -아원자 물리학(subatomic physics)*
추상(abstract)	수학, 철학(mathematics, philosophy)

출처: Schwartz(1987), p. 222에서 인용.
* 인접 수준들 사이의 경계 영역 학문

신체적 결핍은 욕망이나 충동의 형태로 의식되고, 일이나 대인관계에서의 성공 실패는 흔히 감정 경험이라는 형태로 의식된다. 한편, 인간세계를 넘어선 생태계나 우주 혹은 영원성과의 관계는 영적 경험으로 드러난다고 볼 수 있다. 즉, 인간의 의식은 인간 유기체가 맺고 있는 다양한 위계 수준의 체계들과의 관계 상태를 반영하는 화면이나 거울이라 할 수 있다. 아울러 개인의 의식에 기초해서 환경을 변화시키려는 행동도 심리적 수준에서 일어난다. 즉, 심리는 집사(執事)에 해당한다.

장회익(1998)은 잘 조직된 상위 체계 내에서는 주체적 의식 중심이 형성되어 이를 통해 스스로의 생존조건에 대한 여러 정보들을 통합 지휘하게 되고, 더불어 '나'라고 하는 자기정체성에 대한 의식이 발현된다고 본다. 그는 여기에 더해 인간은 자기 자신에 대한 반성[혹은 반영(反影), reflection]적 사고를 할 수 있을 뿐만 아니라 자신이 지니게 된 집합적 지식을 활용하여 자신이 속해 있는

상위체계의 전모, 즉 사회나 우주의 상태에 대한 반성도 가능하게 되었다고 본다. 즉, 인간은 사회나 지구촌 혹은 우주의 중추 신경계와 같은 역할을 할 수 있게 되었다는 것이다.

Damasio(2003/2007)는 스피노자의 철학적 주장과 현대 신경생물학적 지식을 결합하여, 느낌이 변화하는 환경 속에서 자신의 생존과 안녕을 추구하는 유기체의 항상성 조절기제로 작동하는 과정을 상세히 설명하고 있다. 그는 특정 시점의 느낌은 유기체가 특정한 환경과 시점에서 보이고 있는 신체 상태를 표상하는 뇌지도(brain map)에 대한 반영이라고 본다. 그는 변화하는 환경과 자신의 관계는 신체에 반영되고, 이런 개별 신체 상태들을 총체적으로 반영하는 것이 정서와 느낌이라고 할 수 있으며, 이는 주로 뇌 섬엽(insula)이라는 부위에서 처리된다고 본다.

이상의 논의에서 심리적 수준에 반영되는 정신건강이 단순히 유기체 수준의 건강 상태만을 반영하는 것이 아님을 알 수 있다. 즉, 정신건강은 유기체(개인)의 기관과 세포 및 원자라는 하위 위계 수준의 상태를 반영할 뿐만 아니라 집단(가족)이나 조직 및 사회 혹은 심지어 우주라는 상위 체계의 상태를 반영하는 것이라고 할 수 있다. 따라서 개인의 정신건강을 제대로 이해하고 성취하기 위해서는 인간의 생물, 심리, 사회, 및 영적 수준을 통합적으로 다루어야 한다. 저자는 이런 점들을 반영한 정신건강 모형을 통합 체계론(integrative system theory)으로 부른다.

통합 체계론을 정신건강에 적용하면 새로운 가설들이 생성된다. 예를 들어, 개별 세포 수준에서는 큰 성취나 발달에 해당하는 성과가 상위위계인 기관이나 유기체 수준에서는 질병(dis-ease)이나 무질서(dis-order)가 될 수 있다. 예를 들어, 암 세포는 자기체계에는 큰 번성이지만 기관이나 유기체 수준에서는 질병이나 무질서(혹은 장애)의 원인이 된다. 열이나 피로 혹은 통증은 특정 체계에서는 장애의 증상이 되지만 이를 통해 상위체계의 질서를 바로잡을 수 있다는 점에서는 교정 정보가 된다. 통합 체계론의 입장에서 저자는 특정 체계의 건강을 '하위 및 상위 체계 그리고 동등한 위계 수준의 다른 체계와의 긴밀한 연결과 균형 및 통합을 통해 드러나는 질서'라고 정의한다(김교헌, 1999).

흔히 체계의 위계적 수준이 낮을수록 성분들이 관계를 맺는 시간과 공간 거리가 짧고 구체적이다. 따라서 하위 위계의 체계들은 구체적으로 이해하고 정밀하게 조작하기가 용이하다. 나노과학 수준에서 원자를 조작하는 엄밀성을 생각해 보라. 이는 개인이나 가족 수준에서 변화를 꾀하려는 시도에 비해 매우 엄밀하고 정확하다. 이에 반해 체계의 상위 위계로 갈수록 추상성 수준이 높아지고 행동의 효과가 나타나려면 시간이 걸린다. 현재 정신건강을 이해하려는 일반적인 시도는 유기체 수준을 중심으로 하고 상위 위계인 집단이나 조직 그리고 하위 위계인 기관과 세포 수준을 고려하는 접근이라 할 수 있다.

4 정신건강의 실현 모습

질병이나 통증 혹은 심리적 고통과 같은 부정적 상태는 당사자나 전문가가 쉽게 인식할 수 있고 당사자에게 급박하게 다가온다. 이에 반해 적극적인 관점에 해당하는 이상적인 정신건강 상태는 모호하고 인식하기가 어렵다. 이번 절에서는 적극적 관점에서 바라보는 정신건강의 상태를 규정하고 이를 점검하고 계발하기 위한 방법을 모색해 본다.

1) 활기차고 상쾌한 삶(신체적 수준/기분 수준)

신체적 수준과 기분(mood) 수준에서의 이상적인 정신건강 상태는 활기차고 상쾌한 삶의 모습으로 드러난다. 신체기관들의 기능이 원활하고, 에너지가 넘치며, 감각 경험의 즐거움을 충분히 누리고 있는 상태를 의미한다. 신선한 공기와 향기로운 꽃 냄새에 취하고, 따사로운 햇살과 훈풍을 피부로 느끼며, 감미로운 음악에 젖어들고, 맛있는 음식을 즐기며, 아름다운 경관을 바라보는 즐거움 등이 여기에 속한다. 林語堂(1937/2007)은 『생활의 발견』에서 이런 관능적 즐거움이 행복의 진수라고 설파하고 있다.

그런데 이런 감각적이고 말초적인 쾌락은 지속하기가 쉽지 않고 통제력을 잃고 중독되기 쉬운 위험을 동반한다. 대부분의 경우에 감각적 쾌락을 지속하기 위해서는 반복적 경험이 필요하거나 점차 더욱 강한 자극이 필요해진다. 이런 위험을 방지하기 위해서는 쾌락 추구가 심리, 사회 및 영적인 수준에 해당하는 상위체계 수준의 목표와 조화를 이룰 필요가 있다. 서구의 쾌락주의(hedonism)에서는 풍성한 삶과 행복이 휴식, 고통 · 걱정으로부터의 자유, 여유로운 전원생활, 다정하고 세련된 친구들과의 어울림 등과 같은 절제된 쾌락에서 유래한다고 본다. 동양의 멋스러운 즐김 형태인 '풍류'에서도 이와 유사한 아이디어가 핵심을 이룬다. 활기차고 유쾌한 삶을 위해서는 적절한 섭식, 수면, 운동, 여가 즐기기, 명상, 향유(savoring) 등의 활동이 도움이 될 것이다.

2) 즐거운 삶(정서적 수준/심리적 수준)

활기차고 상쾌한 삶이 신체감각적 측면과 기분이 중심이 되는 안녕감이라면, 즐거운 삶은 정서적 측면이 중심이 되는 안녕 상태라고 할 수 있다. 즐거움은 추구하던 목표의 달성이나 기대의 충족, 뜻밖의 체험이나 창의적인 성과 등에서 유래하는 긍정적 정서를 뜻한다. Seligman(2002/2006)은 즐거운 삶이 과거, 현재, 미래에 대해 긍정적인 감정을 느끼며 살아가는 것이라고 주장한다. 과거의 삶에 대해서는 수용과 감사를 통해서 만족감을 느끼고, 현재의 삶 속에서는 지금 이 순간의 체험에 대한 적극적인 참여와 몰입을 통해 즐거움을 경험하며, 미래의 삶에 대해서는 도전과 낙관적 기대를 통해서 희망을 느끼며 살아가는 삶이다.

Diener 등(Diener, 1984; Diener, Suh, Lucas, & Smith, 1999)은 '주관적 안녕(subjective well-being)'이라는 이름으로 즐거운 삶에 대해 널리 연구했다. 한덕웅과 표승연(2002)은 한국인의 주관적 안녕을 측정하기 위해 다음과 같은 '주관적 안녕 척도'를 개발했다. 이 척도에 대한 응답을 통해 자신이 경험하고 있는 현재의 주관적 안녕 수준을 파악해 보고, 이를 주위 사람들의 점수와 비교해 보며 그 의미에 대해 토론해 보라.[3)]

주관적 안녕 척도

다음 물음에 대해 귀하가 최근 자신의 삶에서 느낀 대로 대답해 주십시오.

(1) 현재 당신의 삶은 전체적으로 얼마나 행복합니까?

−3	−2	−1	0	+1	+2	+3
매우 불행	상당히 불행	다소 불행	보통	다소 행복	상당히 행복	매우 행복

(2) 현재 당신의 객관적 생활조건들에 얼마나 만족하십니까?

−3	−2	−1	0	+1	+2	+3
매우 불만족	상당히 불만족	다소 불만족	보통	다소 만족	상당히 만족	매우 만족

(3) 당신은 현재 자신의 삶에 얼마나 만족하십니까?

−3	−2	−1	0	+1	+2	+3
매우 불만족	상당히 불만족	다소 불만족	보통	다소 만족	상당히 만족	매우 만족

(4) 당신 주위의 다른 사람들과 비교해서 얼마나 행복합니까?

−3	−2	−1	0	+1	+2	+3
매우 불행	상당히 불행	다소 불행	보통	다소 행복	상당히 행복	매우 행복

(5) 당신 주위의 다른 사람들과 비교하면 자신의 객관적 생활조건들에 얼마나 만족합니까?

−3	−2	−1	0	+1	+2	+3
매우 불만족	상당히 불만족	다소 불만족	보통	다소 만족	상당히 만족	매우 만족

(6) 당신이 바라는 이상과 비교하면 현재 당신의 삶은 얼마나 행복합니까?

−3	−2	−1	0	+1	+2	+3
매우 불만족	상당히 불만족	다소 불만족	보통	다소 만족	상당히 만족	매우 만족

3) 검사 결과를 논의할 수 있을 만한 사람들끼리 3~4명으로 조를 이루어 서로의 점수를 비교해 보고 그 의미에 대해서 집단으로 토론해 보기를 권한다.

(7) 당신이 바라는 이상과 비교하면 자신의 객관적 생활조건은 얼마나 만족스럽습니까?

−3	−2	−1	0	+1	+2	+3
매우 불만족	상당히 불만족	다소 불만족	보통	다소 만족	상당히 만족	매우 만족

(8) 당신은 지난 몇 달 동안 자신의 삶에 대해서 어떻게 느끼십니까?

	−3	−2	−1	0	+1	+2	+3	
지루하다	−3	−2	−1	0	+1	+2	+3	재미있다
비참하다	−3	−2	−1	0	+1	+2	+3	즐겁다
쓸모없다	−3	−2	−1	0	+1	+2	+3	가치 있다
외롭다	−3	−2	−1	0	+1	+2	+3	화목하다
공허하다	−3	−2	−1	0	+1	+2	+3	충만하다
비관적	−3	−2	−1	0	+1	+2	+3	낙관적
보람 없다	−3	−2	−1	0	+1	+2	+3	보람 있다
운이 없다	−3	−2	−1	0	+1	+2	+3	행운이 따른다
실망스럽다	−3	−2	−1	0	+1	+2	+3	만족스럽다
불행하다	−3	−2	−1	0	+1	+2	+3	행복하다

해석:

(1)~(7)번 문항까지의 응답 점수는 삶에 대한 만족감을 의미하며 점수가 높을수록 자신의 삶에 대한 만족도가 높음을 뜻한다.

(8)번 문항들의 전체 합산 점수는 긍정적 정서 경험 정도를 뜻하며 점수가 +로 높을수록 부정 정서보다는 긍정 정서를 경험하는 정도가 높음을 의미한다.

출처: 한덕웅, 표승연(2002).

3) 적극적인 삶(심리적 수준/사회적 수준)

심리적이고 사회적 수준에서의 이상적인 정신건강은 일상의 활동에 열정적으로 참여하여 자신의 강점과 잠재력을 최대한 발휘하고 실현해 나가는 것이다. Jung을 비롯해서 Allport, Erikson, Maslow, Rogers 등의 여러 학자들이 저마다 그 의미는 얼마간 다르지만 인간의 선한 잠재력을 실현하는 과정과 그 성과를 정신건강의 이상적인 모습으로 묘사하고 있다.

Ryff와 동료들(Ryff, 1989; Ryff & Keyes, 1995)은 자기실현을 강조하는 여러 학자들의 주장을 통합하여 '심리적 안녕(psychological well-being)'이라는 개념을 구성하였다. 이들의 심리적 안녕은 다음과 같은 여섯 개의 하위 성분으로 이루어져 있다.

〈표 1-3〉 심리적 안녕의 여섯 가지 구성요소와 그 의미

구성요소	의미
환경 통제	주변 환경에서 발생하는 문제를 잘 처리하는 능력과 이에 대한 통제감을 지닌다. 자신의 환경조건을 효과적으로 활용한다. 자신의 가치나 욕구에 적합한 환경을 선택하고 창출한다.
타인과의 긍정적 관계	타인과 따뜻하고 신뢰할 수 있는 관계를 형성한다. 타인의 행복에 관심을 갖는다. 공감적이고 애정이 있는 친밀한 관계를 형성하는 능력을 지닌다. 인간관계의 상호 교환적 속성을 잘 이해한다.
자율성	독립적이며 자율적인 결정능력이 있다. 자신을 특정한 방향으로 생각하거나 행동하도록 요구하는 사회적 압력에 맞설 수 있는 능력이 있다. 내면적 기준에 의해 자기행동을 결정한다. 외적 기준보다 자신의 내적인 기준에 따라 자신을 평가한다.
개인적 성장	자신이 지속적으로 성장하고 있다는 느낌을 지닌다. 자신이 발전하고 확장되고 있으며, 자신의 잠재력이 실현되고 있다는 느낌을 갖는다. 새로운 경험에 대해 개방적이다. 자신의 발전과 성장을 위해 계속 노력한다.
삶의 목적	인생의 목적과 방향성을 지니고 있다. 현재와 과거의 삶에 의미가 있다고 느낀다. 인생에 의미를 부여하는 신념체계를 지니고 있다. 삶에 대해 일관성 있는 목적과 목표를 가지고 있다.
자기수용	자신에 대해 긍정적인 태도를 지닌다. 긍정적 특성과 부정적 특성을 모두 포함하여 자신의 다양한 특성들을 인정하고 수용한다. 과거의 삶에 대해 긍정적으로 느낀다.

출처: Ryff(1989).

다음에는 Ryff와 Keyes(1995)의 심리적 안녕 척도를 김명소, 김혜원 그리고 차경호(2001)가 우리말로 번안하여 한국판으로 만든 '한국판 심리적 안녕 척도'가 제시되어 있다. 이 설문에 응답해 보고 그 결과를 주위 사람들과 논의해 보자.

심리적 안녕 척도

다음 문항들이 자신의 현재 모습과 얼마나 일치하는지를 6점 중 하나의 숫자에 응답해 주십시오.

숫자 1은 '매우 동의하지 않는다'를 뜻하고 6은 '매우 동의한다'는 의미며, 가운데 숫자들은 그 사이의 정도를 뜻합니다.

1. 나에게 주어진 상황은 내게 책임이 있다고 생각한다.	1 2 3 4 5 6
2. 현재의 내 활동반경(생활영역)을 넓힐 생각이 없다.	1 2 3 4 5 6
3. 살아온 내 인생을 돌이켜볼 때 현재의 결과에 만족한다.	1 2 3 4 5 6
4. 남들과 친밀한 인간관계를 유지하는 것이 어렵고 힘들다.	1 2 3 4 5 6
5. 대다수의 사람들과 의견이 다를 경우에도 내 의견을 분명히 말하는 편이다.	1 2 3 4 5 6
6. 매일매일 해야 하는 일들이 힘겹다.	1 2 3 4 5 6
7. 그저 하루하루를 살아가고 있을 뿐 장래에 대해서는 별로 생각하지 않는다.	1 2 3 4 5 6
8. 나 자신에 대해 자부심과 자신감을 갖고 있다.	1 2 3 4 5 6
9. 나의 고민을 털어놓을 만한 가까운 친구가 별로 없어 가끔 외로움을 느낀다.	1 2 3 4 5 6
10. 나는 무슨 일을 결정하는 데 있어 다른 사람들의 영향을 받지 않는 편이다.	1 2 3 4 5 6
11. 과거에는 나 자신이 혼자 목표를 세우곤 했으나 돌이켜보면 그것이 시간 낭비였던 것 같다.	1 2 3 4 5 6
12. 내가 아는 많은 사람들은 인생에서 나보다 더 많은 것을 성취하는 것 같다.	1 2 3 4 5 6
13. 가족이나 친구들과 친밀한 대화를 나누는 것을 즐긴다.	1 2 3 4 5 6
14. 매일의 생활에서 내가 해야 할 책임들을 잘 해내고 있다.	1 2 3 4 5 6

15. 나는 무슨 일을 결정하는 데 있어 다른 사람들의 영향을 받지 않는 편이다. 1 2 3 4 5 6
16. 내가 해야 할 일들이 힘겹게 느껴질 때가 있다. 1 2 3 4 5 6
17. 나 자신과 인생살이에 자극을 줄 만한 새로운 경험을 하는 것이 중요하다고 생각한다. 1 2 3 4 5 6
18. 가끔 매일 하는 일들이 사소하고 중요하지 않은 것처럼 느껴진다. 1 2 3 4 5 6
19. 내 성격의 거의 모든 면을 좋아한다. 1 2 3 4 5 6
20. 정말 필요할 때 내 말에 귀를 기울여 줄 사람은 많지 않다. 1 2 3 4 5 6
21. 나는 강한 의견을 가진 사람으로부터 영향을 받는 편이다. 1 2 3 4 5 6
22. 지난 세월을 되돌아보면 내 자신이 크게 발전하지 못했다고 생각된다. 1 2 3 4 5 6
23. 내 인생에서 무엇을 성취하려고 하는지 잘 모르겠다. 1 2 3 4 5 6
24. 과거에 실수를 저지르기도 했지만 전체적으로는 모든 일이 매우 잘되었다고 생각한다. 1 2 3 4 5 6
25. 나는 일반적으로 나의 개인문제나 돈 문제를 잘 관리하고 있다. 1 2 3 4 5 6
26. 많은 면에서 내가 성취한 것에 대해 실망을 느낀다. 1 2 3 4 5 6
27. 대부분의 사람들이 나보다 친구를 더 많이 갖고 있는 것 같다. 1 2 3 4 5 6
28. 미래의 계획을 짜고 그 계획을 실현시키려고 노력하는 것을 즐긴다. 1 2 3 4 5 6
29. 내 의견이 비록 다른 여러 사람들의 의견과 반대되는 경우에도 나는 내 의견이 옳다고 확신한다. 1 2 3 4 5 6
30. 나는 시간을 잘 활용하여 해야 할 모든 일을 제때에 잘 처리해 나갈 수 있다. 1 2 3 4 5 6
31. 그동안 한 개인으로서 크게 발전해 왔다고 생각한다. 1 2 3 4 5 6
32. 내가 세운 계획을 어떻게 해서라도 실천하려고 노력한다. 1 2 3 4 5 6
33. 논쟁의 여지가 있는 문제들에 대해서 내 자신의 의견을 내세우지 못한다. 1 2 3 4 5 6
34. 현재의 생활방식을 바꿔야 할 새로운 상황에 처하는 것을 싫어한다. 1 2 3 4 5 6
35. 나는 인생목표를 가지고 살아간다. 1 2 3 4 5 6
36. 친구와 가족이 반대하는 경우에는 나의 결정을 쉽게 바꾸는 편이다. 1 2 3 4 5 6
37. 나에게 있어서 삶은 끊임없이 배우고, 변화하고, 성장하는

과정이었다. 1 2 3 4 5 6

38. 내 친구들은 믿을 수 있고 그들도 나를 믿을 수 있다고 생각한다. 1 2 3 4 5 6
39. 과거를 돌이켜보면 좋았던 때도 있었고 힘들었던 때도 있었지만 대체로 만족한다. 1 2 3 4 5 6
40. 생활을 만족스럽게 꾸려 나가는 것이 쉽지 않다. 1 2 3 4 5 6
41. 내 인생을 크게 개선하거나 바꾸겠다는 생각은 오래전에 버렸다. 1 2 3 4 5 6
42. 내 자신을 친구나 친지들과 비교할 때면 내 자신에 대해 흐뭇하게 느껴진다. 1 2 3 4 5 6
43. 내 스스로 정한 기준에 의해 내 자신을 평가하지 남들의 기준에 의해 평가하지 않는다. 1 2 3 4 5 6
44. 내 가정과 생활방식을 내 맘에 들도록 꾸려 올 수 있었다. 1 2 3 4 5 6
45. 이제껏 살아온 삶의 방식을 뒤늦게 바꿀 수는 없다고 생각한다. 1 2 3 4 5 6
46. 다른 사람들과 다정하고 신뢰 깊은 관계를 별로 경험하지 못했다. 1 2 3 4 5 6

채점:

먼저 아래 〈역채점 문항〉들의 점수를 '(7-문항의 숫자)' 방식으로 바꾼다. 그런 다음 아래 제시된 6개의 하위 영역별 문항들의 합산 점수를 구한다.

환경 통제: 1, 6, 14, 16, 25, 30, 40, 44
타인과의 긍정적 관계: 4, 9, 13, 20, 27, 38, 46
자율성: 5, 10, 15, 21, 29, 33, 36, 43
개인적 성장: 2, 17, 22, 31, 34, 37, 41, 45
삶의 목적: 7, 11, 18, 23, 28, 32, 35
자기수용: 3, 8, 12, 19, 24, 26, 39, 42

〈역 채점 문항〉

2, 4, 6, 7, 9, 11, 12, 16, 18, 20, 21, 22, 23, 26, 27, 33, 34, 36, 40, 41, 45, 46

해석:

자신의 각 영역별 점수를 비교해 보고, 자신의 점수와 다른 사람들의 점수를 비교해 본다. 이때 점수가 높을수록 〈표 1-3〉에 제시된 해당 영역의 심리적 안녕이 높음을 의미한다.

출처: Ryff & Keyes(1995: 김명소 외, 2001에서 재인용).

적극적인 삶을 위해서는 개인이 강점과 잠재력을 찾아내고 이를 계발해야 한다. Seligman(2002/2006)은 진정한 행복은 개인마다 고유한 '대표강점(signature strengths)'을 찾고 계발하여 일, 사랑, 자녀양육, 여가활동 등과 같은 일상에 적극적으로 활용하는 삶의 방식에서 온다고 주장한다. Peterson과 Seligman (2004/2009)은 인간의 덕성과 강점에 해당하는 6개의 상위 덕성(지혜, 자애, 용기, 절제, 정의, 초월)과 24개의 하위 강점으로 구성된 VIA 분류체계를 제시했다.[4] 이런 접근은 최선의 삶은 일시적인 욕망 충족보다는 도덕적인 완성이나 인격적 덕성을 구현하는 것이라는 아리스토텔레스의 행복론(eudaimonia)과 유사하다.

즐거운 삶과 적극적인 삶은 상호 중첩되는 부분이 많다. 두 가지 모두 심리적 수준의 핵심이 된다. 즐거운 삶이 상대적으로 단기적인 시간적 관점을 갖는다면, 적극적인 삶은 보다 장기적인 시간적 관점을 갖는다.

4) 의미 있는 삶(사회적 수준/영적 수준)

의미 있는 삶은 사회나 영적 수준에서 바라보는 정신건강의 이상적 모습이다. 의미 있는 삶은 자신만을 위한 방식이 아니라 자신보다 더 커다란 어떤 것을 위하여 공헌하고 있다는 인식에서 유래하며 가족, 직장, 지역사회, 국가 또는 신을 위해 봉사하고 공헌함으로써 자신의 존재가치를 느낄 수 있을 때 가능하다(권석만, 2008).

의미 있는 삶의 첫 대상은 인간사회다. 자신이 몸담고 생활하고 있는 지역사회와 공동체에 소속감을 느끼고 적극적으로 참여하고 공헌함으로써 자신이나 자신의 분신으로 여기는 가족 구성원에만 한정되어 있는 나를 넘어설 수 있다. 우호적이고 건강한 지역사회는 '기분 좋은 삶'이나 '즐거운 삶' 혹은 '적극

---

4) VIA는 정신장애의 분류체계인 DSM-IV-TR에 대응하는 심리적 덕성과 강점에 관한 분류체계이며, 이를 평가하기 위한 자기보고식의 영문 척도(VIA-IS)가 인터넷(www.viacharacter.org)에서 서비스되고 있다.

적인 삶'이 장기적으로 지속 가능하게 만들어 주는 핵심 요인이며, 개인은 이런 지역사회와의 관계에 대한 상태를 의식하고 조절할 수 있게 진화해 왔을 것이다. Keyes(1998)가 만든 다음의 '사회적 안녕 척도'에 응답해서 자신의 현재 상태를 점검해 보자.

사회적 안녕 척도

다음 문항들이 자신의 현재 모습과 얼마나 일치하는지를 7점 척도상에서 평정해 보십시오.

1점은 '전혀 그렇지 않다'를, 7점은 '매우 그렇다'를 뜻합니다.

1. 세상은 나에게 너무 복잡하게 느껴진다.	1 2 3 4 5 6 7
2. 나는 공동체라고 부르는 어떤 것에도 나는 소속감을 느끼지 못한다.	1 2 3 4 5 6 7
3. 호의를 베푸는 사람들은 대가를 기대하지 않는다.	1 2 3 4 5 6 7
4. 나는 세상에 기여할 만한 가치로운 것을 갖고 있다.	1 2 3 4 5 6 7
5. 세상은 모든 사람에게 더 좋은 곳으로 되어 가고 있다.	1 2 3 4 5 6 7
6. 나는 공동체 안의 다른 사람들과 가깝다고 느낀다.	1 2 3 4 5 6 7
7. 나의 일상활동은 공동체를 위해 가치 있는 어떤 것을 생산하지 못한다.	1 2 3 4 5 6 7
8. 나는 세상이 어떻게 돌아가는지 이해할 수 없다.	1 2 3 4 5 6 7
9. 사회는 진보하는 것을 멈추었다.	1 2 3 4 5 6 7
10. 사람들은 다른 사람의 문제에 대해 걱정하지 않는다.	1 2 3 4 5 6 7
11. 나는 공동체 안에서 편안함을 느낀다.	1 2 3 4 5 6 7
12. 사회에서 다음에 무슨 일이 일어날지 예측하는 것은 쉽다고 생각한다.	1 2 3 4 5 6 7
13. 사회는 나 같은 사람을 위해서는 개선되고 있지 않다.	1 2 3 4 5 6 7
14. 나는 사람들이 친절하다고 생각한다.	1 2 3 4 5 6 7
15. 나는 사회에 기여할 만한 중요한 것을 갖고 있지 않다.	1 2 3 4 5 6 7

채점:

먼저 아래 〈역채점 문항〉들의 점수를 '(8-문항의 숫자)' 방식으로 바꾼다. 그런 다음 아래 제시된 5개의 하위 영역별 문항들의 합산 점수를 구한다.

사회적 통합: 2, 6, 11
사회적 수용: 3, 10, 14
사회적 기여: 4, 7, 15
사회적 실현: 5, 9, 13
사회적 일관성: 1, 8, 12

〈역 채점 문항〉
1, 2, 7, 8, 9, 10, 13, 15

해석:

자신의 각 영역별 점수를 비교해 보고, 자신의 점수와 다른 사람들의 점수를 비교해 본다. 이때 점수가 높을수록 해당 영역의 사회적 안녕이 높음을 의미한다.

출처: Keyes(1998).

의미 있는 삶의 또 다른 대상은 사회를 넘어서는 영적인 영역과의 관계다. 이는 인생의 의미와 목적이라고 할 수 있다. 인생의 의미와 목적은 개인의 삶에 구조와 질서를 제공한다. 즉, 개인에게 무엇을 위해 자신의 삶을 살아야 할지를 안내해 준다. 자기 인생에서 일관성 있게 목적의식을 지니고 살아간다는 인식인 의미감은 정신건강과 행복의 중요한 요소다.

권석만(2008)은 사람들이 추구하는 인생의 의미는 크게 두 가지 유형으로 구분된다고 본다. 하나는 우주적 의미(cosmic meaning)로, 우리가 살고 있는 세상과 우주에 어떤 목적과 질서가 있는지에 대한 믿음이다. 다른 하나는 현세적 의미(secular meaning)로, 개인들이 자신의 삶에서 추구하는 가치와 목적에 관한 개인적 신념이다. 우주적 의미는 흔히 자신이 소속된 집단이나 조직체가 공유하고 있는 종교적 신념을 받아들임으로써 갖게 되는 반면, 현세적 의미는 우주적 의미를 개인이 처한 상황의 특성에 맞추어 적용한 것이라 할 수 있다.

다음은 원두리, 김교헌 그리고 권선중(2005)이 Steger, Frazier, Oishi 그리고

Kaler(2004)의 삶의 의미 척도를 번안해서 만든 ‘한국판 삶의 의미 척도’다. 이에 응답해 보자.

삶의 의미 척도

다음 문항들이 자신의 현재 모습과 얼마나 일치하는지를 7점 척도상에서 평정해 보십시오.

1점은 ‘전혀 그렇지 않다’를, 7점은 ‘매우 그렇다’를 뜻합니다.

1. 나는 내 삶의 의미를 이해하고 있다. 1 2 3 4 5 6 7
2. 나는 내 삶을 의미 있게 만드는 무언가를 찾고 있다. 1 2 3 4 5 6 7
3. 나는 항상 내 삶의 목적을 찾기 위해 노력하고 있다. 1 2 3 4 5 6 7
4. 나는 분명한 삶의 목적의식을 가지고 있다. 1 2 3 4 5 6 7
5. 나는 내 삶을 의미 있게 해 주는 것이 무엇인지 잘 알고 있다. 1 2 3 4 5 6 7
6. 나는 만족할 만한 삶의 목적을 발견하였다. 1 2 3 4 5 6 7
7. 나는 내 삶의 중요성을 느끼도록 해 주는 것들을 늘 찾고 있다. 1 2 3 4 5 6 7
8. 나는 내 삶의 목적 혹은 소명을 찾고 있다. 1 2 3 4 5 6 7
9. 내 삶에는 뚜렷한 목적이 없다.* 1 2 3 4 5 6 7
10. 나는 내 삶의 의미를 찾고 있다. 1 2 3 4 5 6 7

채점:

먼저 9번 〈역채점 문항〉의 점수는 점수를 거꾸로 매긴다(예, 1점은 7점, 2점은 6점으로). 그런 다음 아래 제시된 2개의 하위영역별 문항들의 합산 점수를 구한다.

의미 존재: 1, 4, 5, 6, 9
의미 추구: 2, 3, 7, 8, 10

해석:

자신의 각 영역별 점수를 비교해 보고, 자신의 점수와 다른 사람들의 점수를 비교해 본다. 이때 점수가 높을수록 해당 영역의 특성이 높음을 의미한다. ‘의미 존재’의 점수는 우주적 의미와 유사하고, ‘의미 추구’는 현세적 의미 혹은 의미 추구와 유사하다고 해석할 수 있다.

출처: Steger et al.(2004); 원두리 외(2005).

의미 있는 삶은 그냥 주어지기보다는 자신의 적극적인 의미부여 과정을 통해 결정된다. 의미부여는 삶 속에서 경험한 사건들을 새로운 관점에서 재구성하여 이해하는 능동적인 과정이다(Baumeister, 1991). 의미부여를 통해 사람들은 겉으로 보기에 아무런 관계가 없는 듯 보이는 사건들을 연결하여 해석하고 그로부터 소중한 가치를 발견한다. 가치를 발견하는 과정은 의미의 수준에 따라 거시적 의미부여와 상황적 의미부여로 나눌 수 있다(Park & Folkman, 1997). '거시적 의미부여'는 인생 전반이나 중요한 인생목표의 측면에서 자기 삶에 의미와 가치를 부여하는 것이다. '상황적 의미부여'는 특정한 경험의 의미와 가치를 구체적인 상황 맥락 속에서 발견하는 것이다. 거시적 의미부여는 앞서 기술한 우주적 의미와 관련되고 상황적 의미부여는 현세적 의미와 관련된다. 삶의 고통은 인간이 본능적으로 피하려 하는 것이지만 역설적이게도 사람들은 고통스럽고 불행한 경험을 통해서 인생의 의미를 발견하는 기회를 갖기도 한다. 고난과 역경이라는 스트레스는 더 큰 의미 발견과 성장을 위한 밑거름이 될 수 있다.

지금까지 적극적이고 이상적인 정신건강의 모습을 다양한 수준에서 그려 보았다. 기분 좋고 상쾌한 삶, 즐거운 삶, 적극적인 삶 그리고 의미 있는 삶은 서로 상충될 수도 있고 행복에 대한 철학적 관점의 차이를 만드는 바탕이 되기도 한다. 예를 들면, 상쾌한 삶은 쾌락주의에 초점을 두는 이상 상태인 반면, 적극적인 삶과 의미 있는 삶은 자기실현적 접근에서 강조하는 이상적 삶의 모습이다. 그러나 통합 체계론의 관점에서 보면 정신건강의 이런 네 가지 측면은 인간 체계의 위계적 수준을 반영하는 것이다. 상쾌한 삶은 유기체의 신체 상태를 밀접하게 반영하는 기분 수준을, 즐거운 삶은 정서적 수준과 심리적 수준을, 적극적인 삶은 심리적 수준과 사회적 수준을 그리고 의미 있는 삶은 사회적 수준과 영적 수준을 주로 반영하는 것으로 볼 수 있다. 이들은 서로 밀접한 관련성을 맺으며 상호 촉진적으로 작동한다고 볼 수 있다. 기분이 상쾌하여 삶에 대한 흥미가 더 높아지고, 자신의 활동에 적극적으로 참여하여 역량을 발휘하고 키우게 되며, 더 나아가서는 사회에 소속감을 느끼고 삶의 의미를 강하게 느끼게 될 수 있다.

정신건강이나 행복은 체계의 어느 한 수준만을 강조해서는 불완전하다. 쾌락적이고 개인적으로 즐거운 삶만을 추구한다면, 그런 상태는 장기적으로 지속 가능하지 않다. 반면 적극적인 삶이나 의미 있는 삶만을 강조한다면, 이 역시 장기적으로 지속 가능하지 않고 개인의 즐거움은 없이 공허한 이념으로 전락할 것이다. 인간이라는 체계의 건강성은 신체, 정서, 심리, 사회 및 영적인 위계 수준의 조화로운 상호작용을 통해 비로소 완전해질 수 있다. 물론 이런 완벽한 조화 상태는 유토피아에서나 있을 법하지만 그런 상태를 이상으로 삼아 추구하는 목표로 삼는 것은 가능하고 의미가 있다. 특정 문화나 개인은 정신건강이나 행복의 특정한 측면을 더 강조하는 경향이 있다. 그러나 동양사상에서는 공통적으로 중도나 '중용(golden mean)'을 강조하는데, 이는 건강이나 행복의 제 측면의 평균을 통해서가 아니라 위계를 이루고 있는 체계들의 조화로운 상호작용을 통해서 창발적으로 드러나는 질서에 해당한다. '생물-심리-사회-영적 모형'이나 '통합 체계론적 접근'은 질병이나 건강에 대한 유기적(organismic) 혹은 중용적 이해를 시도하는 것이라고 볼 수 있다.

5) 전인적 정신건강을 위한 생활양식

끝으로, 정신장애를 예방하고 정신건강을 촉진시키기 위한 일반적인 삶의 태도나 전략에 대해 알아보기로 하자. 아래의 사항들을 유념하고 나의 일상생활에서 실천해 보자.

- 기본에 충실하라. 규칙적으로 운동하고, 충분히 자고, 신선한 음식을 적당히 먹어라.
- 열심히 일하라. 그러나 즐거움을 잃지 않는 수준에서 열정적으로 일하라.
- 일하고 놀 때 권태와 안일을 피하라. 언제나 새로운 탐색과 실험의 여지를 마련하라.

- 배우는 것을 멈추지 말라.
- 즐거운 여가시간을 가져라.
- 창조적인 무언가를 하라. 완벽한 무엇이 아니라 당신을 표현할 수 있는 즐거운 무언가를 하라.
- 놀 때나 일할 때 웃음을 달고 다녀라. 웃을 수 있는 한 많이 웃어라.
- 필요할 때 울어라. 울어서 기분이 나아지리라고 생각될 때 울어라.
- 자기신뢰를 쌓는 시간을 가져라. 다정한 친구가 나에게 하듯 자신을 따뜻하게 대하라.
- 스트레스를 줄여라. 15분 일찍 일어나고, 약속시간에 10분 일찍 가고, 자동차 열쇠는 지정 장소에 두고, 가끔 전화코드를 뽑고 따뜻한 물로 목욕하고 낮잠도 자고 명상도 하라.
- 줄이기 어려운 스트레스는 다른 방법으로 조절하라. 이완하라. 운동, 호흡훈련, 목욕이나 사우나 등 여러 방법으로 신체, 정서적 긴장을 풀어라.
- 애완동물을 가까이 하라.
- 스트레스를 새로운 관점에서 바라보라. 스트레스와 인생은 승부만이 아니다. 즐거운 게임이기도 하다.
- 교회나 절에 가는 등 종교활동을 하라.
- 세상과 사람들에 대한 분노와 적대감을 줄여라.
- 사랑하라. 사람, 일, 세상, 작은 것들을 사랑하라. 사랑에는 실패가 없다.
- 다른 사람을 돕는 일에 관여하라.
- 이웃과 지역사회 일에 참여하라.
- 속마음을 털어놓을 수 있는 사람을 만들어라. 어려울 때 다른 사람의 지원을 받아라.
- 일기를 써라. 당신 인생의 대소사에 대한 자신의 감정과 태도를 내용이나 글씨에 신경 쓰지 말고 연필 가는 대로 자유롭게 적어 보라.
- 불확실성과 아픔이 함께 있는 세상을 희망을 가지고 직면하라.
- 나 자신에 대해 (비)웃어 보는 유머를 배우라.

- 이 세상에 대해 포기하지 않는 감투정신(fighting spirit)을 가져라.
- 기도하라.
- 신념을 가져라.
- 감사하라. 내가 지금 가지고 있는 것에 감사하라.

특히 지금 여기에서 내가 가지고 있거나 경험하는 것에 호기심으로 다가가고 감사하는 생활태도는 체계(시스템)들을 서로 연결해 주는 원동력이 될 수 있다. 내가 이상적으로 바라는 것을 가져야만 비로소 감사한 것이 아니라 나의 자유로운 결단에 의해 주어진 현재에 감사할 수 있어야 한다. 지금 바로 이 순간 나의 삶에 감사할 거리와 감미로운 경험을 할 수 있는 풍성함이 존재한다.

다음은 권석만(2010)이 대학생들에게 제안하는 대학생활의 '7가지 즐거움(七樂)'이다. 이를 의도적이고 계획적으로 추구하는 것도 권장할 만한 적극적인 정신건강 증진 방안이다. 그는 대학생활의 즐거움과 함께 괴로움과 도전도 이야기하고 있다. 대학생활의 7가지 즐거움은 대학에 다닌다고 그냥 주어지는 것이 아니고 스스로 발견하고 키워 나가야 하는 도전 과제다. 이런 잠재적 상태의 즐거움을 찾아내고 향유하는 도전과정을 통해 자신의 강점과 덕성이 자연스럽게 함양되며 이는 정신건강의 바탕이 될 것이다.

- 배움의 즐거움: 대학에서는 이 세상 거의 모든 것에 대한 지식을 접하며 배울 수 있다.
- 우정의 즐거움: 각기 다른 개성과 성장배경을 지닌 친구들과 다양한 체험을 나누며 서로를 소중한 동반자로 여기는 우정을 가꿀 수 있다.
- 희망의 즐거움: 앞날에 펼쳐질 무한한 가능성을 마음껏 꿈꾸며 미래를 설계할 수 있다.
- 자유의 즐거움: 인생에서 자유를 가장 풍요롭게 향유할 수 있는 시기로 시간적 자유, 젊음이라는 육체적 자유, 세파에 찌들지 않은 정신적 자유, 직무와 부양가족으로부터의 사회적 자유, 무한히 열려 있는 가능성의 자유

등을 즐길 수 있다.

- 사랑의 즐거움: 이성과 낭만적인 사랑을 나눌 수 있는 청순함과 열정이 있다.
- 도전의 즐거움: 젊음의 패기와 열정으로 모든 것에 치열하게 도전하며 새로운 경험을 추구할 수 있다.
- 낭만의 즐거움: 인생의 기쁨과 아픔을 온 몸으로 체험하며 생명의 환희를 만끽하는 젊음과 자유를 지닐 수 있다.

적극적인 삶에서 강조했던 덕성과 강점의 함양은 활기찬 삶이나 즐거운 삶 그리고 의미 있는 삶을 지속 가능하게 만들어 주는 자원이자 바탕이 된다고 볼 수 있다. 저마다의 고유한 강점과 덕성을 키우고 활용하려는 노력이 바로 이상적인 상태의 정신건강을 달성하기 위한 가장 적극적인 방법이다.

5 요약

정신건강은 다양한 의미를 지닌다. 정신적인 질병이나 장애가 없는 상태를 정신건강이라고 보는 관점은 소극적인 것으로 질병 모형으로 불린다. 이에 반해 정신적인 안녕 상태를 정신건강으로 보는 관점은 적극적이며 성장 모형으로 불린다. 20세기의 대부분 시기에는 정신건강에 대한 소극적인 관점이 지배적이었으나 최근에는 적극적인 관점의 중요성이 부각되고 있다. 그러나 두 가지 관점은 상호 대립적이고 배타적이라기보다 각각의 용도가 있고 상호 보완적으로 사용되어야 한다.

정신건강의 원인을 분석하는 네 가지 수준의 설명 양식이 있다. 생물적 수준에서는 신체적 원인에 의해 정신건강이 좌우된다고 본다. 심리적 수준에서는 심리적 성분들이 정신건강을 결정한다고 보며, 정신분석, 행동주의, 인지 및 인본주의적 접근과 최근의 긍정심리학적 접근이 대표적 설명이론이다. 사회적 수준에서는 사회나 문화의 특성이 정신건강을 결정한다고 보며 지역사회 정신건강 운동이 대표적인 예에 해당한다. 영적 수준에서는 인간의 영적인 조화나 불균형이 정신건강을 결정한다고 본다.

정신건강의 원인을 설명하는 여러 수준은 상호 배타적이지 않고 체계 혹은 시스템의 각기 다른 위계를 반영하는 것으로 볼 수 있다. 정신건강에 관한 생물, 심리, 사회 및 영적 수준을 체계의 위계적 수준들로 보고 인간 유기체의 건강을 전체 시스템의 관점에서 조망할 수 있다.

이상적인 정신건강의 모습은 신체나 기분 수준에서는 활기차고 상쾌한 삶으로, 정서나 심리 수준에서는 즐거운 삶으로, 심리나 사회적 수준에서는 세상에 적극적으로 참여하는 삶으로, 사회나 영적인 측면에서는 의미 있는 삶으로 묘사할 수 있다. 다양한 정신건강의 모습들은 상호 배타적이라기보다는 보완적이거나 시스템적이며, 전체적인 조화와 균형을 이룰 때 제대로 완성되는 성질을 지닌다. 저마다의 개성적인 강점과 덕성의 함양은 모든 수준의 정신건강을 지속 가능하게 해 주는 자원을 기르는 일이다.

생각해 볼 문제

1. 정신건강을 소극적으로 정의하는 것과 적극적으로 정의하는 것에 따라서 개인이나 사회에 어떤 차이가 나타나겠는가?
2. 생물, 심리, 사회, 영적 측면 중에서 정신건강에 가장 큰 영향을 주는 측면은 무엇이라고 생각하는가? 왜 그렇게 생각하는가?
3. 활기차고 상쾌한 삶, 즐거운 삶, 적극적인 삶, 의미 있는 삶의 모습 중에서 현재 자신이 가장 중점을 두어 추구해야 할 모습은 어떤 것인가? 구체적으로 어떻게 그 모습을 추구할 것인가?

참고문헌

권석만(2008). 긍정심리학: 행복의 과학적 탐구. 서울: 학지사.

권석만(2010). 인생의 2막 대학생활. 서울: 학지사.

김교헌(1999). 전인적 건강과 시스템 이론. 사회과학논총, 10, 55-68. 충남대학교 사회과학연구소.

김명소, 김혜원, 차경호(2001). 심리적 안녕감의 구성개념 분석: 한국 성인 남녀를 대상으로. 한국심리학회지: 사회 및 성격, 15(2), 19-39.

원두리, 김교헌, 권선중(2005). 한국판 삶의 의미 척도의 타당화 연구: 대학생을 대상으로. 한국심리학회지: 건강, 10(2), 211-225.

장회익(1998). 삶과 온생명: 새 과학과 문화의 모색. 서울: 솔출판사.

한덕웅, 표승연(2002). 정서경험에 따른 주관 안녕, 건강 지각 및 신체 질병의 예측. 한국심리학회지: 건강, 7(3), 403-427.

한홍무, 염태호, 신영우, 김교헌, 윤도준, 정근재(1986). Beck Depression Inventory의 한국판 표준화 연구. 신경정신의학, 25(3), 487-501.

林語堂(2007). 생활의 발견[*The importance of living*]. (박병진 역). 서울: 육문사. (원전은 1937년에 출판).

American Psychiatric Association. (2000). *Diagnostic and Statistical Manual of Mental Disorders* (4th ed., Text Revision). Washington DC: American Psychiatric Association.

Baumeister, R. F. (1991). *Meaning of life*. N.Y.: Guilford Press.

Capra, F. (1996). *The web of life: A new scientific understanding of living systems*. N.Y.: Anchor Books/Doubleday.

Damasio, A. (2007). 스피노자의 뇌[*Looking for Spinoza: Joy, sorrow and the feeling brain*]. (임지원 역). 서울: 사이언스북스. (원전은 2003년에 출판).

Diener, E. (1984). Subjective well-being. *Psychological Bulletin, 93*, 542-575.

Diener, E., Suh, E. M., Lucas, R. F., & Smith, H. L. (1999). Subjective well-being: Three decades of progress. *Psychological Bulletin, 125*, 276-302.

Kagan, J. (1989). Temperamental contributions to social behavior. *American Psychologist, 44*, 668-674.

Keyes, C. L. M. (1998). Social well-being. *Social Psychology Quarterly, 61*, 121-140.

Lykken, D., & Tellegen, A. (1996). Happiness is a stochastic phenomenon. *Psychological Science, 7*, 186-189.

Lyubomirsky, S., Sheldon, K. M., & Schkade, D. (2005). Pursuing happiness: The architecture of sustainable change. *Review of General Psychology, 9*, 111-131.

Miller, J. G. (1978). *Living systems*. N.Y.: McGraw-Hill.

Park, C. L., & Folkman, S. (1997). Meaning in the context of stress and coping. *Review of General Psychology, 1*, 115-144.

Peterson, C., & Seligman, M. E. P. (2009). 긍정심리학의 입장에서 본 성격 강점과 덕목의 분류[Character strength and virtues: A handbook and classification]. (문용린, 김인자, 원현주, 백수현, 안선영 역). 서울: 한국심리상담연구소. (원전은 2004년에 출판).

Ryff, C. D. (1989). Happiness is everything, or is it? Explorations on the meaning of psychological well-being. *Journal of Personality and Social Psychology, 57*, 1069-1081.

Ryff, C. D., & Keyes, C. L. M. (1995). The structure of psychological well-being revised. *Journal of Personality and Social Psychology, 69*, 719-727.

Schwartz, G. E. (1987). Personality and the unification of psychology and modern physics: A system approach. In J. Aronoff & R. A. Zucker (Eds.), *The emergence of personality* (pp. 294-320). N.Y.: Springer.

Schwartz, G. E., & Russek, L. G. (1997). The challenge of one medicine: Theories of health and eight world hypotheses. *Advances: The Journal of Mind-Body Health, 13*(3), 7-23.

Seligman, M. E. P. (2006). 긍정심리학[*Authentic happiness*]. (김인자 역). 안양: 물푸레. (원전은 2002년에 출판).

Steger, M. F., Frazier, P., Oishi, S., & Kaler, M. (2004). *The development and validation of the meaning in life questionnaire*. Unpublished manuscript. University of Minesota.

von Bertalanffy, L. (1968). *General system theory*. N.Y.: Braziller.

Wilber, K. (2008). 켄 윌버의 통합심리학[*Integral psychology*]. (조옥경 역). 서울: 학지사. (원전은 2000년에 출판).

World Health Organization. (1948). *Constitution of the World Health Organization*. Geneva, Switzerland: Author.

World Health Organization. (2001). *The World Report-Mental health: New understanding, nw\ew hope*. Geneva: World Health Organization.

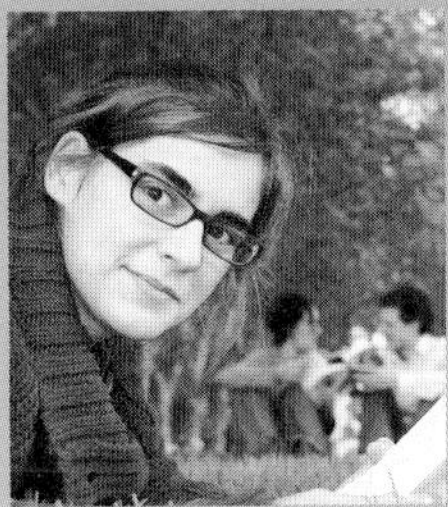
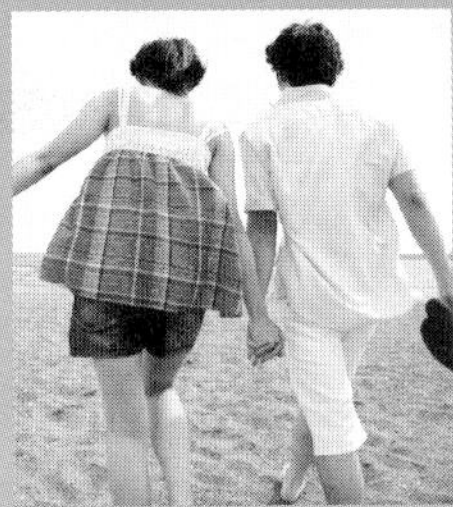
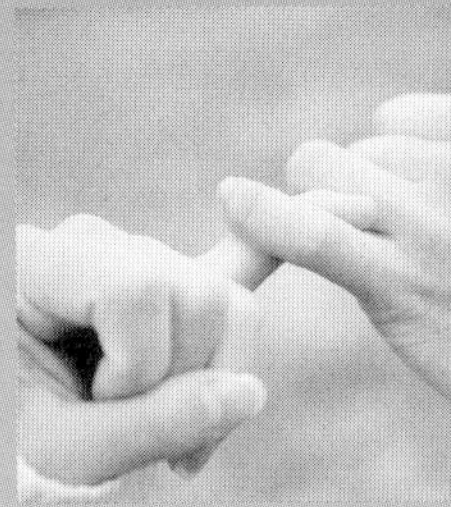
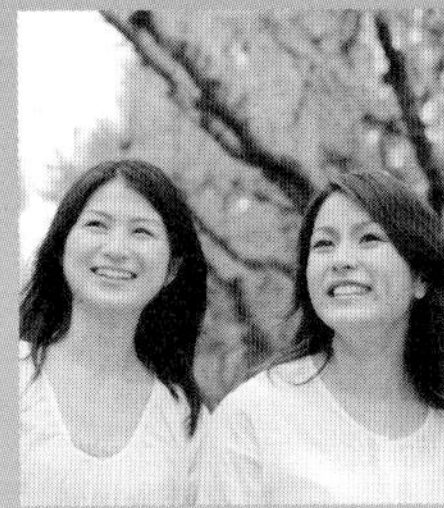

제2부

자기개념과 성격

02

자기개념과 정신건강: 지금은 '나'를 찾을 시간

이 장의 학습목표

1. 자기개념의 형성과정을 이해한다.
2. 자존감, 자기효능감, 자기수용, 자기안내, 자기복잡성 및 자기결정성의 개념을 이해하고 이러한 개념이 정신건강과 어떻게 관련되는지를 이해한다.

앞 장에서 정신건강의 개념에 대해 알아보았다. 정신건강에 영향을 미치는 다양한 요인들이 있지만 이 장에서는 정신건강에 영향을 미치는 내적 요인으로 심리학에서 자주 거론되는 자기개념에 대해 알아본다. 소크라테스는 "너 자신을 알라."라는 말을 자주 사용했다. 또한 기원전 6세기경 오(吳)나라의 재상이었던 손무는 "적을 알고 나를 알면 백 번 싸워도 위태롭지 않으며, 적을 모르고 나를 알면 이길 수도 있고 질 수도 있다. 적을 모르고 나를 모르면 싸울 때마다 반드시 위태롭다."라고 하였다. 이처럼 동서양을 막론하고 '나를 아는 것'의 중요성을 강조하여 왔다. 이 장에서는 자기개념이란 무엇인지, 그리고 자기개념이 어떻게 형성이 되는지를 살펴보고, 정신건강에 영향을 준다고 알려진 자기와 관련된 개념인 자존감, 자기효능감, 자기수용, 자기안내, 자기복잡성 및 자기결정성에 관해 살펴본 뒤 정신건강을 증진시키기 위해 어떤 노력이 필요한지 생각해 본다.

1 자기개념

'나는 키가 크다.' '나는 성실한 사람이다.' '나는 이타적인 사람이다.' '나는 그림 그리는 것을 좋아한다.' '나는 유머감각이 있다.' '나는 불의를 보면 화가 난다.' '나는 파란색을 좋아한다.' 당신은 자신이 어떤 사람이라고 생각하는가? 자기소개를 하는 자리에서 자신을 어떻게 소개할 것인가?

'자기(self)'는 '나'에 대한 심리학적 용어다(민경환, 2002). 자기는 자신에게 속한 모든 것으로 주관적 및 객관적으로 판단되는 자신의 태도, 특질, 능력, 감정 그리고 신체특성의 집합이다. 그런데 '나는 ______ 한 사람이다.'라고 생각하는 '나'는 의식하는 주체(subject)로서, 사고하고 기억하고 지각하는 등의 능동적 행위를 하는 사람이다. 반면 '나'를 관찰의 대상으로서 어떠한 사람이라고 개념화할 수도 있는데, 이는 대상(object)으로서의 자기다. 따라서 자기는 주관적 자기(의식하는 주체)와 객관적 자기(의식되는 대상)로 나누기도 하고, 다른 말로 과정으로서의 자기(self-as-process)와 대상으로서의 자기(self-as-object)로 나누기도 한다.

'자기'에 대한 개념은 많은 심리학자들을 매료시켜 왔다. 여기서 '자기'에 관심을 가진 심리학자들의 설명을 간단히 언급해 보고자 한다.

Jung의 이론에서 '자기'는 성격의 핵심이다. 성격의 다른 요소들은 '자기'를 둘러싸고 조직화되고 통합되어 있는데 이러한 통합이 잘 이루어졌을 때 그 사람은 통일감, 조화감, 전체감을 갖게 된다고 하였다. 즉, '자기'의 발달은 인간의 삶의 궁극적 목표이며 '자기'의 발달이란 그 사람 자신이 되는 것으로 일명 자기실현이라고도 볼 수 있다.

Rogers의 자기이론에 따르면 모든 사람은 자기실현의 동기를 갖고 있다. 연속되는 경험에서부터 '자기'가 인식되는데, 경험하는 '자기'에 조건적 가치를 부과하지 않고 무조건적 긍정적 존중을 받으면 자기실현을 성취할 수 있다고 하였다.

Erikson은 인간의 행동을 설명하는 데 있어 자아(ego)의 기능을 강조하였다. 그에 의하면 개인의 생리적 발달 수준이 그 연령의 사람에 대해 사회가 가진 기대들과 결합하여 각 단계에 특징이 되는 심리사회적 위기를 발생시키는데, 전 생애에 걸쳐 이러한 심리사회적 위기를 자아가 잘 해결해 나가야 건강하고 적응적으로 발달한다고 보았다. Erickson은 특히 청년기의 자아정체감(ego-identity) 발달을 중시하였는데, 자아정체감이란 '나는 누구인가?'라는 질문에 대한 대답으로 자기에 대한 통합된 느낌이다. 청소년기는 아동과 성인의 중간 단계로 과거의 자신과 미래의 자신을 통합하여 자아정체감을 확립해 가는 시기다. 이 시기에는 신체적 발달뿐 아니라 인지적으로도 추상적 사고가 가능할 만큼 충분히 발달하기 때문에 이전 단계 동안 형성된 자기개념을 통합하고 사회의 기대와 자신의 가치, 이상 및 미래를 고려하여 자아정체감을 형성하는 것이 가능해진다. 〈표 2-1〉은 Erikson이 제안한 생애의 8단계로, 인간이 성장하면서 자아가 발달시켜야 하는 핵심 주제와 그것을 이루었을 때의 관련 덕성이 제시되어 있다.

〈표 2-1〉 Erikson의 생애의 8단계

시기(연령범위)	심리사회적 주제	핵심 질문	관련 덕성
영아기(0~1세)	기본적 신뢰 대 불신	어떻게 안전할 수 있을까?	희망
유아기(2~3세)	자율성 대 수치와 회의	어떻게 독립적일 수 있을까?	의지
어린 아동기(4~5세)	주도성 대 죄의식	어떻게 힘을 가질 수 있을까?	목표
아동기(6~11세)	근면성 대 열등감	어떻게 잘할 수 있을까?	유능
청년기(12~20세)	정체감 대 역할혼미	나는 누구이며 어떻게 성인세계에 잘 맞출 수 있을까?	성실
초기 성인기(20~30세)	친밀감 대 고립감	어떻게 사랑할 수 있을까?	사랑
성인기(30~65세)	생산성 대 침체성	어떤 선물을 줄 수 있을까?	배려
노년기(65세~)	통합성 대 절망감	어떤 선물을 받을 수 있을까?	지혜

출처: 민경환(2002).

Kohut의 이론인 자기심리학(self-psychology)에 따르면 사람들은 자기애적(나르시스적) 욕구를 가지고 있는데, 이 욕구는 타인을 통해 만족되어야 한다. Kohut은 자기의 구조가 관계에 의해 만들어진다고 생각했으므로 그의 이론은 관계 경험에 초점을 맞추고 있다. 즉, 그에 의하면 아동은 부모와의 상호작용을 통하여 자기를 획득한다. 부모는 공감적이고 수용적인 방식으로 아동에게 반응하는 미러링(mirroring)을 하게 되는데, 이것은 일시적으로 아동을 우주의 중심으로 만들어 주어 자기애적 욕구를 만족시킨다. 따라서 아동은 처음에는 과장된 자기감을 갖게 된다. 그러나 점차 성장하면서 과장된 자기감은 수정되고 현실적으로 전환되어 야망과 자기존중감으로 변한다. Kohut은 이러한 자기애가 건강의 지표이며 심리적 안녕을 위해 필요한 것으로 보았다. 나르시스적 욕구(공감과 칭찬에 대한 욕구)가 심하게 좌절되면 이를 충족시키기 위해 더 심한 자기애적 욕구를 갖게 되는 나르시스적 장애를 일으키게 된다고 하였다(Carver & Scheier, 2004/2005).

이 밖에도 현대의 많은 심리학자들이 '자기'에 관심을 갖고 이와 관련된 연구를 진행하고 있다. 이 장의 후반인 정신건강에 영향을 미치는 자기와 관련된 요인에서 이를 좀 더 자세히 살펴볼 것이다.

2 자기개념의 속성

1) 자기개념은 비교적 안정적이다

사람들은 자기개념을 안정적이고 일관적으로 유지하려는 동기가 있다. 자신이 내향적이라고 생각하는 사람은 자신이 외향적으로 행동했던 것보다 내향적으로 행동했던 것을 더 잘 기억한다. 지금 현재 훌륭한 인물이 된 사람의 과거를 회상하라고 하면 대체로 어린 시절 훌륭한 행동을 했던 것을 기억하는 경향이 있다. Swann의 자기검증이론(self-verification theory)에 따르면 사람들은 현재의 자기개념을 확인시켜 주는 피드백이나 상황을 찾아내고, 그런 정보를 더 잘 기억하며, 모호한 정보는 자기개념에 일관되게 해석하고, 심지어 현재의 자기개념에 맞추어 과거를 재구성하기도 한다(이민규, 2001).

2) 자기개념은 긍정적으로 유지되려는 경향이 있다

일반적으로 사람들은 자기개념을 긍정적으로 유지하려는 자기고양동기가 있다. 성공은 내 탓으로 돌리고 실패는 남의 탓으로 돌리는 경향이 있고, 공동의 활동에 대해 자신의 공헌을 과장하여 지각하며, 타인보다 자신의 미래를 더 낙관적으로 생각하고, 우연한 상황에서도 자신이 남보다 더 통제력을 행사할 수 있다고 믿는다.

3) 자기개념은 자신과 타인에 대한 관점이나 감정 및 행동방식에 영향을 미친다

같은 행동도 자기개념에 따라 다르게 해석될 수 있고, 동일한 상황에서도 자기개념에 따라 개인이 느끼는 감정이나 행동방식이 달라진다. 가령 수업시간에 누군가 당신을 계속 쳐다보는 것 같다고 하자. 당신은 그 이유가 무엇이라고 생각하는가? 수업이 끝난 뒤 그 사람과 마주쳤다. 당신은 그 사람에게 어떻게 행동할 것인가? 또 다른 경우 당신이 점심시간에 학교식당에서 꿈에 그리던 이상형을 만났다. 다가가 말을 건넬 수 있는 사람과 멀리서 쳐다만 보는 사람의 자기개념은 어떻게 다를까?

4) 자기개념은 변화될 수 있다

자기개념은 신체적 변화, 인지능력의 발달과 감퇴, 주위의 타인들, 역할 및 중요한 사건들에 의해 변화될 수 있다. 즉, 자기개념은 개인이 성장하고 다양한 경험을 함에 따라 변화될 수 있다. 어릴 때 왜소한 체구 때문에 형보다 항상 자신이 못하다고 생각했던 사람이 사춘기 이후 키가 부쩍 크면서 자기개념이 긍정적으로 변할 수도 있다. 한때 중요한 업무를 담당하던 사람이 나이가 들어 신체와 인지적 기능이 떨어지면서 자기개념이 부정적이 될 수도 있다. 또한 항상 소극적이라고 생각했던 사람이 대학의 동아리의 장을 맡으면서 자신의 적극적인 면을 발견할 수도 있다.

이처럼 자기개념은 대체로 긍정적이며 안정적이지만 객관적이기보다는 다소 주관적이며 왜곡의 소지가 많고 변화 가능하다. 또한 자기개념은 감정 및 행동방식에 영향을 줄 만큼 중요한다. 그렇다면 이러한 자기개념은 어떻게 형성되는가?

③ 자기개념 형성에 영향을 미치는 요인

자신이 다른 사람이나 사물과 분리되어 존재한다는 지각인 자기지각은 대략 생후 3개월경에 이루어진다(민경환, 2002). Hampson(1988: 민경환, 2002에서 재인용)은 자기에 대한 정보가 여러 출처들로부터 획득된다고 하였다. 첫째, 타인이 우리를 본다고 생각되는 방식으로 자신을 본다. 즉, 다른 사람이 자기에 대한 중요한 정보원이다. 둘째, 자신의 사적인 생각이나 감정을 관찰하여 다른 사람들이 모르는 자신에 관한 어떤 것을 발견하고자 한다. 셋째, 우리가 다른 사람들의 행동을 보는 것과 같은 방식으로 자신의 행동을 관찰한다. 즉, 타인, 자신의 내부세계 그리고 자신의 외적 행동이 자기에 대한 지식을 얻는 출처라고 한다. 다음은 자기개념 형성에 영향을 미치는 몇 가지 요인들에 대한 설명이다(이민규, 2001).

1) 자신의 행동을 관찰한 것

우리는 자신의 행동을 관찰하여 자신에 대한 태도를 형성해 간다. 매일 일찍 일어난다면 부지런한 사람이라고 생각할 수 있고, 과제를 빠뜨리지 않고 제출한다면 성실한 사람이라고 생각할 수 있다. 그런데 나는 부지런한 사람이기 때문에 일찍 일어나야만 하고, 성실한 사람이기 때문에 과제를 꼭 해야 한다고 생각하며 행동하는 경우는 없을까? 인지부조화이론(Festinger, 1957: 이민규, 2001에서 재인용)에 따르면 행동과 태도에 부조화가 있을 때, 사람들은 행동을 취소할 수 없다면 태도를 변경하여 행동과 태도의 일관성을 유지하려 한다. 가령 봉사활동에 참여한 후에는 자신이 매우 이타적인 사람이라고 생각하기 쉽고, 친구와 치고받고 싸운 후에는 자신이 공격적인 사람이라고 생각할 수 있다. Bem(1967: 이민규, 2001에서 재인용)에 따르면 태도가 애매할 때 행동과 상황을 관찰해서 자기의 태도를 추론한다고 한다. 가령 "교회에 자주 가세요?"라는 질문에 "자주 가지는 않아요."라고 대답한다면 자신은 종교적인 사람이 아니라고 생각할 수 있다. 그런데 "교회에 가끔 가세요?"라는 질문에 "네, 가끔은 갑니다."라고 대답한다면 자신이 종교적인 사람이라고 생각하기 쉽다. 그렇다면 행동을 바꾸면 자기개념도 달라질 수 있을까?

2) 타인과의 비교

사람들은 자신의 행동을 평가하기 위해 타인과 자신을 비교한다고 한다. 즉, 자기개념은 상대적 개념이다. 예를 들어, 지능, 경제력 그리고 미모 등은 절대적 기준이 있다기보다는 상대적이며 따라서 당신의 지능, 경제력, 미모 등은 준거집단에 따라 달라질 수 있다. 만약에 지구가 100명의 마을이라면 대학생은 몇 명이나 될까? 당신은 고학력자라고 확신할 것이다. 반면 매스컴에 나오는 모 탤런트와 외모를 비교한다면 외모에 대해 긍정적 자기개념을 갖기는 쉽지 않을 것이다. 당신의 일 년 수입이 5천만 원이고 다른 사람들은 3천만 원일 경우와 당신의 일 년 수입이 1억이고 다른 사람들은 1억 5천만 원일 경우가 있다고 하자. 당신은 어떤 경우를 선호하겠는가? 어떤 경우에 더 긍정적 자기개념을 갖게 되겠는가? 물론 경제력이 자기개념을 결정하는 중요한 요소가 될 필요는 없다.

3) 타인의 피드백

부모, 친구, 선생님 등 중요한 타인이 제공하는 긍정적 피드백은 자기개념에 긍정적 영향을 줄 것이며 부정적 피드백은 부정적 영향을 미칠 것이다. 당신의 모든 단점에도 불구하고 당신을 사랑하는 파트너의 태도는 당신의 자기개념을 더욱 긍정적으로 만들 수 있다. Rogers에 따르면 초기 어린 시절의 자기개념은 주로 부모의 평가에 대한 지각으로부터 형성된다. 즉, 부모의 가치 판단에 의해 우리의 자기개념은 긍정적이 되기도 하고 부정적이 되기도 할 것이다. 당신은 어린 시절 어떤 피드백을 받으면서 자라 왔는가? 지금 여러분의 자기개념에 그러한 피드백이 어떤 영향을 주었다고 생각하는가? 초등학교 때에는 담임선생님의 피드백이 중요해지고 사춘기 이후에는 친구나 동료들의 피드백이 자기개념에 중요해진다. 그러나 어린 시절과 달리 성인이 된 지금 당신은 주위 사람들의 피드백을 무조건적으로 받아들이지는 않는다. 당신은 자신의 자기개념에 영향을 주는 피드백을 선택할 수 있다.

4) 문화적 지침

문화적 기대나 인종, 계급, 성, 종교 등과 관련된 고정관념들도 자기개념에 영향을 미친다. 우리나라에서는 서구에 비해 개인주의적 가치보다는 집단주의적 가치를 중시한다. 따라서 '혼자 잘난' 사람보다는 '집단을 위해 희생하는' 사람을 더 가치 있게 본다. 이는 개인의 자기개념에도 영향을 미칠 수 있다. 당신을 긍정적으로 수용하는 문화는 어떤 문화인가?

4 정신건강에 영향을 미치는 자기와 관련된 요인

1) 자존감

자기존중감 혹은 줄여서 자존감(self-esteem)은 자기개념의 평가적 차원을 말한다. 즉, 자신의 가치에 대한 종합적 평가로 자기존중감이 높으면 긍정적 자기개념을 나타낸다. 자존감은 타인으로부터 받는 평가적 피드백을 통해서 혹은 자신의 성공에 대한 직접적 경험에 의해서 생겨난다. 높은 자존감은 웰빙의 강한 예측요인 중 하나이며 긍정적 정서나 삶의 만족과 상관이 높다. 자존감에 대한 연구들은 자존감이 분노조절력, 낮은 비행률, 친밀감 수준, 관계만족도 및 타인을 돌보는 능력 그리고 창조적이고 생산적인 수행능력과 연관된다고 한다(Hoyle, Kernis, Leary, & Baldwin, 1999: Compton, 2005/2007에서 재인용). 반면 자존감이 낮은 사람은 불안, 우울, 소외감 및 수줍음 등 여러 가지 정서 문제가 많고, 거절에 취약하며, 인정 욕구가 강하다.

또한 자존감이 낮으면 수행에 대한 부정적 기대를 하게 되므로 악순환에 빠지기 쉽다. [그림 2-1]에 자존감의 순환고리를 그려 놓았다. 예를 들어, 자존감이 낮은 사람이 중요한 시험을 앞두고 있다고 하자. '이 못난 내가 시험을 잘 볼 수 있을까? 못 볼 것 같아.' 라는 부정적 기대를 한다. 이러한 부정적 기대는 시험공부 중 높은 불안을 경험하게 한다. 높은 불안은 집중력을 저하시킨다. '아무리 해도 잘되지 않아.' 라는 생각이 들면 노력을 포기하게 된다. 결국 시험에서 좋은 성적을 내기 어려워지고 실패를 경험하게 된다. 실패 경험은 다시 '좀 더 열심히 할 것을. 나는 왜 이렇게 못났을까.' 같은 자기비난으로 이끌고 이는 다시 자존감을 저하시킬 수 있다. 그렇다면 높은 자존감을 가진 사람의 순환고리는 어떻게 다를까? 자존감이 높은 사람이 첫 미팅에 나가게 되었다. '난 멋진 사람이니까 누구든 날 좋아할 거야.' 라는 긍정적 기대를 가지고 있다면 옷차림에 신경을 쓰거나 재미있는 이야기를 준비하는 등 비교적 많은 노력을 할 것이다. 미팅 자리에서도 적당한 긴장을 유지하고(최소한 극도의 불안반응

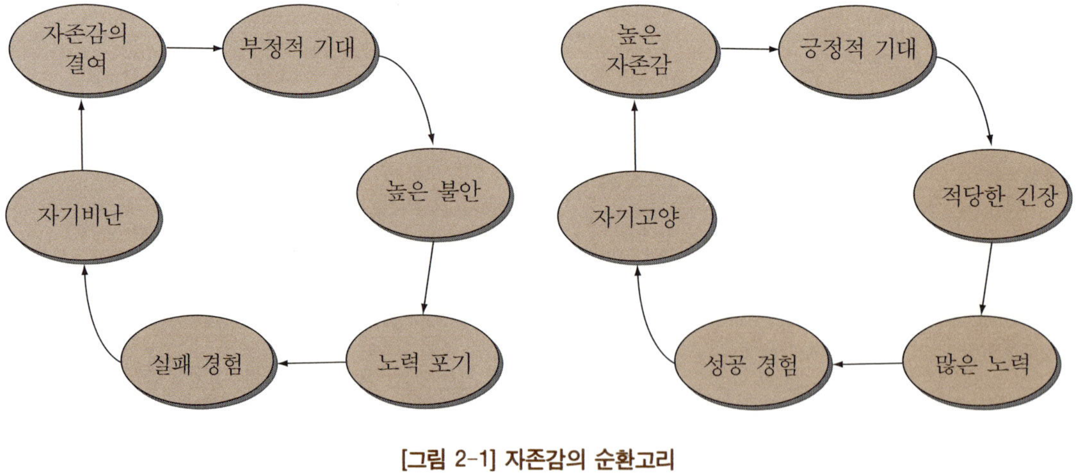

[그림 2-1] 자존감의 순환고리

출처: 이민규(2001).

은 없을 것이다) 상대방이 자신을 좋아한다고 생각하기 때문에 상대방을 배려하는 등 많은 노력을 할 것이고, 결국 상대방은 이런 사람을 좋아하게 될 가능성이 높아져 그 결과 '내 기대대로 나를 좋아하는군.'으로 마무리되어 높은 자존감이 유지된다.

간혹 사람들은 자존감을 보호하기 위해 자기불구화 전략을 사용하기도 한다. 자기불구화란 실패를 정당화할 수 있는 구실을 미리 만들어 실패를 하더라도 자존감을 손상하지 않고, 뜻밖의 성공을 했을 때 자존감을 더욱 고양시키는 전략이다. 가령 시험 전날 술을 마시고는 시험을 못 보면 자기가 능력이 없어서가 아니라 술 때문이라고 실패를 술로 정당화하여 자존감을 보호하고, 만에 하나 시험을 잘 보면 자신은 술을 마셨음에도 불구하고 시험을 잘 보는 꽤 능력 있는 사람으로 보이려 하는 것이다.

그 밖에 자기존중감의 결여로 나타나는 행동으로는 허풍이나 과장을 통해 자신의 가치를 과시하는 것, 다른 사람에게 자신의 허물을 투사하여 남을 헐뜯는 것, 자신의 잘못을 인정하지 못하고 실패에 대해 자기합리화를 하는 것, 모든 일을 완벽하게 수행하지 않으면 인정을 못 받을 것을 두려워하는 완벽주의, 타인의 평가와 거부로부터 자신을 보호하기 위한 수줍음, 자기 평가절하를 통해 타인의 동정심을 유발하고 나아가 자존감 상실에 대한 타인의 부정을 기대하는 것, 인정받기 위한 방어적 순응, 사람들과 가까이 하면 자신의 부족함이 탄로날까 봐 외톨이로 지내는 것, 무언가 성취해 내면 그것이 자기의 부족함을 보상할 것이라는 생각에서 나온 과잉성취 욕구, 타인으로부터 작은 인정이나 수용을 얻기 위해서 어떤 문제에 대해서도 상대방 의견에 동의하고 전천후로 절대적으로 좋은 사람이 되려는 것, 자기불신을 타인에게까지 확대하고 투사하는 데서 나오는 타인에 대한 냉소적 태도 등이 있다(김중술, 1998: 이민규, 2001에서 재인용).

그렇다면 자기존중감의 증진 방법에는 어떤 것이 있을까? 앞서 언급했듯이 자기개념은 주관적이다. Erickson의 이론에 의하면 청년기는 과거의 자신과 미래의 자신을 통합하여 자아정체감을 확립해 가는 시기다. 즉, 자신을 어떻게 생각하는가는 자신이 결정할 수 있는 시기다. 또한 자기개념은 상대적이다. 따라서 남과의 비교를 통해 상대적으로 자존감이 낮아질 수도 있고 높아질 수도 있다. 자기보다 못한 사람과 비교하는 하향 비교를 통해 자존감을 높일 수도 있고 자신의 비현실적인 목표와 비교해서 자존감이 낮아질 수도 있다. 그런데 자존감을 증진시키는 보다 건전한 방법은 남과 비교하기보다는 적절한 자신만의 목표를 세우고 이를 달성함으로써 자존감을 증진시키는 것이다. Seligman (2002/2006)은 진정한 행복을 이루기 위해 자신의 대표강점을 알아보고 이를 매일 사용하는 방법을 추천한다. 혹은 매일 밤 그날 하루 동안 자신이 잘했다고 생각하는 것이나 좋았던 것을 생각하고 그 이유를 자신의 내면에서 찾아보는 것도 자존감을 증진시키는 데 도움이 될 수 있다. 이렇게 증진된 자존감은 '자격 있는' 자존감으로 쉽게 손상되지 않을 것이다. 또한 다른 사람에게 친절을 베푸는 것은 자신을 관대한 사람으로 느끼게 하고, 자신감과 효능감 및 통제감 등을 느끼게 하며, 다른 사람으로부터 감사와 친사회적 보답을 받게 되므로 자존감을 증진시킬 수 있는 좋은 방법이라고 하였다.

그런데 자기를 이렇게 한 개념이나 이미지로 인식하고 그 가치를 평가하는 것은 자존감을 보호 또는 증진시키기 위한 방어적 활동을 촉진한다(Ryan & Brown, 2003)고 한다. Dweck(2000/2008)은 자기존중감에 대한 다른 관점을 제시하였는데, 그녀에 의하면 자기존중감은 가치 있는 것을 위해 진심으로 노력하고 능력을 발휘할 때 자기 자신에 대해 느끼는 감정으로, 이것은 자신의 특성을 유리하게 보이거나 자신이 타인보다 낫다는 것을 보여 주는 것이 아니다. 이런 의미에서 자존감을 증진시키는 것은 노력을 많이 하고, 도전을 마주하고, 타인을 돕기 위해 자신의 능력을 사용하는 것으로, 생산적이고 건설적인 삶을 강화해 나가는 원동력이다. 다시 말해, 자기존중감은 사람들이 어떤 것에 몰입해서 자신의 자원을 최대한 활용하고, 새로운 것을 숙달하기 위해 노력할 때 경험하는 것으로, 도전과 노력은 자기를 위협하는 것이 아니라 자존감을 향상시키는 것이라는 확신을 갖도록 해야 한다고 하였다.

다음은 자존감을 측정하는 척도다. 당신의 자존감 점수는 어느 정도인가?

자존감 척도 문항의 예

1. 나는 내가 다른 사람들처럼 가치 있는 사람이라고 생각한다.
2. 나는 좋은 성품을 가졌다고 생각한다.
3. 나는 내 자신에 대해서 긍정적인 태도를 가지고 있다.
4. 나는 내 자신에 대해서 대체로 만족한다.
5. 나는 자랑할 것이 별로 없다(역채점).
6. 나는 때때로 내가 좋지 않은 사람이라고 생각한다(역채점).

채점 및 해석:
역채점 문항에는 부정(그렇지 않다), 나머지 문항들에는 긍정(그렇다)할수록 자존감이 높다.

출처: Rosenberg(1965).

2) 자기효능감

일반적으로 사람들은 자신이 원하는 결과에 도달하기 위해서 어떤 행동이 요구되는지를 알고 있지만 무엇을 할지 아는 것만으로는 그 행동을 실천에 옮기기에 충분치 않다. 그 행동을 할 수 있는 자신의 능력에 대한 확신도 있어야 한다. 원하는 행동을 수행하기 위한 지각된 능력을 Bandura(1986: Carver & Scheier, 2001/2005에서 재인용)는 자기효능감(self-efficacy)이라 명명했다. 자기효능감 또는 자기효능성 신념(self-efficacy belief)은 특정한 상황에서 요구되는 행동을 성공적으로 달성할 수 있다는 개인의 믿음이다.

Sherer 등(1982: 신경자, 2009에서 재인용)은 "삶의 여러 영역에서 다양한 성공과 실패의 경험을 통해 새로운 상황에서 갖게 되는 일반화된 기대"를 일반적 자기효능감(general self-efficacy)이라고 하였다. 즉, 일반적 자기효능감은 '다양한 성취상황에서 성공적으로 수행할 수 있다는 자신의 전반적 능력에 대한 동기적 신념'이다. 이러한 일반적 자기효능감이 높은 사람들은 어떠한 과제 혹은 상황에서도 자신감 있게 행동하며 자신이 관심을 갖고 노력하면 그 과제나 상황에서 훌륭한 성과를 낼 수 있다고 믿는다. 또한 낯설고 새로운 상황에서도 적극적으로 대응하고, 실패 후에도 좌절감이 적으며, 실패의 원인을 긍정적으로 귀인하여 빠른 회복력을 지니고 있다고 한다(신경자, 2009).

사람들은 자신의 자기효능을 추정하여 자신의 행동을 결정한다. 그것이 옳든 그르든 자신의 능력평가를 토대로 행동한다. 따라서 자기효능을 정확하게 판단하는 것이 중요하다. 그렇지 않으면 실패를 가져올 행동을 시작해 버릴 수도 있다(Phares, 1984/2000).

따라서 자기효능감은 우리가 어떤 활동을 선택할 것인지, 얼마나 많은 노력을 할지, 얼마나 꾸준히 과제를 수행할지, 어떤 정서반응을 보일지에 영향을 미친다. 즉, 우리는 우리가 잘할 수 있을 것이라고 기대하는 활동을 선택할 것이며, 잘할 수 있을 때까지 최선을 다해 노력하고, 쉽게 포기하지 않을 것이며, 결과에 대해 덜 불안해할 것이다. 자기효능감이 높은 사람은 도전적인 목표를 선호하고 수행을 열심히 하여 긍정적 결과와 긍정적 정서반응을 이끌어 내는 긍정적 순환을 하게 된다. 그러나 자기효능감이 낮은 사람은 상황을 위협적으로 판단하고 피하려 하며 쉬운 과제만을 선택하게 된다(Bandura, 1977: 신경자, 2009에서 재인용). 또한 자기효능감이 낮은 사람은 종종 자신의 결점들을 곰곰이 생각하고 과제가 실제보다 어렵다고 판단하여 자신의 결점에 주의를 두느라 당면과제에 충분한 주의를 기울이지 못해 실패의 가능성이 커진다(Phares, 1984/2000).

자기효능감은 실제 수행의 성취나 대리적 경험을 통해서도 결정되고, 가까운 타인의 언어적 피드백을 통한 신뢰나 불신의 표현에 의해서도 영향을 받으며, 자신의 정서적 각성의 의식을 통해서도 정보를 얻게 된다. 가령 내가 한번 해 보았을 때 성공했던 일은 다시 했을 때 성공할 가능성이 높다고 느껴지지만 여러 번 실패했던 일에 대해서는 자기효능감을 갖기 어렵다. 또한 또래 친구들이 잘 해내는 일을 보면 자신도 잘할 수 있다고 믿기 쉬우며, 옆에서 부모나 친구들이 "넌 잘할 수 있어."라고 지지해 주면 잘할 것처럼 느껴지기도 한다. 하지만 "네가 뭘 할 수 있겠니." 같은 불신의 표현은 자기효능감을 저하시킨다. 또한 시험 전 심장이 두근거리고 다리가 떨리는 정서적 각성에 대해 적당한 긴장이라고 생각한다면 자기효능감이 높아지겠지만 '이렇게 떨다간 시험을 망치겠군.' 이라고 생각한다면 자기효능감은 낮아질 것이다.

이러한 자기효능감을 증진시키기 위해서는 너무 높거나 낮지 않은 적당한 수준의 목표를 설정하고 지속적인 노력을 통해 어려움을 극복하고 달성하여 성공을 경험하는 통달 경험이 필요하다. 너무 낮은 목표를 설정하면 달성한 후에도 만족감이 높지 않을 것이며 너무 높은 목표는 실패를 가져올 것이기 때문이다. 또한 자기가 동일시할 수 있는 대상의 성공을 대리 경험(모델링)함으로써도 자기효능감은 증진될 수 있다. 그 밖에 설득과 격려, 정서적 흥분의 긍정적 해석 등이 자기효능감을 증진시킨다.

자기효능감은 삶의 만족과 정적 감정과 관련되며, 특히 중요한 목표에서의 자기효능감이 덜 중요한 목표에서의 자기효능감보다 더 좋은 예측인자다(Feasel, 1995: 민경환, 2002에서 재인용). 자기효능감은 또한 학생들의 학업수행에 영향을 주었으며, 출산 시 고통을 통제하는 능력과 관련되었고, 유산 경험 후의 적응과도 관련되었으며, 사별 이후의 적응과 우울을 예측하였다(Carver & Scheier, 2004/2005). 또한 자기효능감의 획득이 면역기능에 긍정적 영향을 미칠 수 있다는 증거도 있다(Wiedenfeld et al., 1990: 민경환, 2002에서 재인용). 이 연구에서 뱀 공포증을 지닌 피험자들이 자기효능성을 증가시키는 심리치료를 받은 후 혈액검사에서 면역체계의 기능을 돕는 T세포가 증가하였다. 자기효능감 지각이 다른 변인들의 긍정적 효과를 매개하기도 한다. 예를 들어, 사회적 지지를 받는 사람들은 자기효능감 지각이 높아져 심리적 안녕감을 증진시킨다고 하며(Major et al., 1990: Carver & Scheier, 2004/2005에서 재인용), 자기존중감과 낙관성이 자기효능감 지각을 통해 작용한다는 증거도 있다(Major, Richards, Cooper, Cozzarelli, & Zubek, 1998: Carver & Scheier, 2004/2005에서 재인용).

자기효능감 척도 문항의 예

1. 어떤 일이 처음에 잘 안 되더라도 나는 될 때까지 해 본다.
2. 나는 어려움이 있을 때도 지속적으로 노력한다.
3. 나는 어려운 상황을 극복할 수 있는 능력이 있다.
4. 어떤 일을 시작할 때 실패할 것 같은 느낌이 들곤 한다(역채점).
5. 좀 실수를 하더라도 어려운 일을 좋아한다.
6. 나는 어려운 일이 생기면 당황스러워서 어찌할 바를 모른다(역채점).
7. 나는 일이 잘못되고 있다고 생각하면 빨리 바로잡는다.
8. 어렵거나 도전적인 일에 매달리는 것은 재미있는 일이다.
9. 나는 내가 할 수 있는 일과 그렇지 않은 일을 판단할 수 있다.

채점 및 해석:
역채점 문항에는 부정(그렇지 않다), 나머지 문항들에는 긍정(그렇다)할수록 자기효능감이 높다.

출처: Sherer et al.(1982: 신경자, 2009에서 재인용).

3) 자기수용

자존감이 낮은 것은 대개 건강하지 못한 것으로 생각된다. 자존감이 낮으면 우울하고 불안하다. 비록 지금 자존감이 높더라도 자기평가는 다양한 실패나 비판, 거부, 실수, 무능 등에 대한 반응으로 낮아질 수 있다. 즉, 어떤 수준의 자존감도 자신의 가치를 평가하는 역기능적 습관을 반영한다. 그렇다면 대안은 무엇인가? 바로 자신을 무조건적으로 수용하는 것이다. 이는 자신의 가치를 평가하는 것보다 어떤 경우에도 정신건강에 좋다. 다른 사람들의 기준으로 자신의 가치를 평가하거나 혹은 변화시킬 수 없는 자신의 측면에 맞서 싸우기보다는 수용하는 것이다. 자존감이 높은 사람은 부정적 평가 상황에서 자기가치감에 대한 위협을 받을 수 있지만, 무조건적 자기수용이 높은 사람은 자존감이 높은 사람에 비해 보다 안정적으로 부정적 평가 상황에서도 자기 자신을 있는 그대로 수용할 수 있다(김광웅, 2007).

Macinnes(2006)는 심리적 건강을 강화하는 개념으로 자기수용(self-acceptance)을 언급하였는데, 자기수용이란 자기 자신을 있는 그대로 만족스럽게 받아들이고 인정하는 것을 의미한다. 이는 자신의 장단점, 자신의 느낌, 생각, 행동 등 여러 가지 심리적인 현상을 포함한 것까지 자기의 것으로 인정하고 책임지는 것이다. 자기의 특정 부분을 미워하고 부인하는 것이 아니라 순간순간의 생각과 행동을 있는 그대로 자기의 것으로 시인하고 책임지는 것이며 애써 변명하지 않고 있는 그대로를 인정하고 수용하는 것이다. Macinnes(2006)는 자존감과 자기수용의 차이를 설명하면서 자존감은 우울, 불안과 같은 특정한 정서적 개념과 관련이 있는 반면 자기수용은 일반적인 심리적 건강과 관련 있다는 연구 결과를 제시하였다.

Ellis(1977: Chamberlain & Haaga, 2001에서 재인용)에 따르면 무조건적 자기수용은 자신이 지적이고 올바르고 유능하게 행동하든 않든, 다른 사람이 자신을 인정하고 존경하고 사랑하든 하지 않든 충분히 무조건적으로 자신을 수용하는 것이다. Chamberlain과 Haaga(2001)는 무조건적 자기수용을 하는 사람들이 우울과 불안 수준이 낮고 행복감과 삶의 만족이 높다고 보고하였다. 또한 무조건적 자기수용을 하는 사람들은 자신에 대한 평가가 보다 객관적이었고, 자신에 대한 비판에 덜 방어적이었으며, 자신의 수행에 대해 부정적 평가를 한 사람들을 덜 비난하였다(Chamberlain & Haaga, 2001).

자기수용이 높은 사람은 자신을 정확하게 바라볼 수 있으며, 자신의 모습 전부가 자신이 되고 싶어 하는 모습일 수는 없다는 현실에 직면할 수 있으면서도 행복하고 창조적으로 사는 사람이다(McCandless, 1963: 이정민, 2009에서 재인용). 또한 자기수용이 높은 사람은 자기의 한계를 인정하고 자신의 능력 내에서 최선을 다하려고 한다. 반면 자기수용이 낮은 사람은 자신의 보기 싫은 부분을 감추려 하고 은폐된 부분에 대해서 가식적인 행동을 하게 되는데, 이로 인해 자기 자신을 부정하거나 왜곡할 소지가 있으며 자기에 대한 몰이해로 이어질 수 있다. 또한 자기수용을 하게 되면 자신만을 수용하는 데서 그치지 않고 상대방까지 수용할 수 있게 된다(차명숙, 2005: 이정민, 2009에서 재인용).

Dougher(1994: 문현미, 2006에서 재인용)는 심리적 수용이 심리적 안녕감과 관련되며 비수용은 질병과 관련된다고 하면서 생각이나 감정을 수용하지 않거나 이를 통제하기 위해 투쟁하는 것이 고통의 근원이 되므로 생각과 감정을 있는 그대로 이해하고 삶의 풍성함과 의미를 주는 경험들을 추구하는 것이 바람직하다고 하였다. Hayes 등(1999: 문현미, 2006에서 재인용)은 실제로 심리적 고통이 인간생활에서 매우 보편적이므로 심리적 고통은 비정상이라기보다 오히려 정상으로 볼 수 있으며 이를 회피하고 억제하려 하는 것이 심리적 문제를 일으킨다고 하였다. 수용은 비판단적인 자각의 태도로 자신에게 발생하는 생각, 감정, 신체적 감각 등의 경험을 능동적으로 껴안는 것이며 회피하지 않고 있는 그대로 경험하는 것이다(문현미, 2006).

Ryff(1989)는 심리적 웰빙의 개념을 정리하면서 6가지 긍정적 심리적 기능이 심리적 웰빙에 중요하다고 제안하였는데, 그중 하나가 자기수용이다. 자기수용은 자신과 자신의 과거를 수용하고 자신에 대한 긍정적 태도를 갖는 것이다. 자기수용이 높은 사람들은 자신의 좋은 점들은 물론 나쁜 점들을 포함한 자신의 여러 측면들을 인지하고 수용하며 자신의 과거 삶에 대해 전반적으로 긍정적으로 느낀다. 반면 자기수용이 낮은 사람들은 자신에 대하여 불만족하고 자신의 과거 삶에 대하여 실망한다. 또한 자신이 갖고 있는 나쁜 점에 대하여 괴로워하며 현재의 자신과는 다른 사람이 되기를 원한다. 김명소, 김혜원 그리고 차경호(2001)는 심리적 웰빙 요인들 중 자기수용, 즉 자신의 장단점을 알고 수용하며 자신에 대하여 긍정적 태도를 갖고 있는 것이 우리나라 성인남녀의 주관적 안녕감을 결정하는 가장 중요한 요인이라고 하였다.

당신은 얼마나 자기수용을 하고 있는가? 다음은 무조건적 자기수용 척도 문항의 일부다.

무조건적 자기수용 척도 문항의 예

1. 나에게 중요한 어떤 목표를 이루지 못할지라도 나는 가치 있는 사람이다.
2. 누가 나에게 부정적인 평가를 하면 나는 그것을 내 행동이나 수행을 발전시킬 수 있는 기회로 받아들인다.
3. 내가 비록 큰 실수를 해서 실망이 되더라도 나 자체에 대한 생각에는 변함이 없다.
4. 나는 인간이라는 사실만으로도 내가 가치가 있다고 믿는다.
5. 다른 사람이 나를 인정해 주지 않더라도 나는 가치 있는 사람이라고 느낀다.
6. 내가 가치 있는 사람인지를 결정하기 위해 다른 사람과 비교하지 않으려 한다.
7. 내가 비난을 받거나 어떤 일을 잘못할지라도 한 인간으로서 가치가 있다고 느낀다.

채점 및 해석:
'그렇다'라고 한 문항의 수가 많을수록 자기수용 정도가 높다고 볼 수 있다.

출처: Chamberlain & Haaga(2001: 김사라형선, 2005에서 재인용).

평가적인 언어의 역할: 그리고/그러나 문장차이 경험하기

자기수용을 촉진하기 위해 우리의 언어습관을 생각해 보자. 자기개념과 관련하여 '그러나'로 연결된 문장을 만들어 보자. 이어서 '그리고'로 연결해서 다시 만들어 보자. 두 문장이 어떻게 다른지 체험한 후에 토의해 보자.

'그러나'의 앞과 뒤의 문장은 각각을 있는 그대로 경험하지 못하게 하고 각각을 수용의 대상이 아니라 이유나 해결의 대상이 되게 만든다. 이는 사람들을 생각과 감정에 대한 투쟁으로 이끌게 한다.

출처: 문현미(2006).

자기수용하기 연습

선택이란 가정이라고 생각하기 바랍니다. 가정이란 결론을 내린 것이 아니라 시작하는 지점에서 취하는 것입니다. 여러분 자신을 온전하고 타당한 자신으로 받아들이는 것이 가능한가요? 어떤 것이 가로막을까요? 여러분은 자신을 분석하며 자신이 원하는 바를 찾습니다. 그것을 위해 더 열심히 노력하지만 여전히 자신이 충분히 적합하지 않은 것처럼 느껴집니다. 그러한 결론을 내리고 또다시 열심히 노력하지만 여전히 순환됩니다. 그런데 자신을 수용하는 것이 결론이 아니라 가정과 같은 것이라면 어떨까요? 사실상 자기수용은 움직이는 믿음과 같습니다. 그것은 이유가 있어서 하는 것이 아니라 선택으로서 하는 것입니다. 즉, 분석의 결과로 하는 것이 아니라 분석하기 전에 하는 것입니다. 그렇다면 여러분은 지금 당장 할 수 있는 선택이 있습니다. 그것은 승인을 얻지 않고도 '좋아'라고 하는 것입니다. 그러한 가정을 할 수 있겠습니까? 당신은 온전하고 완전하며 타당합니까 혹은 그렇지 않습니까? 만일 이것이 선택이라면 당신은 어느 쪽을 선택하겠습니까? 그러한 가정을 가로막는 것이 있다면 무엇인지 생각해 보기 바랍니다. 자기확신을 선택할 수 있다 하더라도 무거운 자기의심이 사라지지 않을 수 있습니다. 이러한 자기의심이 올라오면 '나는 수용 가능한가, 아닌가?'라는 동일한 질문을 해 보고 대답이 '예'라면 자기의심은 경험된 내용으로 품고 그 내용을 그것이 말하는 대로 받아들이지 않도록 합니다.

출처: 문현미(2006).

4) 자기복잡성

자신을 '김 사장 부인'이라고만 생각하고 살아온 여자가 있다. 그녀는 '그의' 집에서 살며, '그'를 위해 요리를 하고, '그'가 좋아하는 옷을 사 입는다. 그런데 김 사장이 짐을 싸서 떠나 버렸다. 자신을 '김 사장 부인'이라고만 생각해 온 이 여자는 자신의 정체감을 어디서 찾을 것인가? 이와 유사하게 자신을 유명한 운동선수라고만 생각하고 살아온 사람이 부상이나 나이가 들어 더 이상 선수생활을 할 수 없게 되면 '유명한 운동선수'가 아닌 자기 자신을 어떻게 받아들일 것인가(Carson & Langer, 2006)? 자신이 부자라거나 미인이라거나 유명한 영화배우라는 등 이렇게 자신을 좁은 하나의 범주로 개념화하는 것은 정신건강에 어떤 영향을 미칠 것인가?

모든 사람들은 다양한 자기의 측면을 지니고 있다. 그러나 자신을 좁은 몇 개의 자기개념으로 한정지을 수도 있다. 위의 예에서 '김 사장 부인'은 그녀 자신이 생각하는 것보다 더 복잡한 자기개념을 갖고 있을 수 있다. '누구의 부인'이라는 것 이외에도 엄마이고 딸인 동시에 친구이며 취미 동호회의 멤버이고 도서관의 자원봉사자일 수도 있다. 이처럼 자신을 단순한 자기개념으로 규정지었을 경우와 다양한 자기의 측면으로 개념화했을 경우 어떠한 차이가 있을까? 자기복잡성(self complexity)이란 개인의 자기개념이 얼마나 단순한지 혹은 복잡한지를 의미한다. 자기를 구성하는 측면의 숫자가 많으면 자기복잡성이 높다. 인간은 다양한 역할, 관계, 행동, 상황들을 경험하면서 다양한 방법으로 자기 자신을 개념화하는 방법을 배우는데, 자기측면이란 이러한 과정 속에서 만들어지는 자신의 여러 가지 모습들을 의미한다. 서로 다른 여러 가지 자기측면을 지닌 사람은 자기복잡성이 높다고 보는데, 다양한 역할과 관계에서의 폭넓은 경험이 자기복잡성을 촉진한다고 한다. 가령 친구로서의 자기, 직무 영역에서의 자기, 형제로서의 자기, 부모로서의 자기 등이다. 반면 자기복잡성 정도가 낮은 사람은 전체적인 자기개념이 소수의 구성요소로 이루어져 있다. 당신의 자기복잡성은 어떤 수준인가? 자신의 역할과 자신의 다양한 측면을 가능한 한 많이 생각해서 한번 적어 보자.

자신을 단순히 공부하는 학생이라고 개념화한다면 자기복잡성이 매우 낮다. 이런 학생이 학교성적표를 받아 보았다고 하자. 예상 외로 B가 많고 심지어 C까지도 있다. 하늘이 노랗고 다리가 떨려서 서 있을 수가 없다. '내가 이 정도 사람밖에 안 된단 말인가.' 하는 회의가 든다. 밥도 먹기 싫고 친구를 만나기도 싫다. 공부는 더욱더 하기 싫다. 자존감이 낮아지고 우울해진다. 반면 학생이면서 사회의 일원으로서 봉사하는 사람이며, 자신을 믿고 의지하는 부모의 자식이며, 친구들 사이에서 한 구성원이며 동아리의 일원으로서 다양한 자기의 측면을 갖고 있는 사람은 좋지 않은 성적표의 영향이 그리 크지 않을 수 있다. 즉, 성적표의 영향은 학생으로서의 자기에 국한되고, 다른 측면의 역할들을 잘 해내고 있다면 전체적으로는 자존감이 크게 낮아지지 않으며, 따라서 부정적 정서에 압도되지 않는다. 즉, 다른 측면의 자기개념들이 전체적인 '자기'를 지탱해 준다.

Linville(1987)은 다양한 자기 측면을 가진 사람은 어느 한 가지 자기 측면에서 스트레스를 받을 경우 스트레스를 받지 않은 다른 자기 측면들이 스트레스를 완충하는 역할을 함으로써 단순한 자기 측면을 가지고 있는 사람보다 우울증을 적게 경험한다는 사실을 확인하였다. 따라서 스트레스 시 자기복잡성이 높은 사람은 낮은 사람보다 자기존중감이나 정서가 비교적 안정적이다. 반면 자기복잡성이 낮은 사람은 스트레스에 의한 충격이 자기의 전반적 부분에 영향을 미치기 때문에 자기존중감이나 정서의 변화가 심하다. 즉, 자기복잡성이 높은 사람은 성공했을 때나 실패했을 때 자기존중감이나 정서에서 큰 변화를 나타내지 않고 안정적이지만, 자기복잡성이 낮은 사람은 성공했을 때 더욱 긍정적이고 실패했을 때 더욱 부정적이 되기 쉬워 자존감이나 정서의 동요가 크다고 한다.

Helson, Elliott 그리고 Leigh(1990: 김완일, 2008에서 재인용)는 역할의 수가 많고 다양할수록 상황에 따라 다양한 역할을 활용할 수 있어서 유연성이 높기 때문에 심리적 안녕이 증가하고 우울을 적게 느낀다고 하였다. Markus와 Nurius(1986: 김완일, 2008에서 재인용)는 자신이 많은 자기범주를 가지고 있다고 믿는 사람은 상황의 요구에 맞게 다양한 역할을 취할 수 있어 인지적 유연성이 높아서 더 효과적으로 기능하며 심리적으로 건강하다고 하였다. 다양한 역할과 자기범주를 가지고 있는 사람은 자기 측면이 다양하고 복잡할 가능성이 높기 때문에 자기복잡성과 인지적 유연성이 함께 심리적 건강에 영향을 미칠 수 있다(김완일, 2008).

5) 자기안내

당신은 현재의 자기 모습에 만족하는가? 만족한다면 그 이유는 무엇인가? 만족하지 않는다면 왜 그렇게 생각하는가? 사람들은 일반적으로 자신이 되었으면 하고 바라는 이상적 자기(ideal self)개념을 가지고 있다. 당신은 어떤 사람이 되고 싶은가? 자신이 바라는 자신의 모습을 한번 적어 보자. 한편에는 현재 자신의 모습이 어떠하다고 생각하는지 실제 자기(real self)에 대해 적어 보자. 자신이 바라는 모습과 자신의 현재 모습이 얼마나 일치하는가? 혹은 얼마나 불일치하는가? 불일치를 줄여 자신이 바라는 모습에 도달하기 위해 어떤 노력이 필요하다고 생각하는가? 지금 자신은 그러한 노력을 하고 있는 중인가?

'나는 ~한 사람이 되고 싶다.' '나는 ~한 사람이 되어야 한다.'와 같이 자신이 되고자 하는 모습, 개인이 도달해야 할 기준을 Higgins(1987: 민경환, 2002에서 재인용)는 자기안내(self-guides)라고 지칭하였다. 그는 두 종류의 자기안내에 특별한 중요성을 부여했는데, 그것은 이상적 자기(ideal self)와 당위적 자기(ought self)다. 이상적 자기는 이상적으로 우리가 갖고 싶어 하는 속성들을 말하고, 당위적 자기는 우리가 갖고 있어야 한다고 느끼는 속성들(의무나 책임 등)을 뜻한다(민경환, 2002). 그렇다면 우리는 왜 자신을 있는 모습 그대로 받아들이기보다 이러한 이상적 자기상이나 당위적 자기상을 발달시켜 그 기준에 자신을 비교하여 만족, 불만족이라는 경험을 하게 되는 것일까? 이상적 자기는 대체로 자신의 어린 시절 중요했던 인물들에 의해서 설정된 기준에 도달하는 것과 연합된 정적 감정에서부터 도출되고, 당위적 자기는 어린 시절 자신에게 중요한 인물들에 의해 부과된 의무와 책임을 달성하지 못한 것과 연합된 부적 감정에서부터 도출된다(Higgins, 1987: 민경환, 2002에서 재인용).

Higgins의 자기불일치이론(self-discrepancy theory)에 따르면 사람들은 실제 자기와 이상적 자기 혹은 당위적 자기와의 불일치를 감소시키려는 동기를 갖고 있다. 왜냐하면 어린 시절 이상적 기준과 당위적 기준을 만족시키는 것이 정적 감정과 연합되고 만족시키지 못하는 것이 부적 감정과 연합된다는 것을 학습했기 때문이다. 특정한 자기안내를 점화(priming)시켜 자기불일치를 경험하게 한 후 각각의 정서를 살펴본 연구(Higgins, Bond, Klein, & Strauman, 1986: 민경환, 2002에서 재인용)에 따르면 실제적 자기와 이상적 자기와의 불일치는 슬픔, 실망, 불만족과 관련되며 이러한 불일치가 적을수록 자존감과 안녕감이 높아지고 차이가 클수록 자존감이 손상되며 우울하다고 한다. 또한 실제적 자기와 당위적 자기와의 괴리는 불안, 걱정, 초조와 관련되며 죄책감을 유발한다고 한다. 이러한 두 가지 불일치는 면역기능의 약화와도 관련이 있었다.

모든 사람들이 이상적 자기안내와 당위적 자기안내를 발달시키지만 그 상대적 중요성과 정서적 영향에서는 개인차가 있다. 가령 첫아이는 부모의 기준에 특히 민감하기에 다른 형제보다 이러한 불일치로 인한 정서적 고통이 더 크다고 한다(Newman, Higgins, & Vookles, 1992: 민경환, 2002에서 재인용). 또한 사람들은 어떤 자기안내 유형이 보다 관련되는지에 따라 자서전적 기억에서도 개인차가 있는데, 이상적 자기와의 불일치가 큰사람은 우울한 내용을 포함하는 기억을 주로 회상하고, 당위적 자기와의 불일치가 큰사람은 불안한 내용을 포함하는 기억을 회상하는 경향을 보였다(Strauman, 1992: 민경환, 2002에서 재인용).

이처럼 자신이 가진 자기안내의 내용과 실제 자신의 모습 간에 차이가 클수록 부정적 정서를 느끼고 면역기능도 약화될 수 있다. 그렇다면 자신의 자기안내를 점검해 보자. 자신이 갖고 있는 이상적 자기상과 당위적 자기상이 얼마나 현실 가능한 것인가? 혹은 이러한 기준이 자신이 가치를 인정하고 선택한 것인가? 아니면 주위 사람들에 의해 단지 부과된 것인가? 만일 자신이 인정하고 선택한 것이라면 이러한 기준에 도달하기 위한 현실적인 방법을 구체적으로 생각해 볼 필요가 있다.

6) 자기결정성

어떤 사람들은 자신의 일이 흥미롭고 의미 있고 그 일을 즐기기까지 하기 때문에 매일 직장에 나간다. 반면 다른 사람들은 같은 일을 단지 경제적 압력 때문에 한다. 어떤 학생은 깊은 호기심과 배우고자 하는 내적 욕구 때문에 공부를 하는 반면, 다른 학생은 단지 좋은 학점을 얻기 위해 혹은 졸업에 필요하기 때문에 요구에 맞추기 위해서 공부한다. 두 집단 모두 동기가 높을 수 있다. 그러나 동기의 타입이 다르다. 호기심 있는 학생은 요구되는 것보다 더 많이 배우고, 더 깊이 정보처리하고, 다른 사람에게 그것에 대해 더 많이 이야기하고, 더 오랫동안 그것에 대해 기억할 것이다. 그러나 단지 좋은 학점을 위해 공부하는 사람은 공부하는 과정이 그다지 즐겁지 않고 시험이 끝나면서 공부한 것을 쉽게 잊어버리는 경향이 있다. 이러한 차이는 당장 시험 점수에서는 나타나지 않을 수 있지만 그 학생의 정서적, 인지적 발달에 다양한 영향을 미칠 것이다(Brown & Ryan, 2004).

자신이 무언가를 하기로 결정하고 그 일을 기꺼이 하고 싶어서 하는 경우와 주변 사람들이 시켜서 어쩔 수 없이 하는 경우를 생각해 보자. 당신은 어떤 경우 일을 더 열심히 하는가? 그 일을 할 때 당신의 기분은 어떤 차이가 있는가? 또한 그 결과는 어느 경우 더 좋은가?

Deci와 Ryan(2000)의 자기결정이론(self-determination theory: SDT)에서는 행동이 조절되는 방식을 자율적 행동조절과 통제된 행동조절로 나눈다. 이들은 행동이 개인의 고유한 흥미와 가치 등 내재적 동기에 의해 선택적, 자의적, 자율적으로 행해지는 것을 자율적 행동조절로, 행동이 외부의 압력이나 보상 등 다른 목적이나 수단에 의해 행해지는 것을 통제된 행동조절로 보았다. 자율적 행동조절 양식을 지닌 사람은 목표달성 확률이 높고 이는 심리적 웰빙의 증진으로 연결되지만, 통제된 자기조절 양식을 지닌 사람은 목표를 달성하더라도 만족감이나 긍정적 정서 등의 웰빙이 크게 좋아지지 않는다고 한다.

Ryan과 Deci(2000)는 행위가 자율적으로 조절되는 정도에 따라 동기와 그에 상응하는 자기조절 양식을 6가지로 구분하였다. 무동기(amotivation)는 자기조절이 되지 않는 상태로, 행위의 의도나 의지가 없으며 행위에 가치나 의미를 두지 않는 것이다. 외적 조절(external regulation)은 보상을 얻거나 처벌을 회피하기 위해 혹은 요구에 복종하기 위한 행동으로 강요나 압력에 의해 통제되는 느낌을 갖는 것이다. 내사된 조절(introjected regulation)은 자기가치감을 유지하기 위해 동기화되는 것으로, 자존감을 유지하거나 다른 사람들로부터 인정을 받기 위해 혹은 죄책감이나 불안을 피하기 위해 행동하는 것이다. 이는 많은 스트레스, 불안 및 자기불구화 등 부정적 결과와 관련된다. 동일시된 조절(identified regulation)은 개인이 중요성을 인식하고 가치를 두고 하는 행동조절 양식이다. 통합된 조절(integrated regulation)은 가치 있고 의미가 충만하며 자기와 동화(assimilation)되어 기존의 가치나 목표와 조화되는 행동조절 양식이다. 통합된 자기조절을 하기 위해서는 그 행위의 의미를 알고 그 의미를 자신의 목표나 가치와 통합해야 한다. 내재적 조절(intrinsic regulation)은 즐거움이나 흥미 때문에 하는 행위로 많은 긍정적 결과와 관련된다. 가령 수행을 증진시킨다거나 만족감이나 생동감 등이 높다. 한편, 이들은 외적 조절과 내사된 조절을 통제된 동기로, 동일시된 조절, 통합된 조절 및 내재적 조절을 자율적 동기로 보았다(Deci & Ryan, 2000; Ryan & Deci, 2000).

Ryan과 Connell(1989: Brown & Ryan, 2004에서 재인용)은 초등학생의 성취행동에 관한 연구에서 외적 이유로 행동하는 사람(외적 조절)은 흥미가 덜하고 노력이 부족하며 부정적 결과에 대해 다른 사람을 비난하였고, 내사된 조절을 하는 사람은 노력은 더 하지만 불안이 높고 실패에 대해 부적응적인 대처를 하였음을 발견하였다. 반면 동일시된 조절을 하는 사람은 더 많은 흥미와 즐거움 및 노력을 보였으며 스트레스에 적응적으로 대처하였다. 즉, 좀 더 자율적으로 행동을 조절할수록 참여와 수행을 잘하였고 웰빙 수준이 높았다(Brown & Ryan, 2004). 자율적 행동조절은 대인관계, 일, 건강관리 및 상담 등의 영역에서 지속적 노력과 효과적 행동 및 웰빙의 증진과 관련되었다(신은향, 1998; Brown & Ryan, 2004).

자율적 행동조절/통제된 행동조절

1. 일반적으로 내가 무언가를 하는 것은 누군가를 실망시키고 싶지 않기 때문이다. 1 2 3 4 5 6 7
2. 일반적으로 내가 무언가를 하는 것은 내가 되고자 하는 사람이 되기 위해서이다. 1 2 3 4 5 6 7
3. 일반적으로 내가 무언가를 하는 것은 그것이 내가 누구인지를 나타내기 때문이다. 1 2 3 4 5 6 7
4. 일반적으로 나는 내가 하고 있는 일의 가치를 알지 못한 채 그냥 한다. 1 2 3 4 5 6 7
5. 일반적으로 내가 무언가를 하는 것은 다른 사람들이 나를 긍정적으로 봐 주기를 원하기 때문이다. 1 2 3 4 5 6 7
6. 일반적으로 내가 무언가를 하는 것은 내가 그것을 내 목표를 이루기 위한 방법으로 선택했기 때문이다. 1 2 3 4 5 6 7
7. 일반적으로 내가 무언가를 하는 것은 새로운 것을 배우는 즐거움 때문이다. 1 2 3 4 5 6 7
8. 일반적으로 내가 무언가를 하는 것은 그것을 하지 않으면 죄책감이 들기 때문이다. 1 2 3 4 5 6 7
9. 일반적으로 내가 무언가를 하는 것은 그것이 나의 주된 신념과 일치하기 때문이다. 1 2 3 4 5 6 7
10. 일반적으로 나는 그 일을 하든 하지 않든 별 차이가 없는데도 그냥 한다. 1 2 3 4 5 6 7
11. 일반적으로 내가 무언가를 하는 것은 그 일을 하는 동안 느끼는 즐거운 기분 때문이다. 1 2 3 4 5 6 7
12. 일반적으로 내가 무언가를 하는 것은 다른 사람에게 나의 능력을 보여 주기 위해서이다. 1 2 3 4 5 6 7
13. 일반적으로 내가 무언가를 하는 것은 그것을 해야 한다고 자신에게 강요하기 때문이다. 1 2 3 4 5 6 7
14. 일반적으로 내가 무언가를 하는 것은 내가 하는 것에서 탁월하게 잘하려고 노력할 때 느끼는 만족감 때문이다. 1 2 3 4 5 6 7
15. 일반적으로 나는 그 일을 해야 할 분명한 이유가 없는데도 그냥 한다. 1 2 3 4 5 6 7

16. 일반적으로 내가 무언가를 하는 것은 나에게 중요한 것에는 전념하기로 했기 때문이다. 1 2 3 4 5 6 7
17. 일반적으로 내가 무언가를 하는 것은 내가 그것을 하지 않으면 나 자신에게 화가 날 것이기 때문이다. 1 2 3 4 5 6 7
18. 일반적으로 내가 무언가를 하는 것은 그것이 내 인생의 가장 중요한 가치를 반영하기 때문이다. 1 2 3 4 5 6 7

채점 및 해석:
자율적 행동조절 문항(2, 3 6, 7, 9, 11, 14, 16, 18), 통제된 행동조절 문항(1, 5, 8, 12 ,13, 17), 무동기 문항(4, 10, 15)의 각각의 점수를 합산하여 자율적 행동조절, 통제된 행동조절 및 무동기의 정도를 알 수 있다. 혹은 통제된 행동조절과 무동기 문항들의 점수를 '(7-문항의 숫자)' 방식으로 바꾼 후 자율적 행동조절 문항들의 점수와 합산하여 전체적인 자율적 행동조절정도의 지표로 사용하기도 한다.

출처: Pelletier et al.(2005: 권선중, 김교헌, 이홍석, 2006에서 재인용).

어떤 활동을 계속하는 것에 대해 보상을 약속하는 것이 오히려 사람들의 흥미를 해친다는 증거가 있다. 이는 '놀이를 일로 바꾸는 것이다.' 물론 이 효과를 일으킨 것은 보상 그 자체는 아니다. 사람들이 자신의 행동을 자기결정된 것으로 보느냐 아니냐가 관건이다. 사람들에게 그들의 행동에 대해 보상을 줄 것이라고 하면, 어떤 사람들은 자신의 행동이 자기결정된 것이 아니라고 추론하게 되고, 결과적으로 그들은 흥미를 잃는다. 즉, 보상이 가치조건을 내포하거나 그 행동이 보상을 위한 것이라고 생각한다면 보상의 통제적인 면이 두드러지고 동기는 줄어든다. 그러나 보상이 당신의 유능함을 의미하는 정보적 역할을 한다면 동기는 증가한다. 즉, 사람들은 모든 행동에서 자기결정감을 느끼고 싶어 하며 만약 어떤 행동을 하도록 압력을 받는다면 동기와 만족감이 줄어든다. 같은 맥락에서 인간은 어떤 행동을 할지, 무엇이 되어야 할지를 혼자 결정할 자유를 갖고 싶어 한다. 그러한 자유를 위협받을 때 저항이 발생하는데, 가령 어떤 것을 해서는 안 된다는 말을 들은 아이는 그것을 더 하고 싶어 한다

(Carver & Scheier, 2004/2005).

5 요약

자기개념은 개인이 자신에 관하여 갖고 있는 기본적인 본성, 독특한 속성 및 전형적인 행동에 대한 신념의 집합이다. 자기개념은 개인이 성장하고 다양한 경험을 함에 따라 변화될 수 있지만 대체로 사람들은 자기개념을 안정적이고 일관적으로 유지하려는 동기가 있다. 또한 사람들은 다양한 인지과정을 통해 자기개념을 긍정적으로 유지하려는 동기가 있다. 자기개념은 부모나 중요한 타인들과의 상호작용 및 피드백을 통해 형성되며 자신의 행동을 관찰하거나 타인과의 비교를 통해서도 형성된다. 이러한 자기개념은 자기와 관련된 정보처리를 안내하며 자신과 타인에 대한 관점이나 감정, 및 행동방식에 영향을 미칠 뿐 아니라 정신건강에도 영향을 줄 수 있다.

자기개념의 평가적 차원인 자존감은 자신의 가치에 대한 종합적 평가로 자존감이 높으면 긍정적 정서나 삶의 만족 및 웰빙 수준이 높고, 관계만족도 및 창조적이고 생산적인 수행능력과 연관된다고 한다. 반면 자존감이 낮은 사람은 불안, 우울, 소외감, 및 수줍음 등 여러 가지 정서문제가 많고, 거절에 취약하며, 인정욕구가 강하다고 한다. Dweck(2000/2008)은 자존감을 사람들이 어떤 것에 몰입해서 자신의 자원을 최대한 활용하고 새로운 것을 숙달하기 위해 노력할 때 경험하는 과정적인 개념으로 볼 것을 제안하였다. 자기효능감은 특정한 상황에서 요구되는 행동을 성공적으로 달성할 수 있다는 개인의 신념으로 수행 및 적응과 관련되며 심리적 안녕감 및 면역기능에도 긍정적 영향을 미친다. 자기수용은 자기 자신을 있는 그대로 만족스럽게 받아들이고 인정하는 것을 의미한다. 무조건적 자기수용은 삶의 만족이나 행복과 정적 상관이 있으며 불안, 우울과는 부적 상관이 있다. 자기복잡성이란 개인의 자기개념이 얼마나 단순한지 혹은 복잡한지를 의미한다. 자기복잡성이 높은 사람은 어느 한 측면에서 스트레스를 받을 경우 스트레스를 받지 않은 다른 자기 측면들이 스트레스를 완충하는 역할을 함으로써 단순한 자기 측면을 가지고 있는 사람들보다 우울증을 적게 경험하며 자기존중감이나 정서가 안정적이다. 자기안내란 개인이 도달해야 할 기준을 말한다. 성장하면서 사람들은 이상적 자기안내와 당위적 자기안내를 발달시키는데, 실제적 자기와 괴리가 클 경우 우울이나 불안을 경험하게 되며 불일치가 적을수록 자존감과 심리적 안녕감을 느낀다. 자기결정이론에서는 사람들이 내재적 욕구를 자율적으로 추구할 때 안녕감을 느낀다고 주장한다.

생각해 볼 문제

1. 자기개념은 어떻게 형성되는가?
2. 자존감이 낮은 사람들의 행동특성에는 어떤 것들이 있는가?
3. 자기개념과 관련하여 정신건강을 증진시키기 위해 어떤 노력을 할 수 있는가?

참고문헌

권선중, 김교헌, 이홍석(2006). 자발적 동의, 윤리적 문제일 뿐인가? 연구 참여자의 자율적 동기가 사후 대처에 미치는 영향. 한국심리학회지: 일반, 25(1), 1-21.

김광웅(2007). 자아존중감 및 자기수용과 스트레스 대처행동과의 관계. 한국심리학회지: 상담 및 심리치료, 19(4), 983-999.

김명소, 김혜원, 차경호(2001). 심리적 안녕감의 구성개념분석: 한국 성인 남녀를 대상으로. 한국심리학회지: 사회 및 성격, 15(2), 19-39.

김완일(2008). 자기복잡성과 인지적 유연성이 심리적 적응에 미치는 영향. 한국심리학회지: 상담 및 심리치료, 20(3), 715-734.

김사라형선(2005). 어머니의 완벽주의와 아동의 정서관계에서 아동의 무조건적 자기수용의 중재효과. 한양대학교 대학원 박사학위청구논문.

민경환(2002). 성격심리학. 서울: 법문사.

문현미(2006). 심리적 수용 촉진 프로그램의 개발과 효과: 수용-전념 치료 모델을 중심으로. 가톨릭대학교 대학원 박사학위청구논문.

신경자(2009). 수업저해 아동을 위한 자기효능감 증진 프로그램의 개발 및 효과검증. 부산대학교 대학원 박사학위청구논문.

신은향(1998). 상담에 대한 내담자의 자기결정적 동기에 관한 연구. 서울대학교 대학원 석사학위청구논문.

이민규(2001). 현대생활의 적응과 정신건강. 서울: 교육과학사.

이정민(2009). 자기애와 공격성의 관계에서 자기수용의 조절효과. 이화여자대학교 대학원 석사학위청구논문.

Brown, K. W., & Ryan, R. M. (2004). Fostering healthy self-regulation from within and without: a self-determination theory perspective. In P. A. Linley & S. Joseph (Eds.), *Positive psychology in practice* (pp. 105-124). NJ: Wiley.

Carson, S. H., & Langer, E. J. (2006). Mindfulness and self-acceptance. *Journal of Rational-Emotive & Cognitive-Behavior Therapy, 24*, 29-43.

Carver, C. S., & Scheier, M. F. (2005). 성격심리학[*Perspectives on personality*]. (김교헌, 심미영, 원두리 역). 서울: 학지사. (원전은 2004년에 출판).

Chamberlain, J. M., & Haaga, D. A. (2001). Unconditional self-acceptance and psychological health. *Journal of Rational-Emotive & Cognitive-Behavior Therapy, 19*, 163-176.

Chamberlain, J. M., & Haaga, D. A. (2001). Unconditional self-acceptance and responses to negative feedback. *Journal of Rational-Emotive & Cognitive-Behavior Therapy, 19*, 177-188.

Compton, W. C. (2007). 긍정심리학 입문[*An Introduction to Positive Psychology*]. (서은국, 성민선, 김진주 역). 서울: 박학사. (원전은 2005년에 출판).

Deci, E. L., & Ryan, R. M. (2000). The "what" and "why" of goal pursuits: Human needs and the self-determination of behavior. *Psychological Inquiry, 11*, 227-268.

Dweck, C. S. (2008). 학습동기를 높여 주는 공부원리[*Self-Theories*]. (차명호 역). 서울: 학지사. (원전은 2000년에 출판).

Linville, P. W. (1987). Self-complexity as a cognitive buffer against stress-related illness and depression. *Journal of Personality & Social Psychology, 52*, 663-

676.

Macinnes, D. L. (2006). Self-esteem and self-acceptance: an examination into their relationship and their effect on psychological health. *Journal of Psychiatric and Mental Health Nursing, 13*, 483-489.

Phares, E. J. (2000). 성격심리학[*Introduction to Personality*]. (홍숙기 역). 서울: 박영사. (원전은 1984년에 출판).

Ryan, R. M., & Brown, K. W. (2003). Why we don't need self-esteem: On fundamental needs, contingent love, and mindfulness. *Psychological Inquiry, 14,* 71-76.

Ryan, R. M., & Deci, E. L. (2000). Self-determination theory and the facilitation of intrinsic motivation, social development, and well-being. *American psychologist, 55*(1), 68-78.

Ryff, C. D. (1989). Happiness is everything, or is it? Explorations on the Meaning of Psychological well-being. *Journal of personality* & *Social Psychology, 57,* 1069-1081.

Seligman, M. E. P. (2006). 긍정심리학[*Authentic Happiness*]. (김인자 역). 안양: 물푸레. (원전은 2002년에 출판).

03

성격과 정신건강: 나의 성격은 건강한가

이 장의 학습목표

1. 성격과 정신건강과의 관련성을 이해한다.
2. 면역력을 증진시키는 성격특성에 대해 알아본다.
3. 심신의 건강을 위해 필요한 행동특성 및 노력을 인식한다.

성격이란 환경에 대한 적응이나 대인관계에서 비교적 일관성 있게 나타나는 개인의 독특한 행동 및 사고양식으로, 사람이 성장함에 따라 형성되며 환경과 경험에 따라 변화한다. 사람마다 다양한 성격특성을 나타내지만 어떤 성격특성을 지녔느냐에 따라 비슷한 상황에서도 좀 더 행복해하고 적응적 행동을 하는 사람이 있는가 하면 사소한 스트레스에도 쉽게 무력해지고 부적응행동을 나타내는 사람이 있다. 어떤 성격특성이 적응적이며 우리의 행복감을 증진시키는 데 도움이 될까? 또한 이러한 성격특성이 건강이나 질병과는 어떤 관계가 있을까? 이 장에서는 정신건강과 관련하여 심리학에서 연구되는 성격특질 중 낙관성, 통제성 그리고 성격의 5요인에 대해 알아보고 최근 심리신경면역학 연구에서 면역력 증진과 관련 있다고 알려진 성격특성 7가지에 대해 간략하게 개관하였다.

최근 긍정심리학이 대두되면서 건강에 대한 인식이 변화하고 있다. 단순히 질병이 없거나 불행하지 않다고 해서 건강하거나 행복한 것은 아니며, 좋은 삶 혹은 행복한 삶을 적극적으로 추구하려는 노력이 필요하다는 인식이 생겨나기 시작했다. 이런 의미에서 웰빙이란 정신병리가 없는 것이 아니라 웰빙의 요인들이 있는 것이며(Keyes & Lopez, 2002), 정신질환은 없으나 웰빙 수준이 낮은 사람들에게 웰빙의 요소를 증진시키는 것이 정신질환 예방을 위해 필요하다고 한다(Ryff & Singer, 1996).

Diener 등은 행복을 주관적 웰빙(subjective well-being; Diener & Lucas, 1999: Compton, 2005/2007에서 재인용)으로 평가해 왔다. 주관적 웰빙은 삶에 만족하고 긍정적 기분이 부정적 기분보다 더 빈번히 있는 상태다. 서은국(2004)은 주관적 웰빙에 대한 최근 연구동향의 개관에서 주관적 웰빙으로 측정되는 행복은 건강, 돈, 외모, 연령, 성, 인종, 교육 및 결혼 여부 등의 객관적 지표보다 외향성, 신경증 성향, 자기존중감 등의 심리적 변인들로 더 잘 설명할 수 있다고 하였다. 즉, 행복한 사람은 긍정적 기질(접근 지향)을 지녔고, 모든 것의 긍정적 측면을 보며(낙관적 인지양식), 부정적 사건에 대해 지나치게 반추하지 않으며(낮은 신경증적 성향), 경제적으로 발달된 사회에 살고(가난을 넘어), 사회적으로 믿을 만한 친구가 있고(결혼한, 강한 사회적 유대), 가치 있는 목표를 향해 나아갈 수 있는 적절한 자원을 가지고 있다(내재적, 조화로운 목표)(Diener, Suh, Lucas, & Smith, 1999: 서은국, 2004에서 재인용)고 하였다. 즉, 적극적인 의미의 건강, 즉 행복에서 주관적 평가와 심리적 변인, 특히 성격요인이 중요하다고 결론지었다.

1 낙관성/비관성

낙관이는 미팅에 나갔다가 오랜만에 맘에 드는 파트너를 만났다. 그러나 다시 만나자고 연락을 하자, 파트너는 죄송하지만 그럴 마음이 없다는 의사를 전한다. 낙관이는 그 이유를 생각해 본다. '상대방이 요즘 몹시 바쁜가 보다. 혹시 집에 무슨 일이 있나? 할 수 없지. 또 다른 미팅에 나가 보자.' 라고 생각한다. 반면 비관이도 같은 미팅에서 만난 파트너에게 연락을 했지만 거절당했다. 비관이는 그 이유를 생각해 본다. '내가 맘에 안 들었나 봐. 하긴 나 같은 사람을 좋아할 사람이 어디 있겠어. 다시는 미팅 같은 것 안 할 거야.'

사람들은 보통 부정적 사건을 경험한 후 그 원인을 생각하는 경향이 있는데, 이를 심리학에서는 귀인(attribution)이라고 한다. 귀인양식(attribution style)이란 일생에 걸쳐 광범위하게 나타나는 다양한 사건들에 대해 유사한 인과적 설명을 사용하는 경향성을 말한다. Seligman은 학습된 무력감(learned helplessness)을 연구하던 중 매우 심한 고통을 당하면서도 절대 무력해지지 않는 사람과 아주 하찮은 고통에도 쉽게 무너지는 사람이 있다는 것을 깨닫고 낙관적 귀인양식과 비관적 귀인양식을 구분하였다. 낙관적 귀인양식은 부정적 사건을 경험한 후 그 원인을 외적, 불안정적 그리고 특정적 요인에 귀인하는 경향이다. 즉, 시험을 잘 보지 못한 후 그 이유를 내가 능력이 없어서라기보다 시험문제가 평소보다 어려웠다고 외부귀인을 하거나, 항상 시험을 이렇게 못 보지는 않았다고 불안정적인 귀인을 하거나, 이 과목만 잘 보지 못했다고 특정적 귀인을 하는 경우 낙관적이 되어 다음번 시험에서는 잘 볼 수 있을 것이라고 생각하게 될 것이고 다음 시험에 열심히 노력할 것이다. 즉, 부정적 사건에 대해 낙관적 귀인을 하는 사람은 심리적 괴로움을 적게 경험하고 미래에 대해 낙관적이며 자기상을 긍정적으로 유지하게 된다. 반면 비관적 귀인양식은 부정적 사건을 내적, 안정적, 전반적 요인에 귀인하는 경향으로, 시험을 잘 보지 못한 것은 내가 능력이 없기 때문이며, 난 변하기 어렵고, 내가 하는 일은 모두가 이 모양이라고 생각하고 비관적이 되어 다음번 시험에서 더 이상 노력하지 않고 포기하기 쉽다. 따라서 자기상이 부정적이 되고, 미래에 대해 비관적이며, 무력감을 느끼고 우울해지기 쉽다.

한편, 긍정적 사건을 경험한 후 낙관적인 사람은 그 이유가 자신의 내적이고 안정적인 원인 때문이라고 해석하지만(가령 시험을 잘 봤을 때 '내가 능력이 있어서' 라고 귀인) 비관적인 사람은 긍정적 사건이 외적인 운이나 일시적 원인 때문이라고 생각하는 경향이 있다(가령 시험을 잘 봤을 때, '운이 좋아서라거나 시험문제가 쉽게 나와서' 라고 귀인).

자신이 호감을 느끼는 이성에게 거절당했을 경우 그 이유가 무엇이라고 생각하는지 적어 보자. 낙관적인가 비관적인가? 그것이 자신의 정서, 행동 및 미래에 대한 기대에 어떻게 영향을 주는지 생각해 보자.

성격 차원으로서 낙관성은 오래전부터 연구되어 왔다. 사람들은 비관적인 사람보다 낙관적인 사람을 더 좋아하며 아마도 그 이유 때문에 낙관적인 사람이 새로운 상황에서 사회적 지지망을 더 잘 만든다고 한다. 또한 낙관주의자들은 보다 긍정적으로 기대된 가능한 자기(possible-self)를 갖고 있다. 스트레스에 대한 연구들에서는 미사일 공격 경험에서부터 암과 심장병에 이르기까지 낙관주의자들은 비관주의자들보다 역경을 잘 다룬다고 한다(Carver & Scheier, 2004/2005). 낙관주의자들은 어려움에 직면했을 때 문제중심적 대처를 하고, 사회적 지지를 추구하며, 상황의 긍정적인 측면을 강조하는 데 반해 비관주의자들은 사실을 부정하고, 고통스러운 감정에 초점을 맞추며, 적절한 목표로부터 도피하는 경향을 보인다. 낙관주의자들은 심리적 고통을 덜 경험하며, 더 나아지는 데 초점을 두고, 일상활동으로부터 덜 철수하는 경향이 있다. 또한 스트레스를 받을 때 현실을 더 잘 수용한다고 한다(Carver & Scheier, 2004/2005).

Seligman(2002/2006)은 낙관성도 학습될 수 있다고 한다. 자신의 비관적인 생각을 직시하고 반박하여 낙관성과 희망을 증가시켜 보자. 다음의 ABCDE에 따라 보자. 불행한 사건(adversity: A)이 생겼을 경우 그 사건을 당연하게 여기는 왜곡된 신념(belief: B)과 그 왜곡된 신념으로 인한 결과(consequence: C)가 발생한다. 만약 당신의 신념이 비관적이거나 비현실적이면 그 결과는 대체로 부정적 반응이다. 따라서 왜곡된 신념을 보다 희망적이고 사실적인 해석을 통해 반박(disputation: D)하면 정서적 반응이 낙관적이고 희망적이 되어 활력(energization: E)을 얻는다. 여기서 중요한 것은 자신의 믿음은 단지 생각일 뿐이라는 사실을 깨닫는 것이다. 자기 자신을 설득력 있게 반박하는 방법은 다양하다. Seligman은 그의 책 『긍정심리학: 진정한 행복 만들기』(2002/2006)에서 자신의 왜곡된 신념을 반박하는 방법으로 명백한 증거 제시하기, 대안 찾기 등을 제시하고 있다.

Seligman, Reivich 그리고 Jaycox Gillham(1995: Compton, 2005/2007에서 재인용)은 우울 위기에 있는 아동집단을 위해 학습된 낙관성 훈련 프로그램을 만들어 실시하였다. 아동들은 자신의 비관적인 생각들을 인식한 후 사건에 대한 부정적 귀인을 반박하도록 배웠다. 이러한 아동들은 이후 우울증을 경험한 확률이 낮았다

다음은 낙관주의 검사 문항의 몇 가지 예다.

낙관주의 검사 문항의 예

1. 당신을 좋아하는 누군가로부터 꽃을 받았다.
   A. 나는 그 사람에게 매력적인 사람이다.
   B. 나는 인기가 많은 사람이다.
2. 당신이 도서반납 기한을 넘겨 연체료를 물어야 한다.

A. 나는 책 읽는 데 몰두하다 반납기한을 놓치기도 한다.
B. 나는 보고서를 쓰느라 반납하는 것을 잊었다.

3. 당신이 중요한 시험에서 떨어졌다.
A. 나는 같이 시험 본 다른 사람보다 덜 똑똑하다.
B. 나는 시험 준비를 제대로 하지 않았다.

4. 휴가기간에 불어난 당신의 몸무게가 좀처럼 줄지 않는다.
A. 다이어트는 결국 아무 소용없다.
B. 내가 해 본 다이어트는 효과가 없었다.

5. 당신의 애인이 잠시 둘의 관계에 대해 냉정하게 돌아볼 시간을 갖자고 한다.
A. 나는 너무 자기중심적이다.
B. 나는 그 사람과 함께 지내는 시간이 적다.

6. 당신이 산 주식은 언제나 주가가 낮다.
A. 내가 주식을 살 때 그 회사의 기업환경을 잘 몰랐다.
B. 나는 주식을 선택하는 능력이 부족하다.

채점 및 해석:

1번은 긍정적 사건이다. A는 긍정적 사건에 대한 특정적 귀인, B는 긍정적 사건에 대한 전반적 귀인으로 B라고 대답한 사람이 더 낙관적이다. 2, 3, 4번은 부정적 사건이다. A는 부정적 사건에 대한 전반적 귀인, B는 부정적 사건에 대한 특정적 귀인으로 B라고 대답한 사람이 더 낙관적이다. 5번은 A가 부정적 사건에 대한 내적 안정적 귀인이고 B가 외적 불안정적 귀인으로 B가 더 낙관적이다. 6번은 A가 부정적 사건에 대한 특정적 귀인, B가 부정적 사건에 대한 내적 귀인으로 A가 더 낙관적이다. 선택한 낙관적 문항의 수가 당신의 낙관성 정도를 나타낸다.

출처: Seligman(2002/2006).

다음에 소개하는 만화와 게임은 김수현(2010)의 낙관성 향상 프로그램 중 일부다.

다음은 생각과 느낌 사이의 연결고리를 찾기 위한 만화로, 각각의 만화는 세 토막으로 구성되어 있습니다. 첫 토막에서 무슨 일이 일어났는지, 마지막 틀에서 등장인물은 어떤 감정을 느끼게 되었는지 살펴보세요. 가운데 틀에서 어떤 생각을 할 것인지 생각주머니에 알맞은 말을 넣어 보세요.

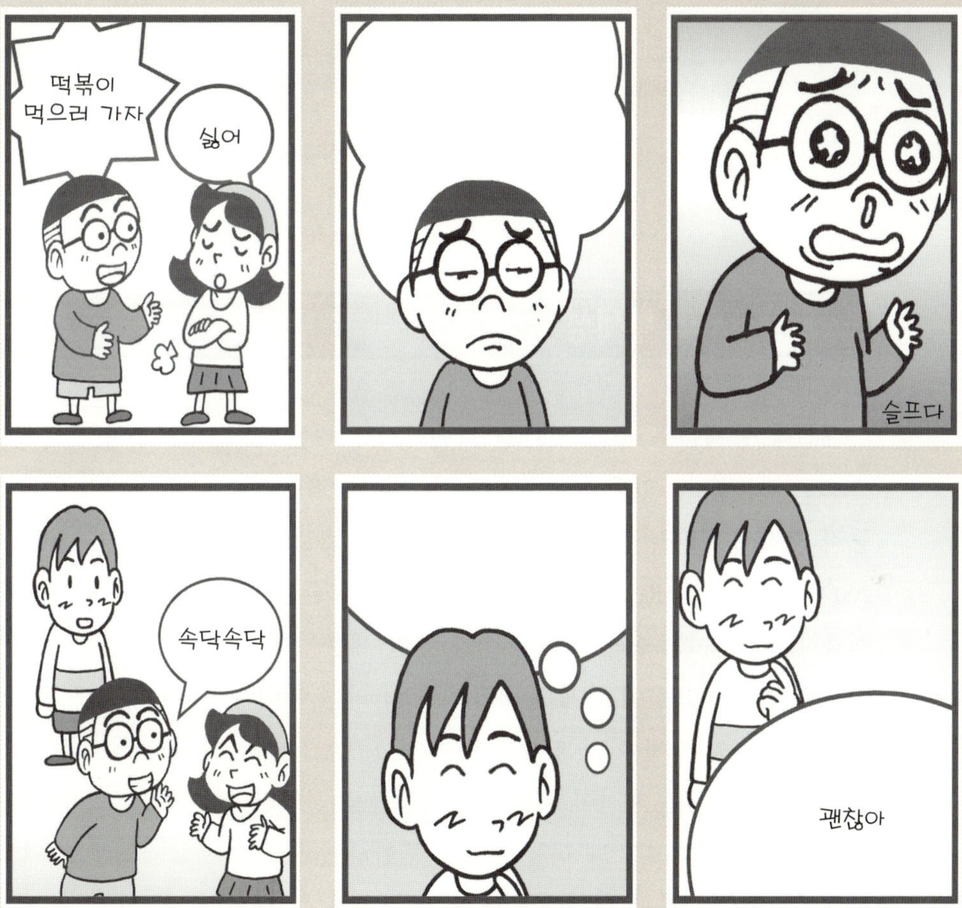
떡볶이
먹으러 가자
싫어
슬프다
속닥속닥
괜찮아

즉각적인 논박연습 게임

다음 상황을 읽고 공격 팀에서는 비관적인 생각을 하나씩 말하고, 나머지 팀에서는 이를 빠르게 논박해서 비관적인 생각을 지워 갈 수 있도록 합니다.

· 상황 1. 최근에 엄마가 나에게 자주 고함치신다.
· 상황 2. 어떤 녀석이 내 리포트를 베껴서 제출하는 바람에 선생님이 나를 부정행위자로 비난하신다.
· 상황 3. 입학한 지 한 달이 되어 가는데, 친한 친구를 사귈 수가 없다.

2 내외 통제성

개인적 통제감은 좋은 결과를 극대화하고 나쁜 것은 최소화하는 방향으로 스스로 행동할 수 있다는 믿음으로, 요구들에 직면했을 때 정서적, 동기적, 행동적 그리고 생리적 활력을 북돋운다(Peterson & Stunkard, 1989: Compton, 2005/2007에서 재인용). Ryff(1989)는 심리적 웰빙을 구성하는 한 요인으로 환경통제력을 들고 있는데, 이는 자신의 삶과 주변 세상을 효과적으로 다룰 수 있는 능력으로 개인의 욕구에 맞게 환경을 다루어 가는 것이다. 이러한 통제감에 대한 신념은 우리의 삶에 어떤 영향을 미칠까? Rotter(1966: Carver & Scheier, 2004/2005에서 재인용)는 자신이 치료하던 사람들을 관찰하면서 다음과 같은 사례를 발견하고는 '통제의 소재'라는 개념을 제안하였다.

수줍어하고 여자와 대화하는 데 문제가 있는 두 대학 초년생인 철수와 영수가 있다고 생각해 보자. 각각은 도움을 청하러 대학 상담 센터에 간다. 치료자는 대화의 주제와 대화가 진행되는 방식 등에 대해 조언을 제공한다. 얼마간의 연습 후에 치료자는 두 젊은이에게 옆방에서 일하는 매력적인 젊은 여성에게 가서 대화를 해 보라고 한다. 두 사람 모두에게 그 여자의 반응은 유쾌하고 긍정적이다. 그런데 철수는 치료자에게 와서 말하길 "선생님이 하라는 대로 했어요. 그녀는 나를 좋아하는 것 같아요. 이제부터는 그 조언을 기억할 거예요. 정말 유용한 조언이에요."라고 한 반면, 영수는 "선생님이 하라는 대로 했어요. 그녀는 나에게 친절하게 대해 줬지만 왜 그런지 모르겠어요. 나와는 관계가 없는 것 같은데…."라고 말했다.

이처럼 사람들은 같은 사건을 경험하더라도 그 반응은 다르다. 철수는 자신의 행동이 좋은 결과를 가져왔다고 생각한다. Rotter는 이 같은 사람을 내적 통제자라고 보았다. 그러나 영수는 좋은 결과가 자신의 행동이 아닌 외부의 다른 어떤 것에 의해 통제되었다고 생각한다. Rotter는 이를 외적 통제자라고 보았다. 이처럼 통제의 소재가 어디에 있느냐에 따라 내적 통제자와 외적 통제자로 나뉜다. 내적 통제자들은 행동의 결과가 자신에게 달려 있다고 생각하기 때문에 많은 노력을 한다. 반면 외적 통제자들은 행동의 결과는 자신의 노력보다는 운, 우연 및 외부의 영향에 달려 있다고 생각한다.

통제소재에 있어서 개인차에 관한 연구들을 살펴보면 내적 통제자들은 성공 후 그들의 기대를 상향 조정하고 실패 후엔 하향 조정한다. 대조적으로 외적 통제자들은 종종 이전 결과에 대해 반대 방향으로 그들의 기대를 변화시킨다. 이는 결과를 우연에 돌릴 때 발생한다(Carver & Scheier, 2004/2005). 이러한 통제소재에 있어서 차이들은 학업수행 같은 행동들에 대해 중요한 시사점을 갖는다(Findley & Cooper, 1983: Carver & Scheier, 2004/2005에서 재인용). 학업수행의 경우 내적 통제자들이 외적 통제자들보다 좀 더 열심히 노력하여 더 나은 결과를 가져올 가능성이 크다. 또한 건강과 관련하여 내적 통제자들은 적극적으로 건강 관련 정보를 추구하고, 건강을 유지하거나 증진시키기 위한 예방조치(금연, 운동, 정기검진 등)를 취하는 경향이 더 크다고 한다(Strickland, 1978; Walston & Walston, 1982: 민경환, 2002에서 재인용).

통제 가능성 지각과 심리적 건강과의 관계를 밝힌 연구들에 의하면 자신의 삶에 대한 통제 가능성을 지각하는 것은 자기효능감을 증진시키며(Bandura, 1997: 김완일, 2008에서 재인용), 내재적인 동기부여와 자기결정성을 높여 주는

데 유익한 것으로 나타났다(Ryan & Deci, 2000). 또한 통제 가능성에 대한 지각이 증가함에 따라 불안과 스트레스는 감소하며, 통제 가능성 지각이 줄어들면 우울과 학습된 무력감이 유발된다는 연구들이 있다(김완일, 2008).

개인적 통제감의 효과에 대한 고전적인 예로 양로원 노인을 대상으로 한 Langer와 Rodin(1976: Brannon & Feist, 2000/2002에서 재인용)의 연구가 있다. 연구자들은 양로원 노인들을 연령, 성별, 신체적 및 심리적 건강 그리고 이전의 사회경제적 지위가 대략 비슷한 두 집단으로 나누어 한 집단에게는 화초 가꾸기, 음식 메뉴 정하기 및 어떤 여가활동을 할 것인지 등을 스스로 결정해서 처리해 나가도록 하여 책임, 통제 및 결정권을 준 반면 다른 집단에게는 양로원 직원들이 모두 알아서 처리해 주는 조건으로 두 집단을 비교하였다. 그 결과 환경에 대한 통제력을 행사했던 집단이 더 행복하고 건강하고 적극적이며 더 오래 살았다. 노인기는 사회적 · 경제적 지위의 상실, 친구나 배우자의 죽음 및 신체적 질병 등으로 인해 통제감 상실을 경험할 가능성이 높은 시기다. 노인우울증의 심리적 요인으로 통제감 상실이 큰 비중을 차지하는 것은 통제감이 정신건강에 미치는 영향이 상당하다는 것을 나타낸다. 사람들은 일반적으로 자신이 선택하고 이러한 선택에 대한 책임을 맡을 때 더 활력을 느낀다. 이후에 스트레스 강도에 영향을 미치는 요인들에서 통제 가능성에 대해 다시 언급할 것이다.

통제감의 착각

대학생들에게 자신과 남들이 겪게 될 미래의 사건들의 발생 가능성을 조사한 결과, 일반적으로 긍정적인 사건들은 남들에 비해 자기에게 더 많이 일어날 것이고, 불행한 사건들은 자기에게 더 적게 일어날 것이라고 추정하였다. 실제로는 우연에 의해 결정되는 일도 대부분의 사람들은 자신이 통제력을 행사할 수 있다고 생각하는데, 이를 통제감의 착각이라고 한다. 우연에 의해 결정되는 복권도 자기가 번호를 선택했을 때는 당첨이 될 가능성이 높다고 생각한다. 그러나 우울한 사람들은 통제감의 착각 정도가 약하다.

출처: 이민규(2002).

내외 통제성 척도 문항의 예

다음 문항들의 두 가지 의견 중 자신의 생각과 보다 가까운 것에 ○표 하시오.

1. 일어날 일은 기어코 일어나고야 만다.(　　)
   노력하지 않고 운만 믿을 때는 결과가 아주 좋지 않다.(　　)
2. 세상은 착실한 사람이 손해를 보게 마련이다.(　　)
   착실히 사는 것이 세상을 가장 잘사는 방법이다.(　　)
3. 국민도 나라 일에 영향을 줄 수 있다.(　　)
   일반국민은 나라 일에 왈가왈부해 보았자 소용이 없다.(　　)
4. 내가 노력해야 좋은 배필을 만난다.(　　)
   연분이 닿아야 좋은 배필을 만난다.(　　)
5. 자식은 가르치기 나름이다.(　　)
   아무리 가르쳐도 안 될 아이는 안 된다.(　　)
6. 잘살고 못살고는 팔자소관이다.(　　)
   얼마나 잘 사느냐는 내가 얼마나 열심히 일했는가에 달려 있다.(　　)

채점 및 해석:
문항 3, 4, 5의 첫 번째 문항, 1, 2, 6의 두 번째 문항에 ○표한 것은 1점씩 계산하여 종합한 것이 내적 통제 정도를 나타낸다.

출처: Rotter(1966: 차재호, 공정자, 김철수, 1973에서 재인용).

3 성격의 5요인

세상에는 얼마나 많은 성격특질이 존재할까? 그동안 성격특질의 종류와 수에 관해서 학자들 간에 일치를 보기 어려웠다. 그런데 최근 성격심리학자들은 성격이 5개의 요인으로 구성되어 있다는 5요인 모형(big five: Goldberg, 1981: 민경환, 2002에서 재인용)을 지지하는 쪽으로 의견이 수렴되어 가면서 5요인 모형에 대한 성격연구가 이루어지고 있다. 5요인은 연구자들에 따라 조금씩 명칭이 다를 수도 있지만 대체로 신경증 성향(neuroticism), 외향성(extraversion), 경험에 대한 개방성(openness to experience), 우호성(agreeableness) 및 성실성(conscientiousness)을 말한다. 다음은 Carver와 Scheier(2004/2005)의 『성격심리학』에서 발췌한 성격의 5요인에 대한 설명이다.

외향성은 사교적이고 자기주장적이며 활동적인 것이다. 우호성은 이타적이며 겸손하고 온유하고 솔직하고 순종적이며 남을 잘 믿는 것이다. 성실성은 성취하려는 의지를 반영하는 차원으로 유능함, 질서, 책임감, 신중함으로 나타낼 수 있다. 경험에 대한 개방성은 풍부한 상상력, 미학적 감수성, 지적 호기심, 자유로운 가치체계 등을 강조하며 개인의 폭넓은 흥미와 다양한 욕구를 반영한다. 신경증 성향은 정서적 혼란, 불안, 우울, 및 정서적인 차원을 나타낸다.

최근의 연구들은 이러한 특성들이 행동과 경험에 어떻게 관련되는지를 검토하고 있다.

성실성이 높으면 안전하지 못한 성행위를 회피하고, 다른 사람의 애인을 빼앗으려고 할 가능성이 더 적고, 다른 사람의 유혹에 잘 안 넘어간다. 또한 어린 자녀를 더 민감하게 보살피며, 갈등해결 전략으로 협상을 더 많이 사용한다. 또한 성실성이 높은 사람은 스스로를 더 잘 돌보기 때문에 더 오래 살고, 엄격한 금연을 한다. 경험에 대한 개방성이 높은 사람은 인생의 실존적 도전에 보다 관여한다. 개방성이 높으면 예술적 표현을 원하고, 관습적 결혼이나 쉽고 나태한 삶을 평가절하한다. 외향성은 사회적인 영향력을 가지려는 것과 관련되는데, 외향적인 남성들은 내향적인 남성보다 잘 알지 못하는 여성들과 더 잘 상호작용하고, 악수를 할 때도 힘 있는 악수로 자신감을 전달하는 경향이 높아 사회생활에 유리하다. 또한 외향적인 사람은 성취와 자극을 가치 있게 여기며, 높은 지위의 직업, 정치적 영향력, 흥미진진한 생활양식 및 아이 갖기에 대한 욕구가 더 높다. 우호성은 다른 사람들과 좋은 관계를 유지하려는 것과 관련되는데, 동료를 괴롭히는 행동을 막는 역할을 하고, 자녀양육에서 더 많은 감정이입과 반응성을 보이며, 자신이 해를 입은 후에 복수의 기회를 노리는 정도가 약하고, 부정적 감정을 통제하기 위해 더 많이 노력한다. 또한 애인에 대한 권리 침해의 정도가 더 적고, 다른 사람에 의해 시도되는 권리 침해에 대해서도 더 적은 반응을 한다. 박애와 전통을 가치 있게 여기며, 집단의 안녕과 조화로운 가족관계를 지향하며, 부나 정치적 영향력, 흥미진진한 생활양식에 대한 욕구와는 반비례한다. 우호성이 낮은 사람들은 우호성이 높은 사람들에 비해 사회적 갈등을 해결하기 위한 방법으로 권력의 과시를 더 빈번히 택하며, 우호성이 낮은 사람들이 실생활에서 더 많은 갈등을 경험한다. 신경증 성향은 정서적으로 예민하고, 기분변화가 심하며, 쉽게 불안해하거나 우울하고, 지나치게 근심걱정을 하는 등 광범위한 불쾌한 사고와 정서를 자주 경험하는 경향이 있으며, 실제 자기와 이상적 자기의 괴리가 높다(Pavot, Fujita, & Diener, 1996: 민경환, 2002에서 재인용).

외향성은 주관적 안녕감(subjective well-being)의 중요한 예측변인 중 하나로 알려져 있다(Diener et al., 1999: Compton, 2005/2007에서 재인용). 최근 연구들은 외향성이 어떻게 웰빙에 영향을 미치는지를 조사하고 있다. 외향적인 사람들은 사교적이어서 친구들이 많고, 이로 인해 다른 사람들과 긍정적 대인관계를 맺을 기회가 많아 다른 사람들로부터 자신에 대한 긍정적 피드백을 얻을 기회가 많기에 더 큰 안녕감을 느낄 수 있다(Okun, Stock, Haring, & Witter, 1984: Compton, 2005/2007에서 재인용). 그런데 몇몇 연구자들은 외향적인 사람들이 긍정적 보상에 대한 민감성을 타고나기에 혹은 타고난 긍정적인 정서 경험의 경향성 때문에 더 높은 행복 수준을 보고하는 경향이 있다고 제안한다(Compton,

Goldberg의 간이 Big Five 검사

당신 자신을 가능한 한 정확하게 기술하려고 노력하십시오. 미래에 되고 싶은 모습이 아니라 현재의 당신 자신을 기술하는 것이 중요합니다. 당신과 같은 성의 비슷한 나이의 다른 사람들과 비교해서 당신 자신이 어떤지 기술하십시오. 아래 목록의 각각에 대해 당신을 가장 잘 기술하는 숫자에 표시해 주십시오.

	내향성				대		외향성			
	매우	어느 정도		둘	다 아님		어느 정도		매우	
조용한	1	2	3	4	5	6	7	8	9	말 많은
주장이 약한	1	2	3	4	5	6	7	8	9	주장이 강한
모험적이 아닌	1	2	3	4	5	6	7	8	9	모험적인
정력적이 아닌	1	2	3	4	5	6	7	8	9	정력적인
소심한	1	2	3	4	5	6	7	8	9	대담한
	적대성				대		우호성			
불친절한	1	2	3	4	5	6	7	8	9	친절한
비협조적인	1	2	3	4	5	6	7	8	9	협조적인
이기적인	1	2	3	4	5	6	7	8	9	이기적이 아닌
잘 믿지 않는	1	2	3	4	5	6	7	8	9	잘 믿는
인색한	1	2	3	4	5	6	7	8	9	관대한
	방향의 결여				대		성실성			
비조직적인	1	2	3	4	5	6	7	8	9	조직적인
무책임한	1	2	3	4	5	6	7	8	9	책임감 있는
실제적이 아닌	1	2	3	4	5	6	7	8	9	실제적인
부주의한	1	2	3	4	5	6	7	8	9	철저한
게으른	1	2	3	4	5	6	7	8	9	근면한
	정서적 안정성				대		신경증성향			
이완된	1	2	3	4	5	6	7	8	9	긴장된
마음 편한	1	2	3	4	5	6	7	8	9	불안한
안정된	1	2	3	4	5	6	7	8	9	불안정한
만족한	1	2	3	4	5	6	7	8	9	불만족한
냉정한	1	2	3	4	5	6	7	8	9	감정적인
	경험에 대한 폐쇄성				대		경험에 대한 개방성			
상상력이 빈약한	1	2	3	4	5	6	7	8	9	상상력이 풍부한
창의적이 아닌	1	2	3	4	5	6	7	8	9	창의적인
호기심이 없는	1	2	3	4	5	6	7	8	9	호기심 많은
생각이 얕은	1	2	3	4	5	6	7	8	9	생각이 깊은
단순한	1	2	3	4	5	6	7	8	9	세련된

출처: Pervin & John(1997: 민경환, 2002에서 재인용).

2005/2007).

웰빙과 성격과의 관련성에 관한 연구들에서는 외향성, 우호성이 주관적 웰빙과 정적 관계를 나타내고 신경증 성향이 부적 관계를 나타내었다(DeNeve & Cooper, 1998: Ryan & Deci, 2001에서 재인용). 또한 외향성, 성실성, 낮은 신경증적 성향이 심리적 웰빙(Psychological Well-Being: Ryff, 1989)의 자기수용, 환경통제력, 삶의 목적과 정적 관계를, 경험에의 개방성이 개인적 성장과 정적 관계를, 우호성과 외향성은 타인과의 긍정적 관계와 정적 관계를, 낮은 신경증 성향은 자율성과 정적 관계를 나타내어(Schmutte & Ryff, 1997: Ryan & Deci, 2001에서 재인용) 5요인 성격특성이 웰빙과 관련됨을 보여 주었다.

4 성격과 신체건강

성격은 적응 및 웰빙과 밀접한 관계가 있다. 그런데 이러한 성격은 신체건강에도 중요한 역할을 한다. 예로부터 정신상태와 신체상태가 상호 연관된다는 것은 잘 알려진 사실이다. 학교 가기 싫은 아이들이 배가 아프다고 호소하거나, 직장상사를 만나고 난 후로부터 두통이 시작되었다거나 하는 일은 드문 일이 아니다. 또한 스트레스성 질병이나 성인병 등이 심리적 요인과 관련된다는 연구들이 많다. 예를 들어, 근심과 걱정이 많은 사람은 위궤양에 걸리기 쉽고, 불안하거나 강박적인 사람들에게서 천식이 많이 발견되며, 성급하고 화를 잘 내는 사람이 심장병에 걸리기 쉽다고 한다. 심리신경면역학(Psychoneuroimmunology: PNI) 분야는 행동이 어떻게 면역계와 건강에 영향을 주는지를 연구하는 학문이다. 즉, 심리적 요인이 면역력에 영향을 미친다는 것인데, 예를 들어 통제 가능성에 대한 지각이 노인의 건강이나 수명과 관련된다는 사례나 2장에서 자기효능감이 면역력을 증진시킨다는 예가 이에 해당한다.

성격과 건강: 당신은 ABCD 중 어떤 타입인가

A: 시간에 쫓기며 짧은 시간에 많은 일을 하려 한다. 공격성과 적개심이 많고 성취 욕구가 강하다.

B: 느긋하고 태평하며 시간에 쫓기지 않고, 성취보다는 자신에게 더 관심이 있다.

C: 매우 협조적이고 유화적이다. 타인을 배려하면서 자신의 욕구를 포기하기까지 한다. 부정적 정서표현이나 자기주장을 억제하며 항상 양보한다.

D: 시간이나 상황과 일치하지 않는 부정적 정서를 경험하고 사회적 관계를 통해 이러한 정서를 표현하는 것을 억제한다.

A유형 성격은 심장병, C유형 성격은 암과 관련된다고 하며, D유형은 'Distressed'로 우울이나 불안에 취약하다고 한다. 이는 스트레스에 관한 장에서 다시 자세히 다룰 것이다.

긍정적인 기대만으로도 치료가 가능하다: 위약효과(placebo effect)

긍정적 기대가 치료를 돕는다고 한다. 많은 연구들은 환자들이 치료가 도움이 된다고 믿을 때 치료가 더 효과적이라고 보고하고 있다. 위약이란 효과가 없는 약물인데 사람들이 효과가 있을 것이라고 믿게 되면 실제로 효과가 나타나는 것이다. 위약은 불면증, 두통, 발열, 감기 등 광범위한 질병을 치료하는 것으로 알려져 왔다. 또한 위약은 진짜 약처럼 부작용, 의존성 및 금단증상도 있다. 이러한 위약의 부작용을 노시보(nocebo) 효과라고 한다(Tumer, Deyo, Loeser, Von Korff, & Fordyce, 1994: Brannon & Feist, 2000/2002에서 재인용). 즉, 위약효과는 복잡하고 생리적으로 실재하는 효과다. 뇌의 한 영역인 중뇌수도 주변 회백질이 통증을 조절하는 데 관여하는데 이 부분이 자극되면 통증이 경감된다고 한다. 또한 엔돌핀(endorphin)이 이 주변에서 작용한다고 한다. 즉, 신체 자체에서 나온 아편인 엔돌핀과 통증을 조절하는 뇌구조의 발견은 통증을 약 없이도 통제할 수 있다는 것을 시사한다. Sherman과 Liebeskind(1980)는 엔돌핀의 방출이 기대, 통증에 대처하는 능력, 이전 통증 경험에 의해 영향을 받을 수 있다고 주장하였다(Brannon & Feist, 2000/2002).

면역력을 강화하는 식품이 있듯이 면역력을 강화하는 성격특성이 있을까? Dreher(1995)는 그의 책 *The Immune Power Personality-7 traits you can develop to stay healthy*에서 ACE(주의, 연결, 표현), 털어놓을 수 있는 능력, 강인성, 자기주장성, 이타성, 사랑 그리고 자기복잡성의 일곱 가지 성격특성이 면역력을 강화한다고 제안한다. 이 중 자기복잡성은 2장에서 다루었으므로 나머지 여섯 가지 성격특성에 대해 간략히 살펴보겠다.

1) ACE

고통스럽고 괴롭더라도 '나는 괜찮아.' 라고 무조건 억압하는 것보다는 몸과 마음이 보내는 신호에 주의를 기울여 요즘 생활에서 힘든 점이 있었던가를 생각해 보고 적절한 방식으로 표현하는 것이 건강유지에 도움이 된다고 한다.

1973년은 하버드 대학의 젊은 심리학 강사인 Gary Schwartz 박사에게는 쉽지 않은 해였다. 그의 첫 강의는 심신관계에 관한 개론이었다. 이 분야는 아직 미개척지였다. Schwartz는 매주 수요일 아침 두 시간 동안 신경과민 상태가 되었다. 그는 항상 화요일에 강의를 준비해 왔다. 수요일 아침이 되면 그는 위가 몹시 아팠다. 위통은 그의 불안에 대한 표시였다. Schwartz는 일반 제산제를 복용하였지만 약의 효과는 점점 더 줄어들었고 점점 더 긴장하게 되고 좌절하게 되었다. 심신관계에 대한 수업을 하는 이 총명한 젊은 교수는 여전히 그의 신체가 그에게 보내는 메시지를 이해하지 못했다.

우리들 중 일부는 이러한 증상, 감각 혹은 정서 같은 신호에 주의를 두고 그것을 의식하며 그것의 의미를 발견한다. 이를테면 두통은 업무에서의 긴장을 반영하고, 심계항진은 너무 많은 책임감으로 소진되었다는 것을 나타내는 신호다. 신호를 받게 되면 우리의 내외 환경에서 조화를 재구축하기 위해 행동을 취할 것이다. 반면 이러한 신호를 무시하고 차단하거나 정서표현을 억압하면 부조화가 일어나며 결국 만성적인 질병(편함의 결여: dis-ease) 상태가 될 것이다.

Gary Schwartz는 주의(Attend), 연결(Connect) 그리고 표현(Express)—ACE factor—이 우리의 건강과 웰빙을 유지하는 성격특질이라고 제안하였다. 그는 ACE의 반대 개념인 억압을 연구하였는데, 억압은 사람들의 고통스러운 생각, 감정, 환상, 기억을 무의식에 저장하는 심리적 방어기제다. 억압적 대처자(repressive coper)들은 일반적으로 감각과 신호에 주의하지 않고, 감정을 의식하지 못하고, 정서를 표현하지 않으며, 육체와 정신의 불균형을 수정하기 위해 어떤 조치도 취하지 않는다. 결국 그들은 생리적인 불균형 혹은 질병에 걸리기 쉽다. 그는 연구 도중 'supernormals' 집단을 발견하였다. 그들은 겉으로는 자신의 삶이 완벽하다고 주장하지만 생리적인 수치에서는 그 반대를 나타내는 사람들이었다. 그는 왜 어떤 사람들에게서 이러한 차이가 나타나는지 궁금했다. 'supernormals'는 거짓말을 하는 것이 아니었다. 오랜 세월 동안 고통이나 문제들이 그들을 괴롭히더라도 '나는 괜찮다.'라고 말하는 것을 배워 왔을 뿐이다. 많은 생각들, 기억들 그리고 감정들을 억압함으로써 그들은 주의, 연결 그리고 표현능력을 상실했다. ACE 능력이 거의 없는 완고한 억압자는 더 이상 심신체계를 통제할 수 없다. Schwartz는 억압적인 대처자가 심장병에 걸릴 위험이 크다는 것을 발견했다. 즉, 그들이 인식하지 못하더라도 신체는 스트레스 호르몬을 지속적으로 분비하며 면역체계를 억제하였다. 만약 그들이 억압하지 않고 자신의 신체에 주의를 하고 이를 유발한 원인을 찾아보고 적절히 표현하였다면 적절한 대처행동을 취할 수 있었을 것이다. 중요한 것은 부정적 감정의 존재가 아니라 그 감정들을 억압하느냐 아니면 표현하느냐다.

억압은 어린 시절에 시작된다. 그것은 아이들이 고통스러운 상황 속에서 정서적 안정을 유지하도록 돕는 역할을 한다. 어린이들은 그들의 분노, 슬픔 그리고 두려움을 표현하면 불인정, 굴욕, 처벌을 받거나 부모의 사랑으로부터 멀어질 수 있기에 이러한 감정을 억압한다. 억압은 단기간에는 적응적일 수 있으나 장기적으로는 문제를 발생시킬 수 있다.

다음과 같은 연습으로 ACE 특성을 발달시켜 보자. 매일 신체적인 증상, 감각, 정서를 주의 깊게 그러나 지나치지 않게 모니터링해 보자. 두통과 위궤양에

숨어 있는 메시지를 들을 때 우리의 심신에 무엇이 결핍되었는지 그리고 무엇이 필요한지를 알 수 있다. 피곤, 배고픔, 하품, 불편함 혹은 흥분의 감각에 관심을 가질 때 우리는 일상생활에서의 불만이나 기쁨의 근원을 발견할 수 있다.

언제 그것들이 발생하고, 정확하게 그 당시에 당신이 무엇을 생각하고, 무엇을 느끼고 그리고 무엇을 하고 있었는지 기록하라. 이러한 방식을 통해 자신의 가장 큰 관심과 갈등의 영역에 대해 주의를 둘 수 있다. 이러한 기록은 증상들을 일, 인간관계 그리고 삶의 환경과 연결시킬 기회를 제공한다. 1주일 동안 계속 기록하고 이 패턴들을 찾아보라.

어떤 사건이 발생할 때 특별한 증상이 악화되었는지, 특정한 정서가 다른 신체적 감각과 관련이 되는지, 어떤 감각이 특정한 기분과 관계가 있는지, 어떤 관계가 특정한 정서와 관련되는지, 특정한 활동을 할 때 어떤 기억이 떠오르는지, 최악의 증상이 삶의 어느 영역에서 일어나는지 혹은 특정한 개인과의 상호작용 동안 일어나는지 등을 찾아보라.

	월	화	수	목	금	토	일
증상							
활동							
사건							
생각							
정서							
신체감각							

2) 털어놓기

King과 Pennebaker(1998)는 겉으로 행복하다고 보고하면서 부정적 정서를 억압하거나 부인하여 신체적 질병을 나타내는 경우를 예로 들면서, 처음에는 부정적 정서를 느끼더라도 자기노출을 통해 고통스런 사건에 대한 의미 있는 설명을 찾는 것이 개인적 성장과 웰빙을 촉진한다고 하였다. 연구들은 일반적으로 깊은 정서적 경험 능력이 스트레스와 질병에 대한 저항 기능을 촉진한다고 보았다(Ryan & Deci, 2001). Ryff와 Singer(2000)는 삶에서 피할 수 없는 부정적 감정을 어떻게 다루느냐가 웰빙에 중요하다고 보았는데, 정서표현이 정서를 자기조절하는 데 긍정적 영향을 미치며 사회적 관계의 질, 즉 친밀함이나 가까운 대인관계가 이러한 정서표현을 촉진한다고 하였다.

불쾌한 사건에 대해 누군가에게 혹은 스스로에게 털어놓을 수 있는 능력이 있는 사람은 심신이 건강하다. 다른 사람에게 털어놓는 것이 부담스럽다면 혼자서 종이 위에 적으며 털어놓는 것도 좋은 방법이 될 수 있다. Pennebaker의 연구에 의하면 이전에 억압되던 사고와 감정을 털어놓을 때 사람들의 신경체계가 이완되고 면역체계의 기능 수준이 높아진다고 한다. Pennebaker는 '쓰기' 방법을 통해 털어놓는 실험을 하였는데, 쓰기를 통해 사람들이 문제에 집착하지 않고 내려놓으며(letting go), 정서를 표현하고, 불쾌한 사건에 대한 새로운 통찰과 조망을 얻는다는 것을 확인하였다. 또한 정신적 긴장을 완화하고, 사고와 감정을 통합하고, 자기인식을 심화하고, 질병을 예방할 수도 있다고 하였다. 이러한 털어놓는 경험은 특징이 있는데, 사람들은 처음 며칠 간은 부정적 감정에 더욱 시달릴 수도 있다. 그러나 사고와 감정을 풀어 주면 화와 슬픔이 올라오고, 고통스런 과거의 사건과 타협하기 시작한다. 이런 독특한 놓아주기(letting go) 경험이 건강과 직접 관련된다고 한다.

털어놓는 능력을 개발하기 위한 지침들: 쓰기를 통한 고백

불쾌하거나 심리적으로 상처를 받았던 외상적인 사건에 대해 지속적으로 써 보세요. 문법, 철자, 문장구조에 대해 걱정할 필요는 없습니다. 그 경험에 대한 생각과 감정에 대해 써 보세요. 어떤 주제에 대해 써도 좋습니다. 이상적으로는 당신이 다른 사람에게 말할 수 없었던 비교적 개인적인 것에 대해 쓰는 것이 좋습니다. 그러나 당신의 깊은 감정과 생각에 접하고, 놓아 주는 것이 중요합니다. 다시 말해, 무슨 일이 일어났는지, 그것에 대해 어떻게 느꼈는지, 그것에 대해 지금은 어떻게 느끼는지 써 보세요.

현재(지금-여기)의 심리적 외상이나 진행 중인 스트레스 자극에 대해서는 당신을 가장 괴롭히는 현재 삶의 문제에 대해 지속적으로 써 보세요.

Pennebaker가 제안하는 몇 가지 추가적인 지침

- 비록 외상적 경험에 대해 쓰는 것이 '건강을 위한 고백'으로 가장 효과적이지만 그것이 꼭 요구되는 것은 아닙니다. 당신의 현재 생활환경과 가장 관련된 문제나 감정에 대해 쓰세요.
- 객관적 경험(사실들)이나 그것에 대한 당신의 반응(감정들)에 너무 얽매이지 마세요. '흐름을 따르기 위해서' 사실과 감정에 대해서 쓰세요. 사건의 객관적 현실과 당신의 정서적 반응 둘 다를 탐색하세요.
- 당신이 원하고 필요하다고 느낄 때마다 쓰세요.
- 쓰기를 행위에 대한 대체물이나 회피 전략으로 사용하지 마세요. 수다쟁이 같다고 느끼면 당신은 너무 많이 쓴 것입니다.
- 쓰기 후에 얼마 동안은 괴로움을 느낄 수 있습니다. 이런 부정적 감정은 대개 한두 시간 안에 사라질 것입니다. 곧 당신은 안도감과 해결했다는 느낌이 들 것입니다. 만약 당신이 삶의 위기-죽음이나 이혼 같은-에 처해 있다면 즉각적인 안도감을 느끼리라 기대하지 마세요. 그러나 당신은 당신의 정서에 대해 더 잘 이해할 것이고 그것을 조금 떨어져서 바라볼 수 있을 것입니다.

출처: Dreher(1995).

Pennebaker(1990: Dreher, 1995에서 재인용)가 수행한 최근의 생리학적 연구는 건강한 고백을 위한 몇 가지 지침을 덧붙이게 했다.

- 고통이 없으면 얻는 것도 없다: 처음에는 기꺼이 부정적 정서와 경험에 직면하는 것이 필요하다(놓아 주기 과정이 생리적 이완, 심리적 안녕과 관련된 긍정적 정서를 이끌어 낼 수 있을 때까지는).
- 이야기가 발달하도록 허용하라: 외상적 혹은 해결되지 않은 경험을 설명하기 위해 일관된 이야기를 만들려고 의식적으로 애쓰는 것은 치료적 쓰

기 과정의 초기에는 건강에 좋지 않을 수 있다. 다시 말해, 만들어진 이야기로 시작하려고 하지 말라.

- 당신 자신이 치료를 안내하라: 쓰기 자체는 강력한 치료기법이다. 이것을 어떻게 해야 하는지에 대해 너무 많이 생각하여 자신을 불구로 만들지 말라. 위에 언급한 지침에 주의하라—고통이 없으면 얻는 것도 없다. 치유적 이야기의 형성—그러나 쓰기를 할 때는 이런 요인들에 대해 오래 생각하지 말라.
- 정서적 그리고 인지적 수준에서 참여하도록 허용하라: 정화(catharsis)와 통찰(insight) 둘 다—보통 이 순서로—털어놓기 능력에 관련된다. 둘 다 건강 증진과 관련된다는 것을 인식하면서 감정과 사고 둘 다 자연스럽게 흐르도록 하라.

3) 강인성

Suzanne C. Ouellette Kobasa(1979: Dreher, 1995에서 재인용)에 따르면, 사람들은 개인적 고통에 대처하기 위해 끌어낼 수 있는 내적 자원들을 가지고 있다. 그녀는 삶의 위기에서도 생존할 수 있는 능력을 정의하는 성격특성을 강인성(hardiness)이라고 명명했고, 이는 최상의 심신 건강을 유지하면서 스트레스를 견디게 해 주는 핵심적인 특성이라고 하였다. 그녀는 강인성을 세 가지 특성들이 하나로 묶여진 것으로 보았는데, 그것들은 종종 '3C'로 불린다. 3C는 도전(Challenge), 참여(Commitment) 및 통제(Control)를 말한다.

강인성을 지닌 사람은 질병에 잘 걸리지 않는다고 한다. 같은 스트레스라도 어떤 사람에게는 위협적으로 느껴져 회피되고 다른 사람에게는 도전할 만한 기회가 된다. 즉, 스트레스 사건을 자기발전을 위한 기회로 보고 변화와 새로운 경험을 두려워하지 않는 것이 도전이다. 참여란 자신과 자신이 하는 일에 대한 중요성과 가치에 대한 믿음을 바탕으로 전심전력을 다하여 적극적으로 노력하는 것이다. 통제란 스트레스 사건에 대해 무력감을 느끼기보다는 환경에 적절하게 대처하는 자신의 적응자원에 대한 자신감을 갖고 환경을 조절하고자 하는 것이다. 즉, 강인성은 스트레스를 자기성장을 위한 기회로 보고 도전하고 거기에 몰입하여 적극적으로 노력하며 스스로 통제할 수 있다고 생각하는 것이다.

이러한 강인성은 신체적, 정신적 건강 및 심리적 안녕감과 정적 관계를 나타내고 불안이나 우울과는 부적관계를 나타내었다. 최근 심리신경면역학(PNI) 연구들은 강인성이 면역계에 미치는 긍정적 효과에 대한 증거를 제시해 주고 있다. '강인성'은 '무기력'의 정반대다. 많은 동물실험들은 무기력이 면역계를 억제시킨다는 사실을 보여 주었다. Morris A. Okun(1988: Dreher, 1995에서 재인용)의 연구에 의하면 류마티스 관절염에 걸린 여성들 중 높은 수준의 강인성을 지닌 여성들이 면역체계가 더욱더 균형적이라는 것을 의미하는 더 높은 수준의 T-세포 비율을 가지고 있다는 것을 발견하였다.

당신은 얼마나 강인한가

다음은 강인성 척도(Hardiness Scale)의 일부다.

<u>도전</u>

1. 나는 내가 하는 일에서 변화가 많은 것이 좋다.
2. 나는 일상의 변화가 재미있다.
3. 나 자신에 대해 무언가를 알아 가는 것은 흥미로운 일이다.

<u>참여</u>

1. 일에 최선을 다하면 결국 보상을 받게 된다.
2. 대부분 나의 생활은 정말 재미있고 흥미진진하다.
3. 이익을 보는 것은 어차피 윗사람들이기 때문에 열심히 일해도 별 의미가 없다.(역채점)

<u>통제</u>

1. 미리 계획을 세운다는 것은 앞으로 일어날 여러 문제들을 피할 수 있도록 도움을 준다.

2. 어려운 일을 수행할 때 내가 언제 도움을 청해야 할지를 안다.
3. 장래에 나에게 어떤 일이 일어날지는 현재 내가 무엇을 하느냐에 달려 있다.

채점 및 해석:
각 문항에 동의한 수만큼 그 특성을 갖고 있다고 볼 수 있다. 역채점 문항은 반대로 계산한다.

출처: Bartone et al.(1989: 조현영, 1998에서 재인용).

4) 자기주장성

자기주장성(assertiveness)은 자기가 어떤 사람이라는 것을 알리는 행동, 느낀 바와 생각하는 바를 말하는 행동 그리고 소극적이기보다는 적극적으로 생활에 접근하는 행동이다(Fensterheim, 1972: 윤창영, 권기덕, 2004에서 재인용). Lazarus (1973: 윤창영, 권기덕, 2004에서 재인용)는 아니라고 말할 수 있는 능력, 부탁이나 요청을 할 수 있는 능력, 긍정적이거나 부정적 느낌을 표현할 수 있는 능력 및 대화를 시작하고 진행하며 끝낼 수 있는 능력을 자기주장성의 반응 형태라고 주장하였다. 일반적으로 자기주장성이란 '아니요' 라고 말할 수 있는 능력으로 부당한 대우에 복종하지 않고 자신의 권리를 주장하는 것이다. 자기주장이 부족한 사람들은 정서적인 감정을 표현할 수 없고, 자신의 정당한 권리를 지키지 못하는 등의 문제를 안고 있어 흔히 타인에게 이용당하기 쉽고, 사회적 상황에서 불안을 느끼고, 낮은 자존감 때문에 고통당한다(윤창영, 권기덕, 2004).

UCLA의 정신의학 교수인 George F. Solomon은 동료들과 함께 AIDS에 걸리고도 장기간 생존하는 18명의 환자들을 연구하였는데, 그들은 성격특질과 대처기술에 있어서 다음과 같은 유사성이 있었다.

- 의학적 치료에 대한 적극적인 참여 및 자신의 건강을 통제할 수 있다는 느낌

- 삶의 목표와 의미
- 다른 동료 AIDS 환자들에 대한 이타주의적 행동 및 태도
- AIDS로 진단받은 것을 현실적으로 수용함과 동시에 사망 판정을 받은 상태로 보는 관점을 철저히 거부
- 자기주장적이며 '아니요' 라고 말할 수 있는 능력
- 자신의 신체 및 생리적 필요 그리고 사회적 지지에 대한 자신의 필요에 민감

이 중에서도 자기주장성이 가장 특징적이었는데, "만일 당신이 원하지 않는 것이라면 친구의 부탁을 거절하시겠습니까?" 라는 질문에 대한 긍정적인 답변과 강력한 면역기능 간에 정적인 상관관계가 있었다.

Solomon은 류마티스 관절염 환자에 대한 연구에서 왜 류마티스 관절염 유전자 표지를 가진 몇몇 사람들이 류마티스 관절염에 걸리지 않는지에 대해 의문을 가졌다. 연구 결과 류마티스 관절염으로 고생하는 집단은 류마티스 관절염 유전자 표지가 있지만 건강한 친자매 집단과는 달리 자학적이고 자기희생적인 반면, 자기주장적이지는 못하다는 것을 발견하였다. 81%의 류마티스 관절염 환자들은 부정적인 결혼생활에 대해 불평하면서도 남편과 결코 싸워 본 적이 없다고 말한 반면 건강한 여성들은 한 명도 그런 사람이 없었다. 류마티스 관절염 유전자 표지가 있지만 건강한 자매들 대부분은 그들의 분노를 표현한다고 말했다. 또한 류마티스 관절염 환자들은 스스로를 표현하기를, 긴장 상태에 있고 근심이 많으며 우울하고 변덕스럽다고 한 반면, 건강한 자매들은 활동적이고 바쁘며 사회적이고 에너지가 넘치며 삶을 즐긴다고 스스로를 평가했다.

Solomon은 자기주장성을 평가하기 위해 '작은 사이코드라마' 를 사용하였다. Solomon은 화를 잘 내는 백화점 점원 역할을 담당하고, 연구참여자들은 물건을 바꾸러 온 손님 역할을 하였다. 자기주장적이지 못한 사람들은 쉽게 포기할 것이고, 그렇지 않은 사람들은 소비자의 권리를 주장할 것이다. 결과는 명백했다. 20명의 자매들 쌍에서 류마티스 관절염에 걸린 여성들에 비해 건강

한 자매들이 더 자기주장적이었다. 사이코드라마를 하는 동안 류마티스 관절염에 걸린 자매들은 공손하고 통제에 따르는 모습을 보여 준 반면, 건강한 자매들은 다양한 방식으로 자신의 권리를 표현했다. 즉, 부당한 대우에 복종하는 사람들보다 자기주장을 하는 사람들이 더 균형 잡힌 면역반응을 보이고 더 건강했다. 그런데 자기주장성의 중요한 측면 중 한 가지는 분노를 효과적으로 그리고 적절하게 표현해 내는 능력이다.

다음은 윤창영과 권기덕(2004)의 자기주장훈련 프로그램의 일부다. 이 프로그램은 소극적인 성격, 남의 감정을 잘 상하게 하는 사람, 자신이 항상 손해만 본다고 생각하는 사람, 바로 그 자리에서는 하고 싶은 말이나 행동을 하지 못하고 나중에 후회하는 사람, 인간관계를 개선하고 대화를 잘할 수 있기를 기대하는 사람, 대중 앞에만 서면 떨려서 말을 못하는 사람, 더욱 자신 있게 삶을 살고 싶은 사람 및 자신을 잘 통제하고 성공하고 싶은 사람들에게 도움이 된다(윤창영, 권기덕, 2004). 이 훈련은 남의 권리를 침해하지 않고 자신의 개인적 권리를 옹호하는 기술을 습득하는 데 역점을 둔다.

자기주장훈련 프로그램의 일부

1) 요청하기

인간은 도움이 필요할 때 도움을 요청할 권리가 있다. 도움을 요청받은 상대방은 도움을 줄 수도 있고 그렇지 않을 수도 있는 권리가 있다. 서로 부담 없이 요청하고 거절할 수 있는 인간관계가 서로에게 진정한 도움을 주고받을 수 있는 관계다.

〈요청하는 요령〉 "…해도 좋을까요?" "…하시겠습니까?"

1. 원하는 것에 대해 명확히 그리고 구체적으로 할 것
2. 만일 요청이 거절되면 그 대안을 가질 것
3. 상대방이 거절할 때 그 거절을 받아들일 준비가 되어 있을 것
4. 상대방의 대답을 그의 성실성으로 간주하고 존경해 줄 것
5. 상대방의 대답에 대해 당신의 태도(감사, 실망, 수용)를 표현할 것
6. 거절한다고 해서 당신을 전체로 거부하는 것은 아니라는 것을 인식할 것

2) 거절하기

자기는 하기 싫은데 계속 상대방의 요청에 응하게 되면 자신이 정말 원하는 것을 할 수 없고 원하지 않으면서 응하는 자신을 미워하게 되고 그 때문에 고통을 받게 된다. 서로 부담 없이 거절할 수 있는 관계를 유지하는 것이 바람직하다.

〈거절하는 요령〉 "그게 좀 불가능한데요."

1. 가부를 확실히 밝힐 것. 만일 가부를 밝히기 어려울 때는 생각할 시간을 가진 후, 솔직하려고 노력할 것
2. 대답은 간단히, 많은 변명은 필요하지 않음
3. 미안하다는 말은 꼭 그렇게 느낄 때만 쓸 것
4. 상대가 당신을 받아들이지 않을 때는 당신 역시 대화를 끝낼 권리가 있다.
5. 침묵도 필요할 때 쓸 것. 결국 당신이 필요한 것을 말했으니까.
6. 일단 가부를 밝혔어도 당신은 말을 바꿀 수 있는 권리가 있다.
7. 조용한 목소리와 몸짓으로 말할 것
8. 대안을 제시할 수도 있음. 예컨대 "다음 기회에…."

3) 칭찬하기

〈칭찬을 주고받는 요령〉

1. 구체적으로 칭찬할 것
2. 칭찬할 때 솔직하고 진지할 것. 그리고 간결하게 할 것
3. 칭찬은 간단한 대답과 함께 받아들일 것
4. 칭찬을 받고 즐기는 시간적 여유를 가질 것
5. 칭찬을 받아들이는 것은 상대방의 호의에 대한 감사의 표시가 된다. 품위 있게 받아들임으로써 상대방이 다음에 칭찬하기 용이하게 만들 것

4) 비평하기

〈비평을 주고받는 요령〉

• 타인을 비평할 때

1. 만일 얼마 전에 일어난 일을 들추고자 한다면 그 얘기를 지금해도 좋은지 허락을 얻을 것. 불쑥 문제를 던질 것이 아니라 때와 장소를 정할 것
   "지난 화요일 건으로 얘기하고 싶은데 지금 시간이 있니?"
2. 구체적으로 얘기할 것. 그때의 상황과 그 사람이 말했던 것, 행동했던 것을 인용할 것. 말하기 전 당신의 불만을 요약해 볼 것

3. 상대방을 야단치거나 질책하지 않고 당신의 불만, 불행을 표시할 것
"네가 항상 내 신경을 곤두서게 만들어."보다는 "네가 그렇게 말할 때면 내 맘이 안 좋아."
4. 부정적인 단어를 피할 것
"미쳤어." "꽉 막혔네." "뭐든지 네 멋대로야." 등
5. 부정적 비평을 할 때는 진지한 태도로 할 것
6. 상대방이 할 수 있는 어떤 대안을 제시할 것
7. 당신 자신의 감정을 솔직하게 표현할 것
"나로서 말하기 참 곤란한데…. 하지만 얘기해야겠어."

• 비평을 받아들일 때

1. 공정한 비평이면 상대방에게 구체적 대안을 물어라. 당신이 그 상황에서 어떻게 했어야 했는지를.
2. 자기비판적인 말이나 변명을 늘어놓지 말 것
3. 비평이 불명확하다면 명확하게 얘기해 줄 것을 부탁하라.
4. 그 비평에 대해 다른 의견이 있으면 당신의 견해를 밝혀라.
5. 그 비평에 대한 당신의 감정을 표현해 보라.
"네가 그 문제를 또 얘기하니 기분이 안 좋아. 난 비평받는 것이 쉽지 않아."

5) 이타성

남을 돕는 데 몰입하는 이타적인 사람이 더 건강하다고 한다. 이타성이 우리의 심신건강과 어떻게 관련되는지 살펴보자.

Luks(1992: Dreher, 1995에서 재인용)는 자원봉사를 하는 사람들에게 설문조사를 한 결과 남을 돕는 사람들이 남을 돕는 동안 따뜻함, 활력 그리고 정서적 웰빙을 느끼고, 그 후에는 정서적 안정과 자기가치감이 증가하고, 더 낙관적이 되며, 통증이나 우울증상이 줄고, 식습관과 수면습관이 개선된다는 것을 발견하였다. 돕는 행동에는 돕는 사람과 도움을 받는 사람의 사회적 접촉이 이루어지는데, Panksepp(1978: Dreher, 1995에서 재인용)는 사회적 접촉이나 유대가 일어날 때 좋은 기분과 함께 엔돌핀이 방출되며 이는 면역체계의 균형과 강화

에 기여한다고 하였다. Moen(1989: Dreher, 1995에서 재인용)은 다양한 역할을 지녔거나 자원봉사조직의 일원인 여성들이 장수하고 더 건강하며 심리적 웰빙이 높다는 것을 발견하였다. House(1988: Dreher, 1995에서 재인용)도 자원봉사 활동이 수명의 예측인자임을 발견했는데, 그 이유는 자원봉사란 말 그대로 자발적인 선택이기에 의무나 보수가 있는 직업과 달리 선택과 통제감을 느낄 수 있고 자원봉사를 통해 의미감과 친밀감도 나눌 수 있기 때문이라고 하였다.

우리 모두는 타인의 고통을 느낄 수 있는 공감능력을 타고나는데, 이를 잘 키워 주면 이타적 성격이 된다. 이타성은 건강과 웰빙을 증진시키는 돕기 행동을 일으키는 성격특성으로 볼 수 있다. 건강을 증진시키는 '돕기' 행동에는 네 가지 특징이 있다. 첫째, 개인적인 접촉이 있는 행동이어야 한다. 기부나 기금을 모으는 것보다는 도움을 필요로 하는 사람들과의 직접적인 관계를 맺는 것이 좋다. 둘째, 빈도는 운동이나 명상처럼 일주일에 두 시간 정도 정기적으로 하여 너무 간격이 떨어졌을 때 죄책감을 느끼지 않도록 하는 것이 좋다. 셋째, 친한 사람보다는 모르는 사람을 돕는 것이 좋다. 관계에 얽매이지 않고 자유롭게 선택한다는 것이 중요하다. 이는 또한 자신이 고립된 상태에서 벗어나 다른 사람, 더 나아가 세상과의 유대감을 느낄 수 있는 기회가 된다. 넷째, 결과에 연연하지 않는다. 당신이 도우려는 사람의 삶에 어떤 영향을 미치려 하기보다는 단순히 당신이 도우려는 사람과의 친밀감을 즐겨야 한다. 또한 어떤 보상이나 감사, 성공 등을 기대하지 말고 단지 다른 사람을 돕기 위해 자신이 할 수 있는 일을 하라. 모든 것을 바꾸려 한다면 무력감을 느낄 수도 있다.

6) 사랑의 힘

무조건적인 사랑과 신뢰에 기초한 대인관계를 형성하려는 동기가 높은 사람들이 남을 믿지 못하고 적개심을 가진 사람보다 심신이 더 건강하다고 한다. McClelland(1989: Dreher, 1995에서 재인용)는 학생들에게 그들이 살아오면서 누군가를 사랑했거나 누군가에 의해 사랑받았던 경험을 다시 떠올려 보는 시간을 갖게 하였다. 그 결과 학생들은 그 시간 이후에도 높은 항체 수준을 나타냈다. 즉, 일반적으로 사랑에 대해 생각하거나 사랑을 강조하는 식으로 동기유형을 변화시킨 사람들은 증가된 면역력을 유지할 수 있다고 한다. 잠시 눈을 감고 누군가를 사랑했거나 누군가에 의해 사랑받았던 경험을 떠올려 보자.

5 요약

사람은 주어진 조건에 적응해 나가면서 각자의 독특한 성격을 발달시킨다. 그런데 어떤 성격특성은 적응과 정신건강 및 신체건강에 긍정적인 영향을 미치는 반면 또 다른 성격특성은 부정적 영향을 미친다. 낙관적 귀인양식은 부정적 사건을 경험한 후 그 원인을 외적, 불안정적, 특정적 요인에 귀인하는 경향으로 심리적 괴로움을 적게 경험하고, 미래에 대해 낙관적이고, 자기상을 긍정적으로 유지하는 것과 관련된다. 반면 비관적 귀인양식은 부정적 사건을 내적, 안정적, 전반적 요인에 귀인하는 경향으로 미래에 대해 비관적이며, 부정적 자기상, 무력감 및 우울과 관련된다.

또한 낙관주의자들은 어려움에 직면했을 때 현실을 더 잘 수용하고 문제중심적 대처를 하는 경향이 있으며, 사회적 지지를 추구하고, 상황의 긍정적인 측면을 강조하는 데 반해, 비관주의자들은 사실을 부정하고, 고통스러운 감정에 초점을 맞추며, 적절한 목표로부터 도피하는 경향을 보인다. 통제감은 좋은 결과를 극대화하고 나쁜 것은 최소화하는 방향으로 스스로 행동할 수 있다는 믿음이다. 즉, 자신의 행동이 어떤 결과를 산출한다고 생각하는 내적 통제자들은 자신이 받은 결과가 운이나 우연 혹은 외부의 힘에 의해 결정된다고 믿는 외적 통제자들보다 대체로 더 행복하고 건강하고 적극적이며 더 오래 살았다. 성격의 5요인 중 외향성은 사교적이고 자기주장적이며 활동적인 성격특성으로 여러 연구들에서 웰빙과 정적 상관을 보였으며, 신경증 성향은 정서적으로 예민하고 기분변화가 심하며 쉽게 불안해하거나 우울하고 지나치게 근심걱정을 하는 성격특성으로 웰빙과 부적으로 관련되었다.

Dreher(1995)는 면역력을 증가시키는 7가지 성격특성을 정리하였다. 첫째는 고통스럽고 괴롭더라도 '나는 괜찮아.' 라고 무조건 억압하는 것보다는 몸과 마음이 보내는 신호에 주의를 기울이고 요즘 생활에서 힘든 점이 있었던가를 생각해 보고 적절한 방식으로 표현하는 것이다. 둘째는 불쾌한 사건에 대해 누군가에게 혹은 스스로에게 털어놓을 수 있는 것이다. 셋째는 도전, 참여 및 통제로 이루어진 강인성이다. 넷째는 '아니요' 라고 말할 수 있는 능력으로 부당한 대우에 복종하지 않고 자신의 권리를 주장하는 자기주장성이다. 다섯째는 남을 돕는 데 몰입하는 이타성, 여섯째는 무조건적인 사랑과 신뢰에 기초한 대인관계를 형성하려는 동기가 높은 것이며, 마지막으로 '자기' 의 측면이 다양한 자기복잡성이 면역력을 강화하고 건강을 증진하는 성격특성이라고 하였다.

생각해 볼 문제

1. 여러분은 어떤 성격특성을 지니고 있다고 생각하는가? 그 성격특성이 본인의 정신건강과는 어떻게 관련된다고 생각하는가?
2. 면역력을 증진시키는 성격특성에는 어떤 것들이 있는가?
3. 신체 및 정신건강을 증진시키기 위해 어떤 노력을 할 수 있을까?

참고문헌

김수현(2010). 낙관성 향상 프로그램의 개발과 그 효과: 대안적 사고능력과 결과적 사고능력의 매개효과. 충남대학교 대학원 석사학위청구논문.

김완일(2008). 자기태도 차원구조와 자기통제감이 심리적 건강에 미치는 영향. 한국심리학회지: 일반, 27(2), 485-503.

민경환(2002). 성격심리학. 서울: 법문사.

서은국(2004). 주관적 안녕감: 최근의 연구동향. 한국임상심리학회 추계학술대회 자료집 3, pp. 2-18. 11월 6일. 가톨릭대학교.

윤창영, 권기덕(2004). 대학생을 위한 자기주장훈련 프로그램. 학생생활연구, 11, 73-90. 대구대학교 학생생활상담센터.

조현영(1998). 전화상담 자원봉사자의 상담활동 지속과 관련된 심리적 특성: 주관적 안녕감, 강인성, 조력신념을 중심으로. 가톨릭대학교 대학원 석사학위청구논문.

차재호, 공정자, 김철수(1973). 내외 통제성 척도 작성: 연구노트. 한국행동과학연구소, 263-271.

Brannon, L., & Feist, J. (2002). 건강심리학[*Health psychology: An introduction to Behavior and Health*]. (한국건강심리학회 역). 서울: 시그마프레스. (원전은 2000년에 출판).

Carver, C. S., & Scheier, M. F. (2005). 성격심리학[*Perspectives on personality*]. (김교헌, 심미영, 원두리 역). 서울: 학지사. (원전은 2004년에 출판).

Compton, W. C. (2007). 긍정심리학 입문[*An Introduction to Positive Psychology*]. (서은국, 성민선, 김진주 역). 서울: 박학사. (원전은 2005년에 출판).

Dreher, H. (1995). *The immune power personality-7 traits you can develop to stay healthy*. NY: Dutton.

Keyes, C. L. M., & Lopez, S. J. (2002). Toward science of mental health. In C. R. Snyder & S. J. Lopez (Eds.), *Handbook of positive psychology* (pp. 45-59). NY: Oxford University Press.

King, L. A., & Pennebaker, J. W. (1998). What's so great about feeling good. *Psychological Inquiry, 9*(1), 53-56.

Ryan, R. M., & Deci, E. L. (2001). On happiness & human potentials: A review of research on hedonic and eudaimonic well-being. *Annual Review of Psychology, 52,* 141-166.

Ryff, C. D., & Singer, B. H. (1996). Psychological well-being: Meaning, measurement, and implications for psychotherapy research. *Psychotherapy and Psychosomatics, 65,* 14-23.

Ryff, C. D. (1989). Happiness is everything, or is it? Explorations on the Meaning of Psychological well-being. *Journal of personality & Social Psychology, 57,* 1069-1081.

Ryff, C. D., & Singer, B. H. (2000). Interpersonal flourishing: A positive health agenda for the new millenium. *Personality & Social Psychology review*, *4*(1), 30-44.

Seligman, M. E. P. (2006). 긍정심리학[*Authentic Happiness*]. (김인자 역). 안양: 물푸레. (원전은 2002년에 출판).

04

성격의 덕성과 강점: 인간에게는 누구나 저마다의 빛깔이 있다

이 장의 학습목표

1. 성격적 강점과 덕성의 분류체계(VIA)의 등장과 의미를 이해한다.
2. 지혜 및 지식과 인간애 덕성에 해당하는 강점들을 이해한다.
3. 그 강점들을 증진하는 방법을 이해한다.

저자의 조카는 명랑하고 똘똘한 6세 여아다. 지금은 많이 나아졌지만 조카가 더 어렸을 때는 불안하거나 창피한 상황을 극도로 싫어하는 소심한 성격이었다. 조카는 4세 즈음의 어느 날 나무토막 쌓기를 하며 놀고 있었다. 차근차근 조심스럽게 쌓아 가던 나무토막들이 어느새 어른에게도 아슬아슬할 정도로 꽤 높아졌다. 저자는 호기심이 생겼다. 조카의 표정에서 진정한 몰입이 관찰됐기 때문이다. 그런데 나무탑의 방향이 조금씩 틀어지기 시작하면서 이윽고 탑이 흔들거리기 시작했다. 조카는 상황이 위태로워지자 울음을 터뜨릴 것 같은 표정이 되어 "안 해! 난 못해!"라며 그렇게 열심히 쌓았던 나무탑을 확 밀쳐 흐트러뜨렸다. 어린아이의 표정에 그렇게까지 좌절이라는 심정이 드러날 수 있다는 사실이 놀라웠다. 조카는 '실패'가 예상되자 그것을 견뎌 내지 못해 스스로 이전의 성취들까지 무의미하게 만드는 과격한 방법을 택한 것이다.

두 달 후 조카는 저자의 집에 놀러와 이전의 나무토막 쌓기 놀이를 발견하고서 신나게 나무토막을 쌓기 시작했다. 얼마 전에 보았던 조카의 황망한 표정이 떠올라 오늘은 어떤 일이 벌어질지 궁금해하면서도 또다시 좌절을 경험하면 어떡하나 하는 우려도 앞섰다. 조카는 전보다 더 정교하고 새로운 나무탑을 쌓아 갔다. 나무탑의 높이가 꽤 높아지면서 위태위태하던 나무토막이 결국 와르르 무너졌다. 그때였다. 조카는 마치 스스로를 격려하듯 짝짝 박수를 치면서 "괜찮아, 괜찮아. 나무토막은 또 쌓으면 돼. 또 하자, 다시 하자."라고 혼잣말을 하였다. 저자는 충격을 받았다. 두 달 사이 조카는 자신의 감정과 행동을 통제하는 능력을 키운 것이다. 그 짧은 순간 동안 조카는 인간의 많은 강점을 보여 주었다. 창의력과 집중력, 인내, 용기, 활력 등등. 어린아이가 스스로를 격려하며 더 나은 수행을 위해 노력하고, 초조함을 인내하며, 깊은 몰입을 경험한다는 것이 감탄스러웠다.

인간은 남녀노소 모두 많은 강점을 지니고 있다. 사랑하고, 희생하고, 주변을 유쾌하게 하며, 타인을 용서하고, 자신을 절제해 가며, 창의적으로 생각하고, 지혜를 전수하며, 용기 있게 소신을 펼쳐 가고, 인내하며, 사회에 기여하고, 정의를 구현하는 등 삶을 풍요롭게 행복하게 만드는 개인의 성격적 강점과 덕성이 존재한다. 이 장에서는 성격의 구성요소 중 긍정적 성품, 특질에 대해 논하고자 한다. Seligman(2002/2006)은 사람들이 자신의 많은 강점들 중에서 자신의 개성에 더 중요하고 핵심적인 강점, 즉 대표강점(signature strength)을 활용할 때, 더 활기찬 열정을 느끼고 '진정한 자기'가 표현되고 있다는 느낌을 갖게 된다고 하였다. 이와 같이 인간의 긍정적 특질을 밝히는 일은 그 자체로도 의미 있는 일이지만 긍정적 성품을 발견하고 계발하는 것은 행복한 삶을 위한 필수조건이기도 한다.

1 강점과 덕성에 대한 이해: 강점의 종류와 분류체계

시대와 문화에 따라서 중시되는 긍정적 성품이 때때로 다를 수 있지만 동서고금을 막론하고 인간사회는 다양한 강점과 덕성들을 제시하며 칭송해 왔다. 여기서는 Peterson과 Seligman(2004/2009)이 고안한 심리적 강점과 덕성에 대한 분류체계를 토대로 인간의 강점과 덕성을 소개하고자 한다.

긍정적 성품에 대한 분류체계는 우리에게 아직 낯설다. 사실 인간의 비정상적인 심리와 행동, 결함, 장애 등에 대해서는 그동안 많은 연구와 이해가 이루어져 지속적으로 방대한 분류체계를 개발 · 보완해 왔다. 그러나 정작 인간의 강점과 덕성에 대해서는 체계적인 학문적 접근이 부족해 그것에 대한 정의나 분류 기준 등이 미비하다. 이에 대한 반성으로 인간의 강점과 재능을 함양하고 행복을 증진시키는 것을 목적으로 하는 긍정심리학이 등장하면서 본격적으로 인간의 강점과 덕성에 대한 탐구가 이루어지고 있다. 이러한 노력을 통해 최근 심리적 강점과 덕성에 대한 분류체계가 개발되었다. 바로 VIA 분류체계[VIA(Virtues in Action) Classification of character Strengths and Virtues]다. 1999년 Don Clifton이 시작하고 이후 Peterson과 Seligman이 확장한 VIA 분류체계는 자기를 실현하고 의미 있는 삶을 가능하게 해 주는 성격강점들을 탐색해 그 정의와 분류를 체계화하는 것을 중점으로 하고 있다.

연구자들은 좋은 성격을 설명하는 동서고금의 방대한 문헌들과 연구들을 고찰하고 브레인스토밍을 통해 많은 후보 강점들을 도출하였다. 그리고 불필요하거나 중복된 내용들을 삭제, 통합하여 추려진 후보 강점들에 대해 아래와 같은 준거들을 적용해 검토하였다(권석만, 2008).

- 보편성: 대부분의 문화에서 긍정적 덕성으로 여기는 것인가?
- 행복 공헌도: 다양한 긍정적인 행동과 성취를 촉진함으로써 그 개인과 다른 사람의 행복에 기여하는가?
- 도덕성: 유익한 결과가 명백히 나타나지 않을 때에도 그 자체로 도덕적 가치를 지니는가?
- 타인에게 미치는 영향: 이 강점을 발현할 때 다른 사람에게 부정적인 영향을 미치거나 다른 사람의 강점을 감소시키지 않는가?
- 부정적인 반대 개념의 존재: 이 강점의 반대 개념이 확실히 부정적인 것으로 간주되는가?
- 측정 가능성: 개인의 행동(생각, 감정, 행위)으로 표출되어 측정할 수 있는가? 또한 상황과 시간의 변화에도 일관적으로 유지되는가?
- 특수성: 다른 강점들과 잘 구별되는가? 다른 강점들로 분해해서 볼 수 있지 않은가?
- 모범의 존재: 모범적 인물에 의해서 구체화될 수 있는가?
- 결핍자의 존재: 이 강점이 전혀 없거나 충분하지 않은 사람들이 존재하는가?
- 풍습과 제도: 이 강점을 육성하기 위해 사회가 제공하는 제도나 풍습이 있는가?

이 외에 '이 강점을 특출난 수준으로 지닌 신동이 있는가.' 라는 추가적 준거도 가능하다.

이러한 과정을 통해 6개의 개괄적이며 명백한 핵심 덕성이 도출되었으며 그 하위 분류로 24개의 긍정적 특성들이 얻어졌다(〈표 4-1〉 참조). 물론 이 분류는 완성된 것이 아니며 이 분야에 대한 이론과 연구가 발전함에 따라 계속 보완되어 갈 것이다.

〈표 4-1〉 성격 강점들에 대한 VIA 분류

1. 지혜와 지식(wisdom & knowledge): 더 나은 삶을 위해서 지식을 획득하고 사용하는 것과 관련된 인지적 강점들	
창의성(creativity)	새롭고 기발한 방식으로 생산적인 방법을 생각해 내는 능력. 예술적 성취도 포함하나, 그것에만 국한되지는 않음
호기심(curiosity)	일어나는 모든 경험에 대해 흥미를 가지는 능력. 관심을 불러일으키는 모든 주제나 화제를 찾아내는 것. 탐구하기와 발견하기
개방성(open-mindedness)	사물이나 현상을 다양한 측면에서 철저하게 생각하고 검토하는 능력. 결론으로 바로 건너뛰지 않고 증거에 비추어 자신의 생각을 변화시키는 능력. 모든 증거에 공정한 무게를 두고 새로운 증거에 따라 신념을 수정하는 태도
학구열(love of learning)	독학 또는 정식 과정을 통해 새로운 기술, 주제, 지식체(bodies of knowledge)를 배우고 숙달하려는 동기와 능력. 호기심이라는 강점과 관련되지만, 호기심을 넘어 자신이 알고 있는 것에 새로운 것을 체계적으로 추가해 가는 경향성
지혜(wisdom) 또는 통찰(prospective)	사물이나 현상을 전체적인 관점에서 생각하고 다른 사람들에게 지혜로운 조언을 제공할 수 있는 능력. 자기 자신과 다른 사람들의 도리에 맞게 세상을 보는 방법을 갖는 것
2. 인간애(humanity): 타인을 돌보고 친밀하게 지내는 능력을 포함한 대인관계적 강점들	
사랑(love)	타인, 특히 상호 호혜적으로 공유하고 돌보아 주는 사람들과의 친한 관계를 소중하게 여기는 것. 타인과 친해지기
친절성(kindness)	타인에게 호혜와 선을 베푸는 것. 타인을 돌보고 도우며 소중히 여기기
사회지능(social intelligence)	자신과 타인의 동기와 감정을 인식하는 능력. 다양한 사회적 상황에서 적절한 것이 무엇인지 아는 것. 사람을 움직이게 하는 동기가 무엇인지 아는 것
3. 용기(courage): 외부적 또는 내부적 난관에 직면했을 때 자신의 목적을 성취하기 위해 그것을 달성하는 실행능력을 포함한 정서적 강점들	
용감성(bravery)	위협이나 도전, 어려움, 고통으로부터 물러서지 않고 이를 극복하는 능력. 누군가와 대립하게 되더라도 무엇이 옳은 것인가를 말하는 것. 좋지 않은 평판을 받더라도 신념에 따라 행동하기. 신체적 용기를 포함하지만 그것에 국한되지는 않음
인내(persistence)	시작한 것은 끝을 내는 것. 방해나 난관에도 불구하고 필요한 과정을 지속하기. 해야 할 일을 시작하고 과업을 완수하는 과정에서 즐거움을 느끼는 것
진실성(authenticity)	진실을 말하고 자신을 진실한 방법으로 명백하게 두루 드러내는 능력. 가식이나 거짓이 없는 것. 자신의 감정이나 행동을 책임지는 것

활력(vitality)	삶에 흥미진진함과 에너지를 부여하는 능력. 생기와 활력을 느끼기. 삶을 도전적으로 사는 것을 포함함
4. 정의(justice): 건강한 공동체 삶의 기초가 되는 사회시민적 강점들	
시민의식(citizenship)	집단의 구성원으로서 자신에게 주어진 임무와 역할을 잘 수행해 내는 것. 자신이 속한 집단에 충실하고 자신의 것을 공유하는 마음가짐
공정성(fairness)	공평하고 정의로운 의도로 모든 사람을 동일하게 대하는 태도. 타인에 대해 개인적 감정으로 편향된 의사결정을 하지 않는 것. 모든 사람에게 공정한 기회를 주는 것
리더십(leadership)	자신이 구성원으로 속해 있는 집단이 일을 해낼 수 있도록 동기를 부여하고 사기를 고무시키며 집단 내에 좋은 관계가 형성될 수 있도록 격려하는 것. 집단의 활동들을 조직화하고 잘 실행될 수 있도록 관리하는 능력
5. 절제(temperance): 무절제나 지나침으로부터 보호하는 강점들	
용서(forgiveness)	잘못을 저지른 사람을 자비롭게 용서하는 능력. 사람들에게 다시 기회를 주며 복수심을 갖지 않음
겸손(modesty)	정숙하고 자신의 성취를 떠벌리지 않으며 그 업적 스스로가 성과를 드러나게 하는 태도. 세인의 관심을 추구하지 않고 자신을 다른 사람들보다 더 특별하게 여기거나 자만하지 않음
신중성(prudence)	선택이나 결정을 신중히 함으로써 불필요한 위험을 초래하지 않는 것. 나중에 후회할 만한 언행을 하지 않음
자기조절(self-regulation)	자신의 다양한 감정, 욕구, 행동 등을 조절하는 능력
6. 초월성(transcendence): 보다 큰 세계인 우주와의 연결을 형성하고 의미를 부여하는 영적 강점들	
심미안(appreciation of beauty and excellence)	자연, 예술, 수학, 과학 또는 일상의 경험에 이르기까지 삶의 모든 영역에서 아름다움과 탁월함, 숙련도를 인식하고 인정하는 능력. 경외하는 태도
감사(gratitude)	좋은 일을 인식하고 그에 대해 감사를 느끼고 표현하는 것
희망(hope)	최상의 것을 기대하고 그것을 성취하기 위해 노력하는 것. 낙관적인 태도
쾌활성(playfulness)	웃고 장난치는 것을 좋아하며 다른 사람들에게 웃음을 주는 능력. 상황에 적절한 농담을 하는 능력
영성(spirituality)	인생의 고차원적인 목적과 의미에 관해 확고한 신념을 갖기. 현재의 삶이 인생의 궁극적인 목적에 적합한지 숙고하는 태도. 바른 처신과 안정감을 돕는 삶의 의미에 대한 신념을 갖는 것

출처: Peterson & Seligman(2004/2009) 일부 수정하여 수록.

이 분류체계에서 6개의 핵심 덕성은 그 아래에 보다 구체적인 강점들을 포함하는 상위 차원의 개념들이다. 이 핵심 덕성들은 많은 철학자들과 종교 지도자, 사상가들이 높게 평가해 온 성격적 특성들의 핵심으로서, 방대한 문헌을 조사한 결과 놀라울 정도로 시대와 문화에 걸쳐 공통적이었다. 따라서 이 핵심 덕성들은 인류에게 보편적인 것이며, 아마도 생존에 필요한 주요 과제들을 해결하는 능력으로 진화과정을 통해 생물학적으로 자리매김하였을 것이다.

핵심 덕성들은 각각 3~5개의 하위 강점들로 구성되어 있다. 하위 강점들은 핵심 덕성이 실현되도록 하는 상이한 요소나 과정으로 볼 수 있다. 예를 들어, 지혜라는 덕성은 창의성, 호기심, 개방성, 학구열, 지혜 등의 강점들을 통해 성취될 수 있다. 이 강점들은 모두 더 나은 삶을 위해 지식을 습득하고 활용하는 지혜라는 덕성과 관련되어 있는 점에서 유사하지만 그 역할과 특징들이 각각 다르다. 어떤 개인이 특정 핵심 덕성의 하위 강점들을 몇 가지 두드러지게 발휘한다면 사람들은 그를 그 덕성과 관련해 좋은 성격을 지녔다고 말할 것이다.

한 개인이 몇 개의 강점을 동시에 지닐 수 있을까? 가능한 것 같다. Seligman (2002/2006)은 누구나 다양한 대표강점을 지니고 있다고 주장하였다. 대표강점은 그 개인의 독특성과 개성을 잘 보여 주는 강점으로서 그가 일상생활에서 흔히 사용하는 강점으로 볼 수 있다. 우리는 이제 여러 강점들을 살펴볼 텐데, 과연 자신의 대표강점이 무엇인지 호기심을 가지고 임하길 권한다. VIA 분류체계의 강점들을 평가하는 VIA-IS를 통해 자신의 대표강점을 알아보는 방법을 가장 권하며, 이 장에서 소개하는 강점들의 평가 척도도 도움이 될 것이다.

우리는 행복과 자기실현을 위해 자신의 성격적 강점과 덕성을 잘 이해하는 것이 중요하다. 자신의 대표강점을 찾아내고 계발하며 일상생활에서 발휘하는 것은 의욕과 활기를 부여하는 동기가 되며 탁월한 결과와 성취를 가능하게 하는 역량이 된다. 대표강점을 계발하는 방법은 생각보다 거창하지 않다. Seligman은 자신의 대표강점 중 하나를 택하여 일정 기간 동안 그 강점을 일상생활 속에서 다양한 방식으로 활용하는 방법을 권한다. 이를 통해 효과적으로 행복이 증진된다는 결과가 보고되었다(Seligman, Steen, Park, & Peterson, 2005).

이 장은 6개의 핵심 덕성과 24개의 하위 강점들 중에서 다른 모든 덕성들을 가능하게 해 주는 가장 중요한 덕성인 지혜 및 지식의 하위 강점들(창의성, 호기심, 개방성, 학구열, 지혜) 그리고 타인과 관계를 형성하고 유지하려는 인간의 선천적인 욕구와 관련된 인간애의 하위 강점들(사랑, 친절성, 사회지능)을 집중적으로 살펴보고자 한다.

성격적 강점의 평가

VIA 분류체계를 집대성한 Peterson과 Seligman(2004/2009)은 VIA 분류체계의 24개의 성격적 강점들을 평가할 수 있는 자기보고형 검사 VIA 강점 척도(Values in Action Inventory of Strengths, 이하 VIA-IS)를 개발하였다.

〈VIA-IS 척도의 예〉

* 호기심: 나는 결코 지루해하지 않는다.
* 개방성: 나는 항상 어떤 문제의 양면을 살펴본다.
* 학구열: 난 매우 다양한 책을 읽는다.
* 용감성: 나는 강한 반대에 부딪히더라도 지지 않고 저항한다.
* 인내: 나는 시작한 것은 항상 끝내고 만다.
* 감사: 내 삶을 돌이켜 볼 때 감사해야 할 일들이 많다(Peterson & Seligman, 2004/2009: 권석만, 2008에서 재인용)

VIA-IS는 성인용 검사이며, 청소년용 검사인 VIA-Youth도 개발되어 있다. 현재 영문판의 VIA-IS를 웹사이트(http://www.viacharacter.org)에서 무료로 제공하고 있으며, 웹사이트에 접속해 240개 문항(24개의 성격적 강점들에 대해 각 10문항이 포함됨)에 모두 응답하면 자신의 강점들을 순위대로 보여 주는 결과를 받을 수 있다. 한국어 버전도 선택 가능하다(www.viasurvey.org). 지금까지 웹기반 VIA-IS에 15만 명 이상이 참여하였으며 이를 통해 많은 연구들이 이루어졌다.

· 대부분의 연구에서 VIA-IS는 만족할 만한 신뢰도를 보였다.
· 인구통계학적 내용에 따른 강점들의 특성이 발견되었다. 예를 들어, 대부분의 연구에서 인간애 덕성은 남성들보다 여성들의 점수가 높았다. 쾌활성 강점은 젊은 성인이 나이든 성인보다 더 높은 점수를 보였다. 용서 강점에서는 결혼을 유지하

고 있는 사람들의 점수가 이혼한 사람들의 점수보다 더 높았다.

· 영성 강점과 정치 성향 간에 관계가 관찰되었다. 즉, 보수적 정치 성향의 사람들이 자유적 정치 성향의 사람들보다 영성 강점의 점수가 더 높았다.

· 자신이 평가한 점수와 친구나 가족구성원이 평가해 준 점수들의 수준이 유사하였다.

· 성격검사인 NEO-PI의 요인들과 강점 간에 높은 상관이 관찰되었다[예, NEO-PI의 개방성(openness)과 VIA-IS의 심미안, 호기심 및 학구열, NEO-PI의 우호성(agreeable)과 VIA-IS의 시민의식, NEO-PI의 양심(conscientiousness)과 VIA-IS의 인내 및 자기조절].

· 600명 이상이 응답한 대표본 연구들에서 성격적 강점들은 직업(업무), 사랑(우정, 연애), 놀이(레크리에이션, 레저) 등과 흥미로운 관계를 보였다. 친절성 강점에서 높은 점수를 받은 사람들은 타인에게 조언을 해 줄 수 있는 직업을 선호했다. 호기심 강점에서 높은 점수를 받은 사람들은 연애대상과 성적 경험을 선호했다. 학구열 강점에서 높은 점수를 받은 사람은 여가로 원예활동을 선호했다.

· 9 · 11 테러사건 직후 미국시민들이 응답한 VIA-IS 점수들을 보면 사랑과 친절성, 감사, 시민의식, 희망, 영성 강점 등의 점수가 유의하게 상승하였다가 1년이 경과하자 다시 이전 수준으로 돌아왔다. 그런데 다른 연구를 보면, 개인적으로 심각한 신체적 또는 심리적 고통에서 성공적으로 회복한 사람은 심미안과 감사, 희망 강점이 장기적으로 상승하였다. 아마도 어떠한 자극이나 특정한 사건으로 인해 일시적으로 강점들의 수준이 변화한다 할지라도 특별히 개인적 의미나 중요성, 고통, 숙고, 노력 등이 관련되지 않는다면 성격적 강점들은 기질과 같이 안정적인 속성이 있어 다시 원래의 수준으로 회복되는 것 같다.

· 펜실베이니아 대학에서 긍정심리학을 수강한 학생들이 토론식 수업과 실습활동 등을 활발히 하였을 때 학기 초반에 뚜렷하게 목표로 삼은 강점들(사랑, 신중성, 감사, 지혜, 영성)이 유의하게 상승하는 결과를 보였다.

· 요인분석 연구에서 성격적 강점들을 이렇게도 묶을 수 있었다. 인지적 강점(학구열, 창의성, 호기심), 정서적 강점(쾌활성, 활력, 사랑, 희망), 능동적 강점(개방성, 인내, 신중성, 자기조절), 대인 간 강점(리더십, 용서, 시민의식, 친절성), 초월적 강점(심미안, 감사, 영성).

· 학구열이나 창의성, 호기심 등의 인지적 강점을 제외한 다른 강점들은 모두 주관적 안녕(subject wellbeing)과 독립적이었다. 현재 학창 시절 대부분의 시간을 보내는 학교현장은 아쉽게도 인지적 강점들만을 강조하고 다른 강점들은 제대로 육성하지 못하는 실정이다. 이는 왜 학교교육이 자기실현적이고 의미가 충만한 삶의 자동경로가 되지 못하는지에 대한 설명이 될 수 있다.

2 지혜 및 지식과 관련된 강점

지혜 및 지식(wisdom & Knowledge)과 관련된 강점들은 더 나은 삶을 위해서 지식을 획득하고 사용하는 것과 관련된 인지적 강점이다. 지혜와 이성은 신중성이나 사회지능, 공정성, 영성 등 다른 덕성이나 강점들이 실현되는 데에 중요한 역할을 하므로 많은 철학자들에게 가장 중요한 덕성으로 여겨졌다. 지혜는 자신이나 타인의 이기심에 기인하는 것이 아니라 타인과 자신의 다양한 이익 간의 내적 균형을 극대화하고, 개인이 살아가는 맥락들(예, 도시나 국가, 환경, 신)의 다양한 측면들과 외적 균형을 극대화하는 실천을 수반한다. 그러므로 지혜는 싸워서 얻어낼 수 있는 것이 아니라 선을 위해 사용하는 지식으로 정의할 수 있다(Peterson & Seligman, 2004/2009). 지혜 및 지식의 핵심 덕성에는 창의성, 호기심, 개방성, 학구열, 지혜라는 5개의 강점이 포함되어 있다.

1) 창의성

(1) 창의성의 정의 및 특징

저자의 책상에는 다양한 크기, 색깔의 포스트잇이 있어 앞으로 할 일들을 적어 두거나, 갑자기 생각난 아이디어를 기록하고, 다른 사람에게 전할 메모를 적는 등 다양한 용도로 요긴하게 사용한다. 1980년대 초 3M 직원 Art Fly는 교회 찬양대 연습에서 악보 사이에 곡 표시를 위해 끼워 놓은 종이들이 빠지는 것을 불편해하다가 '악보를 훼손하지 않고 간단히 붙였다 뗄 수 있는 종이'가 필요하다는 생각을 하게 됐다. 그는 예전에 본사에서 개발한 접착제가 '잘 붙지만 또 쉽게 떨어져' 실패작으로 끝났던 것을 기억해 내고 그 접착제를 종이에 발라 '쉽게 붙였다 뗐다 할 수 있는 종이'를 개발해 냈다. 바로 포스트잇이다. 창의적인 생각이 고안해 낸 발명품 덕분에 우리의 삶이 얼마나 유익해졌는지 생각해 보라.

창의성(creativity)은 새롭고 기발한 방식으로 생각하거나 행동하는 능력을 의미한다. 그러나 창의성은 독창성 수준으로 그치지 않고 자신이나 타인의 삶에 긍정적으로 기여하는 적응적인 측면을 지녀야 한다. 정신분열증이나 조증을 앓는 사람도 매우 독창적인 생각이나 행동을 보일 수 있다. 그러나 이러한 독창성은 대부분 일상생활의 적응을 방해하고 생산적이지 못하다. 따라서 창의성은 필수적으로 독창성과 적응성 요건을 모두 충족시켜야 한다.

창의성의 수준이나 종류는 개인에 따라 상당한 차이가 있다. 어떤 사람은 광범위한 파급력과 영향력의 위대한 창의성(big creativity, big C)을 지녀 저명한 과학자나 문학가, 미술가, 음악가로서 뛰어난 성과를 보일 수 있다. 아니면 어떤 사람은 이러한 극단적인 독창성은 아니지만 가정이나 직장에서 부딪히는 일상적인 문제들을 창의적으로 해결하는 일상적 창의성(everyday creativity, small C)을 지닐 수도 있다(Simonton, 2000).

뛰어난 창의성은 탁월한 지능이 있어야 가능한 것일까? 창의성과 밀접한 성격특성은 무엇일까? 창의성에 대한 연구들은 다음 두 가지의 일관된 결과를 제시하고 있다(Cassandro & Simonton, 2003). 첫째, 창의적인 사람이 반드시 천재 수준의 지능을 가져야 하는 것은 아니다. 마찬가지로 지능이 높다고 해서 반드시 창의성이 뛰어난 것은 아니다. 창의적인 사람들은 평균 이상의 지적 능력을 보인다. 또한 지능이 다소 낮은 사람도 일상적 창의성을 지닐 수 있다. 그러나 지능 수준이 현저하게 낮은 경우에는 창의성에 제약이 있다.

둘째, 창의성은 지능 수준보다 성격특성과 더 밀접한 관련성을 지닌다. 즉, 창의적인 사람들은 다음의 일련의 특성들, 즉 '창의적 성격'을 지닌다. 창의적인 사람들은 대부분 독립심이 강하고, 비순응적이며, 관습을 좇지 않는다. 또한 광범위한 분야에 흥미를 보이고, 새로운 경험에 대해 개방적이며, 인지적 유연성과 모험적 성향을 가지고 있다. 물론 이러한 특성들은 과학 분야나 예술 분야 등 주로 활동하는 영역에 따라 차이가 있을 수 있다.

일반적으로 창의성이 발현되는 정도는 환경의 영향을 많이 받는 것으로 보인다. 예를 들어, 창의성은 지적이고 문화적이며 심미적인 자극을 풍부하게 제공하는 가정환경에서 잘 양성된다. 그러한 가정에는 책과 잡지 등의 자료가 많고, 자녀들에게 예술 공연, 전시회, 박물관, 여행 등 다양한 문화활동을 제공한다. 부모들은 평균보다 높은 교육 수준을 지녔고, 각 자녀들을 자발적 관심사에 초점을 맞추어 양육한다. 창의성 발달에는 가정뿐만 아니라 학교환경도 중요하다. 융통적이고 자유로운 탐구를 장려하는 교육환경이 창의성을 촉진한다.

그러나 창의성이 일상적 수준을 넘어 탁월하게 발휘되기 위해서는 관련 영역에 대한 상당한 전문적 지식이 필요하다. 여기에는 10년 법칙(10-year-rule)이 적용될 수 있다(Hayes, 1989). 즉, 누구라도 최소 10년 동안 필요한 지식과 기술의 숙련에 힘쓰지 않는다면 특정한 영역에 창의적인 공헌을 할 수 없을 것이다. 그리고 전문적 기술을 습득하는 단계에서 조언을 하고 지지해 주는 좋은 스승이나 선배의 역할이 창의성 함양에 매우 중요하다.

(2) 창의성의 촉진요인과 방해요인

창의성은 안정된 특성이지만 환경적 요인에 의해 촉진되거나 억제될 수 있다. 창의성 검사에서 '창의성을 발휘해 보라'는 간단한 지시에도 창의성이 촉진되어 수행이 더 활발해진다. 이와 같이 창의성은 지지적이고 개방적이며 격식을 차리지 않는 자유스러운 환경에서 촉진된다. 반면에 시간 제약의 압박과 엄격한 감독, 계속되는 비판적 판단, 해결책에 대한 엄격한 제한이 있을 때 창의성은 억제된다.

창의성 육성에는 지지적인 멘토가 필요하며, 해당 분야의 전문적 기술을 가르치고 창의성 억제요인을 제거하는 것이 중요하다. 또한 집단적으로 창의성을 고양시켜 주는 브레인스토밍을 활용할 수 있다. 브레인스토밍은 무비판적인 분위기 속에서 구성원 개개인의 생각을 자유롭게 제시하도록 하는 방법이다. 이렇게 제시된 생각은 다른 사람들의 생각을 자극하여 새로운 아이디어가 떠오르도록 돕는다. 물론 개인적 수준에서도 브레인스토밍을 적용할 수 있다. 문제해결의 초기 단계에서는 해결안의 적절성에 대한 판단을 보류하고 자유롭게 다양한 방안을 떠올리는 것이 중요하다.

나의 창의성 평가[1)]

다음 문항을 주의 깊게 읽고, 귀하가 지난 1년간 실제로 어떠했는지에 근거하여 귀하에게 가장 적절한 숫자에 ○표 하십시오.

		전혀 아니다	약간 그렇다	어느 정도 그렇다	상당히 그렇다	매우 그렇다
1	나의 상상력은 다른 친구들에 비해서 뛰어나다.	1	2	3	4	5
2	나는 어떤 일을 할 때 항상 새로운 방법을 생각해 낸다.	1	2	3	4	5
3	새롭고 독특한 생각을 해내는 능력은 나의 장점 중 하나다.	1	2	3	4	5
4	친구들은 내가 새롭고 이색적인 생각을 많이 한다고 말한다.	1	2	3	4	5
5	나는 나의 독창성을 자랑스럽게 생각한다.	1	2	3	4	5
6	새롭거나 혁신적인 일을 할 때, 나는 독창적이고 기발한 창의적인 생각을 잘 해내는 편이다.	1	2	3	4	5

결과해석(모든 문항의 점수를 더하시오):

6~9점: 창의성이 부족한 상태이므로 계발을 위한 적극적 노력이 필요함
10~20점: 창의성이 보통 수준이므로 계발을 위한 노력이 필요함
21~25점: 상당한 창의성을 지니고 있으므로 강점으로 계발하기 바람
26~30점: 매우 탁월한 창의성을 지니고 있으며 대표강점으로 계발하기 바람

창의성 증진을 위한 작은 노력[2)]

1. 도예, 사진술, 조각, 회화, 서예를 가르치는 교육 프로그램에 등록한다.
2. 집에 있는 어떤 물건을 선택하여 그것의 평소 용도와 다른 새로운 용도를 가능한 한 많이 생각해 본다. 예를 들어, 핸드폰, 손톱깎이, 옷걸이는 어떤 다른 용도로 사용할 수 있을까?
3. 나름대로 시를 써 본다. 내가 쓴 시를 적어서 친구에게 보내 본다.

---

1) 이 장에서 소개되는 강점 평가 척도는 권석만(2008)이 VIA-IS와 BST(Brief Strength Test)의 일부 문항에 근거해 우리나라 실정에 맞게 수정, 구성한 것이다.
2) 이 장에서 소개되는 강점 증진 방법은 권석만(2008)이 Haidt(2002), Rashid와 Anjum(2005)의 제안에 근거하여 구성한 것이다.

2) 호기심

(1) 호기심의 정의 및 특징

우리는 일상생활에서 호기심을 많이 느낀다. 교수님은 집에서 어떤 성격일까? 이 식당 김치찌개의 비법은 무엇일까? 영화의 결말이 어떻게 될까? 저 사람은 왜 저런 색으로 머리카락을 염색했을까? 내일 있을 소개팅은 과연 어떨까? 라디오에서 나오고 있는 이 노래가 무슨 노래일까? 때로는 이러한 일상적인 호기심을 넘어선 위대한 호기심이 역사에 영향을 미친다. 콜럼버스는 신대륙을 발견하였으며 헬렌 켈러는 높은 호기심으로 자신의 장애를 극복하였다. 호기심(curiosity)은 도전적인 기회에서 새로운 정보, 지식, 경험을 얻고자 추구하는 적극적인 인식과 탐색, 조절을 의미한다. 모든 사람이 호기심을 경험하지만 호기심이 발동한 배경과 그것을 기꺼이 알아보고 경험하려는 마음, 그것이 창의성으로 연결되는 정도는 다르다. 호기심의 표현은 대체로 유아기부터 시작되는데, 특히 환경과의 상호작용을 통해 촉진된다. 호기심에서의 개인차는 발달과정에서 양육자를 통해 얻는 안정과 신뢰 그리고 자신의 가치와 사랑스러움을 통해 형성되는 내면의 발달과 긴밀한 상관이 있다(Bowlby, 1980). 또한 생물학적으로 행동접근체계(behavioral approach system: BAS) 성향이 강한 사람이 호기심이 강할 것이다.

호기심을 이해하기 위해 호기심을 '새로움 추구'와 '특정한 호기심'으로 구분하기도 한다(Day, 1971). '새로움 추구'는 다양한 경험에 대한 일반적 호기심으로서 신비함, 복잡성, 불확실성 혹은 대립을 일으키는 자극을 선호하고 찾는 상태로 설명할 수 있다. '새로움 추구'가 동기가 되어 스릴과 모험을 추구하는 정도, 지루한 상황을 못 견디는 정도, 위험을 기꺼이 감수하는 정도 등의 수준은 사람마다 다르다. 한편, '특정한 호기심'은 특수한 영역에 대한 구체적인 호기심, 즉 특정한 사물이나 사건, 문제들을 더 잘 이해하고 이와 관련된 어려운 문제상황을 탐구하려는 성향이다.

호기심은 사람들로 하여금 새로운 경험을 추구하도록 동기를 유발하고 그들의 탐구를 강화하는 긍정적인 효과를 일으킨다. 개인이 신기한 경험을 치르는 과정에서 그리고 그 경험들을 통합한 이후에 느끼는 역량감과 통제감은 그 이상의 긍정적인 효과를 가져온다(Ryan & Frederick, 1997). 따라서 호기심은 개인의 자원을 확장해 다양한 삶의 이점들을 가져온다.

호기심은 흔히 새롭고 도전적인 상황에서 경험한다. 그런데 새롭고 도전적인 상황은 불안을 유발하기도 한다. 그렇다면 호기심과 불안 중 어떤 것이 우리의 행동을 결정하게 될까? Spielberger와 Strarr(1994)가 제안한 호기심에 대한 이중과정 모델(dual-process model of optimal stimulation)에 의하면 사람들은 호기심이 불안보다 더 강한 경우 새로운 학습의 기회라고 여겨 자극에 접근해 다양한 호기심으로 환경을 탐구한다. 그러나 불안이 호기심보다 강하면 새로운 자극을 위협적인 것으로 인식하여 그 상황에서 벗어나려는 경향이 있다. 그렇다면 최상의 자극은 무엇일까? 불안 수준은 낮으면서 주관적인 즐거움과 도전이 강조되어 호기심이 상승되는 상황이다.

호기심은 창의성과 통제감, 긍정적 정서, 일하거나 즐길 때 도전상황을 선호하는 태도, 고정관념에 이의를 제기하고자 하는 마음과 관련이 높다. 반면 지각된 스트레스나 지루함과는 부적 관계에 있다. 미국에서 7학년의 학생들을 5년간 종단적으로 살펴본 연구에서 호기심이 높은 학생들은 교사와 좋은 관계를 맺고 있고, 자신이 성공할 것으로 믿으며, 다양한 영역에 학습 흥미를 가지고 있었다. 이 학생들은 학교생활을 더 만족스러워하고 자신의 미래를 더 가치 있게 평가하였다. 기질적으로 높은 호기심을 가진 대학생들은 그렇지 않은 학생들보다 일반적으로 거의 5배 이상의 질문을 더 하는 것으로 나타났다. 호기심은 우수한 학업성취나 성적을 예측해 주며 스스로 직업을 선택하는 데에도 결정적인 역할을 하였다. 호기심은 타인과 친밀하게 교류하고 긍정적인 대인관계를 맺도록 도와주며, 심지어는 치료 중에 있는 환자들의 치료 동기와 순응도, 예후에도 긍정적인 영향을 주었다.

그러나 호기심이 부정적인 상황과 관련되는 경우도 있다. 가령 일반적 호기심인 '새로움 추구' 성향은 높은데 성실성이 부족하거나, 개인의 역량이 부족하고, 또는 자존감이 낮거나 대인관계가 부정적일 때는 '새로움 추구' 성향이 오히려 충동성, 적대감, 분노, 폭력성, 성문제 등 바람직하지 않은 결과들을 야기할 수 있다(Zuckerman, 1994).

(2) 호기심의 촉진요인과 방해요인

저자는 최근 수영을 배우고 있다. 초보나 견습생이라는 딱지는 사람을 위축시키는 것 같다. 머릿속으로는 기막힌 동작들이 그려지고 마음은 물개처럼 휘저어 나갈 것 같은데 실제로는 손동작, 발동작, 숨쉬기가 따로 놀아 모양이 우습고, 강사의 칭찬에 기분이 좋아졌다가 지적이나 꾸지람에는 기운이 쏙 빠지기도 한다. 가끔씩은 중급반이나 연수반 사람들의 시원스러운 수영실력을 넋 놓고 바라볼 때도 있다. 그런데 수영을 배우고 있는 지금의 과정 자체도 아주 재미있다. 수영에 대한 호기심과 새롭게 배운 기술이 자극이 되어 더 많은 정보를 찾고자 꾸준히 수영 강습을 받고, 주변에 조언을 구하며 관련 동영상을 찾아보게 된다. 이와 같이 특정 지식을 습득하는 것과 호기심은 상승효과를 가지고 있다. 그런데 만약 저자가 강압에 의해 마지못해 수영을 배운다면 수영에 대한 호기심이나 동기는 저하될 것이다. 즉, 호기심은 그 상황에서의 행동 선택이 자발적이라는 신념과 관련이 높다. 또한 호기심은 역량을 발휘하고 숙달감을 경험할 때 촉진된다.

반면 호기심은 자신의 지식 수준이 어떠한지, 특히 자신에게 부족한 측면이 무엇인지 모르는 경우 제대로 형성되기 어렵다. 또한 불안이나 자의식, 죄책감을 느끼거나 외부의 압박이 있는 상황, 또는 어떤 보상에 의해 일을 하는 상황에서는 호기심이 저하될 것이다. 이를 역으로 본다면, 호기심은 자신의 지식 수준을 정확히 모니터링하고, 자기주도적으로 일을 해내려는 태도와 성취 경험에 의해 촉진되며, 멘토를 만나는 것을 통해 향상된다.

나의 호기심 평가

다음 문항을 주의 깊게 읽고, 귀하가 지난 1년간 실제로 어떠했는지에 근거하여 귀하에게 가장 적절한 숫자에 ○표 하십시오.

		전혀 아니다	약간 그렇다	어느 정도 그렇다	상당히 그렇다	매우 그렇다
1	나는 세상이 매우 흥미 있는 곳이라고 생각한다.	1	2	3	4	5
2	나는 결코 지루해하지 않는다.	1	2	3	4	5
3	나는 다른 나라나 문화에 대해 이야기 듣는 것을 매우 좋아한다.	1	2	3	4	5
4	나는 어떤 상황에서든 흥미로운 것을 찾아낼 수 있다.	1	2	3	4	5
5	나는 흥미 있는 일을 하느라 항상 분주하다.	1	2	3	4	5
6	나는 새로운 것을 알아보거나 색다른 일을 하게 될 때, 호기심이나 흥미를 많이 느끼는 편이다.	1	2	3	4	5

결과 해석(모든 문항의 점수를 더하시오):

6～9점: 호기심이 부족한 상태이므로 계발을 위한 적극적 노력이 필요함
10～20점: 호기심이 보통 수준이므로 계발을 위한 노력이 필요함
21～25점: 상당한 호기심을 지니고 있으므로 강점으로 계발하기 바람
26～30점: 매우 강한 호기심을 지니고 있으며 대표강점으로 계발하기 바람

호기심 증진을 위한 작은 노력

1. 전혀 알지 못하는 낯선 주제에 관한 강의를 듣는다.
2. 잘 모르는 음식을 하는 음식점에 가 본다.
3. 내가 살고 있는 도시의 새로운 장소에 가 보고 그 역사에 관해서 알아본다.

출처: 권석만(2008).

3) 개방성

(1) 개방성의 정의 및 특징

개방성(open-mindedness)은 개인이 지지하는 신념, 계획, 목표에 반대되는 증거들을 적극적으로 찾으려고 하고, 그것이 적절한 것이라면 기꺼이 수용하려는 열린 마음이다. 개방적인 사람들은 자신의 의견에 반대되는 증거일지라도

심사숙고해 고려하며, 새로운 증거가 제시됐을 때 자신의 의견을 수정하거나 버릴 수 있다. 반대로 자기중심적 편향이 강하고 개방적이지 못한 사람들은 의사결정을 할 때 자신의 직관을 가장 좋은 근거로 삼고 다른 증거들은 무시하며, 자신의 의견을 바꾸는 것을 나약함의 증거로 본다. 사람들은 이미 자신의 마음속에 자리 잡은 강력한 생각에 편향적일 수밖에 없다는 다양한 증거가 있기 때문에 개방성의 중요성은 더욱 부각된다.

개방성은 개인적 수준에만 해당되는 것이 아니다. Janis(1982)는 자기중심적 편향을 유발하는 집단사고(groupthink)가 미국의 쿠바 침공과 같은 외교정책의 큰 실패를 초래한다고 보았다. Herek, Janis 그리고 Huth(1987)은 1947년의 그리스 내전부터 1973년의 제4차 중동전쟁까지 19차례의 국제사회 위기에서 미국 대통령과 자문집단이 어떻게 생각하고 대응했는지 살펴보았다. 그 결과 현명하지 못한 의사결정을 한 사례들에서 대응목표에 대한 불충분한 조사, 증거에 대한 불충분한 조사, 선택비용과 위험에 대한 불충분한 조사, 대안에 대한 불충분한 조사, 정보에 대한 편향된 해석 등이 드러났다. 결국 개방적이지 못한 사고와 결정으로 인해 국제적 재난이 초래된 것이다.

개방적인 사고는 흔한 강점일까? Kuhn(1991)은 연령이나 교육 수준이 서로 다른 연구 참여자들에게 '수감자가 석방된 이후 다시 범죄를 저지르는 이유가 무엇인가?'라는 주제로 면담을 실시하였다. 연구자들은 참여자들의 응답에 대해, 연구에서 제시한 여러 이론 중 어떤 이론에 동의하는지, 또 다른 대안들을 도출하는지, 어떤 증거로 자신의 입장을 지지하거나 반대하는지, 타인들의 비판과 논박을 어떻게 예상하는지, 그러한 비판에 어떻게 응할 것인지 등을 평가하였다. 참여자 대다수는—심지어 대학생들도—하나의 이론만을 맹신하고 자신의 의견을 절대 의심하는 않는 경향을 보였다. 참여자 중 소수만이 자신의 의견을 맹신하는 정도가 낮고, 다른 이론이나 지식도 인정하였다. 유사한 연구에서 '비록 절대적 진실은 알 수 없더라도 견해들은 서로 비교될 수 있고 그 적절성이나 장점에 따라 평가될 수 있다.'는 입장은 대학생의 14%, 비대학생의 5%에서 나타났다(Kuhn, Amsel, & O'Loughlin, 1988). 참여자 중 나이가 어리거나 교육 수준이 낮은 경우 자신이 지지하는 이론 외에 다른 대안을 자발적으로 만들어 내기 어려워했으며 대안을 생각해 보라는 요청에도 단지 원래 입장을 다른 말로 바꾸어 표현할 뿐이었다. 요약하면, 수많은 현자들과 철학자들에 의해 개방성의 중요함이 강조되어 왔으나, 실제로 개방적인 사람을 만나기는 쉽지 않은 것 같다.

개방성은 다른 사람의 입장을 평가하거나 자신의 의견을 개진할 때에 여러 입장을 고려하는 융통적인 태도를 가능하게 해 준다. Baron(1995)은 대학생들에게 낙태에 대한 의견들을 모은 목록을 평가하도록 하였다. 대부분의 학생들은 찬·반 양측 입장을 모두 논한 목록보다—심지어는 자신의 의견과 상반되더라도—한 가지 입장만을 논한 목록에 더 높은 점수를 주었다. 이들은 낙태에 대해 자신의 의견을 논하는 과제에서도 한 가지 입장에서만 의견을 작성하였다. 반면 양측 입장 모두를 논한 목록을 선택한 학생은 자신이 의견 목록을 작성할 때에도 양측 입장의 논거를 모두 제시하는 경향을 보였다.

Kuhn 등(1988)은 개방성이 발휘되기 위해서는 숙고나 고민이 필요하다고 보았다. 숙고란 최소한 한 가지 이상의 대안을 고려할 뿐만 아니라 자신의 견해를 채택하고 대안을 기각하는 구체적인 근거들을 찾는 노력이다. 숙고를 위해서는 토론과 논쟁을 올바른 인식으로 인도하는 가치 있는 과정으로 여길 수 있어야 한다. 그리고 논쟁이나 논박의 핵심을 바로 파악할 수 있어야 한다.

개방성은 우리에게 많은 도움을 준다. 특히 통합적이고 복합적인 사고는 자신의 의견을 주변의 제안이나 의견에 반영해 변화시키는 데에 도움이 된다. 개방적인 사람들은 어떤 한 가지 사건에 의해 영향을 받는 정도가 덜하며 암시나 조작에 잘 넘어가지 않는다. 이들은 타인이 어떻게 행동하는지 더 잘 예측할 수 있고, 자신의 입장을 다른 사람에게 투사하는 경향이 적어 객관적인 입장을 견지할 수 있으며, 스트레스에도 더 잘 대응하는 것으로 알려져 있다. 또한 개방적인 사고는 많은 수행 과제에서 우수한 결과를 가져온다.

(2) 개방성의 촉진요인과 방해요인

개방성은 간단한 절차로도 촉진될 수 있다. Anderson(1982)은 참여자들에게 논쟁상황에서 다른 입장에 서서 생각하도록 하여, 그들이 자신의 의견에 대한 비판에 보다 수용적으로 반응하고, 편향된 의견을 줄일 수 있게 되었다. 또 다른 연구는 참여자들에게 어떤 문제에 대해 양쪽 입장의 논지나 증거를 모두 나열하도록 지시하였다(Perkins et al., 1986). 물론 참여자 대부분은 자신이 동의하는 한 가지 입장에 대해 기술할 때가 더 쉽다고 보고하였지만, 양측의 입장 모두를 기술함으로써 상대 입장의 논지나 증거를 이전보다 더 많이 생각해 낼 수 있었다.

또한 개방성은 의사결정 상황에서, 특히 판단해야 하는 주제가 서로 상충되고 두 입장 모두가 중요한 가치를 지닐 때 활성화된다. 그리고 의사결정을 하는 데 충분한 시간이 있을 때 개방성은 더 촉진된다. 무엇보다도 개방성을 향상시키는 데에는 스스로 자기중심적 편향을 감소시키고자 노력하고 현상의 다방면을 보고자 노력하는 의지가 필요하다.

반대로 개방성은 단순한 주제를 다루거나 시간의 압박이 심할 때 또는 가능성이나 희망이 없는 상황에서는 억제되며, 심하게는 극단적인 자기중심적 편향이 나타난다. 개방성을 방해하는 또 다른 요인으로 선택적 주의와 초두효과, 극단화의 영향이 있다.

나의 개방성 평가

다음 문항을 주의 깊게 읽고, 귀하가 지난 1년간 실제로 어떠했는지에 근거하여 귀하에게 가장 적절한 숫자에 ○표 하십시오.

		전혀 아니다	약간 그렇다	어느 정도 그렇다	상당히 그렇다	매우 그렇다
1	나는 중요한 결정을 내릴 때 충분한 근거를 찾으려 한다.	1	2	3	4	5
2	난 항상 찬성하는 의견과 반대하는 의견을 비교해 본다.	1	2	3	4	5
3	내 친구들은 나의 판단력을 높게 평가한다.	1	2	3	4	5
4	나는 항상 어떤 문제의 양면성을 살펴본다.	1	2	3	4	5
5	나의 의견과 다르더라도 타당한 주장이라면 기꺼이 받아들인다.	1	2	3	4	5
6	복잡하게 얽힌 중요한 결정을 해야 할 때, 나는 내 견해와 다른 입장들도 공정하게 고려하여 냉철하게 잘 판단하는 편이다.	1	2	3	4	5

결과 해석(모든 문항의 점수를 더하시오):

6~9점: 개방성이 부족한 상태이므로 계발을 위한 적극적 노력이 필요함
10~20점: 개방성이 보통 수준이므로 계발을 위한 노력이 필요함
21~25점: 상당한 개방성을 지니고 있으므로 강점으로 계발하기 바람
26~30점: 매우 탁월한 개방성을 지니고 있으며 대표강점으로 계발하기 바람

개방성 증진을 위한 작은 노력

1. 대화를 하면서, 나의 의견과 반대되는 입장을 취해서 주장을 해 본다.
2. 내가 강력하게 믿고 있는 의견을 생각해 보고 그것이 잘못된 것일 수 있는 가능성을 생각해 본다.
3. 나와 다른 정치적 입장을 선전하는 신문을 읽어 보거나 라디오 방송을 들어 본다.

출처: 권석만(2008).

4) 학구열

(1) 학구열의 정의 및 특징

학구열(love of learning)은 교사, 부모, 치료자, 고용주가 자신의 학생, 자녀,

내담자, 고용자에게 특히 장려하려 힘쓰는 강점이다. 학구열은 새로운 지식이나 기술을 배우는 것에 대한 갈망과 몰두를 의미하며, 개인이 몰두하는 특정 분야에 대한 높은 흥미를 의미한다. 학구열은 배움 그 자체를 좋아해 도전하고 호기심을 충족시키며, 흥미와 즐거움을 창조하고자 하는 강한 내재적 동기가 된다. 학구열은 시험이나 입시 등 즉각적 성취나 이익과 관련된 학습내용에 몰두하도록 돕지만, 때로는 전혀 그런 주제가 아니더라도 관심 있는 내용 자체를 배우는 것에 몰두하도록 도와, 결국에는 깊고 넓은 지식을 발전시키는 데 실제적이고 창의적인 기여를 한다. 그러나 외재적 동기, 예를 들어 좋은 성적이나 승진을 위해 또는 누군가를 기쁘게 하기 위해 학업이 필요하다면 학구열은 낮을 수밖에 없을 것이다.

학구열이 높은 사람은 집중하고 몰입하는 능력이 좋으며, 기술을 익히고 호기심을 충족시키며, 기존의 지식을 발전시키고, 완전히 새로운 것을 받아들이는 과정에서 긍정적인 정서를 경험한다(Krapp & Fink, 1992). 학구열은 학습한 내용의 의미를 찾아내고 음미하는 노력, 자율감, 도전의식, 유능감 및 효능감과 관련이 높다. 또한 학구열은 학습과정에서 좌절과 어려움, 부정적 피드백 등에 직면하더라도 자기조절을 잘하여 학습을 지속하도록 돕는다. 나아가 학구열은 자신이 배운 것에 대해 더욱더 감사하는 태도와 다른 사람들로부터 우호적인 지원을 받고 있다는 인식과도 관련이 높다. 이와 같이 학구열은 심리적 및 신체적 건강에 긍정적인 영향을 미칠 가능성이 높으며 건강하고 생산적인 노화로 이어질 수 있다. 게다가 현대사회는 직업이나 일상생활에서 요구하는 지식과 기술이 빠르게 변화하기 때문에 지속적인 교육과 학습이 더욱 중요해지고 있다. 따라서 학구열이 강한 사람들은 시대적 도전에 신속하게 대응하여 극복할 수 있을 것이다.

일부 연구에 의하면 학구열은 나이의 증가와 더불어 감소하는데, 특히 중·고등학교에 들어가면서 학문적인 내용에 대한 관심이 감소하는 것으로 나타났다. 이는 경쟁을 강조하는 학업 분위기나 속박, 제한과 관련될 수 있으며 어떤 환경에서 공부를 하느냐에 따라 변수가 클 것으로 보인다. 성인의 경우 학구열은 그 관심사가 어떠한 것이든 상관없이 개인의 성장, 직업활동, 가족관계에 긍정적인 영향을 미친다.

(2) 학구열의 촉진요인과 방해요인

학구열은 스스로 잘 관리하도록 지원하는 것이 중요하다. 학구열이 뛰어나지 않은 사람이라도 특수한 분야에 대해서는 흥미를 느끼고 학구열을 경험할 수 있다. 이러한 특정한 분야의 학구열은 그 분야의 지식이 증가하고 그로 인해 유능감과 가치를 경험하면서 자연스럽게 높아진다. 학구열을 촉진하기 위해서는 특정한 영역에 대한 자발적인 관심, 그 영역에 대한 지식, 과제를 해낼 수 있다는 믿음, 과제에 대한 호기심, 과제수행을 위해 필요한 강점을 찾아내고 활용하는 능력 등이 필요하다. 그리고 현재의 감정, 과거 경험, 잘못된 믿음, 고정관념 등을 극복하는 것이 요구된다.

학구열은 상황적 요인에 의해서도 촉진될 수 있다. 교사나 부모, 선배, 고용주 등이 어떠한 교육방법을 쓰는지, 강점이나 흥미를 충족시키는 과제를 부여하는지, 스스로 학습과정을 조절하는 방법과 환경을 제공하는지, 좌절을 견딜 수 있도록 지원하는지 등이 중요하다. 교사는 학생들에게 학습에 관한 권한을 상당 부분 넘겨 주고, 질문하는 것을 장려하며, 더 깊은 이해를 위해 도움을 청할 수 있는 환경을 조성하는 것이 바람직하다. 학생들 간의 협동을 촉진하여 학습권한을 공유하고 공동의 목표를 달성하게 돕는 접근도 학구열을 촉진시킨다.

나의 학구열 평가

다음 문항을 주의 깊게 읽고, 귀하가 지난 1년간 실제로 어떠했는지에 근거하여 귀하에게 가장 적절한 숫자에 ○표 하십시오.

		전혀 아니다	약간 그렇다	어느 정도 그렇다	상당히 그렇다	매우 그렇다
1	나는 매우 다양한 책을 읽는다.	1	2	3	4	5
2	나는 새로운 것을 배울 때 흥분된다.	1	2	3	4	5
3	무언가를 알고 싶으면 즉시 인터넷과 도서관을 통해 찾아본다.	1	2	3	4	5
4	나는 매일 무언가를 배울 수 있는 기회를 찾곤 한다.	1	2	3	4	5
5	나는 공개강연회가 있으면 항상 찾아가서 경청한다.	1	2	3	4	5
6	학교 안에서든 밖에서든 새로운 어떤 것을 배우게 되는 경우에, 나는 무엇이든 새롭게 배우는 것을 매우 좋아하는 편이다.	1	2	3	4	5

결과 해석(모든 문항의 점수를 더하시오):

6~9점: 학구열이 부족한 상태이므로 계발을 위한 적극적 노력이 필요함
10~20점: 학구열이 보통 수준이므로 계발을 위한 노력이 필요함
21~25점: 상당한 학구열을 지니고 있으므로 강점으로 계발하기 바람
26~30점: 매우 탁월한 학구열을 지니고 있으며 대표강점으로 계발하기 바람

학구열 증진을 위한 작은 노력

1. 학생이라면, '요구되는 것'이 아니라 '추천되는 것'을 읽어 본다.
2. 매일 새로운 어휘를 배우고 활용해 본다.
3. 논픽션 책을 읽어 본다.

출처: 권석만(2008).

5) 지혜(통찰)

(1) 지혜의 정의 및 특징

영화 〈반지의 제왕〉에서 간달프가 지혜로운 조언과 시기적절한 개입으로 주인공들을 위기에서 구하고 올바른 선택을 하게 돕는 것을 보면 '간달프는 참

지혜로운 인물이구나.' 라는 생각이 든다. 우리도 어떻게 해야 할지 판단이 서지 않는 상황에 처하면 지혜로운 사람을 찾아가 조언을 구한다. 지혜(wisdom)는 무엇이 의미 있고 중요한지 아는 능력이다. 지혜는 동서고금을 막론하고 인간의 주요한 덕성으로 여겨져 왔다. 일상적인 수준에서 지혜를 정의할 때는 삶과 관련된 문제들을 바르게 판단하는 실용적 지혜를 말한다. 특정한 맥락에서의 지혜는 학문적 지식이 해박한 철학적 또는 과학적 지식을 뜻한다. 어떤 경우에는, 지식을 축적하는 것에 그치지 않고 그것들을 해석하고 조직화하는 능력을 의미하며 신성한 초월적 지혜를 뜻하기도 한다. 이와 같이 지혜의 범위는 세속적인 것에서부터 신성한 것까지 다양하기 때문에 합의된 정의를 도출하는 것이 어렵다.

대부분의 심리학자들은, 지혜가 지능과는 구별되는 능력으로서, 우수한 수준의 지식과 판단 · 조언을 할 수 있는 능력을 지니게 하고, 인생의 의미와 살아갈 바에 대한 현명한 대답을 주며, 자신이나 다른 사람의 선이나 복지를 위해 유익하게 활용되는 강점이라는 심리학적 정의에 일반적으로 동의한다. 한편, 지혜라는 용어가 너무 다양하고 모호한 의미를 지녀 실증적 연구를 하기 어렵기 때문에 최근에는 '통찰(perspective)'이라는 용어를 선호하기도 한다. 통찰은 지혜로운 사람들에게서 배울 수 있는 세계관을 뜻한다.

지혜로운 사람은 자기인식 능력이 좋고, 자신의 식견과 능력의 한계를 잘 알며, 자신의 강점과 약점을 정확히 인식하고, 자신의 개인적인 규범과 일치하는 행동을 한다. 또한 의미나 관계의 거시적 양상을 잘 이해하고, 폭넓은 안목이나 관점을 지니며, 중요한 문제의 핵심을 잘 파악하고, 무엇을 고려하거나 결정할 때 감성과 이성을 잘 활용한다. 지혜로운 사람은 타인과 사회에 기여하려는 욕구가 강하고, 타인의 욕구를 배려하며, 현명한 조언을 해 줄 수 있다.

지혜는 심리적 및 신체적 안녕, 삶의 만족도 등과 관련해 중요한 역할을 하는 것 같다. 예를 들어, 지혜는 노인의 주관적 안녕감에 있어 신체적 건강, 사회적 지위, 재정상태 등의 객관적 조건과 더 밀접하게 관련되어 있다. 지혜의 영향을 종단적으로 알아본 연구에서 43세 여성들의 지혜 수준으로 10년 후인 53세의 행복도를 예측할 수 있었다. 또한 지혜는 폐경기 관련 스트레스도 건설적으로 다룰 수 있게 해 주었다.

지혜는 흔히 다양한 경험에 의해 형성되고 나이에 따라 증가하며, 성공적인 노화의 원인이자 결과로 여겨진다. 그러나 20대부터 90대까지 다양한 연령을 살펴본 연구는 지혜와 나이 간의 뚜렷한 관계를 찾지 못하였다(Orwoll & Perlmutter, 1990). 이는 중요한 발견으로서 젊은 사람도 훈련을 통해 지혜가 향상될 수 있음을 시사한다. 지혜와 관련된 지식이 발달하는 주요한 시기는 15~25세 사이인 것으로 추정된다. 일부 사람들은 젊은 나이에도 상당히 높은 지혜의 수준에 도달할 수 있다(Hartman, 2000). 그러나 일반적으로 지혜는 40대에 최고조에 도달하는 것으로 여겨진다. 40대에 지혜가 발달하는 주요한 이유는 30대에서 40대로 이행하는 과정에서 겪는 직업 경험이나 대인관계의 변화 그리고 40대에 경험하는 스트레스 사건들 때문인 것으로 나타났다. 아울러 30대에서 50대에 이르는 시간 동안 인생의 다양한 경험들을 잘 통합해 성격적 성숙을 이루는 것이 50대의 지혜 수준을 상당 부분 결정짓는 것으로 나타났다.

(2) 지혜의 촉진요인과 방해요인

나이가 든다고 하여 자동적으로 지혜가 축적되는 것이 아니다. 지혜는 인생과업들을 진보적이고 능동적으로 해결하는 경험을 통해 발달하는 것으로 나타났다. 또한 지혜는 얼마나 적응적인 인생을 살고 있느냐보다 심리적, 신체적 어려움에 어떻게 대처했느냐에 따라 수준이 달라졌다(Hartman, 2000). 사랑과 직업 등 인생에서의 커다란 변화가 중년기에 더 높은 지혜를 가져오는데, 특히 30대에 경험한 주요한 삶의 변화들이 지혜 발달에 긍정적인 영향을 미치는 것으로 나타났다.

지혜는 자신의 한계를 넘어서는 것과 자신의 한계를 수용하는 것을 통해 변증법적으로 생겨난다. 즉, 변화시킬 수 있는 것과 그럴 수 없는 것을 결정해야 하는 상황에서 지혜가 발휘되고 촉진된다. Hartman(2000)에 따르면, 50대 초반에 과거의 후회스러운 결정을 수용한 사람들이 여전히 후회스러운 결정을 수용하지 못하거나 아예 그런 후회 경험이 없는 사람들에 비해서 더 지혜로운 것으로 나타났다.

스트레스 경험 역시 지혜 발달에 도움이 된다. 적당한 수준의 스트레스는 개인을 자극하여 도전에 적응하도록 촉진하고 변화시키는 기능을 가지고 있다. 예를 들어, 대공황 시기에 심한 경제적 곤란을 겪었던 사람들이 그렇지 않은 사람들에 비해서 10년 이후에는 심리적으로 더 건강했으며, 노년기에도 더 높은 지혜 수준을 보였다. 그러나 스트레스가 과도하게 압도적이거나 개인의 자아탄력성이 낮은 경우에는 반대의 결과가 나타났다. 자아탄력성(ego-resilience)은 스트레스 경험으로부터 의미를 발견하고 자기성장으로 통합시키는 능력으로서 스트레스에 유연하고 효과적으로 적응하도록 돕는다. 이런 점에서 자아탄력성은 스트레스의 양이나 비율에 상관없이 지혜의 발달에 중요한 것으로 보인다.

지혜는 사회적인 협동을 통해 촉진될 수 있다. 그리고 어려움에 처한 사람을 조언하거나 조언을 받는 경험을 통해 발달하는 것으로 알려져 있다. 또한 지혜는 특정한 직업이나 사회적 위치를 통해 촉진될 수 있는데 특히 삶의 어려운 문제들을 다루며, 그에 대한 이해와 개입방법을 공부하고, 체계적으로 훈련하며 실제적 경험을 쌓는 직업이 그러하다.

나의 지혜 평가

다음 문항을 주의 깊게 읽고, 귀하가 지난 1년간 실제로 어떠했는지에 근거하여 귀하에게 가장 적절한 숫자에 ○표 하십시오.

		전혀 아니다	약간 그렇다	어느 정도 그렇다	상당히 그렇다	매우 그렇다
1	사람들은 나를 보고 나이에 비해 현명하다고 한다.	1	2	3	4	5
2	나는 항상 사물을 폭넓은 시각에서 볼 수 있다.	1	2	3	4	5
3	나는 삶에 대해서 성숙한 관점을 지니고 있다.	1	2	3	4	5
4	다른 사람들은 나를 현명한 사람이라고 생각한다.	1	2	3	4	5
5	사람들이 내게 조언을 구하기 위해서 찾아오곤 한다.	1	2	3	4	5
6	다른 사람이 도움을 청하여 조언을 해 주어야 할 경우에, 나는 그 사람이 처한 상황을 종합적으로 깊이 있게 고려하여 조언을 해 줄 수 있는 안목과 지혜를 지니고 있는 편이다.	1	2	3	4	5

결과 해석(모든 문항의 점수를 더하시오):

6～9점: 지혜가 부족한 상태이므로 계발을 위한 적극적 노력이 필요함
10～20점: 지혜가 보통 수준이므로 계발을 위한 노력이 필요함
21～25점: 상당한 지혜를 지니고 있으므로 강점으로 계발하기 바람
26～30점: 매우 탁월한 지혜를 지니고 있으며 대표강점으로 계발하기 바람

지혜 증진을 위한 작은 노력

1. 내가 알고 있는 가장 지혜로운 사람을 생각해 본다. 그리고 내가 그 사람인 것처럼 하루를 살아보도록 노력한다.
2. 요청된 경우에만 조언을 해 준다. 그러나 그 경우에 내가 할 수 있는 한 가장 사려 깊게 조언을 해 준다.
3. 친구이든 가족이든 아니면 직장동료이든 두 사람 간의 갈등을 해결하도록 노력한다.

출처: 권석만(2008).

3 인간애와 관련된 강점

많은 이들이 좋아하는 〈당신은 사랑받기 위해 태어난 사람〉이라는 노래는 듣는 이의 방어막을 해제하는 힘이 있는 것 같다. 우리는 사랑을 받거나 줄 때 무한한 행복을 느낀다. 사랑을 좀 더 포괄적으로 표현하면 인간애다. 인간애(humanity)는 다른 사람을 배려하고 보살피며 그들과 따뜻하고 친밀한 관계를 형성하도록 돕는 덕성으로서, 이기적이고 공격적인 성향을 가진 인간이 사는 세상을 조화와 균형 속에서 좀 더 따뜻해지도록 만드는 데 기여한다. VIA 분류체계에서는 인간애라는 덕성에 사랑, 친절성, 사회지능이라는 3개의 강점을 제시하고 있다.

1) 사랑

(1) 사랑의 정의 및 특징

사랑(love)은 낭만적인 사랑이나 우정, 부모와 자녀 간의 사랑, 선후배 관계나 멘토링 관계, 동료들과의 정서적 유대와 같이 상호 간에 깊은 애정을 형성하고 유지할 수 있는 심리적 능력을 의미한다. 사랑은 타인에게 애정을 느끼고 표현할 뿐 아니라 상대방의 애정을 받아들임으로써 깊이 있는 애착관계를 안정적으로 유지할 수 있는 능력이 뒷받침되어야 한다. 따라서 일방적인 짝사랑이나 유명인의 팬이 되는 것, 영웅을 숭배하는 것, 위협의 가능성이 있는 스토킹은 사랑 강점에서 제외된다.

'사랑' 하면 어떤 관계가 떠오르는가? 사랑은 전형적으로 세 가지의 유형이 있다. 첫 번째는 아이가 부모에게 갖는 사랑처럼 자신에게 애정과 보호, 배려나 보살핌을 제공하는 대상을 향한 사랑이다. 우리는 의지가 되고 내 안녕과 욕구를 도와주는 사람과 함께 있으면 안전감을 느끼고 항상 곁에 있어 주길 원한다. 사랑의 두 번째 유형은 부모가 자녀를 사랑하는 것처럼 다른 사람을 돌보아 주는 사랑으로서 상대방이 행복할 때 자신도 행복해지는 사랑이다. 이러한 사랑은 상대방의 이익을 위해 희생을 감내하고 자신보다 상대방의 필요를 우선시한다. 마지막으로, 세 번째 유형은 연인이나 부부의 관계와 같이 정서적 친밀감과 함께 성적이고 육체적인 열정을 포함하는 낭만적 사랑이다. 낭만적 사랑에서는 상대방을 향해 특별한 친근감을 느끼며 상대방에게 있어서 우리 자신도 특별한 존재라는 느낌을 가지게 된다.

이러한 사랑의 유형들은 한 관계 속에서 서로 겹쳐 나타나는 경우가 많다. 예를 들면, 친한 친구 사이에는 자녀가 부모에게 느끼는 사랑과 함께 부모가 자녀에게 느끼는 사랑 유형이 겹칠 수 있다. 친한 친구는 서로를 의지하는 동시에 서로를 보살피기도 하기 때문이다. 어떤 경우에는 사랑 유형이 시간에 따라 다른 모습으로 변하기도 한다. 부모와 자녀의 관계를 살펴보자. 처음에 자녀는 부모에게 느끼는 의존적인 사랑에서 출발하지만, 본인이 성장하고 부모가 노쇠해 감에 따라 점차 자신이 부모를 돌보고 애틋하게 생각하는 사랑을 지니게 된다.

사랑 강점은 안정적인 성격특질로서 시간과 상황을 넘어 비교적 일관적이다. 실제로 영유아기에 형성된 부모와의 애착 유형이 성인기의 낭만적인 연인관계에서 반복되어 나타나는 것으로 알려져 있다. 안정 애착을 지닌 사람은 부모, 교사, 또래, 동료, 연인이나 부부관계에서 신뢰와 친밀감이 기반된 만족스러운 관계를 맺으며, 스트레스에 더 효과적으로 대처하고, 어려움에 처했을 때 주변에 도움을 더 잘 요청하며, 자기파괴적인 반응을 덜 보인다. 반면 자기애성, 반사회성, 분열성 성격장애를 지닌 사람같이 안정 애착 관계를 형성하지 못한 사람은 친밀하고 안정된 관계를 유지하기가 어렵다.

사랑할 수 있는 능력의 배경이 되는 '애착'은 영국의 정신과 의사 John Bowlby에 의해 그 의미와 중요성이 부각되었다. Bowlby(1950)는 전쟁고아들의 정신건강을 연구한 결과 개인이 정상적인 발달을 보이기 위해서는 적어도 한 명의 양육자와 '따뜻하고 지속적인 관계'가 유지되어야 가능하다고 보고하였다. 고아들이 아무리 고아원에서 의식주 등의 기본적인 욕구를 충족받는다

해도 양육자와의 정서적 연합을 제대로 경험하지 못하면 심리적 고통이 상당하다는 것이었다. 이들은 신체적 성장도 더디고, 건강상태가 빈약했으며, 벽에 머리를 찧는 이상행동과 우울증을 보였다. 이들 중 일부는 애정 결핍으로 사망하기도 하였다.

이와 같이 생존과 관련될 정도로 중요한 애착은 어떤 원리를 통해 형성되는 것일까? 애착이론가들은 본능적인 애착 시스템을 제안한다. 애착 시스템은 양육자와의 접촉 거리를 조절함으로써 생존에 기여하는 기능을 지닌다. 예를 들어, 생후 1년 된 아기는 어머니가 어디에 있는지 계속 관찰하면서 어머니가 근처에 있는 것을 확인하면 만족스러운 상태로 놀이를 즐긴다. 반대로 어머니와 자신의 거리가 너무 멀다고 느껴지면 불안해하면서 관심을 장난감으로부터 어머니에게 돌려, 어머니에게로 가까이 가려고 한다. Bowlby는 '요람에서 무덤까지'라는 표현으로 애착 시스템이 사람의 전 생애에 걸쳐 작동한다고 주장했다.

애착 시스템 자체가 늘 긍정적인 애착관계나 상호관계를 보장해 주는 것은 아니다. 우리는 수시로 경험을 통해 '지지와 위안을 얻기 위해 타인을 의지해도 될까?' '불안할 때 타인을 의지하는 것이 과연 도움이 될까?' 등의 의문에 대한 답을 구하며 '내면적 작동 모델(internal working model)'을 형성한다. 일단 형성된 모델은 우리 내면의 지도나 지식체가 되어 삶의 규칙으로 역할하고, 생각과 느낌, 행동에 영속적으로 영향을 미친다. 타인은 따뜻하고 신뢰할 만하다는 내면적 작동 모델을 지닌 사람과 그렇지 못한 사람, 즉 타인의 행동은 예측하기 힘들고 자신을 거부할 것이라는 기대를 갖게 된 사람은 전반에 걸쳐 서로 다른 행동을 보일 것이다.

(2) 사랑의 촉진요인과 방해요인

영유아기에 부모와 안정 애착을 맺는 경우와 그렇지 못한 경우 어떤 차이가 있을까? Ainsworth 등(1978)이 신생아를 1년간 면밀히 관찰하였더니 '양육자의 반응성(caregiver sensitivity)'이 서로 다르게 나타났다. 양육자가 유아의 요구에, 특히 유아가 스트레스를 받고 있을 때 신속하고 따뜻하게 일관적으로 반응하는 경우에는 안정 애착을 발달시키는 경향이 있었다. 이 아이들은 관찰실 상황에서 양육자가 곁에 있으면 편안하게 주변을 탐색하고 양육자가 멀리 떨어지면 힘들어하지만, 양육자가 돌아와 안아 주면 다시 편안해지는 모습을 보였다. 이는 양육과정을 통해 양육자가 믿고 의지할 수 있는 존재라는 내면적 표상, 즉 내면적 작동 모델이 형성됐기 때문이다. 반면 양육자가 유아의 요구에 둔감하거나 일관성 없이 행동한다면 양가 애착을 형성할 가능성이 높았다. 마지막으로, 양육자가 유아와 신체적 접촉을 싫어하거나 불안을 달래주지 않고 일관되게 거부적인 태도를 보인다면 회피 애착이 발달되기 쉬웠다. 애착 유형은 처음에는 특별한 관계에서만 나타나지만, 성장하면서 내면적 작동 모델을 통해 개인의 특성으로 굳어져 새로운 상황에도 널리 적용된다. 이와 같이 성장과정에서 양육자와의 신뢰롭고 안정적인 관계가 사랑하고 사랑받는 능력에 결정적인 영향을 준다.

내면적 작동 모델은 변화가 가능할까? 사람은 태어나서 죽을 때까지 많은 사람들과 다양한 관계를 맺는데, 그 경험을 통해 애착의 내면적 작동 모델이 수정될 수 있다. 까다롭고 짜증을 잘 내는 기질의 영아는 양육자가 달래기 어렵고 평균 이상의 반응성을 필요로 하기 때문에 그 결과 불안정 애착을 발달시킬 가능성이 높다. 한 연구에서 까다로운 기질을 지닌 6~9개월 된 영아의 어머니들에게 아이의 요구에 민감하게 반응하는 훈련을 제공했다. 6개월 후에 훈련을 받은 집단과 그렇지 않은 집단의 아이들을 비교한 결과 훈련을 받은 집단의 아이들이 안정 애착을 발달시킬 확률이 거의 3배 높았다(van den Boom, 1994). 나아가 2년 후에는 부모관계뿐 아니라 또래관계에도 긍정적인 효과가 관찰되었다. 성인의 애착관계도 훈련과 치료를 통해 변화될 수 있다. 커플의 부정적인 상호작용을 친밀하고 우호적인 상호작용으로 변화시켜 나가는 정서중심적 커플치료(Johnson & Greenberg, 1985)를 적용한 결과 참여자의 약 70%가 유의미한 관계 개선을 보였고, 3개월 후에는 그 효과가 더 높아졌다. 요약하면, 어느 연령대이든 상관없이 안정 애착은 애착대상의 반응성에 달려 있다. 민감한 반응성은 훈련 가능한 기술로서 이를 통해 긍정적인 관계가 촉진될 수 있다.

사랑하고 사랑받는 능력을 저해하는 요인에는 부정적인 성장환경을 생각해 볼 수 있다. 애착 형성에 있어, 낮은 사회경제적 지위, 의붓아버지, 탁아소에 온종일 맡겨진 경험, 학대나 폭행 경험 등 불우한 환경에 의해 불안정 애착이 형성되기 쉬웠다. 특히 이러한 부정적 영향은 남성에게서 더 강하게 나타났다. 불안정 애착은 사랑이 이루어지는 맥락에 부정적인 영향을 주어 사랑능력을 저하시킬 것이다.

나의 사랑능력 평가

다음 문항을 주의 깊게 읽고, 귀하가 지난 1년간 실제로 어떠했는지에 근거하여 귀하에게 가장 적절한 숫자에 ○표 하십시오.

		전혀 아니다	약간 그렇다	어느 정도 그렇다	상당히 그렇다	매우 그렇다
1	나는 내 삶에 사랑이 존재하는 것을 항상 느낀다.	1	2	3	4	5
2	나는 다른 사람에게서 사랑스러운 면을 잘 발견하는 편이다.	1	2	3	4	5
3	나는 어떤 사람에게 있어서 가장 중요한 사람이다.	1	2	3	4	5
4	나의 감정과 행복을 마치 자신의 것처럼 여기는 사람들이 있다.	1	2	3	4	5
5	친구, 직장 동료, 이웃 사람 중에서 내가 인간적으로 좋아하는 사람들이 있다.	1	2	3	4	5
6	나는 평소에 다른 사람들(친구, 가족 등)에게 사랑과 애정을 잘 표현하는 편이다.	1	2	3	4	5

결과 해석(모든 문항의 점수를 더하시오):

6~9점: 사랑능력이 부족한 상태이므로 계발을 위한 적극적 노력이 필요함
10~20점: 사랑능력이 보통 수준이므로 계발을 위한 노력이 필요함
21~25점: 상당한 사랑능력을 지니고 있으므로 강점으로 계발하기 바람
26~30점: 매우 탁월한 사랑능력을 지니고 있으며 대표강점으로 계발하기 바람

사랑능력 증진을 위한 작은 노력

1. 누군가가 나를 칭찬하면 어색해하거나 주저하지 말고 '고맙다'고 말하며 칭찬을 받아들인다.
2. 사랑하는 사람에게 나의 애정을 표현하는 간단한 메모를 적는다. 그리고 그것을 볼 수 있는 곳에 놓아 둔다.
3. 가장 친한 친구에게 그가 정말 좋아할 수 있는 어떤 일을 해 본다.

출처: 권석만(2008).

2) 친절성

(1) 친절성의 정의 및 특징

친절성(kindness)은 호의를 받는 상대방이 어떠한 유용성을 지녔는지와 관계없이 사람은 그 자체로서 관심과 돌봄의 대상이 되어야 한다는 신념에 따라 사랑과 친절로 타인의 행복을 위해 배려하고 선을 행하는 성향을 뜻한다. 자신의 이익이나 명예, 평판을 위해서가 아니라 순수한 애정으로 타인을 돕는 것이다. '이기주의'와 대비되는 친절성은 이타적 사랑, 관대성, 배려, 보살핌, 연민 등과 밀접한 관련을 보인다. 친절성은 사회적 안정과 발전에 기여하는 강점으로서 타인을 자신과 동등하게 소중히 여기고, 받는 것보다 주는 것을 더 가치 있게 보며, 자신을 세상의 중심이 아니라 보편적인 인간의 일부로 여긴다. 친절성이나 이타주의는 영적이고 도덕적인 삶의 기초가 되며 이것이 충만한 상태가 되면 낯선 사람, 심지어는 원수를 돕는 과정에서도 깊은 자기만족을 경험하게 된다.

친절성은 다양한 행동으로 나타날 수 있다. 예컨대, 길을 묻는 행인에게 최대한 친절하게 길을 안내해 주는 행동처럼 낯선 사람과의 관계에서 나타나기도 하고, 아픈 친척을 헌신적으로 간호하거나 자신의 장기를 기증하는 행동처럼 친밀한 지인과의 관계에서 나타나기도 한다. 친절한 행동은 지하철에서 자리를 양보하는 것처럼 비교적 쉬운 것도 있지만, 영화 〈쉰들러 리스트〉의 주인공 오스카 쉰들러처럼 위험이나 처벌을 감수하고 다른 사람을 도와주는 행동도 있다.

친절성과 이타주의가 발휘되는 중요한 현장이 바로 자원봉사 활동이다. 미국인은 1998년 한 해 동안 거의 200억 시간을 자원봉사 활동에 투자한 것으로 집계되었는데 돈으로 환산하면 거의 2,260억 달러에 달한다. 봉사활동은 수혜자나 국가에게 사회경제적 이익을 주는 동시에 봉사활동에 참여하는 사람도 정신적 및 신체적 유익을 누린다. 특히 고령의 성인일수록 자원봉사 활동을 통해 정신적 건강을 더 많이 얻고, 일찍 사망할 위험성도 감소한다.

친절성은 유전적 영향이 큰 것으로 보인다. 쌍생아 연구에서 자기보고식 척도로 측정한 이타주의 행동 성향은 약 50%가 유전적인 요인에 의한 것이었다(Rushton, Fulker, Neale, Nias, & Eysenck, 1986). 또한 아동기나 청소년기의 행동을 토대로 성인기의 친절성과 이타주의, 공감과 연민 등의 친사회적 행동 등을 예측할 수 있었다. 한편, 이타적인 행동은 형제 여부와도 관련이 있었는데, 외동으로 자란 사람들보다는 많은 형제들 속에서 자란 사람의 이타주의 성향이 더 높은 것으로 나타났다.

친절성은 성별에 따라 다르게 발현되는 경향이 있다. 강한 체력으로 도움을 줄 수 있는 남자들은 주로 낯선 사람에게 베풀 수 있는 '기사도' 적인 행동들을 많이 보이고, 여자들은 평소에 알고 지내는 사람들에게 친절과 이타적인 행동을 하는 것이 보편적이다. 흥미로운 점은 친절한 행동을 베푼 쪽이 남성이든 여성이든 간에 도움을 받는 상대방은 여성인 경우가 더 많다.

(2) 친절성의 촉진요인과 억제요인

친절성과 이타주의는 특별한 사람만이 소유하거나 변화 불가능한 능력일까? 이 성격특성과 밀접한 관련이 있는 세 가지 요인들을 살펴보면서 성장의 가능성을 알아보자. 첫째, 공감과 연민은 친절한 행동을 촉진시키는 주요한 요인이다. 공감은 다른 사람의 정서상태를 느낄 수 있는 능력을 의미하며, 연민은 다른 사람의 곤경을 공감함으로써 나타나는 관심과 동정 등의 온화한 정서를 뜻한다. 이러한 공감능력과 연민정서는 자기보고로 측정한 이타적 행동뿐만 아니라 실제로 위급한 상황에서 보이는 이타적 행동을 잘 예측할 수 있었다. 따라서 공감과 연민을 촉진함으로써 실제적인 이타적 행동을 증진시킬 수 있다.

둘째, 도덕적 추론능력이 친절한 행동의 실현성을 높인다. 타인의 어려움을 헤아리는 타인지향적 도덕 신념을 지닌 아이들이 자기중심적이거나 쾌락적 관점에서 도움 여부를 결정하는 아이들보다 다른 친구들에게 더 많은 친사회적 행동과 도움행동을 보였다.

셋째, 사회적 책임감이 이타적 행동을 촉진한다. 사회적 책임감이 강한 사람은 그렇지 않은 사람에 비해 자동차사고 상황에서 도움을 제공하는 빈도가 더 높았다. 또한 다른 사람의 어려움을 목격하게 되면 이를 더 충격적으로 받아들일 뿐만 아니라 복잡하게 얽힌 갈등상황이더라도 더 적극적으로 도움을 주려 하였다.

이 밖에도 여러 성격요인이 친절성에 영향을 미칠 수 있는데, 예를 들어 성격 5요인(Big Five) 중 '우호성' 차원이 높은 관련을 보인다. 이를 거꾸로 생각해 보면 친절성의 방해요인을 추론할 수 있다. 즉, 우호성과 상반되는 특성인 반사회성 성향과 자기애 성향은 친절성의 억제요인이 될 수 있다.

나의 친절성 평가

다음 문항을 주의 깊게 읽고, 귀하가 지난 1년간 실제로 어떠했는지에 근거하여 귀하에게 가장 적절한 숫자에 ○표 하십시오.

		전혀 아니다	약간 그렇다	어느 정도 그렇다	상당히 그렇다	매우 그렇다
1	나는 다른 사람들을 행복하게 해 주는 것을 즐긴다.	1	2	3	4	5
2	친구가 어려움에 처해 있으면, 나는 아무리 바빠도 그를 돕는다.	1	2	3	4	5
3	나는 다른 사람에게 친절을 베푸는 것을 좋아한다.	1	2	3	4	5
4	나는 지난 한 달 동안 자발적으로 이웃을 도운 적이 있다.	1	2	3	4	5
5	나는 친구들을 위해 조그만 호의를 베푸는 것을 정말 즐긴다.	1	2	3	4	5
6	나는 평소에 다른 사람들에게 친절하고 관대한 편이다.	1	2	3	4	5

결과 해석(모든 문항의 점수를 더하시오):

6~9점: 친절성이 부족한 상태이므로 계발을 위한 적극적 노력이 필요함
10~20점: 친절성이 보통 수준이므로 계발을 위한 노력이 필요함
21~25점: 상당한 친절성을 지니고 있으므로 강점으로 계발하기 바람
26~30점: 매우 탁월한 친절성을 지니고 있으며 대표강점으로 계발하기 바람

친절성 증진을 위한 작은 노력

1. 병원이나 요양원에 있는 누군가를 방문하여 위로한다.
2. 운전을 하면서 보행자에게 양보한다. 내가 보행자라면 차에게 양보한다.
3. 친구나 가족을 위해서 몰래 좋은 일을 해 본다.

출처: 권석만(2008).

3) 사회지능

(1) 사회지능의 정의 및 특징

사회지능(social intelligence)은 다른 사람들과의 관계에서 친밀감과 신뢰감을 형성할 뿐 아니라 그들에게 영향력을 행사할 수 있는 개인적 능력을 의미한다. 사회지능은 자신과 다른 사람의 감정상태를 잘 파악하고 적절하게 정서적 표현을 할 수 있는 능력인 정서지능(emotional intelligence)뿐 아니라 자기성찰지능, 즉 자신에 대한 정확한 이해와 평가능력을 뜻하는 개인적 지능(personal intelligence)과 밀접한 관련을 보인다. 사회지능이 높은 사람들은 관계 속에서 정서를 인식하는 것에 능숙하고 정서의 의미뿐 아니라 자신과 타인 또는 타인들 간의 정서적 관계를 예리하게 파악한다. 또한 사회적 행동에 영향을 미치는 요인들을 파악하고, 행동 변화를 융통적으로 해석할 수 있으며, 이후에 전개될 일을 보다 정확하게 예측할 수 있다. 이와 같이 사회지능은 대인관계를 원활하게 해 주는 성격적 강점으로 여겨진다.

일반적으로 남성보다 여성의 사회지능 수준이 높은 편이며 나이와 경험의 축적에 따라 더 성숙해지는 것으로 알려져 있다. 사회지능이 극히 낮은 사람은 자신이나 타인의 심리적 세계를 잘 이해하지 못한다. 또한 다른 사람의 의도를 잘 파악하지 못할 뿐 아니라 자신의 의사도 제대로 전달하지 못한다. 사회지능은 인지적 지능과 독립적이지만, 정신지체나 발달장애, 만성화된 정신분열증 환자 등 인지적 지능이 부족한 사람은 사회지능을 제대로 발휘하지 못한다.

사회지능과 정서지능은 많은 특징을 공유하고 있다. 정서지능이 탁월한 사람들은 삶에 대한 판단력이 우수하며 사회적 기능이 유연하고 적응적이었다.

정서지능이 높은 남학생들은 약물이나 알코올을 남용할 가능성이 낮았으며 또래에 대한 공격행동도 적었다. 정서지능이 높은 사람이 사업을 하는 경우 더 좋은 고객 서비스를 제공하는 것으로 나타났다.

(2) 사회지능의 촉진요인과 억제요인

현재까지는 사회지능의 촉진요인이나 억제요인에 대한 연구가 부족하다. 만성적으로 우울정서를 경험하는 것이 사회지능을 저해하고 긍정적인 정서 경험은 이를 촉진할 것으로 기대하였으나, 연구결과는 그렇지 않았다(Caruso, Mayer, & Salovey, 2002). 오히려 이 강점이 높은 사람들은 하기 싫지만 누군가는 반드시 해야만 하는 정서적으로 힘든 직업을 선택하는 경우가 많으므로 우울과 같은 정서는 사회적 상황이나 사건에 대한 정확한 현실인식을 반영하는 것이라는 주장도 있다.

교육자들은 오래전부터 정서적 지능과 관련된 내용을 교과과정에 포함시키는 것이 학생들에게 도움이 될 것이라고 주장해 왔다. Durlak과 Wells(1997)는 친사회적 행위와 문제해결능력 향상을 위해 고안된 177개 교육과정 연구들을 고찰한 결과, 일반적으로 학교환경을 개선하고 직접적으로 개인의 정신건강에 주목하고, 학생들이 삶의 전환기를 맞이하도록 돕는 프로그램들을 이수한 학생들이 통제집단에 비해 긍정적인 결과를 얻었다. 사회지능은 자기이해, 사회적 상호작용, 정서에 대한 지식을 축적함으로써 향상될 수 있다. 이는 학교현장뿐 아니라 일상생활에서 지속적으로 촉진해야 할 목표다.

나의 사회지능 평가

다음 문항을 주의 깊게 읽고, 귀하가 지난 1년간 실제로 어떠했는지에 근거하여 귀하에게 가장 적절한 숫자에 ○표 하십시오.

		전혀 아니다	약간 그렇다	어느 정도 그렇다	상당히 그렇다	매우 그렇다
1	나는 여러 가지 사회적 상황에서 처신하는 방법을 잘 알고 있다.	1	2	3	4	5
2	나는 처음 만난 사람과도 잘 어울린다.	1	2	3	4	5
3	다른 사람을 기분 좋게 하기 위해서 어떻게 해야 하는지 잘 알고 있다.	1	2	3	4	5
4	어떤 사람이라도 나는 잘 적응할 수 있다.	1	2	3	4	5
5	나는 다른 사람의 감정을 잘 알아챈다.	1	2	3	4	5
6	나는 다른 사람의 마음을 잘 이해하고 적절하게 잘 반응해 주는 대인관계능력이나 사회적 기술이 좋은 편이다.	1	2	3	4	5

결과 해석(모든 문항의 점수를 더하시오):

6~9점: 사회지능이 부족한 상태이므로 계발을 위한 적극적 노력이 필요함
10~20점: 사회지능이 보통 수준이므로 계발을 위한 노력이 필요함
21~25점: 상당한 사회지능을 지니고 있으므로 강점으로 계발하기 바람
26~30점: 매우 탁월한 사회지능을 지니고 있으며 대표강점으로 계발하기 바람

사회지능 증진을 위한 작은 노력

1. 누군가 다른 사람을 편안하게 느끼도록 해 준다.
2. 친구나 가족이 괴로움을 느끼는 때를 인식하고, 그들을 격려해 준다.
3. 어떤 사람이 나를 화나게 할 때 복수를 하기보다 그 사람의 의도를 이해해 보려고 노력한다.

출처: 권석만(2008).

4 요약

인간은 많은 긍정적 성품과 강점을 지니고 있다. 행복한 삶은 개인이 지닌 강점과 덕성을 충분히 발휘하며 사는 것이라고 할 수 있다. 연구자들은 동서고

금을 통틀어 공통되게 칭송되는 성격적 강점들과 덕성들을 모아 VIA 분류체계를 구축하였다. 이 분류체계에 포함된 6개의 핵심 덕성은 지혜 및 지식, 인간애, 용기, 정의, 절제, 초월성이다.

지혜 및 지식과 관련된 강점은 창의성과 호기심, 개방성, 학구열, 지혜다. 창의성은 독창적이고 자신이나 타인에게 이로움을 주는 인지적 강점이며, 호기심은 새로운 경험을 추구하도록 사람들에게 동기를 유발하고 그들의 탐구를 강화하는 긍정적인 효과를 일으킨다. 개방성은 개인이 지지하는 신념, 계획, 목표에 반대되는 증거들을 적극적으로 찾으려고 하고, 그것이 적절한 것이라면 기꺼이 수용하려는 열린 마음이다. 학구열은 새로운 지식이나 기술을 배우는 것에 대한 갈망과 몰두 그리고 그것들을 습득하고 숙달하는 것에 대해 긍정적인 정서를 경험하는 능력이다. 지혜는 다양한 정의가 가능하겠으나 지능과는 구별되는 능력이며, 우수한 수준의 지식과 판단, 조언을 할 수 있는 능력, 인생의 의미와 방향에 대해 현명한 대답을 할 수 있는 능력, 자신과 타인의 행복을 위해 유익하게 활용될 수 있는 강점이다.

인간애라는 핵심 덕성과 관련된 강점들에는 사랑과 친절성, 사회지능이 있다. 사랑은 상호 간에 깊은 애정을 형성하고 유지할 수 있는 심리적 능력을 의미한다. 친절성은 순수한 애정을 기반으로 타인의 행복을 위해 배려하고 선을 행하며 보살피는 성향이다. 사회지능은 대인관계에서 친밀감과 신뢰감을 형성하고 그들에게 영향력을 행사할 수 있는 능력을 의미한다.

그 외 용기라는 핵심 덕성에는 용감성, 인내, 진실성, 활력 등의 강점들이 포함되며, 정의와 관련된 강점으로는 시민의식, 공정성, 리더십이 있다. 절제라는 핵심 덕성에는 용서, 겸손, 신중선, 자기조절 등의 강점이 포함되며, 초월성과 관련된 강점에는 심미안, 감사, 희망, 쾌활성, 영성이 포함된다.

생각해 볼 문제

1. 성격적 강점과 덕성의 분류체계인 VIA는 어떻게 등장하게 되었고, 어떻게 구성되어 있는가?
2. 자신의 대표강점은 무엇인가?
3. 성격적 강점들을 증진시킬 수 있는 또 다른 방법들은 무엇이 있겠는가?

참고문헌

권석만(2008). 긍정심리학: 행복의 과학적 탐구. 서울: 학지사.

Ainsworth, M. D. S., Blehar, M. C., Waters, E., & Wall, S. (1978). *Patterns of attachment: Assessed in the strange situation and at home*. Hillsdale, NJ: Erlbaum.

Anderson, J. R. (1982). Acquisition of cognitive skill. *Psychological Review, 89*, 369–406.

Baron, J. (1995). Myside bias in thinking about abortion. *Thinking and Reasoning, 1*, 221–235.

Bowlby, J. (1950). *Maternal care and mental health*. Geneva, Switzerland: World Health Organization.

Bowlby, J. (1980). *Attachment and Loss: Vol. 3. Loss; Loss: Sadness & Depression*. New York: Basic Books.

Cassandro, V. J. & Simonton, D. K. (2003). Creativity and Genius. In C. L. M. Keyes and J. Haidt (Eds.), *Flourishing: Positive Psychology and the Life Well-Lived* (pp. 163–183). Washington, DC: American Psychological Association.

Caruso, D. R., Mayer, J. D., Salovey, P. (2002). Relation of an Ability Measure of Emotional Intelligence to Personality. *Journal of Personality Assessment, 79*, 306–320.

Compton, W. C. (2007) 긍정심리학 입문[*An Introduction to Positive Psychology*]. (서은국, 성민선, 김진주 역). 서울: 박학사. (원전은 2005년에 출판).

Day, H. I. (1971). The measurement of specific curiosity. In H. I. Day, D. E. Berlyne, & D. E. Hunt (Eds). *Intrinsic motivation: A now direction in education* (pp. 99-112). New York: Holt, Rinehart & Winson.

Durlak, J. A., & Wells, A. M. (1997). Primary mental health programs for children and adolescents: A meta-analytic review. *American Journal of Community Psychology, 25*, 115-152.

Haidt, J. (2002). *Psychology 101 strengths/weakness project: Suggested daily activities.* Unpublished manuscript, University of Virginia.

Hartman, P. S. (2000). *Women developing wisdom: Antecedents and correlates in a longitudinal sample.* Unpublished doctoral dissertation, University of Michigan, Ann Arbor.

Hayes, J. R. (1989). *The complete problem solver* (2nd ed.). Hillsdale, NJ: Erlbaum.

Herek, G. M., Janis, I. L., & Huth, P. (1987). Decision making during international crises. Is quality of process related to outcome? *Journal of conflict Resolution, 31,* 203-226.

Janis, I. L. (1982). *Groupthink: Psychological studies of policy decisions and fiascos* (2nd ed.). Boston: Houghton Mifflin.

Johnson, S., & Greenberg, L. (1985). Emotionally focused couples therapy: An outcome study. *The Journal of Marital and Family Therapy, 11,* 313-317.

Krapp, A., & Fink, B. (1992). The development and function of interests during the critical transition from home to preschool. In K. A. Renninger, S. Hidi, & A. Krapp, (Eds.), *The role of interest in learning and development* (pp. 397-429). Hillsdale, NJ: Erlbaum.

Kuhn, D. (1991). *The skills of argument.* New York: Cambridge University Press.

Kuhn, D., Amsel, E., O'Loughlin, M. (1988). *The development of scientific thinking skills.* New York: Academic Press.

Orwoll, L., & Perlmutter, M. (1990). The Study of Wise Persons: Integrating a Personality Perspective. In R. J. Sternberg (Ed.), *Wisdom: Its nature, origins, and development* (pp. 160-177). New York: Cambridge University Press.

Perkins, D. N., Bushey, B., & Farady, M. (1986). *Learning to reason.* Unpublished manuscript, Harvard Graduate School of Education, Cambridge, MA.

Peterson, C., & Seligman, M. E. P. (2009). 긍정심리학의 입장에서 본 성격 강점과 덕목의 분류[*Character strength and virtues: A handbook and classification*]. (문용

린, 김인자, 원현주, 백수현, 안선영 역). 서울: 한국심리상담연구소. (원전은 2004년에 출판).

Rashid, T., & Anjum, A. (2005). *340 ways to use VIA character strengths*. Unpublished manuscript, University of Pennsylvania.

Renninger, K .A. & Shumar, W. (2002). Community building with and for teachers: *The Math Forum* as a resource for teacher professional development. In K.A. Renninger &W. Shumar (Eds.), *Building virtual communities: Learning and change in cyberspace* (pp. 60-95). New York, NY: Cambridge University Press.

Rushton, J. P., Fulker, D. W., Neale, M. C., Nias, D. K. B., & Eysenck, H. J. (1986). Altruism and Aggression: The Inheritability of Individual Differences. *Journal of Personality and Social Psychology, 50*, 1192-1198.

Ryan, R. M., & Frederick, C. (1997). On energy, personality, and health: subjective vitality as a dynamic reflection of well-being. *Journal of Personality, 65*, 529-565.

Seligman, M. E. P. (2006). 긍정심리학[*Authentic Happiness*]. (김인자 역). 안양: 물푸레. (원전은 2002년에 출판).

Seligman, M. E. P, Steen, T., Park, N., & Peterson, C. (2005). Positive psychology progress: Empirical validation of interventions. *American Psychologist, 60*(5), 410-421.

Simonton, D. K. (1997). Creative productivity: A predictive and explanatory model of career trajectories and landmarks. *Psychological Review, 104*, 66-89.

Simonton, D. K. (2000). Creativity: Cognitive, developmental, personal, and social aspects. *American Psychologist, 5*, 151-158.

Spielberger, C. D., & Starr, L. M. (1994). Curiosity and exploratory behavior. In H. F. O'Neil Jr. &M. Drillings (Eds.), *Motivation: Research and theory and research*(pp. 221-243). Hillsdale, NJ: Erlbaum.

van den Boom, D. C. (1994). The influence of temperament and mothering on attachment and exploration: An experimental manipulation of sensitive responsiveness among lower-class mothers with irritable infants. *Child Development 65*, 1457-1477.

Zuckerman, M. (1994). *Behavioural Expressions and Biosocial Bases of Sensation-Seeking*. New York: Cambridge University Press.

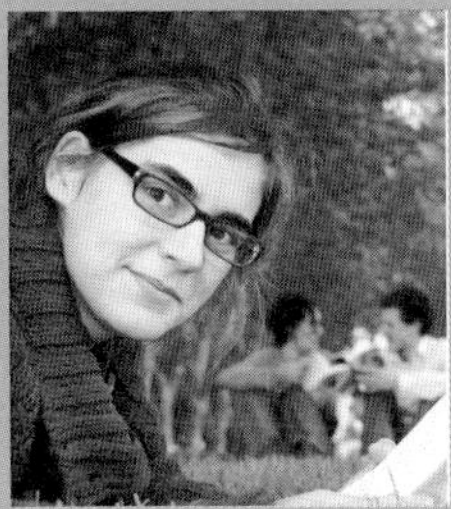
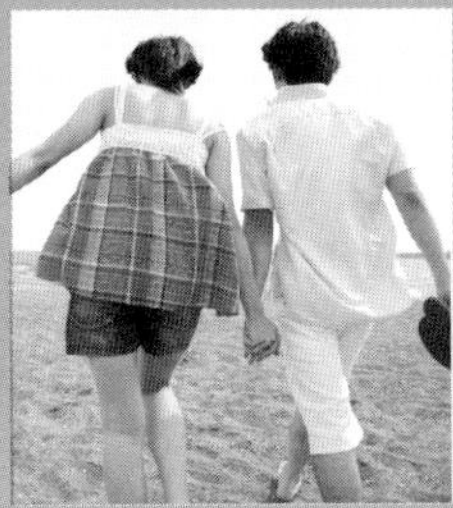
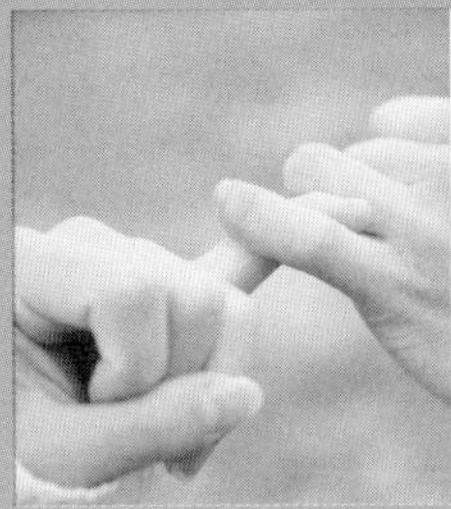
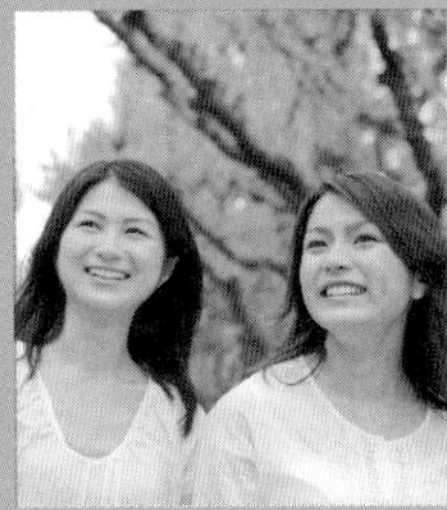

제3부

스트레스와 대처

05

스트레스에 대한 이해: 스트레스가 없어야 행복한가

이 장의 학습목표

1. 스트레스의 개념과 본질을 살펴보고 스트레스가 무엇인지 이해한다.
2. 스트레스의 요인이 무엇인지 이해한다.
3. 스트레스는 어떻게 나타나는지 알아본다.
4. 스트레스 강도에 영향을 미치는 요인에는 어떤 것들이 있는지 알아본다.

하루 동안 우리가 무심코 내뱉는 말 중에 스트레스라는 단어는 얼마나 될까? 그만큼 스트레스는 일상생활에서 너무나 익숙한 자극이다. 빠르게 변화하는 첨단 사회의 변화 속도에 맞춰야 하고 무한경쟁 시대 속에서 누군가를 이기지 않으면 안 된다. 또한 우리의 삶은 더욱 편해졌지만, 그 대가로 스트레스라는 원치 않는 것을 함께 얻기도 한다.

이런 좋지 않은 결과를 유발하는 위협적인 요소를 우리는 무엇이라고 부를 수 있는가? 직장인의 직무탈진감 속에, 학생들의 입시경쟁 속에, 원인을 찾을 수 없는 탈모환자의 아픔 속에 스트레스가 자리 잡고 있으며, 심지어 사형수까지도 사형에 대한 압박과 스트레스로 자살을 선택한다.

이제 스트레스라는 단어는 중년의 직장인만 사용하는 단어도, 대학입시를 앞둔 고3 수험생만 사용하는 단어도 아니다. 불과 몇십 년 전만 해도 스트레스는 첨단화되어 가는 정보화 시대나 물질문명 속에서 경험하게 되는 것으로 인식되었다. 그렇지만 요즘은 연령에 관계없이 스트레스를 경험하며 스트레스는 이미 우리 일상생활의 일부분이 되어 버렸다. 비록 우리가 그것을 보거나 듣거나 만질 수 없지만 분명히 무언가를 느낀다. 불안하거나 지치거나 기분이 가라앉거나 혹은 잠이 안 올 수도 있고 두통이 날 수도 목이 뻣뻣할 수도 있다. 이것이 바로 스트레스다.

이렇듯 스트레스는 우리가 살아 있는 동안에 항상 존재하게 되며 우리를 따라다닌다. 그러므로 스트레스는 인간이 사회생활에 적응하는 데 중요한 사회적 개념이다. 그렇다면 스트레스가 무엇인지 본질을 파악하고, 어느 상황에서 발생하는지, 어떤 형태로 나타나는지, 혹시 조절될 수는 없는 것인지 알 수 있다면, 스트레스를 이해하는 데 도움이 될 뿐 아니라 우리가 앞으로 스트레스에 대처하는 데 적응적일 수 있지 않을까?

1 스트레스의 개념

글상자 5-1 왕심난의 이야기

왕심난 군은 자신의 말처럼 스트레스 상태에 있는가? 그렇다면 왕심난 군의 사례를 통해 스트레스를 무엇이라고 말할 수 있는가?

왕심난 군은 현재 ㅇㅇ대학교 4학년 학생이다. 그는 어머니와 쌍둥이 동생 왕심돌과 셋이서 함께 살고 있다. 왕심난 군은 성실하고 자기가 맡은 일에도 최선을 다해 노력하고자 하며 나름대로 최선을 다하여 열심히 생활하였다.

그러나 최근 들어 왕심난 군은 많이 지치고 힘들어하고 있다. 자주 아프고, 학교수업에 지각하고, 수업을 빠지는 날도 있다. 또한 예전에 늘상 해 오던 일에도 의욕이 저하되고, 새로운 일에 도전하는 것도 겁이 나며, 안 될 것 같다는 불길한 생각에 더 망설인다. 그리고 주변에서도 이러한 모습에 왕심난 군이 많이 변했다고 얘기한다. 왕심난 군은 오래전부터 취업에 대한 압박, 낮은 토익 점수, 가족문제들로 걱정해 왔으며 이런 문제들이 갑작스러운 문제는 아니지만 최근 들어 도저히 견디기 어렵다고 느꼈다. 얼마 전 수석으로 졸업한 선배도 아직 계약직을 전전하고 있다는 얘기에 자신의 미래는 더욱 불투명하게 여겨지고, 남들보다 특별한 능력을 지니고 있지 못하다는 생각이 든다. 이런 생각이 들수록 왕심난 군은 더욱 불안해지고 지금 자신이 있는 곳을 벗어나고 싶어 했으며, 급기야 학교에 휴학계를 낼까 고민 중이다. 주변에서 힘들어하는 왕심난 군을 보고 이유를 묻자, "다른 이유는 없다. 요즘 너무 스트레스가 심하다. 너무 힘들다."라고 얘기하였다.

스트레스(stress)는 '팽팽하게 죄다'라는 뜻의 라틴어에서 유래된 말로 17세기에는 환경적인 어려움, 경제적인 곤란, 고생이나 역경 등을 의미하는 단어로 사용되다가, 18세기에 이르러 물리학, 공학에 도입되면서 '어떤 고형의 물체가 외부적 힘에 의해 물체 표면의 연속성을 잃게 된 상태'라고 정의되었다. 그리고 20세기에 들어 스트레스는 본격적인 의학 용어로 사용되기 시작했는데, Selye 박사는 스트레스를 '외부에서 가해지는 상해나 자극 등에 대해 신체 내에서 일어나는 비특이적 생물학적 반응'이라고 정의하였다. 현재는 여러 학자들이 스트레스를 다양하게 정의하고 있으나, 크게 볼 때 다음 세 가지 측면에서 정의할 수 있겠다.

첫째는 반응으로서의 스트레스다. "스트레스를 받으면 혈압이 올라가고 심장이 뛴다." "스트레스를 받으면 두통이 생긴다." "스트레스를 받으면 우울하다." "짜증이 난다."라고 말하는 것처럼, 스트레스를 받으면 생리적, 신체적인 반응 또는 심리적인 반응을 경험한다. 사람들은 새로운 자극, 즉 스트레스에 시달리다 보면 이에 대응하려는 과정을 통해 신체적이거나 심리적인 증상들이 나타나게 되고, 그것이 우리가 흔히 경험하는 증상들이다. 얼마 전 기사에서는 30~40대 직장인들에게 '두통약은 필수'라고 할 정도로 긴장성 두통이 증가했음을 보고하였으며 과거에 비해 우울과 같은 정서문제를 경험하거나 자살을 시도하는 횟수도 증가하고 있다. 현재 왕심난 군도 예전과 달리 많이 지치고 힘들어하고 있으며 아프다고 호소하는 등 이전과 다른 반응들을 보인다.

둘째는 자극으로서의 스트레스다. 흔히 사람들에게 스트레스라는 말은 충격적이고 엄청난 사건을 떠올리게 한다. 전쟁, 지진, 홍수 같은 천재지변이나 갑작스런 가족의 사망이나 실직, 교통사고 등도 분명 스트레스 사건들이다. 그러나 이러한 사건들이 우리 인생에서 일어나는 경우는 그렇게 많지 않다. 오히려 바쁜 출근길 전철이 연착되고, 비오는 날 만원 지하철을 타는 것, 기념일을 챙기는 것, 아파트 층의 소음, 도시의 공해와 같은 일상적인 일들이 스트레스가 된다. 물론 이러한 일상적이고 사소한 사건들은 우리의 심신을 위협할 정도로 엄청나지는 않지만, 이러한 일들이 자주 반복적으로 일어남으로써 스트레스는 누적된다. 그리고 이것들이 쌓이면 큰 부작용을 낳기도 한다. 현재 왕심난 군은 취업에 대한 압박, 낮은 토익 점수, 가족문제와 같은 사건들을 경험하고 있다.

셋째는 자극과 반응을 모두 고려한 상태에서 개인의 지각과 평가를 강조한

심리적 관점으로서의 스트레스다. Lazarus는 스트레스의 자극과 반응을 모두 고려한 상태에서 자극이나 사건에 대한 개인의 지각과 평가를 강조한다. 스트레스 사건 자체보다는 그 사건에 대한 개인의 평가와 해석이 중요하며 그에 따라 스트레스에 대한 반응도 달라진다는 것이다.

예를 들어, 위 사례의 왕심난 군은 자신의 토익 점수로 인해서 스트레스를 경험하고 있다고 생각하지만 그 이면에 '노력해도 토익 점수가 올라가지 않으면 어쩌나?' '지금보다 나아지지 않고 더 나빠지면 어떡하나?' '혹시 난 영어능력이 부족한 것은 아닐까?' '과연 내가 계획한 대로 잘 이뤄 나갈 수 있을까? 해도 안 되는 건 아닐까?'와 같은 부정적인 생각들이 오히려 왕심난 군을 힘들게 하는 것일 수 있다. 반면 앞으로 열심히 노력해서 자신의 토익 점수가 올라가고 희망찬 생활을 할 것을 기대하면서 불안이나 걱정보다는 새로운 희망을 갖기도 한다. 이렇듯 위협이나 두려움, 불안이라는 정서의 경험은 우리가 어떤 사건에 주목하는지 그리고 그 사건들을 어떻게 평가하거나 해석하는지에 따라 달라진다. 즉, 동일한 스트레스 사건에 직면하였다고 해도 그 사건을 얼마나 위협적으로 지각하는지, 자신의 생활과 관련되고 유쾌하거나 불쾌한 영향을 미치는지에 대한 평가 그리고 스트레스로 평가된 사건에 대해서 자신이 사용할 수 있는 대처자원이나 능력을 지니고 있는지에 대한 평가가 스트레스 반응에 영향을 미친다는 것이다. 왕심난 군은 취업(자극)으로 인한 고민이 많지만, 취업과 관련하여 자신이 특별한 능력을 지니고 있지 못하다는 생각(평가와 해석)으로 인해서 더욱 힘들어한다.

2 스트레스 요인

글상자 5-2 왕심난의 고민

현재 왕심난 군이 안고 있는 상황을 통해 스트레스의 요인이 무엇인지 살펴보자.

왕심난 군은 원하는 토익 점수가 나오지 않았다. 동생 왕심돌은 900점인데, 자신은 500점에도 못 미치는 상황이어서 좌절하고 있으며, 쌍둥이 동생과 외모는 동일한데, 동생과 달리 여학생들에게 인기도 없다. 또한 왕심난은 왕심돌과 자신이 쌍둥이 형제이지만, 어머니를 비롯한 다른 가족들은 자신을 장남이라고 생각하고 있어서 집안의 가장으로서의 역할도 해야 한다는 부담을 갖고 있다. 또 왕심난 군은 공부를 하고 싶어 대학원에 진학하고 싶지만 경제적인 여건이 넉넉지 않다. 이러한 상황에서 동생 왕심돌은 일찌감치 공무원 시험준비를 하고 있지만, 왕심난 군은 여전이 갈등하고 있다. 최근에는 집안의 경제적인 상황이 더 나빠졌고, 장학금을 받아야 한다는 압박도 생겼다. 따라서 더 열심히 공부해야 하지만 학교생활은 그에게 너무나 지루하고 평범하다.

1) 좌절: 왕심난 군은 자신의 목표를 달성하지 못했나

일상생활 속에서 우리는 소망, 욕구 또는 기대를 성취하는 가운데 수많은 장애에 부딪치게 된다. 개인의 활동을 방해하는 이러한 장애물은 욕구좌절을 일으킨다. 욕구좌절이란 목표지향행동이 차단되었을 때, 즉 어떤 목표를 추구하는 것이 방해받는 상황에서 일어나는 것으로 정의한다. 당신이 어떤 것을 원하지만 그것을 가질 수 없을 때 좌절을 경험하는데, 이 개인의 욕구가 좌절되면 그에 따른 결과로 스트레스를 경험하게 된다.

개인의 목표달성을 방해하는 장애물은 외적인 것과 내적인 것으로 구분할 수 있다. 외적인 장애물로는 아침 출근시간 교통체증, 태풍으로 농사를 망치는 것과 같은 물리적 요인과 직장에서의 남녀차별 등 사회적 요인으로 구분될 수 있다. 또한 내적인 장애물은 건강문제나 외모와 같은 신체적 요인과 정서 및 자존심 등과 같은 심리적 요인으로 구분된다.

일상 속에서 좌절을 경험하게 되고, 특히 좌절 경험이 반복될 때 반복되는 좌절은 분노와 공격성으로 이어지기도 한다. 좌절-공격성 가설(Dollard & Miller, 1939)에 의하면 좌절에 의해 야기되는 주된 정서는 분노이며 이러한 정서가 공격성을 일으킨다고 한다. 이러한 공격성은 개인의 욕구를 좌절시킨 원래의 상대에게 일어나기도 하고, 그와 유사한 상대나 아무런 관심이 없는 상대 또는 자기 자신에게 일어나는 경우도 있다. 예를 들어, 만족스럽지 못한 성적을 받은 경우 가까이 있는 친구나 가족들에게 화풀이를 하거나, 경쟁자가 있는 게임을 하다가 계속적으로 지게 되면 상대방에게 분노를 느끼고 공격행동을 하기도 한다. 또한 어린 시절 어머니에게 애정을 갈구하였으나 어머니로부터 애정 욕구를 충족시키지 못하고 거부당하거나 좌절된 경험이 있는 남성이 어머니에 대한 분노감정을 다른 여성들에게 표출하기도 한다. 하지만 좌절로 인한 스트레스에 적절하게 대처하지 못하고, 공격적으로 표출하거나 부적응적인 방식으로 표출하면서 욕구좌절의 경험은 악순환하게 된다.

2) 갈등: 왕심난 군은 선택에서 갈등하는가

갈등이란 두 가지 이상의 대립된 가치를 가지고 있는 힘이나 선택 가운데서 겪는 압박감을 말한다. 갈등은 같은 수준의 가치나 힘을 지녔지만, 그 두 가치나 힘이 양립할 수 없는 목표나 행동경향성이 동시에 존재하며, 그중 어느 것을 결정하도록 강요받을 때 발생한다.

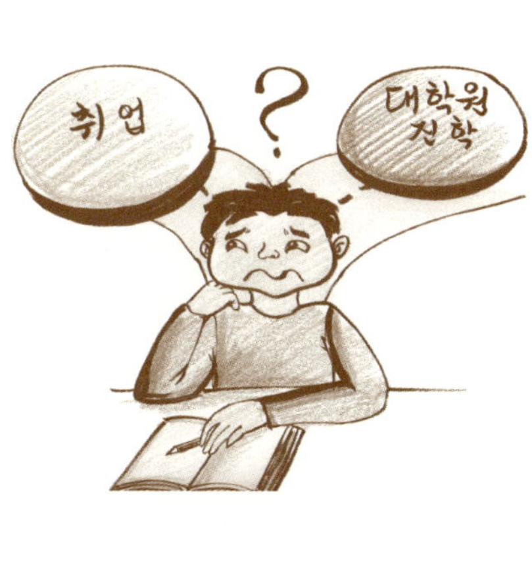

우리는 일상생활에서 점심에 무엇을 먹을지에 대한

사소한 갈등에서부터 전공을 선택하거나 직장을 선택하는 상황, 배우자를 선택하는 것과 같은 인생의 중요한 순간에도 갈등을 경험한다.

Kurt Lewin(1935)에 의하면 갈등에는 접근-접근 갈등, 접근-회피 갈등, 회피-회피 갈등 등 세 가지 유형이 있다. 접근-접근 갈등은 두 가지 목표가 모두 바람직하거나 매력적인 것일 때 하나를 선택해야 하는 과정에서 발생한다. 예를 들어, 여름휴가를 바다로 갈 것인가? 산으로 갈 것인가? 점심식사로 김치볶음밥을 먹을까? 피자를 먹을까? 하는 것이다. 접근-회피 갈등은 어떤 목표가 긍정적인 측면과 부정적인 측면을 함께 가지고 있어 어떤 목표를 추구할 것인지 말 것인지를 선택하는 과정에서 발생한다. 예를 들어, 방학 동안 좋은 아르바이트 기회가 주어졌지만, 일을 하러 가기 위해 지방으로 가야 하는 상황을 선택하는 과정에서 발생한다. 회피-회피 갈등은 두 개의 마음에 들지 않는 목표 사이에서 선택을 하는 과정에서 발생한다. 예를 들어, 시험공부는 하기 싫지만 성적이 나쁜 것도 싫은 경우다. 회피-회피 갈등은 가장 큰 스트레스와 좌절감을 안겨 주며 고통스럽다. 많은 사람들은 이런 갈등상황에서 쉽게 결정을 내리지 못하고 미루는 경우가 많지만, 성숙한 사람은 자신이 궁극적으로 원하는 목표를 선택하고 자신이 내린 결정에 책임을 질 줄 알며, 피할 수 없는 상황에 용기를 가지고 대처하려고 한다. 그러나 미성숙한 사람은 두 개의 양립할 수 없는 불쾌한 상황 중에서 어느 하나를 선택함이 없이 우유부단하게 선택을 지연시키며, 결국에는 어느 것도 선택하지 못하고 모두 잃게 되기도 한다.

3) 압력: 왕심난 군은 주변에서 많은 기대와 요구를 받는가

압력은 개인이 어떤 식으로 행동하기를 바라는 요구나 기대를 말한다. 우리는 자신이 처한 외부환경이나 상황에서 압력을 받는 경우가 많은데, 예를 들어 학생은 부모님 기대에 부응하여 공부를 열심히 해야 하는 압력, 운동선수는 국민들 기대에 맞는 좋은 성적을 내야 하는 압력, 대통령은 국민 경제를 성장시켜야 한다는 압력을 받는다. 이렇게 사람들로부터 자신의 과제를 성공적으로 수행하도록 요구받는 압력을 수행압력이라고 한다. 또한 사회 관습에 맞춰서 행동해야 하는 압력, 결혼적령기에 결혼을 해야 한다는 압력 등과 같이 일반사람들이 그렇게 하도록 순종하거나 동조하도록 하는 순종압력을 받기도 한다.

반면 압력은 우리 외부환경이나 상황에서만 발생하는 것이 아니라 자신 스스로 부여하기도 한다. 즉, 여름에 날씬한 몸매를 자랑하기 위해 다이어트를 해야 한다는 압력, 자신이 목표한 성적을 얻기 위해 잠을 줄여야 한다는 압력 등이 있다. 압력은 주로 경쟁에서 비롯되는 경우가 많은데, 남들보다 성공하거나 잘해야 한다, 돋보여야 한다는 강한 압력을 받고 스스로 정한 과도한 목표에 따르는 압력을 받는다.

4) 변화: 왕심난 군의 삶은 어떻게 변화되었나

글상자 5-3 이 씨 부인의 사례

이 씨 부인의 남편은 몇 달 전 심장마비로 사망했다. 6개월이 지난 지금 그녀의 생활은 예전과 많은 변화가 있다. 30년 넘게 살아온 곳을 떠나 자녀들이 사는 곳으로 이사하여 자녀와 손주들과 함께 살고 있다. 늘 남편과 함께하던 일을 이제는 혼자서 해야 하고, 어떤 일을 시작하거나 물건을 구매할 때도 자녀들의 허락을 받거나 눈치를 보게 된다. 또한 많은 시간을 자녀나 손주들과 같이 보내고 있다. 지루하지는 않지만 이런 새로운 변화에 적응이 쉽지 않다. 오랫동안 익숙한 삶의 방식이나 틀을 벗어나 새로운 생활을 하는 것은 때로는 버겁고 스트레스가 되기도 한다.

우리의 삶의 변화는 스트레스를 유발시키는 중요한 요인이다. 위의 예에서 설명한 것처럼 삶의 변화는 그전과는 다른 생활방식을 요구하며 그러한 방식에 익숙해지거나 적응하기 위해서는 많은 에너지와 노력이 소모된다. 삶의 변화에는 부정적인 변화나 긍정적인 변화가 모두 포함된다. 배우자나 가족이 사망하는 것, 교통사고를 당하는 것, 실직하는 것 등과 같은 변화에 대처하기 위해서 많은 적응능력이 요구되고 때로는 정신적인 고통뿐만 아니라 신체적인 고통을 받기도 한다.

그러나 결혼을 하는 것, 새로운 직장에 들어가는 것, 학교입학과 같은 변화도 심리적, 신체적 고통을 줄 수 있다. 아무리 긍정적인 변화라고 해도 대부분의 사람은 변화를 두려워한다. 기존과는 다른 새로운 상황이나 환경에 적응한다는 것은 우리에게 많은 스트레스와 에너지를 요구하며, 다시 새로운 무엇인가에 적응하기 위해서는 그만한 고통과 인내와 시간을 필요로 하기 때문이다. 특히 나이가 먹을수록 떨어지는 적응력을 감당하기 어렵다 보니 변화를 두려워하고 회피하게 된다.

이러한 생활변화와 스트레스와 관련하여 Holmes와 Rahe(1967)는 사회 재적응 평정 척도(Social Readjustment Rating Scale)를 개발하였는데, 이 척도는 우리가 생활 중에 겪는 사건들 중 43개의 주요 사건들에 대해서 재적응을 요구하는 수치를 할당한 것이다. 자신이 1년 동안 43개의 사건(배우자 사망, 이혼……, 크리스마스, 가벼운 법률 위반)들을 얼마나 자주 경험했는지 표시한 후, 표시한 각 사건의 숫자들을 모두 더하면 그 사람이 지난 1년간 경험한 재적응을 필요로 하는 스트레스의 총량이 된다. 따라서 Holmes와 Rahe는 스트레스 사건 자체의 심각성보다는 생활변화량이 얼마나 많은지가 더 중요하다고 설명한다.

사회 재적응 평정 척도

생활사건	평균가치	생활사건	평균가치
배우자 사망	100	시댁/처가식구와의 문제	29
이혼	73	뚜렷한 개인적 성취	28
부부의 별거	65	배우자의 취업 혹은 실업	26
징역살이	63	학교 입학이나 졸업	26
가까운 가족의 죽음	63	생활조건의 변화	25
부상이나 질병	53	개인적 습관의 변화	24
결혼	50	상사와 문제가 있음	23
해고	47	작업시간이나 조건의 변화	20
부부간의 화해	45	거주지의 변화	20
은퇴	45	학교의 변화	20
가족 건강상태 변화	44	여가/오락의 변화	19
임신	40	교회활동의 변화	19
성적인 어려움	39	사회적 활동의 변화	18
새로운 식구가 생김	39	비교적 적은 액수의 대출 (자동차, TV 등 구입)	17
사업의 재적응	39		
재정상태의 변화	38	수면습관의 변화	16
가까운 친구의 죽음	37	가족모임에 오는 사람들의 변화	15
배우자와 다툼을 하는 횟수의 변화	35	먹는 습관의 변화	15
목돈의 대출(집구입 등)	31	휴가	13
대출의 조기상환	30	크리스마스	12
일에 대한 책임의 변화	29	가벼운 법률위반	11
자녀가 집을 떠남	29		

출처: Holmes & Rahe(1967).

대학생 생활 스트레스 척도

아래에는 당신이 일상생활에서 흔히 겪을 수 있는 여러 가지 생활사건들이 적혀 있다. 각 문항들을 자세히 읽은 후, 각 사건이 지난 1년간(12개월) 동안 당신에게 얼마나 자주 일어났었는가를 왼쪽에 있는 경험빈도에 표시한다. 아울러 당신이 지난 1년(12개월) 동안 경험한 사건-경험빈도에서 1 이상-에 국한에서 그 사건에 대한 중요도를 오른쪽에 표시한다. 이때 중요도는 당시 그 사건이 당신에게 얼마나 중요했었나를 평가한다.

경험빈도							중요도			
전혀	조금	상당히	자주				전혀	조금	상당히	자주
0	1	2	3	---	1. 취업을 위한 준비가 계획대로 진행되지 않았다.	---	0	1	2	3
0	1	2	3	---	2. 졸업 후 취직을 못할 거 같아 걱정했다.	---	0	1	2	3
0	1	2	3	---	3. 진로와 취직에 필요한 정보를 얻기 힘들었다.	---	0	1	2	3
0	1	2	3	---	4. 사회적 편견(예, 성차, 지방대학) 때문에 취업이 어렵다고 생각했다.	---	0	1	2	3
0	1	2	3	---	5. 이성 친구와의 사이가 매우 악화되었다.	---	0	1	2	3
0	1	2	3	---	6. 이성 친구가 나의 의견에 따라 주지 않았다.	---	0	1	2	3
0	1	2	3	---	7. 이성 친구와 심하게 다퉜다.	---	0	1	2	3
0	1	2	3	---	8. 이성 친구와 헤어졌다.	---	0	1	2	3
0	1	2	3	---	9. 경제적으로 부족해서 대학생활이 위축되었다.	---	0	1	2	3
0	1	2	3	---	10. 학자금 조달이 어려웠다.	---	0	1	2	3
0	1	2	3	---	11. 용돈이 부족해서 행동에 제약을 많이 받았다.	---	0	1	2	3
0	1	2	3	---	12. 경제생활이 어려워서 취미생활을 충분히 할 수 없었다.	---	0	1	2	3
0	1	2	3	---	13. 부모와 의견충돌이 있어서 싸웠다.	---	0	1	2	3
0	1	2	3	---	14. 부모와의 갈등이 심화되었다.	---	0	1	2	3
0	1	2	3	---	15. 집안식구가 나에게 불필요하게 간섭했다.	---	0	1	2	3
0	1	2	3	---	16. 친구들로부터 따돌림을 받았다.	---	0	1	2	3
0	1	2	3	---	17. 친구로부터 배척을 받았다.	---	0	1	2	3
0	1	2	3	---	18. 친구가 나를 무시했다.	---	0	1	2	3
0	1	2	3	---	19. 교수의 인격에 대해 실망했다.	---	0	1	2	3
0	1	2	3	---	20. 교수가 말하는 것과 행동하는 것이 달랐다.	---	0	1	2	3
0	1	2	3	---	21. 교수의 불확실한 강의 때문에 학습의욕이 저하되었다.	---	0	1	2	3
0	1	2	3	---	22. 나의 가치관이 올바른 것인지에 대해 회의에 빠졌다.	---	0	1	2	3

0	1	2	3	---	23. 왜 사는지에 대한 의문 때문에 방황했다.	---	0	1	2	3
0	1	2	3	---	24. 내가 중요하다고 생각하는 가치를 실천하지 못했다.	---	0	1	2	3
0	1	2	3	---	25. 공부해야 할 과제의 분량이 너무 많았다.	---	0	1	2	3
0	1	2	3	---	26. 노력한 만큼 성적이 나오지 않았다.	---	0	1	2	3
0	1	2	3	---	27. 전공공부가 너무 어려웠다.	---	0	1	2	3
0	1	2	3	---	28. 취업이나 진로에 필요한 적성을 알 수가 없어서 고민했다.	---	0	1	2	3
0	1	2	3	---	29. 졸업 후 진로를 결정하지 못해 방황했다.	---	0	1	2	3
0	1	2	3	---	30. 대학을 졸업하더라도 가족들의 기대만큼 성취하지 못할 거 같은 생각이 들었다.	---	0	1	2	3
0	1	2	3	---	31. 사회적 불안(예, 정치, 경제) 때문에 직장을 얻기가 어렵지 않을까 생각했다.	---	0	1	2	3
0	1	2	3	---	32. 이성 친구와 말을 하지 않았다.	---	0	1	2	3
0	1	2	3	---	33. 이성 친구가 나 이외에 다른 사람에게 관심이 있음을 알았다.	---	0	1	2	3
0	1	2	3	---	34. 집안의 경제사정이 악화되었다.	---	0	1	2	3
0	1	2	3	---	35. 사 입고 싶은 옷을 살 돈이 없었다.	---	0	1	2	3
0	1	2	3	---	36. 경제적으로 친구들과 수준 맞추기가 힘들었다.	---	0	1	2	3
0	1	2	3	---	37. 가족으로부터 억울한 비난을 받았다.	---	0	1	2	3
0	1	2	3	---	38. 부모님들이 내가 하고자 하는 일을 허락하지 않았다.	---	0	1	2	3
0	1	2	3	---	39. 형제나 자매와 심하게 싸웠다.	---	0	1	2	3
0	1	2	3	---	40. 친구로부터 무례한 행동을 당했다.	---	0	1	2	3
0	1	2	3	---	41. 마음에 맞는 친구를 사귈 수 없었다.	---	0	1	2	3
0	1	2	3	---	42. 교수가 나의 인격을 무시했다.	---	0	1	2	3
0	1	2	3	---	43. 교수의 강의가 산만해서 요점을 파악하기 어려웠다.	---	0	1	2	3
0	1	2	3	---	44. 교수로부터 생활에 필요한 지혜와 안목을 얻을 수 없었다.	---	0	1	2	3
0	1	2	3	---	45. 확고한 인생관이 없어서 방황했다.	---	0	1	2	3
0	1	2	3	---	46. 이상과 현실 간의 격차 때문에 갈등을 경험했다.	---	0	1	2	3
0	1	2	3	---	47. 공부해야 할 내용이 너무 많았다.	---	0	1	2	3
0	1	2	3	---	48. 성적이 나쁘다.	---	0	1	2	3
0	1	2	3	---	49. 전공공부가 적성에 맞지 않았다.	---	0	1	2	3
0	1	2	3	---	50. 중요한 시험을 잘 치지 못했다.	---	0	1	2	3

출처: 전겸구, 김교헌, 이준석(2000).

3 스트레스에 대한 반응

글상자 5-4 왕심난이 달라졌어요(몸과 마음이 힘든 왕심난)

왕심난 군은 스트레스에 대해서 어떤 반응을 경험하는지 살펴보자.

왕심난 군은 최근 병원에 갔다 왔다. 심장이 두근거리고, 두통이 심해졌으며, 눈 밑도 경련이 심하게 일어날 때가 많다. 또 음식을 먹으면 속이 쓰릴 때가 많고 더부룩하다. 의사는 언제부터 그랬는지 물어본다. 생각해 보니 여름방학이 시작되면서부터 시작된 거 같다. 처음에는 어깨와 뒷목이 뻣뻣하고 두통을 경험하기도 했지만, 자고 나면 곧 괜찮아져서 신경 쓰지 않았다. 그런데 얼마 전부터는 감기 기운이 있는 것처럼 몸이 무겁고, 두통과 위통이 심해졌고, 학교 가는 날 아침 급기야 못 일어났다. 요즘에는 수업시간에 내 준 리포트도 제때에 못 내고, 수업시간에 멍하고 있는 경우가 많으며, 전공수업 팀 프로젝트에서 자신이 맡은 부분을 채우지 못해서 친구들로부터 좋지 않은 소리를 듣기도 했다. 또 엄마에게 짜증을 자주 내고 동생하고 사소한 일로 다투기도 했다.

1) 신체, 생리적 반응: "몸에서 이상을 느껴요."

(1) 위급반응

Cannon(1932)은 분노와 공포 같은 정서를 경험할 때 혈당 수준, 맥박률, 호흡률, 혈압 등이 증가하고 근육으로 보내는 혈액량이 증가한다는 현상을 발견하고, 이를 투쟁 또는 회피(fight or flight response)라고 하였다. 아주 옛날 선조들이 수렵생활을 할 때 이런 반응들은 아주 중요한 것이었다. 적과 싸울 때나 육식동물로부터 도망쳐야 할 때와 같이 생명의 위협을 느낄 때는 이러한 반응은 없어서는 안 되는 것들이었다. 살기 위해서 긴장이 되고 신경이 예민해지며 팔과 다리에 피를 많이 보내기 위해 심장이 빨리 뛰는 것이다. 그러나 생명의 위협을 항상 느끼며 살 필요가 없는 현대사회에서는 한때 살기 위해서 필수적이었던 이런 능력들이 사람들의 주된 사망원인이 되는 스트레스로 자리 잡고 있다.

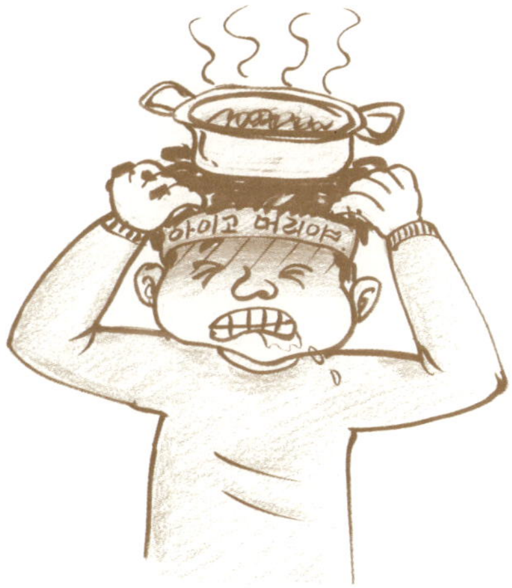

스트레스로 인한 어려움은 과거의 사람들보다는 현대인들이 더 많이 겪는 문제인 것 같다. 혹시 오늘 아침 당신 자신이 다음과 같은 일을 경험하지 않았는가? 아침 9시 수업에 전공발표가 있는데, 버스가 오지 않아 시간에 쫓기고, 어젯밤 깜빡 잠들어서 발표준비를 미처 끝내지 못한 탓인지 긴장되고, 일이 잘 처리되지 않아 가슴이 뛰고 호흡이 빨라지는 것을 느꼈다. 그리고 배차시간보다 연착되어 도착한 버스 기사에게 분노가 치밀었다. 과중한 업무나 학업 스트레스에 시달릴 때 우리의 신체는 다양하게 반응한다. 긴장되고, 심장이 두근거리고, 호흡이 빨라지기도 하며, 뒷목이 뻣뻣하고, 소화가 안 되며, 근육통증이 발생하기도 한다. 현대인들은 일상생활 속에서 심각한 스트레스 상황에 처하게 되거나 사소한 스트레스를 자주 경험하게 되면서 신체적인 반응을 한다. 즉, 스트레스 상황에서는 자율신경계의 교감신경계가 아드레날린과 같은 부신 호르몬을 분비하게 하여 우리의 활동을 증가시키고 주의집중을 하도록 도와 긴장상황에 대처하도록 한다. 반면 스트레스가 없는 안정된 상황에서는 부교감신경계가 활성화되어 노르아드레날린이 분비되고 이에 따라 우리의 신체는 에너지를 보존하고 최저 기능을 돕는다. 이러한 위급상황이나 스트레스 상황에 대처하기 위해 우리 몸은 재빠르게 반응하지만 스트레스 상황이 진정되고 우리 몸이 안정된 상태로 돌아오는 데는 상당한 시간이 걸린다. 따라서 스트레스 상황에 오랫동안 노출되거나 자주 노출될 경우에는 우리의 몸은 스트레스 이전의 안정된 상태로 회복될 시간이 부족해지거나 신체기관의 지나친 활동으로 기능이 저하되기도 한다.

(2) 일반적응증후군

Selye(1974)는 사람들이 과도한 스트레스에 시달리다 보면 그 스트레스의 종류가 어떠한 것이든지, 어떠한 사람들이든지 유사한 증상들이 일어난다고 보았다. 그는 동물들에게 더위, 추위, 고통, 가벼운 충격, 억제 등과 같은 신체적, 심리적인 다양한 스트레스를 가했으며, 그 결과 동물들에게 나타난 생리적인 반응은 스트레스 유형이나 종류에 상관없이 동일한 결과를 나타냈다. 이는 스트레스 반응은 스트레스의 유형이나 종류에 따라 다르게 나타나는 특정한(specific) 반응이라기보다는 일반적(nonspecific)이라는 것이다. 이를 일반적응증후군(general adaptation syndrome)이라고 한다. 심리적이든 신체적이든 스트레스에 직면하게 되면 우리의 신체는 이에 대응하기 위한 체계를 갖추어 심리적인 균형상태를 유지하려 한다. 일반적응증후군은 경보 단계, 저항 단계, 탈진 단계의 3단계로 진행된다. 각 단계의 특징은 다음과 같다.

① 경보 단계

일반적응증후군의 첫 번째 단계로 유기체가 위협적인 상황을 인식하였을 때 발생한다. 이 단계에서는 스트레스에 의해 충격을 받아 혈압과 체온이 순간적으로 떨어지고 일시적으로 근육긴장 상태를 상실한다. 그러나 곧 대부분의 사람들은 위협에 저항하도록 재빨리 신체를 활성화시킨다. 위협에 대처하고 싸우기 위한 에너지를 모으기 위해 신체 내에서 생리적인 각성이 일어나고 생화학적 변화가 일어난다. 일반적으로 사람들은 스트레스 상황에 직면하면 신체적인 피곤감이나 두통, 식욕부진, 위통 등을 느끼기는 하나 이를 회복시킬 수 있는 능력은 어느 정도 유지하고 있는 상태다. 경보 단계에서는 신체적인 위협으로부터 방어하기 위한 생리적인 변화가 일어나고, 스트레스를 받는 사람의 개인적인 특성과 관계없이 유사한 반응이 나타난다. 발열, 두통, 근육 및 관절통, 식욕상실, 피로감 등이 오는가 하면, 심리적으로도 불안, 짜증 등을 겪으며 집중력 저하, 수면의 어려움도 나타난다. 이러한 증상들은 흔히 '감기증후군'에 포함된다(홍숙기, 2006).

② 저항 단계

경보 단계에서 스트레스가 해결되지 않고 지속되면 유기체는 저항 단계라는 일반적응증후군의 두 번째 단계로 진행된다. 이 단계 동안 대처노력이 지속되면서 여러 신체기관에서는 스트레스에 대항하기 위한 부가적인 에너지가 필요하게 된다. 이에 호르몬의 분비가 왕성해지고 저항력이 높아지면서 신체적 증상에 대처하려고 하며 생리적 및 신체적 변화는 안정된다. 계속 진행 중인 스트레스를 다루기 위해서는 보다 안정적이고 장기간에 걸친 에너지의 공급이 필요하다. 이렇듯 여러 신체기관에서 호르몬의 분비가 왕성해지면서 신체적 소실이나 신체적인 불균형 상태를 복구하려 하나, 이에 반해 유기체가 스트레스나 위협적인 상황에 오랫동안 노출되고 익숙해지면서 생리적인 각성도 정상보다 높게 지속되며 저항력은 감소하여 위궤양이나 고혈압과 같은 신체적 질병이 발생할 수도 있다. 따라서 저항 단계에서는 안정을 취하는 듯 보이지만, 실제로는 생리적인 각성수준이 정상보다 높은 수준으로 지속되어 저항력이 낮아지는 문제가 발생하기도 한다.

③ 탈진 단계

유기체는 스트레스에 대항하여 싸울 수 있는 자원이나 에너지는 한정되어 있다. 따라서 신체의 저항에도 불구하고 스트레스가 오랫동안 지속된다면 결국 대처할 수 있는 신체적 자원은 고갈되거나 싸울 능력을 잃게 된다. 이러한 증상은 스트레스가 상당히 강력하고 대처능력을 압도할 때 발생한다. 그리고 이때 경고 단계에서 나타났던 신체증상들이 다시 나타나지만, 이는 경고가 아니라 우리의 신체기관이 고장난 것을 의미한다. 결국 유기체의 저항은 감소하고 소진되어 쇠약해진다. 이 단계에서 저항은 줄어들고 극도의 피로감, 위궤양과 같은 질병, 높은 수준의 불안과 우울증, 운동기술의 손상, 정신적인 기능의 손상, 악몽, 저하된 성적 능력 등이 발생한다. 심한 경우에는 죽음에 이르기도 한다. 예를 들어, 몇 해 전 방영했던 한 드라마에서 사랑하는 아내를 잃은 남편은 사별의 슬픔을 이기려고 많은 에너지를 소모하게 되고, 면역능력이 소진되면서 신체의 저항능력들이 저하되고, 정신적인 충격이 악화되어, 결국은 사망에 이르기도 했다.

2) 심리적 반응: "나도 내 마음을 몰라요."

스트레스는 우리 신체뿐만 아니라 심리적인 면에도 많은 영향을 미친다. 시험일이 다가올수록 자신 스스로 공부한 내용이 별로 없다고 느끼는 불안함과 무력감, 불확실한 진로에 대한 두려움, 성적의 결과가 기대에 미치지 못함에서 오는 스트레스를 호소한다. 이처럼 우리의 신체가 여러 가지 반응을 하는 것처럼, 우리의 마음도 다양한 반응을 한다. 또한 극심한 스트레스를 유발하는 사건과 신체질병 사이에 정서 경험이 부적인 역할을 하는 경우가 많은데, 즉 스트레스 사건을 경험하고 난 후 우울이나 분노와 같은 부적 정서를 경험하게 되고, 이러한 정서가 지속되면서 생리적 불평형을 일으키고, 생리적 불평형은 다양한 질병에 대한 취약성을 초래한다. 다음에는 스트레스를 경험했을 때 가장 대표적으로 나타나는 심리적인 반응에 대해서 알아보자.

(1) 정서적인 반응

① 불안, 공포

불안은 미래에 있을 것 같은 위협이나 위험에 대한 걱정에 의해서 유발되는 불편함 혹은 긴장 상태다. 사람들은 불안을 느낌으로써 잠재적으로 위협적인 상황에서 위험에 대한 탐지를 할 수 있다. 공포는 현재 우리 앞에 위험하고 위협적인 자극이 있거나 그것을 예상할 때 생기는 정서다. 사람들은 공포를 느낌으로써 실제적인 위험을 피할 수 있기 때문에 다른 정서와 마찬가지로 사람들이 경험하는 대부분의 공포는 적응적인 심리과정이다. 고통이나 고통이 예상될 때 혹은 혼자 있을 때의 위험에 대한 인지적 평가가 불안과 공포를 유발한다. 이러한 불안과 공포는 생존과 적응을 비롯하여 과제수행의 능률을 증가시키며, 공포를 느낄 때 다른 사람을 찾으며 서로 결속하게 만들기도 한다. 예를 들어,

시험을 앞두고 시험에 대한 불안을 느껴야 공부를 더 열심히 하게 되고, 수술을 앞둔 경우에는 혼자 있기보다는 사람들과 함께 있을 때 더 안도하기도 하며, 전쟁에 대한 공포는 군사력에 힘을 쏟게 만들기도 한다. 그러나 불안과 공포가 과도하게 되면 과제수행을 할 때 수행의 속도나 질을 저하시킬 뿐만 아니라 많은 행동에 제약이 생긴다.

② 분노

분노는 인간이 경험하는 정서 가운데 가장 대표적인 정서이며(한덕웅, 전겸구, 1995; Averill, 1982) 가장 흔한 정서다. 분노는 예상되는 목표를 획득하는데 방해를 받거나 우리의 욕구가 좌절될 때, 누군가로부터 모욕을 당하거나 자존심이 손상당한다고 지각할 때, 혹은 위협을 받을 때 유발되는 정서다. 그리고 많은 사람들이 분노를 억제하거나, 표출하거나 아니면 다른 모습으로 표출하는 등 다양한 방식으로 분노라는 정서를 표현하면서 살아가고 있다. 그리고 이러한 방식들은 인류의 진화과정상 생존을 위하여 중요한 기능을 하는 것으로 지적되고 있다. 분노는 행동을 하기 위한 에너지를 제공하고, 중요한 의사소통의 기능을 하며, 자신의 문제와 책임을 방어하고, 다른 사람들에게 분노를 표현함으로써 유능하게 보이기도 한다. 그러나 이러한 기능은 우리가 분노를 적절하게 조절하고 대처할 수 있을 때 가능하다. 분노는 우리의 욕구가 좌절되는 스트레스 상황에서 자주 발생하는데, 단순히 스트레스에 대한 정서적인 반응뿐만 아니라 이러한 분노정서가 오랫동안 지속되고 자주 경험될수록 관상동맥성 심장질환(CHD)과 같은 신체질병이 생길 가능성이 커지고 원만한 대인관계의 형성에 부정적인 영향을 미친다는 점에서 중요하다.

③ 우울

누구나 일생을 살면서 우울을 경험하고, 평소에도 우울하다는 말을 자주 한다. 어쩌면 우울은 우리가 가장 흔히 경험하는 익숙한 정서인지 모른다. 우리는 작고 사소한 사건에서부터 크고 엄청난 사건을 경험할 때에 이르기까지 우울을 경험한다. 그러나 우울하다는 것은 단지 슬프다는 것이 아니라 자신을 향한 분노, 불안, 절망감의 감정들이 혼합된 감정이다.

스트레스에 관한 연구에서 우울이 스트레스에 대한 보편적인 반응이라는 연구결과가 많으며(Billing & Moos, 1984) 생활사건, 사소한 골칫거리, 만성적인 스트레스가 우울과 상관이 있음을 보고하고 있다(Compas, Grant, & Ey, 1994). 또한 최근 산업구조나 직업현장에 많은 변화가 초래되면서 일 관련 스트레스가 증가하게 되었고, 이것은 심리적 장애 가운데서도 우울에 미치는 영향이 크다고 보고되었다(Tennant, 2001). 특히 스트레스를 경험했을 때 우울을 자주 경험하는 사람들의 심리적 특성을 보면 낮은 자존감, 사회적 지지의 결핍, 절망감, 자기통제감의 상실 등을 지니고 있는 경우가 많은 것으로 나타났다. 또한 우울은 신체건강에 대한 핵심적인 정서적 스트레스로 나타나고 있는데, 우울집단이 비우울집단에 비해 암으로 인한 사망률이 2배 이상 높게 나타났다(Shekelle et al., 1981). 이러한 결과를 통해 스트레스는 실제로 정서를 유발하기도 하지만, 또한 정서 역시 스트레스를 만들어 낼 수 있음을 보여 준다.

(2) 인지적 반응

고3 수험생이 주의력 향상과 관련된 치료를 받기 위해 병원을 방문하였다. 몇 달 전부터 주의집중이 안 되고 기억력도 저하된 것 같다고 호소하고 있고, 현재는 주의력과 기억력의 저하로 학습이나 학업성적에도 큰 지장을 받는다고 하였다. 그러나 검사 결과 실제로 그 학생은 주의력 및 기억력에 근본적인 문제가 있다기보다는 대학입시라는 스트레스를 경험하게 되면서 부가적으로 주의력과 기억력이 저하되는 것으로 나타났다. 많은 사람들은 큰 긴장이나 걱정거리가 있을 때 지속적으로 주의를 지속하거나 집중력을 유지하는 데 어려움이 있으며, 정신운동 속도가 지연되고 기억력이 저하되는 모습을 보인다. 문제를 해결하는 과정에서도 창의성이 부족하고 계획을 세우지 못하며 현재보다는 과거와 미래에 관심을 집중하는데, 특히 자신의 과거와 미래에 대해서 부정적이고 비관적으로 지각하는 경향이 강하다. 또한 스트레스나 갈등을 처리하는 경우에도 다양하고 유연한 사고를 보이기보다는 한 방향으로만 생각하는 경직되고 융통성이 부족한 방식을 보인다. 또한 과제를 완수하지 못하거나 포기하는 반응을 보이기도 한다.

3) 행동적 반응: 달라진 행동

어떤 대학생은 사람들 앞에서 발표하는 상황에 놓이게 되면 항상 말을 더듬는 행동을 보이며 그로 인해서 자신감이 저하되고 발표상황을 아예 회피하거나 포기하는 모습을 자주 보인다. 학생들에게 스트레스를 받으면 나타나는 행동들에 무엇이 있는지 물어보았다. 주로 음주나 흡연 증가, 커피를 마시는 횟수의 증가, 높은 칼로리의 스낵 섭취, 신경질적이거나 참을성이 부족한 말과 행동들, 평소보다 더 많은 사고 활동을 보이거나 이와는 반대로 위축된 사고활동을 보이기도 한다. 또한 사람들과의 관계에서도 유연성이 부족해지거나 사람들 만나는 것을 회피하기도 한다. 또한 과제를 완수하지 못하고 포기하기도 한다. 수면의 부족이나 수면 시 이를 심하게 가는 행동을 보이기도 한다.

스트레스 자가점검표

30문항 가운데 지난 한 달 동안 자신이 경험한 항목에 표시를 하면 표시된 항목 수가 스트레스의 점수다.

1. 머리가 개운치 않다(머리가 무겁다.).
2. 눈이 피로하다.
3. 때때로 코가 막힐 때가 있다.
4. 어지럼증을 느낄 때가 있다.
5. 때때로 기둥을 붙잡고 서 있고 싶다.
6. 귀에서 소리가 들릴 때가 있다.
7. 때로 입 안에 염증이 생길 때가 있다.

8. 목이 아플 때가 많다.
9. 혓바닥이 하얗게 될 때가 있다.
10. 좋아하는 음식을 별로 안 먹게 되었다.
11. 식후 위가 무거워지는 것을 느낀다.
12. 배가 팽팽하거나 아프거나 한다.
13. 어깨가 아프다.
14. 등골이나 배가 아픈 경우가 있다.
15. 좀처럼 피로가 없어지지 않는다.
16. 최근 체중이 감소했다.
17. 무엇인가 하면 쉽게 피로를 느낀다.
18. 아침에 기분좋게 일어날 수 없는 날이 있다.
19. 일할 의욕이 생기지 않는다.
20. 쉽게 잠들지 못한다.
21. 꿈이 많거나 선잠을 잔다.
22. 새벽 한두 시께 잠이 깨어 버린다.
23. 갑자기 숨쉬기가 힘들어질 때가 있다.
24. 때때로 가슴이 두근거릴 때가 있다.
25. 가슴이 자주 아파 오는 경우가 있다.
26. 자주 감기에 걸린다.
27. 사소한 일로 화가 난다.
28. 손발이 찰 때가 많다.
29. 손바닥, 겨드랑이에 땀이 날 때가 많다.
30. 사람 만나는 것이 귀찮아진다.

해석:

- 5개 이하면 정상
- 6～10개이면 가벼운 스트레스 상태로 휴식, 운동, 오락 같은 대책이 필요하고 더 나아가 직장 적응방식을 점검할 필요가 있음
- 11～20개이면 중증 스트레스 상태로 정신과에서 신체에 대해 종합검진을 받을 필요가 있음

출처: 대한정신과학회(2000).

4 스트레스 강도에 영향을 미치는 요인

글상자 5-5 왕심난, 왜 너만 힘드니?

그렇다면 한 가지 의문이 들 것이다. 사람들은 스트레스 상황에서 모두 같은 수준의 스트레스를 느끼는가? 동생 왕심돌도 왕심난과 같은 상황을 갖고 있지만 왕심난 군과 나타나는 반응은 다르다. 같은 스트레스 환경에서 스트레스에 대한 반응이나 심각도가 다르게 나타나는 것은 무슨 이유일까? 누구는 더 힘들어하고 누구는 견딜만 하다고 하는가? 조금 더 전문적으로 얘기하면 스트레스 강도에 영향을 미치는 요인은 무엇인가?

왕심난과 왕심돌은 모두 같은 상황이다. 하지만 왕심난 군과 달리 왕심돌은 자신이 노력하면 상황이 충분히 바뀔 수 있다고 믿는다. 하지만 왕심난 군은 자신이 노력해도 상황은 달라지지 않는다고 믿는다. 자신은 어떻게 해 볼 수가 없다고 한다.

위의 왕심난 군의 사례에서처럼 같은 상황에서 같은 스트레스를 받아도 사람들마다의 반응은 다르다. 어떤 이는 대학시험에 실패하면 자포자기하지만, 어떤 이는 다음날 재수학원에 다니며 심기일전하기도 한다. 또 누구는 실연을 당해도 꿋꿋하게 버티지만, 누구는 다 죽을 것처럼 행동하기도 한다. 이처럼 같은 상황이어도 더 힘겨워하는 사람이 있고, 위기를 잘 극복하며 해결하는 사람도 있다. 그렇다면 스트레스의 영향을 조절하거나 완화시켜 주는 요인들이 작용하고 있을 가능성이 있다.

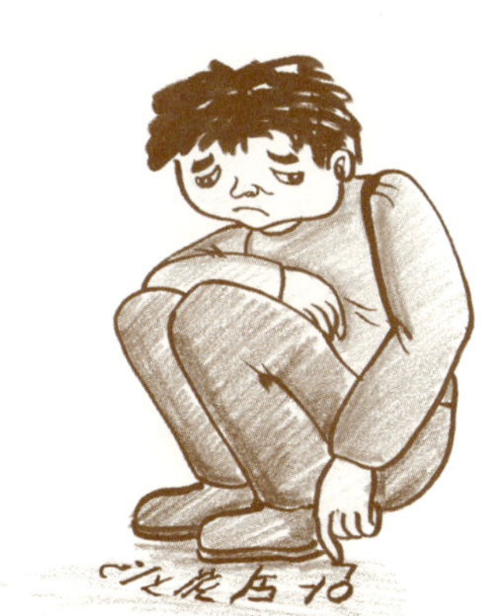

지금부터는 어떤 특성이나 요인들이 스트레스 완화에 효과적인지 알아보고자 한다. 이 요인들은 개인이 처한 상황 요인에 따라서 또는 개인이 지니고 있는 개인차 요인에 따라서 다르게 작용하는데, 스트레스의 영향을 완화시킨다고 알려진 요인에는

대표적으로는 예측 가능성, 통제 가능성, 자신감, 사회적 지지, 성격특성 등이 있다.

1) 예측 가능성

앞으로 우리의 인생에서 미래에 어떤 일이 일어날지 미리 알 수 있다면 미리 대처하거나 준비를 통해서 훨씬 적응적인 삶을 살 수 있을까? 자신의 먼 미래까지는 아니어도 당장 내일이나 가까운 미래에 어떤 일이 일어날지 예측할 수 있다면 그와 관련된 스트레스를 훨씬 줄어들 것이다. 사람들은 무슨 일이 언제 어떻게 일어날 것인지를 예측할 수 있는 상황에서 스트레스를 덜 받는다. 언제 어떠한 일이 일어날지 예측할 수 있다면 그에 따른 대처방법을 강구할 수 있기 때문이다. 예를 들어, 만일 몇월 며칠에 어떠한 형태의 전공시험이 있다는 것을 미리 공지한다면 학생들이 그 시험을 준비하고 치르는 것에 대한 부담이나 스트레스는 줄어들게 된다.

2) 통제 가능성

사람들은 자신에게 주어진 스트레스 상황을 통제할 수 있다고 생각할 때 스트레스를 덜 받는다. 반대로 자신이 스트레스 상황을 통제할 수 없다고 지각할 때 스트레스를 더 많이 받는다. 예를 들어, 개에게 목줄을 묶고 전기 쇼크를 지속적으로 준다면, 그 개는 목줄을 풀고 도망갈 수 없으며 자신의 노력만으로 상황을 통제할 수 없다는 것을 알게 되면서 나중에는 목줄이 풀려 있는 상태에서도 도망가려고 하지 않는다. 이처럼 위험이 예상되는 사건에 제대로 대처하지 못할 것 같다고 '인식하는 것', 즉 자신이 상황을 통제할 수 없다는 절망감과 무력감이 스트레스의 근본적인 원인이라 할 수 있다. 반대로 스스로 상황을 통제할 수 있다는 기대는 스트레스를 감소시킨다. 2009년 말 신종플루가 유행하면서 그 바이러스 치료제인 '타미플루'에 관심이 집중되었다. 특히 사람들은 익숙하지 않은 신종플루라는 바이러스에 공포를 느끼게 되었고 오히려 그러한 공포는 면역력을 감소시키기도 했다. 그러나 서울대 심리학과 곽금주 교수는 최고의 타미플루는 바로 자신감과 통제감이라고 주장하면서 통제감에 대한 지각이 스트레스 완화에 더 중요함을 강조했다.

3) 자기개념

개인은 성장과정을 거치면서 다양한 경험을 하게 되는데, 그 과정을 통해 자신에 대한 생각, 즉 자기개념을 확립해 나간다. 자기개념은 우리가 자신에 대해서 어떻게 생각하는가를 나타내 주는 것으로, 자기에 대한 인지와 평가의 한 측면이며 정신건강에도 중요한 영향을 미친다.

부정적인 자기개념을 지니고 있는 사람은 스트레스 상황에 처했을 때 자신이 아무것도 할 수 없다고 생각하고, 자신이 처한 상황을 통제할 수 없다고 느끼게 되며, 그로 인해 더 심한 스트레스를 경험한다. 그리고 그 상황을 견뎌낼 수 없다고 지각하기 때문에 포기 또는 회피하거나 다른 부적응적인 대처방식을 택하는 경우가 많다. 또한 부정적인 자기개념은 질병에도 취약하게 만드는데, 암환자를 대상으로 한 연구에서 이들은 그렇지 않은 환자들에 비해서 자기비하, 무력감 등이 높다고 한다(장연집 외, 1999). 반면 긍정적인 자기개념을 지니고 있는 사람들은 자기 자신을 믿고 잘 헤쳐 나갈 수 있으며 위기도 도전이 될 수 있다고 긍정적으로 해석한다. 그리고 이러한 해석은 스트레스 상황에서 더 적극적으로 능동적으로 대처하도록 만든다. 자아개념과 스트레스와의 관계에 대한 연구에서도, 긍정적인 자기개념을 지니는 것이 학업 스트레스와 정신건강 사이에서 매개역할을 하는 것을 나타났다(문경숙, 2008).

4) 사회적 지지

사회적 지지란 개인이 사회적 관계망의 구성원으로부터 제공되는 다양한 형태의 도움과 원조를 가리키는 것으로, 개인이 스트레스 사건에 적응할 수 있도록 주변의 의미 있는 사람들로부터 받는 지원을 의미한다. 이러한 사회적 지지는 개인의 스트레스를 예방하거나 스트레스 강도를 완화시켜 주며 건강을 증진시키는 역할을 한다고 알려져 있다(김삼진, 1999). 특히 사회적 지지를 받는 사람들은 자신들이 돌봄을 받고, 사랑과 존중을 받으며, 가치 있는 사람으로 평가받고, 의사소통망에 소속해 있으며, 호혜적인 관계에 있다고 믿으며, 실제로도 타인들로부터 사랑이나 인정, 정보, 물질적 원조 등 사회적 관계를 통해 긍정적인 지원을 얻는다. 그리고 이러한 사회적 지지에 대한 기대는 자신이 스트레스 상황에 처했을 때도 긍정적으로 발휘되는데, 즉 스트레스에 대한 부정적인 정서나 기대를 완화시키면서 그에 따른 생리적인 변화도 덜 경험하게 되고 문제해결이나 미래에 대해서도 낙관적인 기대를 하는 경우가 많다. 또한 Cutrona(1984)은 임신기간에 정보적 지지 수준이 높은 여성일수록 분만 후 자녀양육과 관련된 스트레스 사건에 대한 부정적 지각이 낮게 나타나, 스트레스 상황에서 사회적 지지가 보호적 요인으로 작용한다고 보고하였다. 실직자를 대상으로 한 연구에서도 실직이라는 스트레스 상황에서 사회적 지지를 받지 못한 사람들이 정신건강에 있어서 많은 어려움을 겪는 것으로 나타났다(황성훈, 유의정, 한오수, 1998). 이처럼 사회적 지지는 스트레스 사건의 부정적 충격을 감소시키면서 높은 스트레스 시기 동안 보호적 완충기로서 작용하고, 사회적 지지는 그 자체가 건강에 긍정적인 역할을 해 사람들이 심각한 스트레스에 있지 않을 때도 긍정적인 영향을 미친다.

자기개념검사

다음은 당신이 스스로를 어떻게 평가하고 있는지를 알아보고자 하는 질문입니다. 주위에 있는 사람과 비교하여 자신은 어떤지를 표시해 주십시오.

	전혀 그렇지 않다	약간 그렇다	대체로 그렇다	매우 그렇다	전적으로 그렇다
1. 외모가 준수하다.	①	②	③	④	⑤
2. 아는 것이 많다.	①	②	③	④	⑤
3. 욕심이 많다.	①	②	③	④	⑤
4. 유머감각이 있다.	①	②	③	④	⑤
5. 머리가 좋다.	①	②	③	④	⑤
6. 인기가 많다.	①	②	③	④	⑤
7. 일을 깔끔하게 한다.	①	②	③	④	⑤
8. 지금의 내 모습은 성공적이다.	①	②	③	④	⑤
9. 기억력이 좋다.	①	②	③	④	⑤
10. 성적 매력이 있다(이성에게 호감을 준다.).	①	②	③	④	⑤
11. 불친절하다.	①	②	③	④	⑤
12. 성격이 좋다.	①	②	③	④	⑤
13. 게으르다.	①	②	③	④	⑤
14. 신체 건강하고 활동적이다.	①	②	③	④	⑤
15. 이기적이다.	①	②	③	④	⑤
16. 책을 보면 이해가 잘 간다.	①	②	③	④	⑤
17. 얼굴이 잘 생겼다.	①	②	③	④	⑤
18. 본성이 착하다.	①	②	③	④	⑤
19. 독립심이 강하다.	①	②	③	④	⑤
20. 무슨 일이든 시작하면 끝을 보고야 만다.	①	②	③	④	⑤
21. 내 자신에 대해 지나치게 신경을 쓴다.	①	②	③	④	⑤
22. 무엇이든 쉽게 배운다.	①	②	③	④	⑤
23. 질투심이 많다.	①	②	③	④	⑤
24. 주어진 일을 성실하게 하는 편이다.	①	②	③	④	⑤
25. 냉혹하다.	①	②	③	④	⑤

채점 및 해석:

먼저 3, 11, 13, 15, 21, 23, 25번 문항은 거꾸로 채점하고(예, 1은 5, 2는 4, 4는 2, 5는 1로), 합산을 하십시오. 점수가 높을수록 자기개념이 긍정적입니다.

출처: 이민규(2004).

5) 성격특성

(1) A유형

극도의 경쟁심, 성공을 향해 몰아침, 성급함, 과잉흥분, 시간에 대한 주관적인 압박감, 관여와 책임에 대한 압박감, 공격적이고 성취지향적 성향 등을 보이는 사람들이 있다. 매우 도전적인 목표를 설정하고, 불가능해 보이는 시간 내에 이를 달성하려고 하며, 최대한의 노력을 기울이며, 극한 상황에서 더 많은 에너지를 분출하고, 항상 일과 성취에 대해 생각하고, 남들과 경쟁하여 승리할 때 자신의 가치를 느낀다. 또한 스스로 지극히 경쟁적이고, 성취지향적이고, 급하게 서두르고, 야심만만하고, 편하게 쉬지 못하고, 화를 참지 못하는 성격의 소유자들로 통계적으로 심장질환에 걸릴 확률이 높다. 이러한 성향을 A유형 성격이라고 한다.

'A유형 성격'은 심장전문의인 Friedman과 Rosenmanm이 처음으로 명명하였는데, 심장질환의 원인을 규명하기 위해 연구를 하던 중 환자들이 앉는 의자의 앞부분만 닳아 있다는 알게 되었고, 심장병을 지닌 환자들이 다른 환자들과는 다른 특성을 지닐 것이라고 예측했다. 심장병을 지닌 환자들을 면담하는 과정에서 이들이 안절부절못하고 대화내용이 시간이나 일, 성취 등에 집중되어 있음을 발견하였고, 이러한 특성들이 관상동맥 심장질환의 원인으로 작용할 수 있을 것이라고 가정했다. 이러한 점에 착안하여 성급하고 적대적이고 조급하며 경쟁적인 타입을 A유형 성격이라고 명명하였다. 이런 성격의 사람들은 다른 사람들보다 스트레스 상황에 대해서 더 쉽게 위협적으로 지각하고, 경쟁적으로 대처하며, 시간에 쫓기는 듯한 행동을 보인다. A유형 성격의 가장 두드러진 특징은 시간은 가급적 덜 들이면서 많은 것을 성취하려는 것이다. 또한 쉽게 긴장하고, 적대감을 드러내며, 공격적인 말투와 행동을 보이기도 한다. 이러한 A유형 성격의 특성들은 스트레스 상황에서 신체질병에 부적인 영향을 미치는데, 혈압 상승이나 심장박동 증가, 호르몬 분비 등이 관상동맥 심장질환을 비롯한 심장질환을 유발하는 데 영향을 미치며, 이 유형의 사람들은 그렇지 않은 사람들보다 심장질환에 걸릴 가능성이 2배 이상 된다고 밝혔다.

그렇다면 왜 A유형 성격의 사람들은 이러한 행동을 보이는 걸까? A유형 성격의 사람들은 낮은 자존감과 약한 자기통제력을 지니는데, 이들은 자신을 부정적으로 평가하고 그에 따른 실패에 대한 두려움이 강하다. 따라서 자신이 잘해야 한다는 압력을 느끼고 높은 기대를 가지며 완벽주의를 추구하지만 자신의 성취에 만족하지 못하기 때문에 불안정한 모습을 보이게 된다. 그리고 그럴수록 더욱 자신을 몰아부치고 도전적인 목표를 설정하여 불가능한 시간 내에 이를 달성하려고 하고, 남들과의 경쟁에서 승리할 때 자신의 가치를 느끼게 된다.

반면 A유형과는 반대인 B유형 성격이 있는데, 이 유형은 비교적 느긋하고, 덜 공격적이며, 자율을 중시한다. 단기적인 목표달성에 크게 얽매이지 않고, 결과적으로 성공할 수 있다고 믿으면 과정상 다소 미흡한 점이 있더라도 크게 개의치 않으며, 실패하더라도 다시 하면 잘될 것이라는 낙천적인 기질을 가지고 있다.

(2) 낙관성

낙관성(optimism)은 자신의 인생에서 좋은 일을 경험할 것이라는 일반화된 기대를 의미하는 것으로, 환경의 방해가 있을지라도 미래에 성공적인 결과가 있을 것이라고 믿는 정도를 나타낸다(Carver & Scheier, 1994, 1998). 그리고 이러한 낙관성은 개인의 부적응문제를 완화시키는 중요한 변인으로 언급되고 있는데, 연구에서는 일반적으로 낙관적인 사람들이 그렇지 않은 사람들에 비해서 보다 나은 심리, 신체적인 적응을 보인다고 보고하였다. 낙관적인 대학생들은 비관적인 대학생들에 비해서 만성적인 분노 수준 및 분노에 대한 억제 정도가 낮으며, 지각된 스트레스 수준이 낮고, 우울 경험이 적으며, 불안 수준도 낮은 것으로 보고되고 있다(이희경, 2008에서 재인용). 또한 낙관성은 통증을 비롯한 신체증상에도 영향을 미치는데, 높은 낙관주의 성향을 지닌 집단이 낮은 낙관주의 성향을 가진 집단에 비해서 더 낮은 통증 감각과 통증 강도를 지각하는 것으로 보고되고 있다(신정원, 이인혜, 2003).

A/B 생활습관 질문지

다음 각 항은 서로 상반되는 행동양상을 나타내고 있다. 자기에게 가장 적합하다고 판단하는 숫자를 선택한 후 점수를 더한다.

	평가등급		
1. 정해진 시간에만 일한다.	0 1 2 3 4 5 6 7 8 9 10	일을 늦게까지 하거나 집으로 가져가서 하기도 한다.	___
2. 조용히 기다린다.	0 1 2 3 4 5 6 7 8 9 10	마음 졸이며 기다린다.	___
3. 평가 시 숫자나 양으로 하지 않는다.	0 1 2 3 4 5 6 7 8 9 10	숫자나 양으로 평가한다.	___
4. 경쟁적이 아니다.	0 1 2 3 4 5 6 7 8 9 10	매우 경쟁적이다.	___
5. 별로 책임감을 느끼지 않는다.	0 1 2 3 4 5 6 7 8 9 10	항상 책임감을 느낀다.	___
6. 약속에 대하여 느긋하다.	0 1 2 3 4 5 6 7 8 9 10	약속에 대해 자주 조급해한다.	___
7. 서두르는 법이 없다.	0 1 2 3 4 5 6 7 8 9 10	항상 서두른다.	___
8. 여러 가지에 흥미를 가진다.	0 1 2 3 4 5 6 7 8 9 10	주로 일하는 것에만 흥미를 가진다.	___
9. 자기만 만족하면 된다.	0 1 2 3 4 5 6 7 8 9 10	남들이 알아주기를 원한다.	___
10. 아주 정확하지는 않다.	0 1 2 3 4 5 6 7 8 9 10	세심한 데까지 주의한다.	___
11. 일시적으로 일을 안끝낼수도 있다.	0 1 2 3 4 5 6 7 8 9 10	반드시 일을 끝내야 한다.	___
12. 자기 직업에 만족한다.	0 1 2 3 4 5 6 7 8 9 10	자기 직업에 불만이다.	___
13. 남의 말을 잘 들어준다.	0 1 2 3 4 5 6 7 8 9 10	남의 말을 듣기 전에 자기 말부터 끝낸다.	___
14. 태평하다.	0 1 2 3 4 5 6 7 8 9 10	힘들게 애쓴다.	
15. 천천히 한다.	0 1 2 3 4 5 6 7 8 9 10	빨리 한다.	___
16. 한 번에 한 가지씩만 한다.	0 1 2 3 4 5 6 7 8 9 10	다음에 할 일을 항상 생각하면서 한다.	___
17. 별로 화를 내지 않는다.	0 1 2 3 4 5 6 7 8 9 10	쉽게 화를 낸다.	___
18. 말을 천천히 한다.	0 1 2 3 4 5 6 7 8 9 10	말을 빨리 한다.	___
19. 감정을 잘 표현한다.	0 1 2 3 4 5 6 7 8 9 10	감정을 쌓아 둔다.	___
20. 마감시간 설정을 거의 하지 않는다.	0 1 2 3 4 5 6 7 8 9 10	자주 마감시간을 설정한다.	___

점수합계:

결과

A유형 성격: 135점 이상, 160～200 사이이며, 40세 이상 흡연가라면 심장병 위험이 매우 높음

A와 B유형 혼합형: 100～134점 사이

B유형 성격: 100점 이하

출처: 장현갑, 변광호(2005).

Scheier, Carver 그리고 Bridges(2002)는 미래에 대해 긍정적인 관점을 가진 사람들, 즉 낙관적인 사람들은 역경을 맞이했을 때 문제를 해결하려는 방향으로 동기화되어 문제해결 노력을 지속적으로 경주하는 데 반해, 비관적인 사람들은 문제상황을 회피하거나 문제해결 자체를 포기하려는 경향이 높다고 보았다. 또한 낙관성과 효과적인 대처관련성은 경험적인 연구에서 보고되었는데, 예를 들어 낙관주의자들은 적극적이며 능동적으로 행동하고, 스트레스 상황에서 계획적인 방식으로 문제를 해결하며, 통제할 수 있는 상황에서는 적극적인 문제해결을, 통제할 수 없다고 느끼는 상황에서는 수용과 긍정적인 재해석을 활용하는 것으로 나타났다(Scheier, Weintaub, & Carver, 1986). 특히 낙관성이 심리, 신체적인 적응에 효과적인 것은 낙관성이 높을수록 효율적인 문제해결을 하고 이것이 심리, 신체적 적응에 긍정적인 영향을 준다는 것이다.

5 요약

스트레스는 세 가지 측면에서 정의할 수 있는데, 반응으로서의 스트레스, 자극으로서의 스트레스 및 자극과 반응을 모두 고려한 상태에서 자극이나 사건에 대한 개인의 지각과 평가를 강조하는 것이다. 또한 스트레스는 대단한 사건이 아닌 일상적이고 사소한 일들이며, 사람마다 다르게 해석되기도 하고, 주변 환경에서도 영향받는다. 또한 자신 스스로가 스트레스를 만들기도 만든다.

스트레스의 주요 유형은 좌절, 갈등, 압력, 변화 등을 포함하는데, 좌절은 목표를 추구하는 것이 방해받는 상황에서 일어난다. 갈등은 두 가지 이상의 대립된 가치를 가지고 있는 힘이나 선택 가운데서 겪는 압박감을 말하는데, 접근-접근 갈등, 접근-회피 갈등, 회피-회피 갈등이 있다. 압력은 개인이 어떤 식으로 행동하기를 바라는 요구나 기대를 말하며, 순종압력과 수행압력이 있다. 삶의 변화 또한 스트레스를 유발시키는 중요한 요인이다.

스트레스에 대한 반응에서 생리적 및 신체적 반응은 Cannon에 의한 투쟁 혹은 도피반응, Selye의 일반적응증후군으로 설명한다. 일반적응증후군은 스트레스에 대한 신체적 반응의 3단계로 진행되는데, 경보 단계, 저항 단계, 탈진 단계다. 스트레스에 대한 정서적 반응은 불안과 공포, 분노, 우울을 나타내며, 인지적으로 주의집중력의 감소, 융통성이나 유연성이 부족한 사고 등을 나타내기도 하고, 행동적으로는 회피나 포기, 흡연 및 음주량 증가 등의 모습을 보이기도 한다.

그렇다면 스트레스의 강도에 영향을 미치는 요인은 무엇일까? 스트레스의 영향을 완화시킨다고 알려진 요인에는 예측 가능성, 통제 가능성, 자기개념, 사회적 지지 및 성격특성(A유형 성격특성, 낙관성) 등이 있다.

생각해 볼 문제

1. 대학생들이 가장 많이 받는 스트레스는 무엇이며 그에 대한 효율적인 대처법에 대해서 이야기해 보자.
2. 자신이 자주 겪는 스트레스 증상에 대해서 이야기를 나누고 이에 대한 효율적인 대처법을 알아보자.
3. 스트레스 강도에 영향을 미치는 요인 중 가장 중요한 것은 무엇이라고 생각하는지 논의해 보자.

참고문헌

권석만(2008). 긍정심리학: 행복의 과학적 탐구. 서울: 학지사.

김삼진(1999). 성인여성의 생활무용 참가와 사회연결망 및 사회적 지지와의 관계. 한양대학교 대학원 박사학위청구논문.

대한신경정신과학회(2000). 스트레스 자가점검표.

문경숙(2008). 청소년의 학업스트레스와 정신건강: 자기통제 및 감정조절의 역할. 아동학회지, 29(5), 285-297.

신정원, 이인혜(2003). 한국주부의 생활스트레스와 대처양상. 한국심리학회지: 건강, 8(3), 457-472.

이민규(2004). 현대생활의 적응과 정신건강. 서울: 교육과학사.

이희경(2008). 낙관성/비관성, 문제해결평가 및 정적/부적 감정 간의 관계 검증. 한국심리학회지: 건강, 13(3), 603-624.

장연집, 박경, 최순영(1999). 현대인의 정신건강(개정판). 서울: 학지사.

장현갑, 변광호(2005). 스트레스와 심신의학. 서울: 학지사.

전겸구, 김교헌, 이준석(2000). 개정판 대학생용 생활 스트레스 척도 개발 연구. 한국심리학회지: 건강, 5(2), 316-335.

한덕웅, 전겸구(1995). 퇴계심학의 4단 7정론에 관한 정서 이론적 접근. 임능빈(편). 동양사상과 심리학. 서울: 성원사.

홍숙기(2006). 젊은이의 정신건강. 서울: 박영사.

황성훈, 유의정, 한오수 (1998). IMF에 관련된 경제적 스트레스가 정신건강에 미치는 영향. 한국심리학회 연차대회 자료집, 161-172.

伊藤敬一(2001). 食鹽と健康の科學. 講談社ブル-バックス.

Anderson, G. & Anderson, D. (1984). Ambient temperature and violent crime: Test of linear and curvilinear hypotheses. *Journal of Personality and Social Psychology, 46*, 91-97.

Averill, J. R. (1982). *Anger and aggression: An essay on emotion*. New York: Springer-Verlag.

Billings, A. G., & Moos, R. H. (1984). Coping, stress and social resources among adults with unipolar depression. *Journal of Personality and Social Psychology, 46,* 877-891.

Cannon, W. B. (1932). The interrelations of emotions as suggested by recent physiological researches. *American Journal of the Medical Sciences, 25*, 256-282.

Carver, C. S., & Scheier, M. F. (1994). Situational coping and coping dispositions in a stressful transaction. *Journal of Personality and Social Psychology, 66,* 184-195.

Carver, C. S., & Scheier, M. F. (1998). *On the self-regulation of behavior.* New York: Cambridge University Press.

Compas, B. E., Grant, E., & Ey, S. (1994). Psychosocial stress and child/adolescent depression: Can we be more specific? In W. M. Reynolds & H. Johnston (Eds.), *Handbook of depression in children and adolescents* (pp. 509-524). New York: Plenum Press.

Cutrona, C. E. (1984). Social support among elderly in two community programs. *Journal of Gerontoloical Nursing, 21*(2), 31-38.

Dollard, J., & Millers, N. E. (1939). *Personality and psychotherapy*. New York: McGraw-Hill.

Holmes, T. H., & Rahe, R. H. (1967). The Social Readjustment Rating Scale. *Journal of Psychosomatic Research, 11*, 213-218.

Lewin, K. (1935). *A dynamic theory of personality*. New York: McGraw-Hill

Scheier, M. F., Carver, C. S., & Bridges, M. W. (2002). Optimism. IN S. J. Lopez & C. R. Snyder (Eds.), *Positive psychological assessment* (pp. 75-89). Washington, DC: Americal Psychological Association.

Scheier, M. F., Weintraub, J. K., & Carver, C. S. (1986). Coping with stress: Divergent strategies of optimists and pessimists. *Journal of Personality and Social Psychology, 51,* 1257-1264.

Selye, H. (1974). A syndrome produced by diverse nocuous agents. *Nature, 138*, 32.

Shekelle, R. B., Raynor W. J., Ostfeld A. M., Garron, D. C., Bieliauska, L. A., Liu, S. C., Maliza, C., & Paul, O. (1981). Psychological depression and 17-year risk of death from cancer. *Psychosomatic Medicine, 43,* 117-125.

Tennant, C. (2001). Work-related and depressive disorders. *Journal of Psychosomatic Research, 51*, 697-704.

06
스트레스 대처: 그물에 걸리지 않는 바람과 같이 세상사 고난을 다루어 가세

이 장의 학습목표

1. 스트레스 대처란 무엇인가 이해한다.
2. 스트레스에 대한 부적응적인 대처는 무엇이며 어떤 것들이 있는지 이해한다.
3. 스트레스에 대한 적응적인 대처는 무엇이며 어떤 것들이 있는지 이해한다.

앞 장에서는 스트레스가 무엇인지, 스트레스가 왜 발생하는지, 스트레스는 어떤 형태로 나타나는지, 스트레스의 강도에 영향을 미치는 요인에는 어떤 것들이 있는지 알아보았다. 이제 우리의 과제는 스트레스에 어떻게 대처하느냐다. 우리는 많은 스트레스를 경험해 오면서 스트레스를 최대한 빨리 해결하고 스트레스로부터 벗어나기 위해 많은 노력을 한다. 그리고 경험을 통해 자기 나름대로의 스트레스 해소법을 지니고 있기도 하다. 물론 우리가 처한 상황이나 여건에 따라서 그리고 각 개인들의 특성에 따라서 스트레스 해소법은 모두 다르다. 또한 21세기를 사는 우리가 경험하는 스트레스는 더욱 복잡해졌으며 스트레스에 대해 효과적으로 대처하는 것도 쉬운 일이 아니다. 예를 들어, 어떤 스트레스 대처법은 우리가 자주 사용하지만 스트레스에 대처하거나 감소시키기는커녕 오히려 우리를 더욱 힘들게 만들거나 안 좋은 상황에 놓이게 하기도 한다. 또한 어떤 스트레스 대처법은 효과적이긴 하지만 실천하기가 쉽지 않은 경우도 있다. 따라서 우리가 자주 사용하는 스트레스 대처법이 과연 효과적이고 적응적인 것인지, 아니면 어떻게 대처하는 것이 더 건강하고 효율적일 수 있는지 알아볼 필요가 있다.

이 장에서는 여러 스트레스 상황에서 스트레스를 관리하기 위해 어떻게 대처하고 있으며, 이런 대처방법들이 어떤 효과를 가져오는지에 초점을 맞추고 있다. 먼저 스트레스의 대처와 관리에 대한 일반적 논의로 시작할 것이다. 그러고 나서 스트레스에 건설적이고 적응적으로 대처할 수 있는 방법에는 어떤 것들이 있는지 구체적으로 알아보고 그 효과에 대해서 논의해 보며 실제 우리의 생활에서 적용해 보자.

1 스트레스 대처의 이해

현대인의 삶에 있어서 부정적인 생활사건이나 스트레스는 피할 수 없는 경험 중의 하나다. 특히 성공지향적인 삶은 스트레스가 많다. 그리고 그런 스트레스가 신체적, 정신적 건강에 해롭다는 건 누구나 다 알고 있는 사실이다. 물론 모든 스트레스가 해로운 것은 아니다. 약간의 스트레스는 긴장감을 더해 주고 그러한 긴장감은 일의 능률을 높이기도 한다. 또한 스트레스가 없거나 평화로운 날들만 계속된다면 우리가 지니고 있는 잠재력을 발휘할 기회가 없으며, 능력은 점점 퇴화되고, 아마 아무것도 할 수 없는 무능력자가 되고 말 것이다. 이처럼 적당한 스트레스는 우리의 잠재능력을 개발시켜 준다.

문제는 스트레스가 많고 적음의 문제가 아니라 우리가 경험하는 스트레스에 어떻게 대처하느냐다. 부정적인 생활사건 자체를 바꾸기는 쉽지 않은 일이지만, 이 사건들에서 파생되는 스트레스에 대한 대처(coping)는 개인의 노력으로 가능한 부분이며, 이러한 대처행동이 개인의 심리적 및 신체적 안녕에 중요한 역할을 한다는 것은 많은 연구들을 통해 밝혀져 왔다(Aldwin & Revenson, 1987). 대처(coping)란 스트레스 사건에 의해 유발된 내적, 외적 요구들을 다루는 데 사용되는 인지적 또는 행동적 노력(Folkman, 1984)을 뜻하는데, 스트레스와 관련된 문제나 감정들을 관리하여 스트레스를 줄이거나 없애려는 노력들을 의미한다. 어찌 보면 사람들이 스트레스에 많은 관심을 보이는 것도 스트레스 자체보다는 그 스트레스를 어떻게 관리하고 해결하느냐에 관심이 있기 때문이다(이영호, 2006).

우리가 일상생활에서 스트레스를 활용하고 그에 대처하는 방식은 무수히 많고 다양하다. 그러나 그러한 대처방식 모두가 현실 상황에 적응적이거나 스트레스 해소에 도움이 되는 것은 아니다. 그렇다면 적응적이고 건설적인 대처방식은 무엇인지 그리고 반대로 해가 되거나 부적응적인 스트레스 대처방식은 무엇인지 알아보자.

2 스트레스의 부적응적 대처

글상자 6-1 왕심난의 스트레스 대처방법에 어떤 문제가 있을까?

앞 장에서 설명한 왕심난은 요즘 아무 일도 손에 잡히지 않는다. 그래도 대학에 입학할 때에는 나름대로 꿈도 많았고 자신이 계획한 것이 이루어지리라는 기대에 의기양양하던 때도 있었다. 하지만 지금의 생활은 그때와는 많이 달라졌다. 예전에 계획했던 꿈들을 하나씩 포기하게 되고 그러한 자신의 모습에 실망하고 있다. 이제는 새로운 꿈을 꾸는 것 자체가 힘들고 다른 학생들이 도전하는 것을 보면서 왠지 자신은 할 수 없을 것만 같다는 생각이 든다. 슬그머니 포기하고 회피하게 된다. 그러면서 최근에는 동생 왕심돌과 어머니에게도 과도하게 짜증과 화를 내며, 자신의 인생이 계획대로 이루어지지 않는 것이 주변 사람들의 탓인 것만 같다. 술을 마시는 일이 더 잦아졌으며, 도서관에 가서도 한 시간을 앉아 있지 못하고, 친구들을 만나 당구를 치고 술을 마시지만, 왠지 마음 한구석은 편치 않다. 한두 번은 이렇게 스트레스를 푸는 것도 괜찮은 듯했지만, 이제는 이런 행동들로 인해서 더 많은 스트레스가 쌓이기도 한다. 그러한 자신의 모습이 한심해 화가 난다.

모든 사람들이 스트레스 상황에 처했을 때 현명하거나 적응적으로 대처하는 것은 아니다. 우리는 술 마시기, 포기하기, 잠자기, 쇼핑하기, 자신을 비난하기 등과 같은 방법으로 손쉽게 스트레스에 대처하는 경우가 많다. 이러한 대처법은 특별한 노력이나 시간이 들지 않아서 많이 사용되며, 스트레스로부터 일시적으로 벗어나게 하기도 한다. 하지만 그 결과는 또 다른 스트레스로 다가올 수 있다.

1) 포기하기: "이제는 꿈이 없어졌어요."

사람들은 스트레스 상황에 처했을 때, 특히 그 상황을 자신이 해결하기 어렵다고 생각할 때 포기하는 방법을 사용해 그 상황에서 물러나는 경우가 많다. 때로 불가항력적인 스트레스 상황에서 빠른 포기가 효과적인 대처방법이 되기도 하지만, 대체로 우리의 능력이나 자원을 충분히 발휘하지 않은 채 포기하곤 한다. 학습된 무기력은 포기하기의 대표적인 예인데, Seligman(1974)의 학습된 무기력 실험에서는 동물들이 도망칠 수 없도록 전기충격을 주고 그 동물들에게 전기충격을 피할 수 있는 반응을 배우는 기회도 주었으나, 많은 동물들은 전기충격을 피하려는 반응을 배우려는 노력을 하지 않고 무기력하게 반응하였다. 이를 학습된 무기력(learned helplessness)이라고 한다. 이 학습된 무기력은 피할 수 없는 혐오적 사건들에 노출되었을 때 유발되는 수동적인 행동으로, 자신이 피할 수 없는 상황에서만 무기력한 행동을 보이는 것이 아니라 무기력하지 않은 상황에서도 포기하려는 행동을 보이는 것을 뜻한다. 특히 Seligman은 사람들이 스트레스 상황에서 무기력한 행동을 보이는 것은 통제할 수 없는 상황 때문이 아니라 자신이 그 상황을 통제할 수 없을 것이라는 자신의 생각(신념)이 더 주된 원인이라고 설명한다. 따라서 어떤 사람들은 스트레스를 경험하게 되면 그 상황에 직면하거나 문제를 해결하기 위해 노력하지 않고 쉽게 포기하는 반응을 보이며, 포기하게 되는 상황에서 그 상황의 결과를 자신이 부족한 탓으로 돌리는 경우가 많고, 이러한 부정적인 해석은 앞으로의 성취에도 부정적인 영향을 미친다.

그러나 포기하기가 적응적이거나 도움이 되는 경우도 있다. 자신의 능력이나 자원의 한계를 인정하지 않고 지나치게 높은 목표를 세우고 잦은 실패와 좌절감을 경험하는 것보다는 자신의 한계를 인정하고 그 일을 포기하는 것이 훨씬 더 건강하고 적응적인 삶을 영위하는 데 도움이 될 수 있다. 즉, 자신의 능력에 맞는 목표를 설정하여 지나친 책임감에서 벗어나도록 하는 것도 필요하다.

2) 회피하기: "자고 나면 잊혀질 거야…."

정신건강 수업 중에 대학생들에게 스트레스 대처에 대해서 물어보면 대부분의 학생들은 '잠을 잔다.' '술을 마신다.' '음악을 듣는다.' '쇼핑한다.' '여행을 한다.' 등의 대답을 많이 한다. 이러한 방법들은 우리가 괴롭거나 힘든 상황을 생각하지 않으려는 회피하기 대처방식에 속한다.

위에서 본 것처럼 회피하기 대처방식은 우리가 가장 많이 사용하는 방법 중의 하나로, 스트레스로 인한 우리의 부적 감정을 조절하는 데 도움이 된다. 예를 들어, 잠을 많이 자고 나면 감정이 가라앉아서 그 전날 아무것도 생각나지 않을 만큼 힘들었던 문제들이 조금은 작게 보이기도 하며, 시간이 약이 되기도 한다(홍숙기, 2006). 그러나 문제해결을 위한 노력도 없이 시간만 보내게 되면 스트레스 상황은 더 악화되고 회피는 포기의 대처방식으로 이어지기도 한다. 따라서 회피하기 대처방식은 일시적으로는 효과적일 수 있지만, 시간이 지나도 여전히 그 문제는 남아 있으며, 더 나아가 자신의 학업이나 직장일에서 부적인 결과를 초래하기도 한다. 따라서 스트레스로 인한 부적 감정을 완화시킬 수 있는 시간을 보낸 후에는 문제해결에 대한 탐색이 필요하다.

3) 다른 사람에게 표출하기: "이게 다 너 때문이야!"

얼마 전에 개봉되었던 〈똥파리〉라는 영화의 내용을 보면 주인공 상훈은 동료든 적이든 가리지 않고 욕하고 때리며 자기 기분 내키는 대로 살아간다. 상훈에게서 나타나는 폭력적이고 공격적인 행동 이면에는 아버지로 인한 심리적인 상처와 좌절감, 아버지에 대한 분노와 고통 등 과거 가족과 관련된 아픔이 있으며, 자신이 스트레스를 받을 때마다 아무런 관련이 없는 다른 사람들에게 무참하게 공격행동을 함으로써 과거의 상처를 쏟아내고 있다.

사람들은 마음이 편안한 상태에서 타인을 공격하는 것이 아니라 주로 스트레스가 많거나 누적되어 있을 때 남들에게 공격적인 행동을 함으로써 자신의 스트레스에 반응한다. 공격성은 사람들이 화났을 때 직접적으로 보복하는 것이며 상대방에 대해 해를 입히는 것이다. Dollard와 Millers(1939)는 좌절-공격성 가설(frustration-aggression hypothesis)에서 좌절을 일으킨 일차적인 대상에게 공격행동을 보일 뿐 아니라, 자신의 좌절과는 아무런 관련이 없는 간접적이거나 이차적인 대상에게 공격적인 행동을 하는 경우도 많다고 얘기한다. 특히 자신에게 좌절을 안겨 준 진짜 근원에 대해서 화를 내거나 공격행동을 할 수 없을 때 자신과는 아무런 상관없는 대상에게 그가 단지 그 시간에, 그 장소에 있었다는 이유만으로 공격행동을 하는 경우도 있다. 때로는 자신이 화를 낼 수 없거나 분노를 유발시킨 상대에게 화내는 것이 제한될 때 아무런 관련이 없는 사람에게 공격행동을 하기도 한다.

한편, Freud는 자신의 부적 감정을 외부로 표출하여 다른 사람들에게 속상하거나 화난 감정을 표출하게 되면 시원함을 느끼기도 한다고 한다. 그러나 스트레스를 다른 사람에게 표출하는 방식은 부적 정서를 표출함으로써 대인관계에서 갈등을 일으키거나 주변 사람들로부터의 사회적 지지와 정서적 교류의 기회를 잃게 되는 등 긍정적인 면보다는 부정적인 손실이 더 크다.

4) 쾌락의 추구: "그래도 술을 마시면 스트레스가 풀리는 거 같아!"

글상자 6-2 최 씨의 사례

최 씨는 30대 중반으로 ㅇㅇ공단의 한 업체에서 일하고 있다. 평소에는 가족과 떨어져 일하고 있으며 한 달에 한 번 서울로 휴가를 나온다. 며칠 전 갑자기 회사에서 그의 서울 집으로 전화가 걸려왔다. 최 씨가 휴가에서 돌아오는 날인데, 아무런 연락이 없다는 것이다. 그의 아내는 그가 휴가를 나왔다는 얘기가 금시초문이었다. 회사와 그의 아내는 경찰에 실종신고를 하고 백방으로 그를 수소문해서 찾았는데, 그를 찾은 장소는 한 사창가에서였다. 그는 휴가기간 15일 동안 집에도 돌아오지 않고 룸 살롱과 단란주점, 사창가를 전전하며 섹스에 몰두했다. 아내가 그를 찾았을 때 그는 매우 지치고 피곤한 얼굴이었다. 아내가 이유를 묻자, 그는 별다른 대답을 하지 않았다. 그의 동료에 따르면 그가 오래전부터 회사일로 많은 스트레스를 받았고 힘들어했는데, 특별히 말을 하지 않아서 잘 몰랐다고 한다.

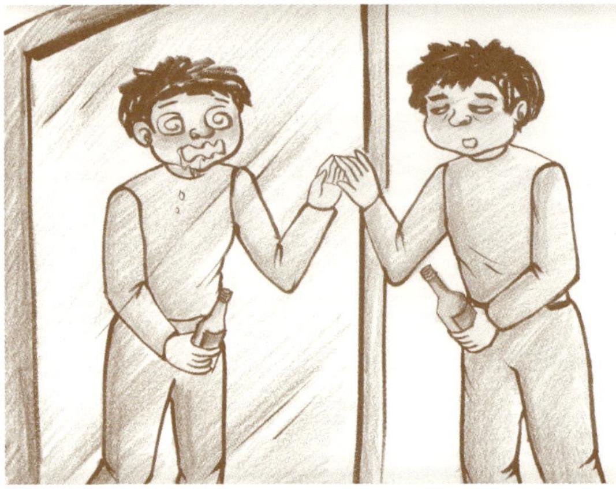

사람들은 스트레스를 받게 되면 더욱 말수가 적어지고 늘 하던 일에 흥미를 잃으며 위축되는 모습을 보이기도 하지만, 한편으로는 예전보다 더 많은 행동을 하기도 한다. 흔히 스트레스를 많이 받은 날 사람들은 술을 마시며 괴로운 마음을 달래기도 하고, 담배를 더 자주 피우기도 한다. 또한 쇼핑을 하며 필요하지 않은 물건들을 사들이기도 하고, 매운 것을 먹으며 낮에 있었던 괴로움을 잊으려 하기도 한다. 이렇듯 사람들은 나름대로 쾌락적이며 자극을 추구하는 행동을 통해 스트레스에 대처한다. 최근에는 인터넷 중독이나 도박 등이 사회적인 파장을 일으키고 있는데, 이러한 행동들은 심리적인 문제와 관련이 있다. 즉, 불안하거나 우울한 사람들은 부정적인 심리 상태를 해소하기 위해 도박을 할 가능성이 높은데, 도박을 할 때는 자신이 살아 있는 것 같고 기분이 고조되며 우울감이나 권태감, 낮은 자존감과 같은 부적 상태를 피하거나 경감시키기 위한 회피적 동기에서 도박을 하기도 한다(Jacobs, 1987). 그리고 이러한 경험들은 강화물로 작용하여 습관화된 행동을 유발하고, 그 행동의 결과로 인해 또 다시 불안과 우울을 경험하는 악순환의 고리가 되기도 한다(Dickerson, Cunningham, England, & Hinchy, 1991). 물론 이러한 대안적인 방법으로 스트레스에 대처하는 것이 꼭 부정적인 것만은 아니다. 스트레스 상황에서 스스로 적절하게 통제할 수 있다면 현실적으로 스트레스 대처전략에 유용하게 사용될 수 있다. 가령 사람들과 만나서 술 한잔 하면서 웃고 떠들고 격려를 받으면서 스트레스가 사라지기도 하고, 인터넷 채팅으로 만난 사람은 지루한 일상에 설렘을 제공하기도 한다. 그러나 스트레스 상황을 극복하기 위해 적극적인 노력을 하기보다는 자기탐닉적인 대안행동을 스스로 조절하거나 절제하지 못하고 지나치게 쾌락추구에 몰두하게 된다면 당신에게 또 다른 스트레스로 작용할 것이며 많은 것들을 잃게 되기도 한다.

5) 자신을 탓하기: "이게 다 내가 못난 탓이지!"

글상자 6-3 A 씨의 사례

A 씨는 결혼 10년 만에 이혼을 했다. 이혼 후 스트레스가 심해지고 여러 가지 어려움을 겪으면서 우울로 정신과 치료를 받고 있다. 사실 이들 부부의 갈등은 결혼 초부터 시작되었다. 결혼 초부터 남편은 도박과 외도를 일삼고 직장도 여러 번 바꾸는 등 상당히 불안정한 생활을 했다. 급기야 10년의 결혼생활을 청산하고 이혼을 하게 되었는데, 이혼요구도 남편이 먼저 했다. 그러나 A 씨는 이 모든 사실들의 원인이, 즉 남편이 도박을 하고 외도를 하고 한군데의 직장을 오래 다니지 못하며 방탕한 생활을 하는 것이 모두 자신의 탓이라고 생각한다. 자신이 잘나지 못했기 때문에 남편이 마음을 잡지 못하고 밖으로 돈다고 생각하는 것이다. 물론 A 씨는 뛰어난 집안배경이나 능력이나 외모를 지닌 것은 아니며 지극히 평범하다. 하지만 남편의 문제행동과 부부의 이혼이 어디 전적으로 아내의 탓인가? 그러나 오늘 상담을 받는 동안에도 A 씨는 여전히 자신의 부족한 점에 대해서 길게 얘기하고 있다.

몇 해 전 한 종교단체에서 자동차 뒤에 '내 탓이오'라는 표어를 부치는 캠페인을 벌인 적이 있었다. 아마도 자동차 접촉사고가 나거나 운행 중에 자주 벌어지는 시비에 대해서 상대방 운전자를 탓하기 전에 나 자신을 먼저 되돌아보고, 내가 상대방 입장이 되었을 때 어떻게 행동할 것인가에 대해서 생각해 보라는 뜻일 것이다. 그러면 불필요하게 도로 위에서 많은 시간과 감정을 소모하지 않아도 되니 말이다.

하지만 모든 상황의 원인이 나한테 있다고 생각하라는 뜻은 아니며 그것은 바람직하지도 않다. 분명한 상황에 대한 객관적인 원인 분석과 이해가 필요하다. 그러나 어떤 이들은 위의 A 씨처럼 무조건 자신을 비난하는 경향이 있는데, 자신을 탓하는 사람들은 흔히 자신의 실패를 개인적인 결함에 비합리적으로 귀인하고, 타인의 긍정적인 피드백은 무시한 채 부정적인 피드백에만 신경을 쓰며, 미래에 대해 비합리적으로 비관적인 예상을 한다. A 씨의 경우 남편이 결혼 전에도 방탕한 생활을 해 왔고 다른 여자와 살기 위해서 먼저 이혼을 요구한 것이었지만, A 씨는 모든 원인이 자신이 부족해서라고 비합리적으로 생각하며 우울해하는 것이다.

때로는 자신의 문제점이나 부족한 점을 인정하는 것이 우리가 성공적인 삶을 사는 데 도움이 되기도 하지만, 현실적인 근거나 판단 기준 없이 무조건 자신을 비난하는 것은 스트레스에 따른 부적 정서를 경험하게 할 뿐 아니라 전반적인 자기가치감에 부정적인 영향을 미친다.

글상자 6-4 대학생들은 무엇 때문에 스트레스를 받는가?

15년 전 한 신문에서는 '취업으로 인한 스트레스로 대학생 한 달 20명꼴 병원 찾아 호소한다' 라는 기사가 났었다. 그러면 2010년인 요즘 대학생들은 어떨까? 수험생활로 찌들었던 청소년기를 벗어나 사회생활을 하기 전까지의 과도기 단계에 있는 대학생들은 정신적으로 가장 혼란스러운 시기일 수도 있다. 또한 어른이 되었지만 자신이 할 수 있는 일은 많지 않다. 여전히 경제적인 독립을 이루지 못했고 취업으로 인한 고민을 해야 한다. 대학생들도 스트레스를 안고 살아간다. 졸업 후 취업 걱정, 줄어드는 주머니 사정, 무미건조한 대학생활, 인간관계 등 하루에도 많은 고민으로 괴롭다. 한 아르바이트 구인구직 포털(www.alba.co.kr)에서는 대학생 495명을 대상으로 스트레스 해소에 관한 설문을 실시했는데, 대학생들이 주로 스트레스를 받는 이유로는 경제적인 어려움(38%), 반복되는 일상(25%), 취업문제 등을 들 수 있으며 인간관계(12%), 가정사(4%)도 스트레스 요인이라고 보고했다.

그렇다면 대학생들은 스트레스를 어떤 방법으로 풀고 있을까?

하지만 대학생들이 받는 스트레스에 비하면 이에 대처하는 방법은 여전히 빈약하다. 대학생들은 음주로 스트레스를 푼다는 의견이 38%로 가장 많았으며 그다음은 여행 가기(15%), 잠자기(13%), 수다 떨기(8%), 그냥 참기(8%), 혼자 있기(7%) 등이 차지했다. 스트레스에 대한 적응적이고 건강한 대처방법을 익히는 것이 필요할 때다.

3 스트레스의 적응적 대처

그러면 어떻게 스트레스에 효과적으로 대처할 수 있을까? 효과적으로 대처한다는 것은 어려운 일인가?

앞의 스트레스 대처전략에서 살펴보았듯이 스트레스 대처전략은 일회적이거나 단시간에 적용될 수 있다. 그러나 그보다는 장기간에 걸쳐서 적용되는 대처전략이 더 일반적이다. 또한 스트레스 상황이나 개개인의 특성에 따라 효율적인 대처전략도 다양하고 다르다. 지금부터는 조금 더 효율적이고 적응적으로 사용되는 대처방법에 대해서 논의해 보자.

1) 적응적 대처의 본질

이영호(2006)에 따르면 스트레스에 효과적으로 대처하려면 두 가지 접근방식이 필요한데, 그 첫째는 평소에 개인의 대처능력을 향상시키는 예방적인 준비를 하는 것이다. 즉, 일반적으로 적응력을 개발하고 증진하는 노력이 필요하다는 것이다. 이러한 노력으로는 생활방식을 성장지향적으로 변화시키는 것, 자존심을 높이고 자신의 능력 개발하기, 인간관계 기술의 향상 등이 있다. 둘째는 특정한 스트레스 상황에 잘 대처하는 방법을 익히는 것이다. 다만 스트레스 상황이 다양한 만큼 그 많은 상황에 효과적인 대처방식을 모두 익힐 수는 없으며, 스트레스에 효율적으로 대처하는 마음가짐이 중요하다. 스트레스 대처를 위한 다섯 가지 마음가짐을 제시하면 다음과 같다.

- 스트레스를 인생의 불가피한 일부분으로 받아들인다. 스트레스는 피할 수 있는 경우도 있지만 피할 수 없는 경우가 훨씬 많다. 또한 스트레스가 없는 삶은 변화와 발전이 없으며 무의미하고 죽음을 의미한다.
- 스트레스를 해결할 수 있는 문제로 인식한다. 스트레스를 '운명' '팔자' '남의 탓'이라고만 생각하면 해결이 불가능하다. 그것을 문제로 인식하고 대처하려고 할 때 해결할 수 있다.
- 스트레스를 성장을 위한 도전으로 받아들인다. 스트레스는 부정적이고 위협적인 것이 사실이지만, 그것을 극복함으로써 자신의 잠재력을 계발하고 성취감을 경험할 수 있다.
- 자신의 스트레스를 잘 파악하고 이해한다. 내가 느끼는 스트레스는 분노, 긴장, 두려움, 우울 중 어느 것인가? 무엇이, 누가 어떻게 내 기분을 뒤집어 놓았는가?
- 지금까지 행해 왔던 습관적인 비효과적 대처방식을 바꾸려고 노력하고 새로운 방식을 배워야 한다(원호택, 1991).

2) 적응적 대처의 유형

(1) 평가중심적 대처방법

글상자 6-5 왕심난의 사고(신념)의 문제점 발견하기

왕심난은 자신이 원했던 S그룹에 원서를 냈으나, 서류전형에서 불합격했다. 그래도 나름대로 4년 동안 최선을 다해서 입사준비를 했던 곳이었다. 그 후부터 왕심난은 아무것도 할 의욕이 생기지 않았다. 우울했고, 좌절감이 컸으며, 도서관도 가지 않고, 사람들도 만나고 싶지 않았다. 자신의 방 밖으로 나가려 하지 않았다. 동생 왕심돌이 왜 그런지 묻자, "내 자신이 이렇게 무능한 사람인지 몰랐다. 그래도 마지막 희망이었는데…. 이제 남은 게 없다." 하고 자포자기한 듯 얘기했다.

위의 왕심난은 취업에 실패한 것 때문에 너무 괴로웠고 좌절했다고 이야기한다. 그러나 취업에 실패한 사람들이 모두 왕심난처럼 행동하는 것은 아니다. 그렇다면 왕심난이 그토록 괴로워하고 좌절하는 이유는 무엇인가? 그가 이야기한 것처럼 취업에 실패한 것 때문인가? 아니다. 자신이 취업에 실패한 사건 그 자체가 문제가 아니라 그 사건에 대해서 '나는 무능하다'라며 비합리적이며 극단적으로 생각하는 사고 자체가 문제인 것이다.

이렇듯 많은 사람들이 같은 종류의 스트레스 사건이나 어려움을 경험하지만 그 스트레스에 대해서 각기 다른 결과를 초래하는데, 그렇게 다른 결과를 초래하는 데에는 여러 가지 이유가 있다. 그중 하나는 자신이 처한 스트레스 사건이나 상황을 어떻게 해석하느냐로, 스트레스와 관련된 사고방식이나 해석, 평가방식이 다르기 때문이다. 하지만 대부분의 사람들은 스트레스 상황에 처하게 되면 그 상황에 압도되어 스트레스 상황에 대한 자신의 평가는 생각하지 못하거나 과소평가하는 경우가 많다. 스트레스를 다루는 유용하고 적응적인 방법은 자신에게 스트레스가 되거나 위협을 주는 사건이나 상황에 대한 자신의 평가를 바꾸는 것이다.

최근 Mauss, Cook, Cheng 그리고 Gross(2007)의 연구에서는 사건에 대한 인지적 재평가를 많이 한 집단일수록 심혈관계 반응과 부적 정서가 그렇지 않은 집단에 비해서 더 낮았다고 보고하고 있다. 즉, 스트레스 상황을 어떻게 해석하느냐에 따라서 죽을 만큼 힘든 상황일 수도 있고, 그래도 견딜 만하거나 오히려 자신을 성장시킨다고 받아들일 수도 있다. 이처럼 스트레스를 보다 효과적이며 적응적으로 다루기 위해서는 스트레스로 인한 부정적인 결과를 초래하는 부정적인 사고방식을 인식하고 이를 보다 합리적이고 적응적인 사고방식으로 바꾸는 연습이 필요하다. 이러한 대처전략을 평가중심적 대처방법(appraisal focused constructive coping)이라 한다. 쉽게 얘기하면 스트레스 사건에 대한 자신의 생각을 바꾸는 것이다. 평가중심적 대처방법에서는 사람들이 가지고 있는 부정적인 사고방식이 문제인데, 특히 사람들이 가지고 있는 비합리적이고 왜곡된 인지(사고)가 스트레스에 중요하게 작용한다고 보고, 이러한 개인의 비합리적이고 왜곡된 사고를 변화시킴으로써 스트레스를 관리한다. 그렇다면 사람들이 흔히 갖는 부정적인 사고 왜곡이나 비합리적인 신념에 대해서 알아보고 이와 관련된 대처전략에 대해서 살펴보자.

① 내 안에 있는 잘못된 사고 발견하기

정신과 의사인 Beck은 우울한 사람들과 우울하지 않은 사람들이 갖는 사고방식에 차이가 있는데, 우울한 사람들은 자신들이 처한 상황이 문제가 아니라 사고방식이 부정적이고 비관적이기 때문에 우울증에 빠진다고 주장한다. 그리고 부정적이고 비관적인 생각은 기분이나 정서를 넘어서 인간의 건강과 수명에도 영향을 미친다. 지금 자신이 심하게 화를 내고 있거나 누군가를 극도로 미워하는 것도 자신의 생각이 비현실적으로, 비논리적으로 왜곡되고 있기 때문이다. 따라서 우리가 잘 빠질 수 있는 사고 왜곡이 어떤 것인지 알고 이러한 생각의 함정을 미리 알고 있으면 감정이 극단적으로 치닫는 것을 예방할 수 있다. 사람들에게서 많이 나타나는 사고방식의 오류, 부정적인 인지적 왜곡은 다음과 같다.

- 이분법적 사고(흑백논리): 사물을 흑과 백의 두 가지 부류로만 보는 경향을 말하는 것으로, '실패와 성공' '사랑과 미움'과 같이 극단적으로 이분법적인 평가를 하는 것이다. 예를 들어, 줄곧 A학점을 받던 학생이 단 한 번 B학점을 받고 나서 '나는 이제 완전히 실패자야!'라는 식으로 결론짓는 것이다. 이러한 사고를 하는 사람들은 중간상태는 없으며 성공 아니면 실패일 뿐이다. 완벽하거나 성공하지 않으면 실패했다고 생각하기 때문에 완벽하기 위해서 애를 쓴다. 그러나 완벽하게 성공하기란 불가능하다. 때문에 이

들은 자신이 항상 완벽하지 않거나 실패한다고 생각하는 경우가 많고 완벽함에 더욱 매달리게 된다.

- 과잉일반화: 단 한 번의 부정적 사건을 마치 끝없이 반복되는 실패의 본보기처럼 생각하는 것이다. 어떤 학생은 2학기 중간고사에서 수학성적이 나쁘게 나온 것에 대해, 자신이 수학능력 자체가 부족하고, 공부에 자질이 없으며, 앞으로의 학업수행이 매우 비관적일 것이라고 생각하고, 더 나아가 자신은 어떤 일도 해낼 능력이 없는 쓸모없는 존재로 확대 해석한다. 그러고 나면 앞으로 공부할 의욕이나 동기가 매우 저하되고, 이러한 동기 저하는 학업수행 태도에 영향을 미칠 뿐 아니라 또다시 낮은 학업수행을 나타내는 등 자신의 비관적이고 부정적인 생각이 현실로 나타난다.
- 판단력의 색안경: 한 가지 잘못된 일에만 계속 집착함으로써 나머지 잘된 일이나 전체적인 모습은 보지 못하는 현상이다. TV의 공익광고 중 면접관이 검은색 안경을 쓰고 면접을 보는 장면이 있다. 장애가 있다는 이유로, 여자라는 이유로, 학력이 낮다는 이유로 그 사람의 긍정적인 점을 보지 못하고 제한된 평가를 하는 경우를 비판하는 광고였다. 그처럼 어떤 사람들은 타인이나 자신을 평가할 때 부정적인 측면에 집착하여 긍정적인 측면이나 전체적인 모습을 보지 못하는 경우가 있다.
- 성급한 결론: 자신의 결론(혹은 생각)을 뒷받침할 만한 확실한 증거도 없이 어떤 일을 부정적으로 해석하는 잘못된 심리추측과 지레짐작의 과오를 범하는 것이다. 한 예로, 전쟁에 나가서 한쪽 팔을 잃은 남자는 자신의 애인이 팔이 없는 자신의 모습에 실망하고 자신의 곁을 떠날 거라는 생각에 그녀에게 연락을 하지 않았다. 그 후 그녀가 결혼한다는 소식에 멀리서 보기 위해 결혼식장에 갔던 남자는 놀라지 않을 수 없었다. 그녀의 옆에는 팔과 다리가 없는 남자가 서 있었던 것이다. 이는 확인하지도 않고 상대방이 거절하거나 거부할 것이라는 생각에 먼저 포기하는 경우다. 그렇다면 사람들은 왜 확인하지도 않고 포기하는가? 아마 실제로 자신의 생각이 현실로 다가왔을 때의 참담함을 이겨내기가 어렵다고 생각하기 때문이다.

- 과잉확대(큰 재앙으로의 간주) 혹은 과잉축소: 자신의 실수나 불완전성, 불안감은 과대평가하는 반면 자신의 장점이나 잠재력은 과소평가하는 것이다. 또한 타인의 성공이나 재능은 과대평가하는 반면 타인의 단점이나 어려움은 과소평가하는 것이다. 결혼적령기를 넘어선 어느 여성이 상담실을 찾았다. 누군가를 만날 자신이 없고 자신은 남들에게 매력적으로 여겨질 만한 좋은 점을 하나도 지니고 있지 않다는 것이다. 실제로 그녀는 어려운 가정형편이지만 착한 마음씨와 성품을 지니고 있었다. 그러나 그녀는 자신이 지니고 있는 좋은 성품은 별거 아니거나 중요하지 않다고 생각하고 자신에게 부족하다고 생각하는 것만 크게 확대하여 생각한 것이다.
- 감정적 판단: 자신의 느낌이 사실의 증거라고 주장하는 것으로 '내가 그렇게 느껴지는 걸 보니 사실임에 틀림없다.'는 식으로 생각하는 것이다. 시험을 앞두고 '왠지 불안해. 아마 내가 공부를 하지 않아서일 거야.'라는 생각을 하게 되고, 공부를 하지 않았기 때문에 자신이 시험을 잘 치를 수 없을 것이라는 불안감이나 비관적인 사고는 실제 수행에 영향을 미치기도 한다. 그러나 감정이나 정서는 사고방식의 결과로 나타나는 경우가 더 많기 때문에, 시험을 앞둔 자신의 부정적이고 비관적인 생각이 불안감과 같은 정서를 발생시킨다는 것을 알아야 한다.

또한 우리가 정신건강을 유지하고 즐겁고 적응적인 생활을 영위하기 위해서는 비합리적인 생각을 버리고 현실적이며 논리적인 생각을 해야 한다. 비합리적인 사고의 기저에는 '반드시' '절대로' '완벽하게' '~해야만'과 같은 사고가 깔려 있는 경우가 많은데, 이 세상에서 '반드시' '절대로' '완벽하게'라는 것은 불가능하며 그러한 것을 요구하는 것은 비합리적이다. 따라서 이러한 비합리적인 사고를 '바람직한' '가능하면' '~할 수도 있다'와 같은 사고로 바꾸는 것이 보다 합리적이다. '난 반드시 성공해야만 해!'라는 당신의 생각 속에는 당신을 위험에 빠뜨리는 재앙적이고 파국적인 사고가 있다는 것을 알아야 한다. 또 운이 좋아 목표를 달성했다고 해도 내내 해야 한다는 생각에 사로

잡혀 있다면 성취감이나 만족은 느낄 수 없다.

Ellis의 ABCDE 모델은 사람들이 스트레스 사건에 대한 평가나 생각을 바꾸어 스트레스에 대한 정서적 반응을 줄일 수 있다는 대처전략이다. 그러면 스트레스 상황에서 우리를 힘들게 하는 비합리적인 사고가 무엇이고, 그러한 사고를 합리적이고 논리적인 사고로 변화시키는 과정을 알아보자.

A(activating events): 스트레스를 유발하는 사건을 찾아보자

우리를 불안하게 하거나 우울하게 하고 화나게 하거나 절망하게 하는 사건들이 있다. 먼저 부정적인 사고를 변화시키기 위해서 우리를 불쾌하거나 스트레스 받게 하는 촉발사건(activating events)을 찾는다. 예를 들어, 시험에서 낙방한 일, 애인에게 실연당한 일, 부모님께 꾸중 들은 일 등이다.

B(belief): 사건에 대한 자신의 신념을 발견해 보자

취업시험을 앞둔 왕심난은 합격하기 위해서 열심히 노력했지만 불행히도 시험에 떨어졌다. 그는 이런 상황을 엄청난 비극이라고 생각해 크게 낙담했다. 그리고 '난 능력이 없나 봐.' '이제 평생을 백수로 살아야 하나.' '사람들이 나를 보고 비웃겠지.' '나 같은 건 좀벌레야.' 라고 생각했다. 그러나 이러한 생각에는 많은 비합리적인 신념들이 포함되어 있다. 취업시험에 낙방했다는 자체로 모든 능력이 없다고 과잉일반화하고 있고, 사람들이 자신을 보고 비웃을 것이라는 임의적인 추론을 하며, 성공하지 못한 것을 실패 자체라고 인식하는 등의 극단적인 생각을 하고 있다.

C(consequence): 그 일 이후 어떤 결과가 일어났는가

취업시험에서 떨어진 이후 자신에게 능력이 없다고 생각하자, 앞으로 어떤 일에 도전할 자신감이 저하되고, 공부하는 것을 포기하게 되고, 사람들 앞에 나설 자신이 없어서 회피하고, 집 밖에 나가지 않게 된다. 또한 우울하고 절망스럽고 자신이 한심하다는 생각에 스스로에게 분노하기도 한다.

D(dispute): 그럼, 과연 내가 이렇게 생각하는 것이 옳은가

지금까지의 자신의 사고방식에 문제가 있거나 비합리적인 면이 있다면 그것을 찾아내고 스스로에게 다음과 같은 질문을 던지며 논박해야 한다.

나에게 있는 사고 왜곡 찾기 ➡ 나에게 다른 기준을 적용하고 있지 않은가? ➡ 그렇게 생각하는 증거는 무엇인가? ➡ 가능한 다른 해석은 무엇인가?

➡ 사실인지 확인해 보았는가? ➡ 얻는 것과 잃는 것 중 어느 쪽이 더 많은가? ➡ 만일 그것이 사실이라면 나는 어떻게 되는가? ➡ 나를 성장시키는 활동 실천하기

E(effect): 합리적인 신념으로 바꾸면 정서 및 행동이 달라진다

앞에서 스트레스를 유발하는 사건, 그 사건에 대한 신념(비합리적인 신념), 그리고 그 신념이 정서와 행동에 미치는 결과를 보았고 자신의 잘못된 신념을 논박하여 합리적인 신념으로 이끄는 과정을 살펴보았다. 앞에서 연습했던 것처럼 지금 자신을 괴롭게 하거나 우울하게 하는 사건이 있다면 지금 생각에서 멈춰서 다시 천천히 되짚어 보며 논박해 보자!

② 스트레스 사건을 긍정적으로 재해석하기

글상자 6-6 그렇다면 왕심난은 자신의 상황을 다르게 해석할 수는 없는 것일까?

현재 왕심난은 자신의 상황이 너무나 힘들고 비관적으로 여겨진다. 4년 동안 준비해 왔던 S그룹의 입사시험에 불합격한 것은 그를 절망의 나락으로 떨어뜨렸고 다시는 아무것도 할 수 없다고 느끼게 한다. 하지만 과연 그의 상황이 그렇게 나쁜 것일까? 다르게 생각할 수는 없을까?

곰곰이 생각해 보면 왕심난이 S그룹에 입사하려고 했던 것은 그의 적성에 맞거나 그가 하고 싶었던 일이라기보다는 우리나라에서 제일 큰 기업이라는 이미지 때문이었다. 사실 이번 입사준비를 하는 내내 왕심난은 S그룹이 자신의 적성과는 맞지 않다는 생각이 더 강했었다. 그가 다니고 싶은 회사는 따로

있었다. 어쩌면 이번 일로 인해서 직무적성이나 일의 가치나 동기를 다시 한 번 곰곰이 생각해 볼 수 있는 기회가 된 것은 아닐까?

50년 동안 김밥장사를 해 온 할머니가 자신이 모든 재산을 사회에 기부하였다. 이에 대해서 그렇게 오랜 세월 동안 힘들게 일했는데, 모든 재산을 기부하는 게 아깝지 않느냐고 묻는 사람이 많다. 하지만 할머니는 오히려 그 힘든 시간이 지금까지 내가 버틸 수 있게 만든 것이며, 그 시간들이 나를 더 강하게 만들었고, 내가 좀 더 큰 눈으로 세상을 바라보게 만든 것이라고 이야기한다.

어떤 사람들은 자신을 화나게 하거나 힘들게 하는 스트레스 상황에 처하게 되면 상대방이나 상황을 탓하거나 자신을 비관하기에 바쁘다. 그러나 어떤 사람들은 '그래도 이 정도가 다행이지.' '그래도 저 사람보다는 내 상황이 훨씬 낫잖아.' '난 힘들거나 포기하고 싶을 때면 시장에 가요. 시장에 가서 힘들게 일하는 사람들을 보면서 힘을 얻거든요.' 라면서 자신보다 못한 사람과 비교하여 자신의 상황에 대해서 다시 생각해 보거나 그래도 이 정도면 괜찮다고 긍정적으로 생각하기도 한다.

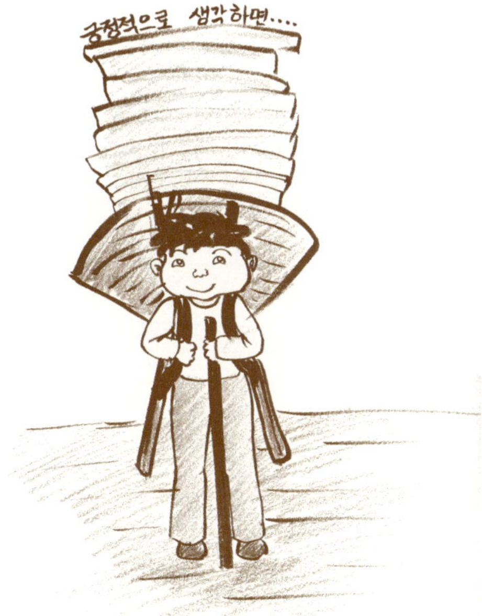

이는 나보다 못한 처지의 사람들을 보면서 자신을 더 우월하게 여기라는 것이 아니라, 나만이 그렇게 힘든 상황에 처한 게 아니라서 다행이라고 생각하면 자신의 상황을 비관하지 않고 긍정적으로 바라볼 수도 있다는 것이다. 이러한 긍정적 재해석 대처는 현실을 왜곡하지 않고 스트레스에 대해서 다시 평가해 볼 수 있다는 점에서 적응적인 방식이다.

또한 긍정적인 재해석을 하는 또 다른 방식은 자신이 경험하는 스트레스 상황에서 특히 힘들거나 부정적인 경험에서 긍정적인 면을 찾아내는 것이다. '지금 내가 경험하는 이 상황이 오히려 내가 성장하는 기회가 될 거야!' '화가 나는 이 상황에서 긍정적인 면을 찾아보자!' '오히려 지금 이 상황에서 내가 뭔가를 배울 수 있지 않을까?' 라며 자신의 상황 속에서 긍정적인 면을 찾으려고 하는 것이다.

(2) 문제중심적 대처방법

문제중심적 대처(problem focused constructive coping)는 스트레스를 유발시키는 문제 자체를 해결하고자 하는 노력을 말하며 구체적인 문제를 해결하기 위해 의도된 행동들을 포함한다. 예를 들어, 실직상황에서 문제중심적 대처는 주로 재취업을 하기 위한 것이 된다. 여기서는 체계적 문제해결, 시간관리 방법에 대해서 살펴보자.

① 체계적 문제해결 전략

글상자 6-7 왕심난은 자신의 목표행동을 이루기 위해 어떻게 행동하고 있는가?

대학생활이 이제 얼마 남지 않았다. 지난 4년간의 생활이 꿈처럼 지나온 것 같다. 하지만 아직도 졸업을 하면 무엇을 해야 할지, 정작 내가 하고 싶은 것이 무엇인지, 그것을 이루기 위해서 어떻게 해야 하는지 잘 모르겠다. 그냥 좋은 회사에 들어가야겠다는 생각으로 대학 4년을 지내서 그렇겠지만, 아직 구체적인 목표나 내 적성에 대한 생각은 없다. 먼저 취업한 선배들이나 동기들이 여기저기서 많은 말들을 해 주고, 하고 싶은 것들도 많긴 했지만, 내가 뭘 하고 싶은 건지 또 하고 싶은 걸 하기 위해서 무얼 어떻게 시작해야 하는 건지 아직 감이 안 잡힌다. 나만 이런가?

체계적 문제해결 전략은 건설적인 문제해결 태도 및 기술훈련을 적용하는 절차다. 다음과 같은 단계를 거쳐 다루어 보자.

1단계: 문제를 명료화하기

우리의 일상은 해결해야 할 과제들로 가득 차 있다. 사람들은 '난 너무 힘들어!'라는 일반적인 말로 자신의 어려움을 얘기하지만 '힘들다'는 말은 추상적이고 모호하다. 즉, 사람들은 자신의 문제를 명확하게 인식하지 못하고 모호하게 일반화시킨다. 또한 사람들은 '난 화가 나!' '난 책이 눈에 들어오질 않아!'와 같이 때로 자신의 부정적인 감정에 더 몰두하는 경우가 많아서, 나중에는 근본적인 문제가 무엇이었는지 문제 자체와 문제로 인한 결과를 혼동하기도 하며 문제로 인한 결과에 초점을 맞추기도 한다.

이처럼 자신의 문제가 무엇인지 명확하게 파악하지 못한다면 자신의 문제나 갈등을 다룰 수 없다. 그러므로 체계적 문제해결 노력의 첫 번째 단계는 현재 해결하고자 하는 문제를 명확히 하는 것이다.

2단계: 대안행동 마련하기

체계적 문제해결의 두 번째 단계는 대안행동을 마련하는 것이다. 사람들은 자신의 문제를 완벽하게 해결하기 원하지만 완벽한 해결책은 없다. 다만 가장 가치가 높거나 상황을 더 낫게 해 주는 대안을 찾는 것이 현실적이다. 따라서 문제를 해결하기 위해서 가능한 한 많은 해결책을 내놓는 것이 중요한데, 이때는 대안이 얼마나 실용적이거나 현실적인가, 좋은가 나쁜가를 평가하지 말고 가능한 한 많은 의견들을 내놓은 후 그 대안들 중 최선책을 찾는 것이 중요하다. 또한 이러한 대안을 찾는 과정에서 생각하지 못했던 창의적인 아이디어가 나타나기도 한다.

3단계: 대안을 평가하고 행동하기

앞의 2단계에서 많은 대안들을 창출했다면 3단계에서는 그 대안들이 얼마나 가능성이 있는지, 얼마나 가치가 높은지, 얼마나 이득이 있는지를 평가한다. 그러나 각각의 대안들에 대한 절대적인 판단 기준은 없으며 다만 다음과 같은 세 가지의 일반적인 기준으로 대안들의 가치를 평가해 볼 수 있다. 첫째, 각 대안들이 얼마나 현실적인 계획인가? 다시 말하면, '자신이 선택한 대안을 행동으로 실행하는 것이 성공할 가능성은 얼마인가?' '혹시 예상치 못했던 장애물은 없는가?' '그렇다면 어떻게 할 것인가?'에 대해서 생각해 보는 것이다. 이러한 평가과정에서 무조건적으로 낙관적으로 보거나 무조건적으로 비관적으로 평가하는 것은 삼가야 한다. 둘째, 각각의 대안과 관련된 위험이나 부담을 생각해 본다. 당신이 문제를 해결하고자 한 것이 문제를 더 악화시키거나 예상치 못한 부정적인 결과를 나타낼 수도 있다. 그렇다면 당신이 문제해결을 위해 선택한 대안행동을 수행했을 때 발생할 수 있는 부정적인 결과는 없는지 찾아본다. 마지막으로, 각 대안의 예상되는 결과의 유익함이나 가치를 비교해 본다. 자신이 추구하는 것과 가장 가깝고, 가장 가치가 높거나 현실적이고 위험부담이 적으면서도 상황을 더 나아지게 해 주는 대안들을 비교하며 선택하는 것이다.

4단계: 융통성 있게 대안을 실행하기

이제 대안을 행동으로 옮기는 경로를 선택한 후 당신이 선택한 대안을 행동으로 옮겨야 한다. 그러나 완벽한 선택은 없다. 어제까지만 해도 가장 최선이라고 선택한 대안이 오늘은 다른 요인들로 예상치 못한 결과를 초래할 수도 있다. 그렇기 때문에 융통성 있고 유연하게 대안을 바꾸거나 전략을 수정할 수 있어야 한다. 한 번 선택했다고 해서 바꿀 수 없는 것은 아니다. 또한 행동과정을 평가할 때 실패했다고 자책하거나 극단적으로 부정적인 사고를 보일 필요는 없다. 오늘의 실패가 내일의 성공에 밑거름이 되기도 하는 법이다.

목표를 관리하는 방법을 배워 봅시다

1. 단계별로 목표를 수립하자

목표는 가능한 한, 장기목표와 단기목표로 나누어서 세우는 것이 좋다. 목표를 위계화하는 것이 계획을 수립하는 데도 좋으며, 자신의 진행상황을 파악하기에도 좋다.

장기목표: IBM 같은 회사에 들어가 시스템 전문가가 되는 것
단기목표: 자신의 올해 학점을 관리하는 것
TOEIC 점수를 올해 내에 750점까지 획득하기
컴퓨터 프로그램(Visual C++) 배우기

2. 자신에게 맞는 목표를 수립하자.

· 나에게 가장 가치 있는 목표인가?
목표를 세우는 본인이 해 볼 만한 가치가 있다고 느끼는 계획을 세워야 하는데, 자신에게는 재미나 가치가 없는 가치라면 지속적으로 그 목표에 동기를 가지기 힘들기 때문이다.

· 실현 가능성이 있는가?
아무리 좋은 목표라도 실현 가능성이 없다면 오히려 다음 계획들을 세우거나 현재 있는 다른 계획들을 달성하는 데에도 부정적인 영향을 미치게 된다. 계획을 세울 때 반드시 현실적인지를 따져 보자.
예를 들어, 자신의 영어실력이 낮은 상태에서 올해 내로 TOEIC 950점을 목표로 한다거나, 도저히 시간이 없는데 컴퓨터 프로그램을 배운다거나 하는 식으로 계획을 세운다면, 오히려 본인에게 스트레스만 준다.

· 구체적인가?
목표가 명확하고 구체적으로 세워져야 목표를 이룰 수 있는 가능성이 높아진다. 도전적인 목표를 세우는 것은 좋지만 추상적인 목표는 계획을 세워 실행하는 데 도움이 되지 않는다. 예를 들어, '영어능력을 향상시킨다.' 보다는 '올해 10월까지 TOEIC 시험에서 750점 이상을 받는다.' 혹은 '7월까지 Word Smart 단어를 모두 암기한다.' 가 훨씬 더 구체적이며 좋은 계획이다.

3. 세부적인 활동내용을 계획하고 그 우선순위를 정하자.

예를 들어, 올해 내에 TOEIC 시험에서 750점 이상을 받기로 결심했다면 관련된 목표를 달성하기 위한 구체적인 활동을 계획해야 한다. TOEIC 학원을 수강하고, 스터디 그룹을 조직하여 공부하고, 부족한 어휘를 보충하기 위해 단어집을 사서 외워야 할 수도 있다. 중요한 것은 이러한 활동계획들에 우선순위를 정해 자기가 사용 가능한 시간들에 알맞게 배분하는 작업이다. 이 부분의 실제 연습은 이후 제시되는 시간관리 기술과 연결시켜 보자.

4. 끊임없이 점검하고 평가하자.

여러분 가운데 상당수는 실제로 이와 비슷하게 목표를 설정하고 자신의 활동을 계획해 본 경험이 있을 것이다. 그러나 대부분 며칠을 지속하지 못하고 포기하거나 깨끗이 잊어버리게 되었을 것이다. 가장 중요한 것은 끊임없이 자신의 목표와 계획 그리고 행동을 점검하고 평가해 보는 일이다. 화장실, 책상 앞, 다이어리 제일 앞과 같이 가장 잘 보이는 곳에 당신의 목표와 계획을 볼 수 있게 붙여 놓자. 이런 과정을 몇 번 인내심 있게 수행하여 단기계획을 이루어 나간다면, 그 성공 경험이 더 많은 계획들을 성공적으로 이끌어 나가게 하는 데 자양분이 될 것이다.

목표를 관리하는 방법을 실행해 봅시다

1단계: 목표 정하기-무엇을 배우기를 원하는가?

명확하고, 구체적이고, 너무 이상적이지 않게 최대 두 달 이내에 목표를 적어 보자.

____

위 목표들에 대하여 각각의 기준에 대해 점수를 매겨 보자.

(1=전혀 그렇지 않음~7=매우 그렇다)

- 명확한가? ―――――――― 1 - 2 - 3 - 4 - 5 - 6 - 7
- 구체적인가? ―――――――― 1 - 2 - 3 - 4 - 5 - 6 - 7
- 너무 이상적이지 않은가? ―――――――― 1 - 2 - 3 - 4 - 5 - 6 - 7
- 최대 두 달 이내의 목표인가? ―――――――― 1 - 2 - 3 - 4 - 5 - 6 - 7

♠ 평균 4점이 넘지 않으면 목표를 자체 수정하라.

마지막으로, 정말 중요한 질문이다.
당신은 이 주제에 얼마나 관심이 있는가?
(1=전혀 관심 없다~10=매우 관심 있다) ____________________점

♠ 만약 5점 이내라면 다른 목표를 선택하라.

2단계: 자신 내의 동기 부여하기

내적 동기는 당신만의 동기이며 자신의 목표, 가치, 흥미에 부합된다. 예를 들어 내가 친구들과 더 빨리 의사소통을 하고 싶어서 타자 치는 연습을 하거나, 컴퓨터에 대해 좀 더 잘 알기 위해서 컴퓨터 매장에서 아르바이트를 한다면 내적 동기가 있

다고 말할 수 있다.

당신의 필요/호기심/즐거움에 초점을 맞추어서 목표에 대하여 지금 당신이 왜 이것을 배우려 하는지 이유를 써 보자.

1. ______________________________
2. ______________________________
3. ______________________________

정말 스스로 하고 싶은 마음이 있을 때 내적 동기가 있다고 할 수 있다. 당신이 내적 동기를 갖는다면 이 공부를 할 때는 좀 더 노력을 기울이고, 성공하기 위해 다양한 방법을 모색하고, 더 지속적으로 더 깊게 공부할 것이다.

3단계: 자신 밖의 동기 부여하기

당신이 이것을 배우려고 하는 다른 이유를 써 보자.

1. ______________________________
2. ______________________________
3. ______________________________

당신 밖에서 주어지는 긍정적 유인을 외적 동기라고 한다. 예를 들면, '학교의 졸업시험을 통과하기 위해 TOEIC 시험을 본다.' '직업을 구하기 위해 컴퓨터 프로그램을 배운다.' '멋진 선생님을 기쁘게 해 주기 위해 수영을 배운다.'와 같은 것이다.

이러한 외적 동기는 내적 동기보다 덜 효과적이다. 당신은 처벌을 피하기 위해 공부할 수 있고 보상을 받거나 다른 사람을 즐겁게 하기 위하여 공부할 수 있다. 외적 동기가 해로운 것은 아니지만 장기적으로 볼 때 내적 동기를 지니도록 노력해야 한다.

4단계: 전반적 계획 세우기

1. 공부의 순서를 정할 수 있나? 무엇이 우선시되어야 하는가?

____

2. 이 일(공부)을 하기 위해 얼마나 시간이 필요한가?

____

3. 도움을 받을 사람이 있는가? 이 분야의 전문가는 누구인가? 그에게 도움을 받을 수 있나?

____

4. 어디에서 배울 내용에 관한 도움을 받을 수 있나?(예를 들어, 도서관, 교과서 등)

____

5. 공부과정을 언제, 어떻게, 점검할 것인가?

____

6. 내 진전에 따라 스스로에게 보상을 어떻게 할 것인가?

____

7. 결과에 도달하지 못하면 어떻게 할 것인가?

____

5단계: 구체적 계획 세우기

구체적 계획을 세울 때는 목표 관리 내용을 다시 한 번 읽고 세심하게 세워야 한다. 또한 구체적이고 실현 가능성이 있어야 한다.

각 중간 목표별로 월별, 주별, 날짜별 계획을 세운다.

중간목표: ______________________________

월별 계획

월	계획

주별 계획

일별 계획

6단계: 조언자를 선택하기

조언자의 조건: 조언자는 단순히 조언만 해 주는 사람은 아니다. 내가 신뢰할 수 있어야 하고, 내 동기와 내가 하고자 하는 것에 대해 충분히 이해하고 있어야 한다. 나의 진행 상황을 점검해 줄 수 있어야 하지만 나를 테스트해서는 안 된다. 나를 꾸짖기보다는 격려해 주어야 한다.

의사소통방식:

무엇을? ____

어떻게? ____________________

언제? ____________________

얼마나 자주? ____________________

어디에서? ____________________

대상은? ____________________

7단계: 진행상황 점검하기

공부를 해 나가면서 다음의 질문을 이용하여 진전 상태를 점검하자.

마음속에서 목표에 대한 낙관적인 생각은 하고 있는가? ____________________

지금 공부하고 있는 단계는 어디인가?[장(chapter), 수준, 어떤 하위목표]

____

공부하면서 무엇을 얻게 되는가?____________________

다른 상황에도 적용할 수 있는가?____________________

이해가 안 가는 것이 있는가?____________________

조언자의 도움이 만족스러운가?____________________

스스로에게 어떻게 보상하고 있는가?____________________

각 단계에서 배울 내용은 충분한가?____________________

각 단계가 만족스럽지 못할 때 다음 단계에서 반영되는가? 어떻게 반영되는가?

____

8단계: 최종 점검/평가

첫 번째 학업의 도전에서 실패했는지 성공했는지는 매우 중요하다. 그러나 지식의 양이 항상 성공과 실패를 판단하는 기준이 되어서는 안 된다. 다양한 방식으로 평가할 수 있어야 한다. 성공의 여부는 진전에 대한 평가와 이 진전을 통해 무엇을 배울 수 있었는지에 따라 판단할 수 있다.

아래의 질문에 답해 보라.

· 처음에 생각한 것처럼 이 과제가 흥미로운가?

____

· 나의 내적 동기 가운데 어떤 부분이 충족되었는가?

____

· 학습의 진전이 효과적이었는가?

____

· 모르던 부분 가운데 배운 점은 무엇인가?

· 조언자는 도움을 주었는가? 의사소통은 잘되었는가?

· 외적 동기가 도움이 되었는가?

· 내적 동기가 효과적으로 작동하였는가?

· 배움은 이후의 삶에 어떻게 도움이 되겠는가?

출처: 성균관대학교 학생상담센터(2005).

② 시간을 효율적으로 사용하기

글상자 6-8 왕심난은 시간을 어떻게 사용하고 있는가?

요즘은 제대로 하는 일 없이 지루하다….

취업실패로 인해 우울하기도 하고 또 다른 일자리를 알아봐야 한다는 생각에 스트레스도 많지만, 남은 시간을 어떻게 사용해야 할지 잘 모르겠다. 마음은 급한데, 하루하루 시간을 대충 보내고 있는 것만 같아 더욱 죄책감이 든다. 하지만 마음속의 죄책감과는 달리, 오히려 더 게을러져서 늦잠 자는 일이 허다하고, 그러다 보니 수업은 수업대로 빼먹고, 컴퓨터에 매달려 있는 시간은 늘어나고, 밤 늦도록 술 마시는 일도 생기고… 아무것도 한 일 없이 시간이 흐른다.

많은 학생들은 리포트 제출 마감시간이 여유롭게 주어져도 늘 마감시간에 쫓겨서 제출하는 경우가 많으며 그럴 때면 바싹 타들어가는 마음과 함께 '하루가 24시간이 아니라 25시간이었으면 좋겠다.' 라고 생각하곤 한다. 출근길이나 등굣길에 시간전쟁을 치러야 하는 사소한 일상에서부터 학교나 직장에서의 업무나 프로젝트와 같은 중요한 일들을 처리할 때면 시간에 쫓겨 심리적인 압박감으로 최악의 경우에는 모든걸 포기하게 되기도 한다. 어차피 늦었으니 아침수업을 빼먹는다든지, 과제를 포기하거나 프로젝트 팀에서 빠지는 등 말이다.

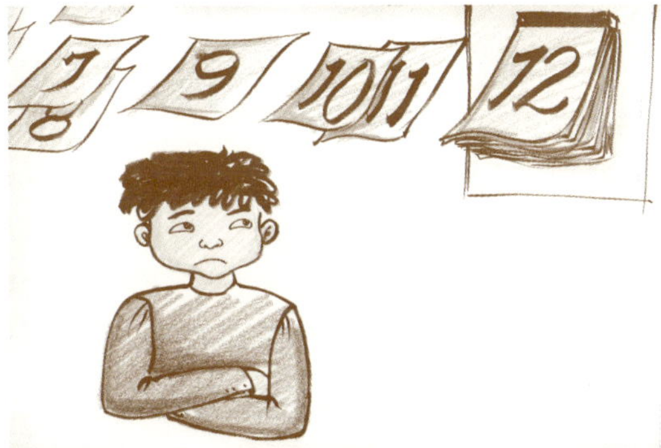

스스로는 '요즘 너무 바쁘다.' '시간이 없다.' 고 말하지만 모든 사람들에게 주어진 시간은 24시간이다. 시간이야말로 모든 인간이 평등하게 지닐 수 있는 자원이기도 하다. 왜 누구는 자신에게 주어진 시간을 현명하게 활용하고 정해진 시간 안에 여유롭게 일을 마치는 반면, 누구는 항상 시간에 쫓기고 시간에 지배당하는가?

초등학교 시절 방학 첫날이면 으레 하는 행사 중 하나가 생활계획표를 작성하는 것이다. 시간별로 자신이 해야 할 일들을 계획했던 기억이 있을 것이다. 하지만 학년이 올라갈수록 생활계획표를 짜는 일은 드물어진다. 이미 많은 계획을 세웠지만 자신이 잘 지키지 못한다는 걸 알기 때문이다. 시간계획을 세우고 이를 실행하는 것은 자신의 생활을 과학적으로 계획하는 기술이다. 그것은 자기주도적으로 학업생활을 할 수 있는 기초가 될 뿐 아니라 스스로를 신뢰할 수 있는 지름길이 되기도 한다. 효과적인 자기관리 중의 하나가 시간관리다. 이처럼 시간관리를 잘하면 주도적인 삶의 자세를 갖게 된다.

다음으로 시간을 보다 효율적으로 관리하기 위한 방법을 알아볼 것이다. 먼저 시간을 낭비하게 되는 원인을 살펴보자.

자신에게 가장 중요한 일의 순위를 정하지 못하거나 먼저 해야 할 일을 하지 못한다

B는 시험 2~3주 전부터 시험공부 계획을 세운다. 그러나 유독 공부하기 전에 할 일이 많다. 시험기간만 되면 늘 정리하지 않던 책상을 말끔하게 정리하고 더불어 방안까지 깨끗하게 청소한다. 정리하느라 시간이 걸린다. 또 정리가 끝나고 나면 미리 샤워하고 머리도 감는다. 씻고 나니 약간 피곤한 듯해서 2시간만 자고 새벽까지 밤을 새워서 공부하자고 생각한다. 대충 계산해 보니 밤을

세우면 5시간을 공부할 수 있으니까 말이다. 하지만 2시간 후 깨어나도 비몽사몽이고, 동영상 강의를 들으려고 컴퓨터를 켜 놓았지만, 인터넷에서 사소한 내용들을 검색하고 읽느라 시간을 보낸다. 책상에 5시간을 앉아 있었지만 책에 집중한 시간은 얼마 되지 않는다. 이럴 바에야 차라리 잠이라도 푹 잘 걸 하는 생각마저 든다.

이러한 사례에서처럼 어떤 사람들은 정작 중요한 일은 미뤄 둔 채 하찮은 일을 하는 데 금쪽같은 시간을 쓰기도 한다. 쓸데없는 일에 시간을 빼앗기는 이유는 무엇일까? 일상적이고 사소한 과제나 자신에게 쉬운 일들을 하면서 정작 중요한 일들을 회피하고 그에 대한 불안감이나 부담감에서 잠시나마 벗어나는 것이다.

다른 사람의 부탁을 거절하지 못한다

E양은 시험기간 동안 학교도서관에서 공부하지 않는다. 대학교에 입학하고 나서 처음 중간고사 기간에는 도서관에 가서 공부했지만, 매번 점심시간이나 저녁시간이면 선배나 동기들이 밥 먹으러 가자고 하고, 커피 마시자고 하고, 동아리방에 잠깐 놀러 갔다 오자고 하기도 한다. 물론 그럴 때마다 그녀는 싫은 내색 없이 함께 행동한다. 하지만 마음속은 불안하고 초조하다. 아직 공부해야 할 양이 많아서 오랜 시간 동안 밥을 먹거나 동아리방에서 놀 시간이 없다고 생각하면서도, 그녀는 자신에게 시간을 요구하는 그들에게 '안 된다'고 말하지 못한다. 이렇듯 사람들이 다른 이들의 부탁을 쉽게 거절하지 못하는 이유는 다른 사람들의 부정적인 평가에 대한 두려움 때문인 경우가 많다. 당신이 집중해서 효율적으로 일을 처리하기 위해서는 자신의 일을 방해하는 다른 사람의 부탁을 적절하게 거절하고, 자기 삶에서 주도적인 자세를 가져야 한다.

다른 사람에게 책임을 맡기지 못한다

어떤 사람은 다른 사람에게 부탁하거나 도움을 청하지 못한다. 모든 일을 자신이 처리하려고 한다. 세상에 나만이 할 수 있는 일들이 그렇게 많을까? 무엇보다도 우리가 시간에 쫓기면서 하는 일들 중에는 사실 다른 사람들도 할 수 있는 일들이 많다. 그렇다고 자신에게 중요한 일을, 중요한 책임을 다른 누군가에게 떠맡기라는 것은 아니다. 다만 지금 자기 주변에 늘어놓은 많은 일들 중에는 나 아닌 다른 사람들도 충분히 할 수 있는 것이 있고, 일의 우선순위에서 그렇게 중요하지 않거나 사소한 일들을 다른 사람에게 맡기게 되면 자신에게 주어진 시간 안에 중요하게 처리해야 할 일을 조금이나마 여유롭고 효율적으로 처리할 수 있으며, 일을 처리하는 것에 대한 스트레스도 줄어들게 된다.

그러면 사람들이 바쁘고 시간에 쫓기는 와중에도 일을 맡기지 못하는 이유는 무엇일까? 남에게 책임을 맡기지 못하는 데에는 여러 가지 이유가 있다. 자신의 타인에 대한 통제감을 포기하지 못하는 것, 다른 사람들이 싫어하거나 거부할까 봐, 자신이 그만큼 없어서는 안 될 중요한 존재라는 것을 인식시키고 싶어서 그리고 사람들을 믿지 못해서 등의 이유다.

완벽하지 않으면 끝내지 못한다

H는 한 달 전부터 리포트에 매달리고 있다. 교양수업시간에 제출해야 하는 리포트인데, 그는 누구보다도 잘하고 싶고, 완벽하게 하고 싶으며, 그의 기준은 다른 학생들보다 높다. 하지만 결과는 그렇지 못하다. 다른 학생들보다 훨씬 먼저 준비했지만, 늘 발표시간에 임박해서 제출하게 되고, 부족한 것 같아 불만족스럽다. 실제로도 그는 리포트를 위해 많은 참고자료를 준비했지만 넘쳐나는 자료의 홍수 속에서 오히려 허덕이게 되고 문장이나 틀, 구성 하나하나에 신경 쓰고 오자를 찾느라 시간을 소비한다. 리포트에서 오자를 찾는 것 정도는 동생에게 부탁해도 되지만 동생을 믿지 못한다. 불안해서 내가 다시 볼 바에야 처음부터 맡기지 않는 게 낫다는 게 그의 생각이다. 잘하는 것은 중요하지만 지나치게 높은 기대는 오히려 심리적인 압박감과 스트레스를 줄 뿐 아니라 과제수행 수준과 자존감을 저하시킨다.

시간을 성실하게 사용하라

-괴테

그대 무한 속으로 내딛기를 원하는가.
그저 유한 속에서 사방으로 뻗어가라.

그대 전체를 새롭게 보고 싶은가.
하면 전체를 가장 작은 것 속에서 찾아보아야 하리.

그대에게 주어진 시간을 성실하게 사용하라!
무언가 알고자 하거든 먼 데서 찾지 말라.

오늘과 내일 사이란
아주 긴 시간이지.
그대가 아직 깨어 있을 때에,
미루지 말고 해내어라.

당대의 화랑에서
훌륭했었던 것,
언젠가 누군가 한 번은
새로 되살려, 다시 읽으리라.

시간을 관리하는 방법을 배워 봅시다! - 1

1. 현재 자신이 시간을 어떻게 사용하고 있는지 확인하자.
· 자신의 시간분석을 통해 자신이 낭비하고 있는 시간을 확보하여 활용할 수 있다.
· 당신이 주로 언제 가장 생산적으로 활동하는지를 깨달을 수 있다.

· 자신의 시간운영에 대해 돌이켜 볼 수 있는 기회가 된다.

2. 해야 할 일들을 확인하자.

· 자신이 해야 할 일들의 목록을 만들며, 우선적으로 해야 할 일들과 중요한 일을 구분하라.

3. 할 일들에 대해 구체적인 시간계획을 세워라

· 강의 바로 전후에는 반드시 예습과 복습할 시간을 비워 둔다. 이렇게 하는 것은 여러분이 수업시간을 좀 더 효과적으로 사용하게 할 뿐만 아니라 나중에 많은 시간을 들여 복습하는 것을 막아 주어 장기적으로 여러분의 시간을 절약시켜 줄 것이다.

· 공부나 어려운 일은 당신의 시간 중 가장 능률이 높을 때를 찾아서, 그 시간에 집중적으로 한다. 다음 쪽에 있는 표를 보면 당신이 가장 활발하게 쓰는 시간을 발견할 수 있을 것이다. 이 시간을 당신이 가장 노력해야 할 일에 투자하자.

· 과목당 공부시간을 얼마나 할애해야 할지 모를 때에는 각 과목의 강의 시간만큼 시간을 배정하자.

자신의 하루 생활

아침에 일어난 시각부터 시작하여 잠자리에 들 때까지 하루 동안 한 일들을 세부적으로 시간대별로 적어 보라. 적을 때, 여러분이 원하고 기대하는 방향이 아닌 실제 사실에 기초하여 정직하게 기록하라.

월 / 일:			
시간	실제 활동	자신 평가	주변인 평가

· 스스로 각 활동을 효율적으로 보낸 시간은 ○, 비효율적으로 보낸 시간은 X, 중간은 △표로 평가하라.

여러분 자신의 분석 결과:

효율적으로 보낸 시간 (　　　) / 24시간

비효율적으로 보낸 시간 (　　　) / 24시간

· 친구 혹은 부모님께도 나의 시간관리에 관해 위와 같은 방법으로 평가를 부탁드려 보자.

친구 혹은 부모님의 분석 결과:

효율적으로 보낸 시간 (　　) / 24시간

비효율적으로 보낸 시간 (　　) / 24시간

· 무엇을 느끼셨나요? 느낀 점을 써보자.

____

시간을 관리하는 방법을 배워 봅시다! -2

1. 해야 할 일들에 대해 목록을 만들자.

· 해야 할 일들은 자신의 가치, 동기, 목표에 따라 좌우된다.

· 일상적으로 해야 할 일과 그렇지 않은 일을 구분하자.

· 비일상적인 일의 경우 생각나는 대로 해야 할 일을 나열하는 것이 아니라 해야 할 일들에 대해 중요성과 긴급성 측면에서 일들의 우선순위를 매겨야 한다.

2. 시간표를 작성하자.

· 해야 할 일들의 목록을 고려하여 월간, 주간, 하루의 계획표를 작성할 수 있다. 이것은 여러분이 하루에 해야 할 일들을 계속적으로 떠올리게 하는 역할을 해 줄 수 있다.

· 매일 이러한 모든 목록을 상세하게 만들 필요는 없으며, 대부분 주말에 주간계획표를 작성하고, 매일 아침 자신이 해야 할 일들을 우선순위별로 적어 놓는 것이 적합하다.

· 시간표를 만드는 일은 절대적인 것이 아니며 자기에게 맞게 습관화시키는 것이 더욱 중요하다.

· 시간표에 해야 할 일들을 모두 포함되어 있는지 확인해야 한다. 세운 계획이 현실적으로 실천 가능한 것인지 고려하자.

· 이런 시간표나 해야 할 일의 리스트들은 항상 여러분이 자주 볼 수 있는 곳에 있어야 한다.

· 매일 자신이 한 일에 대해 점검함으로써, 여러분 스스로 뿌듯한 느낌을 느껴 보는 것이 좋다.

예: 왕심난이 이번 주에 해야 할 일

· 일상적으로 하는 일: 각 과목의 예습, 복습, 수업듣기, 과외 아르바이트 등등

· 비일상적으로 하는 일

	이번 주에 해야 할 일	중요성	긴급성	종합 점수	우선순위
1	H그룹 입사지원서 작성 및 정보 구하기	7	9	7＊9/10＝6.3	1
2	토익시험 및 자격증 관리	6	8	6＊8/10＝4.8	3
3	여권 만들기	5	10	5＊10/10＝5.0	2
4	홈페이지 새로 만들기	7	3	7＊3/10＝2.1	5
5	내방 정리하기	3	8	3*8/10＝2.4	4

◆ 주계획

	월	화	수	목	금	토	일
1 week							

◆ 일계획

우선순위	할 일	한 일	평가

출처: 성균관대학교 학생상담센터(2005).

(3) 정서중심적 대처방법

개개인이 지니고 있는 다양한 스트레스 상황에서 그 특성에 따라 적응적인 스트레스 대처방식이 다를 수 있다. 자신이 처한 스트레스 상황이 장기적이냐 단기적이냐, 자신이 통제할 수 있느냐 없느냐, 개인의 문제인지 아닌지 등에 따라 더 우선적이고 더 효과적인 대처방식이 있다. 그중에서도 정서중심적 대처는 통제할 수 없을 정도로 스트레스가 심한 상황에서 더 우선적이고 효과적인데(Forsythe & Compas, 1987), 이러한 상황에서는 먼저 부정적인 정서를 조절하여 스트레스로 인한 부적 감정을 완화시킨 후, 자신의 상황에 대해서 바라볼 수 있는 여건이 마련되면 그때 문제를 해결하거나 평가전략을 사용하는 것이 효과적일 수 있다.

정서중심적 대처는 스트레스 사건에 의해 유발된 부정적 정서에 초점을 둔

대처양식이다. 자신의 정서를 있는 그대로 느끼고 잘 이해하며 그 느낌을 자신의 내면과 상황에 맞추어 적절하게 표현하는 것은 스트레스 상황의 대처에 도움을 주는 반면, 스트레스 상황에서 발생한 자신의 부정적인 정서를 효과적으로 해소하지 못하고 누적시키거나 반복적으로 부적절한 방식으로 표출하게 되면 심리적 부적응과 정신병리로 발전하게 된다(이지영, 권석만, 2006). 또한 자신의 정서를 적응적으로 다루지 못하는 사람일수록 내적인 긴장감을 많이 느끼고, 이로 인해 일상생활에서 경험하는 스트레스를 효율적으로 다루지 못함에 따라 평소 경험하는 스트레스 빈도도 더 높게 지각하게 된다(박지선 외, 2008). 따라서 자신이 지니고 있는 부적 정서를 적절하게 표출하고 조절하는 것이 중요하다. 여기서는 정서중심적 대처방법들에 대해서 알아볼 것이다.

① 감정을 노출하기

낯선 사람에게는 감정을 드러내지 않는 것이 사회적 미덕으로 여겨져 왔던 때가 많았다. 정서표현은 사회적 상호작용에서 핵심적 측면이기 때문에 어떻게 정서표현을 조절하는지, 그리고 어떻게 표현을 억제하고 조절하는지가 사회적 상호작용이나 개인의 안녕에 영향을 미친다. 정서를 잘 표현하는 사람은 그렇지 못한 사람에 비해서 다른 사람들로부터 더 많은 관심과 사랑을 받고 타인의 정서에도 많은 영향을 미치는 반면(Riggio & Freidman, 1982), 정서를 표현하지 않고 억제하는 것은 각성 및 경계 수준을 증가시켜 다양한 신체질환의 발생을 야기하고, 사회적응을 방해하기도 한다(Gross & Levenson, 1993).

또한 억압된 정서나 생각을 언어적으로 표현하는 것이 스트레스로 인한 부적 정서를 조절하거나 완화시키며 건강에도 긍정적인 영향을 미친다는 연구결과들이 보고되고 있는데, 교통사고나 자살 등으로 예기치 않게 배우자를 잃게 된 19명의 미망인들을 대상으로 한 Pennebaker와 O'Heeron(1984)의 연구에서는 배우자의 죽음에 대해서 가까운 친구, 상담자 또는 지지집단에게 더 많이 이야기했다고 보고한 사람들이 그렇지 않은 사람들에 비해서 1년 뒤의 조사에서 20개의 질병 또는 증상으로 측정된 건강문제가 더 적은 것으로 보고되었다. 또한 대기업 사무직 노동자 200명을 대상으로 아동기의 외상 경험을 연구하였는데, 외상 경험을 고백한 적이 있는 사람들이 아무에게도 자기노출하지 못한 사람들에 비해서 고혈압, 암 혹은 감기 등의 질병발생률이 낮았고 질병 때문에 병원을 찾는 횟수도 적은 것으로 나타났다(Pennebaker & Susman, 1988). 이렇듯 정서를 표현하는 것은 사람들이 자신의 부적 감정을 드러냄으로써 억압된 정서가 생리적, 신체적인 긍정반응을 이끄는 것뿐만 아니라 부적 정서를 노출함으로써 주변 사람들로부터 사회적 지지를 얻기도 한다.

또한 스트레스 사건에 대해서 자신의 부적 감정을 언어적으로 표현하는 것뿐만 아니라 글로 표현하는 것도 효과적인데, Pennebaker, Kiecolt-Glasser 그리고 Glasser(1988)의 연구에서는 과거의 부정적 감정과 연관된 사건이나 인물에 대해서 감정적인 글쓰기를 한 후, 그 사건 또는 인물과 관련된 심리적 고통이 경감되고 동시에 신체적 건강까지도 개선된다는 결과가 있었다. 구체적으로 교통사고나 가족상실과 같은 중대한 외상으로 심리적 고통 및 그와 관련된 신체질환을 갖고 있는 집단은, 그 사건의 원인과 느낌에 대한 일련의 글쓰기를 통해 일상적인 주제에 대해 글쓰기를 하는 것보다 외상에 대한 이해를 더 증진시킬 뿐 아니라, 질환과 관련된 병원 의존도나 혈중 면역지수와 같은 생리적 지표까지도 개선된 것으로 밝혀졌다(김수연 외, 2009에서 재인용). 이러한 글쓰기가 긍정적인 변화를 가져온 이유와 관련하여, 감정적 글쓰기를 실시한 임상환자들은 감정단어를 사용함으로써 그동안 억제되었던 감정적 상처에 직면하게 되고 외상과 관련된 사고에 대해 인지적으로 합리적인 재해석을 했을 것이라고 설명한다(Pennebaker, 1997).

② 명상

최근 정신건강의 증진과 심리치료를 목적으로 다양한 명상 프로그램들이 활용되고 있다(김정호, 2004; 백지영, 김명권, 2005).

명상은 지금-여기(here and now)에 마음을 집중하게 하는데, 지금-여기에 집중된 마음은 개인으로 하여금 편안함과 여유를 가지게 한다. 개인이 느끼는 후회와 걱정과 불안, 분노 등의 부정적인 감정은 마음이 지금-여기에 집중되지 못하고 과거나 미래에 가 있을 때 일어난다(박상규, 2008). 또한 장현갑(2000)은 명상을 통해서 치유가 일어나는 것은 삶을 보는 견해가 근본적으로 달라지는 것과 관련이 있으며, 명상과정을 통해 자신이 갖고 있는 문제나 고통을 과거와 다른 시각으로 보게 됨으로써 치유의 효과가 나타난다고 보았다. 즉, 명상수행을 통해 자기중심적 사고에서 벗어나게 되고 자기 자신과 삶을 있는 그대로 보고 받아들일 수 있게 되어 현실에 대한 판단력과 적응력이 향상된다.

명상의 또 다른 효과는 감정이란 일시적이라는 것을 깨닫는 것과 스스로 자신의 감정을 볼 수 있는 것이다. 명상을 함으로써 아무리 강렬하고 고통스러운 경험도 순간적이며 지나가는 현상의 하나임을 깨닫는 지혜를 얻게 된다(심지은, 윤호균, 2008). 안정된 마음으로 호흡에 집중하고 나아가 자신의 신체감각이나 마음을 살펴보는 명상을 하게 되면, 평소에는 의식되지 않았던 자기 마음속의 갈등이나 욕구, 걱정과 같은 정서적 문제를 잘 이해하게 된다. 이는 호흡에 집중함으로써 긴장이 이완되고 이완된 상태에서는 자기의 억압된 감정이 잘 표출되어 나타나기 때문이다. 자기의 감정을 잘 볼 수 없으면 감정의 조절이 어렵다.

또한 명상과정을 통해 자기의 감정을 거리를 두고서 객관화시켜 보는 것을 체험하게 되므로(김교헌, 2008), 개인의 정신병리적 증상이나 부정적 감정이 감소되고 긍정적인 감정이 증진될 수 있다. 또한 명상을 함으로써 자기이해가 깊어지는 만큼 타인의 감정을 더 잘 공감할 수 있게 되어 대인관계를 잘할 수 있게 된다(박상규, 2008에서 재인용).

명상훈련

반가부좌 자세에서 허리를 쭉 곧게 펴고, 두 눈을 살짝 감고, 혀 끝을 입천장에 닿도록 하고, 무릎에 두 손을 살짝 감아쥔 채 놓습니다.

이제 명상수련을 위해서 자기의 모든 긴장을 풀도록 합니다.

머리 끝부터 발 끝까지 힘을 쭉 빼어 내려가 보십시오.
머리 끝에서 항문까지 일직선으로 마음의 선을 그어 봅니다.
그 선을 따라서 자기 모든 기운을 머리에서부터 쭉 빼어 내려가 보십시오.
마룻바닥 밑으로 자기 몸이 꺼져 내려가는 것 같은 기분을 느끼도록 해 보십시오.

호흡훈련

지시문을 듣고 따라해 보며 몸과 마음을 편안하게 만들어 봅시다.

〈호흡하기 1〉

1. 조용하고 안락한 장소에서 편안한 자세를 취합니다.
2. 한 손은 가슴 위에 한 손은 배꼽 위에 놓습니다.
3. 배를 풍선이라고 생각하고, 풍선에 바람을 넣듯이 천천히 숨을 들이쉽니다.
4. 들이쉬면서 마음속으로 '하나' '둘' '셋'을 셉니다. 가슴은 가만히 두고, 배 위의 손만 오르내리도록 하면서 배로 숨을 쉽니다.
5. 한 박자를 쉬고 천천히 숨을 내쉽니다.
6. 몸의 긴장을 풀고 부드럽게 호흡하면서 호흡 횟수와 깊이를 유지합니다.
7. 호흡하면서 배 위의 손에 정신을 집중합니다. 〈5회 이상 반복〉

〈호흡하기 2〉

1. 이번에도 한 손은 가슴 위에, 다른 손은 배꼽 위에 놓습니다.
2. 가슴은 가만히 두고 배로 숨을 쉽니다. 배를 풍선이라고 생각하고, 풍선에 바람을 넣듯이 천천히 숨을 들이쉽니다.
3. 들이쉬면서 마음속으로 '하나' '둘' '셋' 을 세고, 한 박자를 쉬고 내쉬면서 '편안하다' 하고 마음속으로 말합니다.
4. 몸의 긴장을 풀고 부드럽게 호흡하면서 호흡 횟수와 깊이를 유지합니다.
5. 호흡하면서 배 위의 손에 정신을 집중합니다.

6. 한두 차례, 한 번에 5~10분 정도 연습합니다.

③ 이완훈련 및 심상훈련

이완훈련이란 근육이 긴장과 이완상태의 차이점을 인지할 수 있게 하는 것이다. 이완훈련의 효과에 대한 생리학적인 설명은 불안과 이완상태는 양립할 수 없다는 이론에 근거를 두고 있다. 긴장상태와 이완된 상태는 동시적으로 상호 양립할 수 없기 때문에 이완반응으로 불안반응을 억제하게 된다. 이완훈련은 스트레스를 감소시키는 데 매우 효과적인 것으로 밝혀지고 있으며, 이완요법은 여러 학자에 의해 다양하게 개발되어 있으나 그중 대표적인 것은 Jacobson에 의해 개발된 점진적 근육이완요법이다.

점진적 근육이완요법은 신체를 구성하고 있는 많은 근육을 의도적으로 통제하여 근육이 이완되고 뇌에 유입되는 구심성 신경자극을 감소시켜 정신적 긴장을 감소시키면서 신체의 자동조절 기제가 적절한 기능을 할 수 있도록 도와준다. 이런 점진적 이완요법을 통해 고혈압, 긴장성 두통, 불면증이 제거되거나 완화되고 불안이 감소될 뿐만 아니라 자신의 신체적 상에 대한 인식과 통증의 역치가 높아지고 자기존중감과 자기확신감이 증가한다고 알려지고 있다.

한편, 심상은 상상을 이용하는 이완의 형태다. Sapp(1994)는 대학생을 대상으로 안내심상이 시험불안으로 인한 걱정을 줄이고 정서적 안정성을 유지하는 데 유용함을 보고하였다. 또한 심상훈련이 대학생들의 수학에 대한 자기효능감을 높이고 수학불안을 줄이며 수학성적을 높이는 데 효과적임을 보고하였다(방석찬, 1998에서 재인용). 심상훈련 동안 참여자는 점진적 근육이완 훈련 등을 통해 신체적으로 이완된 상태에서 주변의 근심걱정으로부터 멀어져 자신의 마음과 신체에 주의를 집중하도록 한다. 심상방법에서는 우선 편안히 자세를 취하며 시작하고 눈을 감고 몇 번 깊게 숨을 쉰다. 몇몇의 다양한 심상이 그 후 사용된다. 개인들은 맑은 날 해변이나 시내 또는 숲의 계곡 같은 한적한 장면을 상상할 수 있고 그 후 자신이 그 장면에 몰입된다. 시한부 질병으로 고통받는 사람들은 그들의 면역체 기관이 질병을 공격, 파괴하는 것과 같은 장면을 자주 상상하거나 건강하고 놀랍도록 좋은 결과로 질병에서 해방된 자신들의 모습을 마음속에 그린다.

인생의 주요한 변화, 예를 들어 체중감량, 금연 같은 것을 이루고 싶은 사람들은 자신이 날씬해지거나 담배를 끊은 모습 또는 그들이 문제상황에 있을 때를 상상하고 그 상황에서 먹고 담배 피우는 것을 피하기 위해 무엇을 할지를 상상한다.

④ 용서와 감사

사람들은 일생 동안 타인들과 끊임없이 관계를 맺고, 그 관계 안에서 서로에게 상처를 받거나 주기도 한다. 또한 타인에게 우리의 욕구를 충족시켜 주기를 기대하지만, 그러한 기대가 충족되지 못하고 좌절되는 경험을 하면서 그에 대한 원망감은 화나 분노와 같은 부적 감정으로 누적되기도 한다. 하지만 이런 부적 감정은 시간이 흐르면서 사라지는 것이 아니라, 마음속에 남아 있으면서 오랜 시간 자신을 괴롭히기도 하고, 타인을 괴롭히기도 하며 정신건강에 영향을 미친다. 또한 오랫동안 해결되지 않은 부적 감정은 홧병이나 다른 신체질병을 발생시키기도 한다. 따라서 인간관계에서 발생한 마음의 상처가 해결되지 못하고 지속된다면, 마음의 형평이나 안정을 잃게 되고 마음의 불안정은 곧 정신건강을 해칠 뿐 아니라 신체건강에도 부정적인 영향을 미치게 되어 다양한 종류의 질병을 일으키게 된다.

용서는 공격이나 상처를 받은 피해자가 가해자에게 나타내는 긍정적인 심리적 변화를 의미하며(권석만, 2008), 상대방에 대한 분노감정과 보복 욕구를 개인이 자발적으로 내려놓는 심리적 노력을 의미한다. 이와 관련한 연구에서 자신에게 상처를 준 사람을 용서한 사람들에게서 분노와 우울, 불안증상이 줄어들고, 상처가 치유되며, 관계가 회복되고, 성숙해지고 자신에 대한 성찰이 일어나고, 삶의 의미를 발견하며, 희망과 자존감이 높아졌음이 나타났다(윤수정, 2005).

부모로부터 사랑을 받지 못하여 상처받았다고 보고한 대학생들을 대상으로 용서 프로그램을 실시한 결과 이 프로그램에 참여했던 학생들은 다른 프로그램에 참여했던 학생들보다 용서, 자아존중감, 희망에서 유의한 향상을 보였다(Al-Mabuk, Enright, & Cardis, 1995). 부모와 부정적인 갈등을 경험한 고등학생과 대학생들을 대상으로 한 우리나라 연구에서도 용서는 자녀들의 분노, 불안, 우울을 완화시켜 주는 매개역할을 하는 것으로 나타났다(오영희, 2004, 2007).

용서는 특히 부당하고 깊은 상처를 받았을 때 효과적으로 사용할 수 있는 문제해결 방법이다. 용서의 가장 큰 장점은 개인내적인 것으로, 적극적인 자기치유와 자기회복을 통해 한 개인이 부당하게 입은 상처를 치료해 주고 건강하고 행복한 삶을 살도록 도와준다. 용서가 중요한 또 다른 이유는 대인관계적인 것으로, 용서는 갈등과 상처로 인해 파괴된 인간관계를 회복시켜 줌으로써 사회적 상호작용을 바람직한 방향으로 이끌어 준다. 마지막으로, 용서는 개인들 간에 일어나는 갈등뿐만 아니라 종교, 지역, 국가 간에 일어나는 갈등을 치료하고 관계를 회복하는 데도 중요한 역할을 담당한다(오영희, 2008에서 재인용).

또한 감사는 타인이나 사물에 의해 얻게 되는 이익 혹은 자연에 의한 평화로운 축복의 순간 등을 선물로 받아들이며 고마움(thankfulness)과 기쁨(joy)으로 반응하는 마음상태다(Emmons, 2004). McCullough 등(2002)의 연구에 따르면 감사성향이 높은 사람들은 그렇지 않은 사람들에 비해 긍정적 정서성과 삶에 대한 만족 수준이 높고 낙관적이었으며, 우울감과 스트레스는 더 낮았다. 이와 더불어 감사성향은 유연한 대인관계 및 친사회적 행동과 정적인 관계가 있었으며 시기심이나 물질주의적 세계관과 부적인 관계가 있었다. 권선중 등(2006)에 따르면 감사했던 경험을 정기적으로 기록한 대학생집단은 불쾌했던 경험이나 중립적 사건을 기록한 집단에 비해서 높은 수준의 안녕감을 보고했고, 스트레스 혹은 외상을 경험한 후 오히려 그 경험을 성장의 자원으로 활용하는 사람들은 그렇지 못한 사람들에 비해서 감사성향이 높은 것으로 나타났다. 이처럼 타인에 대한 부적 감정들을 감사로 대치하고 잊고 살았던 일상의 고마움들에 대해서 감사하는 것이 성숙한 삶과 적응에 도움이 된다.

4 요약

스트레스에 대처하는 방식은 무수히 많은데, 크게 적응적 대처와 부적응적 대처로 나눌 수 있다. 부적응적 대처에는 포기하기, 회피하기, 타인에게 표출하기, 쾌락 추구하기, 자신을 탓하기 등이 있다. 이러한 방법들을 현실적으로 자주 사용하고 있지만 스트레스에 대처하는 데 한시적이고 부작용이 따른다.

반면 적응적인 대처에는 크게 평가중심적 대처, 문제중심적 대처, 정서중심적 대처의 세 유형이 있다. 평가중심적 대처는 스트레스를 유발하는 사건에 대해서 우리가 흔히 범하는 비합리적인 사고나 평가를 합리적인 방식으로 사고하고 평가하여 그에 따른 감정이나 행동을 조절하는 방법이다. 또한 우리가 처한 상황에 대해서 긍정적으로 다시 해석하는 긍정적 재해석의 방법도 이에 해당된다. 문제중심적 대처는 체계적 문제해결 전략과 시간을 효율적으로 사용하는 방법이다. 체계적인 문제해결 전략에는 문제를 명료화하기, 대안행동 마련하기, 대안을 평가하고 행동하기, 융통성 있게 대안을 실행하기 등의 4단계가 있다. 정서중심적 대처는 스트레스 상황에서 유발되는 다양한 부적 정서들을 적응적으로 다룰 수 있도록 하는 방법이다. 이에는 감정을 노출하기, 명상, 이완훈련 및 심상훈련, 용서와 감사 등의 방법이 있다.

생각해 볼 문제

1. 우리가 흔히 사용하는 스트레스의 부적응적 대처에는 무엇이 있는지, 그러한 방법들의 문제점은 무엇인지 알아보자.
2. 스트레스의 적응적 대처법 중 효과가 제일 좋은 것은 어떤 방법인지 논의해 보자.
3. 대학생들에게 가장 효율적인 대처방법은 무엇인지, 결과는 어떠한지, 실제로 실행한 경험들을 토의해 보자.

참고문헌

권석만(2008). 긍정심리학: 행복의 과학적 탐구. 서울: 학지사.

권선중, 김교헌, 이홍석(2006). 한국판 감사 성향 척도(K-GQ-6)의 신뢰도 및 타당도. 한국심리학회지: 건강, 11(1), 177-190.

김교헌(2008). 마음챙김과 자기조절 그리고 지혜. 한국심리학회지: 건강, 13(2), 285-305.

김수연, 신민섭, 조용래(2009). 우울한 기분에 대한 반응양식과 에세이 작성처치가 우울 변화에 미치는 영향. 한국심리학회지: 임상, 28(1), 35-54.

김정호(2004). 마음챙김 명상에서의 안과 밖의 문제. 사회과학연구, 10, 143-155.

박상규(2008). 감정표현에 기반을 둔 명상 프로그램이 대학생의 정신건강에 미치는 효과. 한국심리학회지: 건강, 13(4), 995-1007.

박종효(2003). 용서와 건강의 관련성 탐색. 한국심리학회지: 건강, 8(2), 301-322.

박지선, 김인성, 현명호, 유재학(2008). 정서자각 결함, 정서표현성, 정서표현에 대한 양가감정이 신체화, 우울, 스트레스 경험빈도에 미치는 영향. 한국심리학회지: 건강, 13(3), 571-581.

방석찬, 김교헌(1998). 유도된 심상이 불안감소에 미치는 영향. 한국심리학회지: 건강, 3(1), 156-168.

백지연, 김명권(2005). 위빠사나 명상의 심리치료적 가치: 사띠를 중심으로, 상담학 연구, 6(5), 665-685.

성균관대학교 학생상담센터(2005). 학생생활 가이드 시리즈 1: 대학공부의 길잡이. 성균관대학교 출판부.

심지은, 윤호균(2008). 상담자교육에서의 마음챙김 적용. 한국심리학회지:건강, 13(2), 307-328.

오명자, 김병욱, 김미례(2008). 중년기 여성의 주부생활스트레스와 스트레스 대처방식의 관계에서 사회적 지지의 조절효과. 한국심리학회지: 여성, 13(4), 499-520.

오영희(2004). 대학생의 부모-자녀 갈등경험, 용서, 정신건강의 관계. 교육심리연구, 18(3), 59-77.

오영희(2007). 청소년의 부모-자녀 갈등경험과 심리적 부적응과의 관계: 용서와 자아존중감의 매개효과. 교육심리연구, 21(3), 645-663.

오영희(2008). 한국인 용서척도 개발을 위한 예비연구. 한국심리학회지: 건강, 13(4), 1045-1063.

윤수정(2005). 용서간호중재 프로그램이 진행성 여성암 환자의 용서와 정신건강에 미치는 효과. 고신대학교 대학원 박사학위 청구논문.

이영호(2006). 정신건강론. 고양: 공동체.

이지영, 권석만(2006). 정서조절과 정신병리의 관계: 연구현황과 과제. 한국심리학회지: 상담 및 심리치료. 18(3), 461-493.

이희경(2008). 낙관성/비관성, 문제해결평가 및 정적/부적 감정 간의 관계검증. 한국심리학회지: 건강, 13(3), 603-623.

장현갑(2000). 명상을 통한 자기치유. 인문연구, 255-283.

홍숙기(2006). 젊은이의 정신건강. 서울: 박영사.

Aldwin, C. M., & Revenson, T. A. (1987). Does coping help? A reexamination of the relation between coping and mental health. *Journal of Personality and Social Psychology, 53*, 337-348.

Al-Mabuk, R. H., Enrigh, R. D., & Cardis, P. A. (1995). Forgiveness education with parentally love-deprived late adolescents. *Journal of moral education, 24*(4), 427-444.

Carver, C. S., & Scheier, M. F. (1999). Optimism. In C. R. Snyder (Ed.), *Coping: The psychology of what works* (pp. 182-204). New York: Oxford University Press.

Dickerson, M., Cunningham, R., England, S. L., & Hinchy, J. (1991). On the determinants of persistent gambling. III. Personality, prior mood, and poker machine play. *The International Journal of the Addictions, 26*(5), 531-548.

Dollard, J., & Millers, N. E. (1939). *Personality and psychotherapy*. New York: McGraw-Hill.

Emmons, R. A. (2004). Gratitude. In C. Peterson & M. E. P. Seligman (Eds), *Character strength and virtues* (pp. 553-568). Oxford University Press.

Folkman, S. (1984). Personal control and stress and coping processes: A theoretical analysis. *Journal of Personality and Social Psychology, 46,* 839-852.

Forsythe, C. J., & Compas, B. E. (1987). Interaction of cognitive appraisals of stressful events and coping: Testing the goodness of fit hypothesis. *Cognitive Therapy and Research, 11*, 473-485.

Gross, J. J., & Levenson, R. W. (1993). Emotional suppression: Physiology, self-report, and expressive behavior. *Journal of Personality and Social Psychology, 64,* 970-986.

Jacobs, D. F. (1987). A general theory of addiction: Application to treatment and rehabilitation planning for pathological gamblers. In Galski, T. (Ed). *The handbook of pathological gambling* (pp. 169-195). Springfield, US: Charles C. Thomas pablisher.

Mauss, I. B., Cook, C. L., Cheng, J. Y. J., & Gross, J. J. (2007). Individual differences in cognitive reappraisal: Experiential and physiological responses to an anger provocation. *International Journal of Psychophysiology, 66,* 116-124.

McCullough, M. E., Emmons, R. A., & Tsang, J. A. (2002). The grateful disposition: A conceptual and empiritical topography. *Journal of Personality and Social Psychology, 82,* 112-127.

Pennebaker, J. W. (1997). Writing about emotional experiences as a therapeutic process. *Psychological Science, 8,* 162-166.

Pennebaker, J. W., Kiecolt-Glasser, J. K., & Glasser, R. (1988). Disclosure of traumas and immune function: Health implication fot psychotherapy. *Journal of Counsulting and Clnical Psychology, 56,* 239-245.

Pennebaker, J. W., & O' Heeron, R. C. (1984). Confinding in others and illness rate among spouse of suicide and accidental death victims. *Journal of Abnormal Psychology, 93,* 473-476.

Pennebaker, J. W., & Susman, J. R. (1988). Disclosure of traumas and psychosomatic processes. *Social Science and Medience,* 26, 327-332.

Riggio, R. E., & Friedman, H. S. (1982). The intercorrelationships of self-monitoring factor, personality trait, and nonverbal social skills. *Journal of Nonverbal Behavior, 7,* 33-45.

Sapp, M. (1994). The effects of guided imagery on reducing worry and emotionality components of test anxiety. *Journal of Mental Imagery, 18,* 165-180.

Seligman, M. E. P. (1974). Depression and learned helplessness. In R. J. Friedman & M. M. Katz (Eds.), T*he Psychology of depression: Contemporary theory and research*. Winston-Wiley.

Shekelle, R. B., Raynor, W. J., Ostfeld, A. M., Garron, D. C., Bieliauskas, L. A., Liu, S. C., Maliza, C., & Paul, O. (1981). Psychological depression and 17-year risk of death from cancer. *Psychosomatic Medicine, 43*, 117-125.

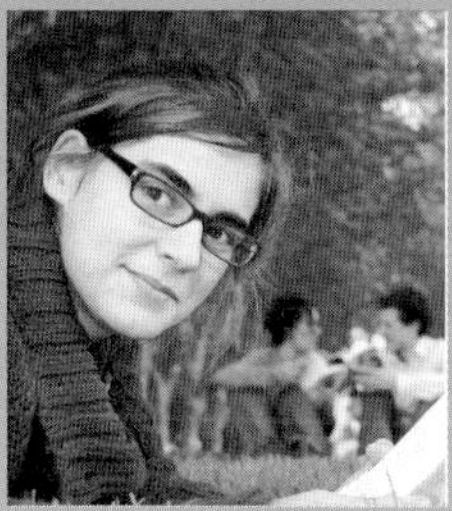
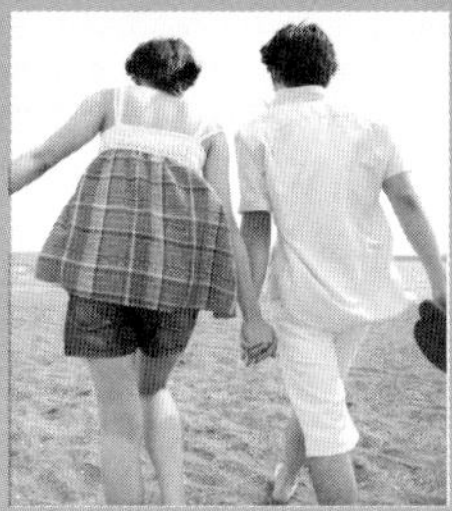
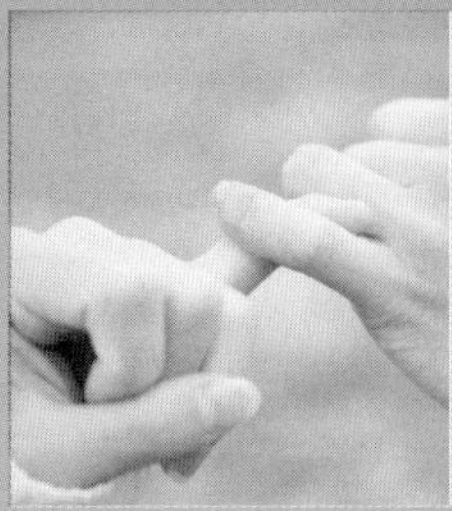
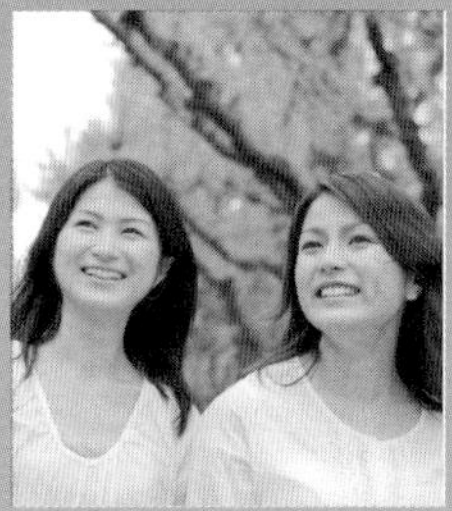

제4부

삶의 고난과 적응 그리고 성장

07

비정상과 부적응: 내가 정말 이상한 건가요

이 장의 학습목표

1. 정상과 비정상을 구분하는 기준을 이해한다.
2. 비정상과 적응의 관계를 이해한다.
3. 비정상을 초래하는 원인들에 대해서 탐구한다.
4. 심리학에서 인간행동을 설명하는 다양한 관점들을 이해한다.

당신은 자신이 다른 사람들과 다르다고 느낀 적이 있는가? 이때 '다르다'는 의미는 부정적으로 혹은 긍정적으로 해석될 수 있다. 그 의미가 긍정적이거나 부정적이거나에 상관없이 아마도 대부분의 사람들이 이 질문에 대해서 '그렇다'고 답할 것이다. 심리학적으로 남들과 다른 것은 문제가 된다고 볼 수 없다. 오히려 우리들, 특히 이 책을 읽는 대학생들은 다른 사람과는 차별화되는 자신만의 독특성을 추구하려는 경향이 더 높을 수 있다. 이러한 경우에 남들과 다르다는 것은 긍정적인 의미를 지닌다고 볼 수 있다. 하지만 때로 우리와 너무나 다르고, 일상생활이나 학업 혹은 직업적 장면에서 문제를 일으키는 사람을 보게 된다. 이때 다르다는 표현은 부정적인 의미를 지닌다.

이 장에서는 후자에 해당하는 경우를 살펴보고자 한다. 생각하거나, 감정을 경험하거나, 혹은 행동하는 방식이 부정적인 방향으로 남들과 다른 상태를 '비정상'적 상태라고 할 수 있는데, 이러한 비정상적 상태는 부적응을 일으키는 가장 중요한 원인으로 꼽힌다. 비정상적 상태라고 판단할 수 있는 기준은 무엇이며, 부적응은 왜 초래되고, 이 부적응을 어떻게 완화시켜 줄 것인가는 심리학자들이 큰 관심을 가지는 분야다. 그리고 이는 심리학의 세부 영역 가운데 '임상심리학'이라는 대표적인 응용 분야에 해당한다. 물론 부적응을 일으키는 원인으로는 개인의 비정상적인 상태 외에도 여러 가지가 있을 수 있으며 이 책의 다른 장에서는 이와 관련된 내용들을 다루고 있다. 단, 이 장에서는 부적응을 일으키는 원인들 가운데 하나인 '비정상적 상태'란 무엇인지 그리고 그 원인은 무엇인지 다루게 된다.

1 정상과 비정상을 구분하는 기준

정상이란 무엇이며 비정상이란 무엇인가? 정상과 비정상은 구분될 수 있는가? 혹은 어떻게 구분하는가? 이러한 의문에 대해서 당신은 어떻게 대답하겠는가? 실제로 사람들마다 부적응을 구분하는 데 사용하는 잣대가 다를 수 있으며 그 기준도 다를 수 있다. 예를 들어, 어떤 사람이 주위의 친구나 가족 혹은 동료들을 고통스럽게 하는지를 기준으로 삼을 수도 있으며, 다른 사람들에 비해서 얼마나 다른지 그 정도를 기준으로 삼을 수도 있다. 실제로 부적응을 판단하는 하나의 금과옥조 혹은 절대적인 기준은 현재 존재하지 않으며 다양한 기준이 있다. 그리고 각각의 기준은 부적응 여부를 판단하는 데 있어서 장점을 지니고 있다. 이로 인해서 심리학자들은 부적응인지 아닌지 그 여부를 구분할 때에 여러 기준을 종합하여 판단하게 된다. 이제 그 기준을 하나씩 살펴보자.

1) 통계적 기준

정상상태와 다른지 그 여부를 구분하는 대표적인 방법은 통계적 기준이다. 이는 평균범위를 정상이라고 판단하고 이 범위를 넘어서는 경우를 비정상이라고 판단하는 방식이다. 따라서 이 방식을 사용하기 위해서는 특정한 사상이 나타나는 빈도나 분포를 미리 알아야 하며 평균을 알아야 하는 경우도 많다. 그런데 평균값을 안다고 해서 어떤 특정한 값이 평균범위에 포함되는지 아닌지 판단할 수 있을까? 은정이의 사례를 읽어 보자.

글상자 7-1 **은정이의 사례**

은정이는 현재 초등학교 2학년이다. 은정이는 출산과정에서 별다른 문제없이 태어났다. 다만 또래에 비해서 걷거나 말을 시작하는 시기가 꽤 늦은 편이었다. 어린이집과 유치원을 거치면서 어머니는 선생님들로부터 은정이가 산만하며, 또래들과 싸우는 문제가 있다는 점을 자주 전해 들었다. 시간이 지나면 좋아지겠거니 생각하며 초등학교에 입학시켰는데, 초등학교에 들어가서도 수업시간에 가만히 앉아 있지 못하고, 학업 진도를 전혀 따라가지 못하며, 초등학교 2학년인 현재도 글을 읽거나 쓰지 못한다. 은정이와 대화를 해 본 사람은 누구나 은정이가 상대의 질문과 상관없이 동문서답하는 경우가 많으며, 또래의 아이들에 비해서 어휘력이 매우 부족하다는 점을 느끼게 된다. 매체에서 ADHD(Attention Deficit

Hyperactivity Disorder, 주의력결핍과잉행동장애)에 대한 글을 읽은 어머니는 은정이가 ADHD가 아닐까 생각하며 소아정신과에 내원하였다. 한국 웩슬러 아동지능검사(K-WISC-III)에서 은정이는 지능지수가 60으로 나타났고 사회성숙도 수준은 67이었다.

이 사례에서 심리학자는 은정이의 지능이 또래보다 상당히 낮은 것은 아닌지 의심하였고 표준화된 지능검사를 통해서 은정이의 지능을 측정하였다. 현재 지능을 측정하는 도구로 공인받은 검사는 평균을 100으로, 표준편차를 15로 두고 각 개인의 지능지수를 산출하게 된다. 또한 통계적으로는 평균값으로부터 표준편차의 두 배 이상 차이를 보이는 사례는 상당히 드물게 일어난다고 판단한다. 구체적으로는 평균적인 지능지수 100으로부터 30(표준편차 15의 두 배) 이상 차이가 날 확률은 100명 가운데 5명 이내에서 발생하는 매우 드문 사건이다. 그리고 100명 가운데 5명 이내에서 발생하는 매우 드문 사건을 비정상이라고 판단하는 것이 통계적 기준을 사용하는 방법이다. 결과적으로 100이라는 평균적인 지능에서 30 이상 높으면(즉, 130 이상이면) 비정상적으로 지능이 높은 영재에 해당하며, 30 이상 낮으면(즉, 70 이하면) 비정상적으로 지능이 낮은 정신지체에 해당하게 된다. 사례에서 은정이는 지능이 60으로 통계적인 기준인 70보다 낮아서, 통계적으로 매우 드물게 나타나는 상당히 낮은 지능지수를 지닌 셈이다.

그런데 이 방법에는 납득하기 어려운 점이 있다. 지능이 130일 경우는 드물게 발견되는 상당히 좋은 지능지수인데, 이를 비정상이라고 부르는 것이 타당한가다. 이처럼 지능과 같이 그 수준이나 정도가 높아질수록 바람직하다고 판단될 수 있는 경우에는 통계적 기준을 기계적으로 사용하면 상식적인 판단과 심리학적인 판단이 괴리를 보이게 될 것이다. 이러한 점들로 인해서 통계적 기준 이외에도 다른 기준들이 필요하게 된다.

통계적 기준과 관련하여 한 가지 더 생각해 볼 문제는 절단점으로 무엇을 사용할 것인가다. 즉, 정상과 비정상을 통계적으로 구분하는 기준선을 어떻게 정하는가다. 앞서 설명한 방식은 표준편차의 두 배를 기준으로 사용하였다. 그러나 이는 통상 사용하는 기준이지 절대적인 것은 아니며 단지 통상적인 합의 수준에 지나지 않는다.

2) 규범적 기준

글상자 7-2 희철이의 사례

희철이는 현재 초등학교 6학년이다. 초등학교 저학년 때까지만 해도 부모님의 뜻을 잘 따르고, 부모님이 원하는 대로 학교와 학원 그리고 집만을 오가는 아이였다. 그러던 어느 날 희철이는 인터넷을 통해서 컴퓨터게임을 시작하게 되었는데, 이후로 인터넷게임을 하루라도 하지 못하면 짜증을 부리고 부모님에게 욕을 하면서 말대꾸를 하는 등의 문제를 보이기 시작했다. 이후 부모님과 희철이 사이에 인터넷게임을 두고 전쟁이 일어났으며, 희철이는 무슨 수를 내어서든 몰래 게임을 하고, 부모님은 이를 막으려 하였다. 부모님께서 인터넷을 하지 못하도록 컴퓨터를 없애자, 희철이는 PC방에서 게임을 하기 시작했고, 집으로 돌아와서는 이불을 뒤집어 쓰고 부모님 몰래 휴대폰으로 게임을 즐겼다. PC방을 드나든 이후로 희철이는 게임에 몰두하는 아이들과 어울리기 시작했으며, 독서실에 간다고 하거나 친구 집에서 공부한다고 거짓말을 하고는 밤새도록 PC방에서 게임을 즐기기도 하였다.

정상과 비정상을 구분하는 또 다른 기준은 사회적 규범에 합치하는가다. 앞서도 언급한 바와 같이 통계적으로 상당히 드물게 나타나는 좋은 지능을 우리는 비정상이라고 부르지 않는다. 왜냐하면 이는 우리가 호의적으로 보거나 혹은 바람직하다고 간주하는 사회적 규범에 부합되기 때문이다. 반면에 개인이 속한 사회의 규범에 합치되지 않는 행동을 우리는 비정상이라고 판단하게 된다. 위의 사례에서 희철이는 또래보다 컴퓨터게임을 과도하게 즐기며, 부모님에게 거짓말을 하고, 초등학생임에도 불구하고 PC방에서 밤을 지새우는 등 사회적으로 초등학생에게 기대하는 규범에 어긋나는 행동을 보이고 있다.

단, 이러한 사회적 규범을 통해서 비정상을 구분할 때 항상 고려해야 할 점은 문화적 상대성이다. 희철이의 경우 통상적인 초등학생들에게 우리 사회가 요구하는 규범에 어긋나는 행동을 보이고 있지만, 함께 어울리는 하위문화에서 희철이는 지극히 규범에 동조적인 행동을 보이고 있는 셈이다. 물론 현재 희철이가 속한 하위문화의 규범이 사회적으로 바람직하다고 보기 어려우므로 희철이의 사례가 비정상인지 여부를 판단하는 데 별 어려움은 없을 것이다. 그러나 임상장면에서는 하위문화에 동조적인 행동이나 반응을 비정상으로 판단하기 애매한 경우가 종종 있다. 일례로 신을 모신다고 주장하는 무속인의 경우 몸속에 다른 사람이 빙의되어 다른 사람처럼 말하고 행동하더라도 우리는 이를 비정상이라고 간주하지 않는다. 하지만 서양인들의 눈에는 이는 지극히 비정상적인 행동으로 비춰질 수 있다. 따라서 비정상 여부를 판단할 때에는 그 행동을 하는 대상이 속한 문화 및 사회적 배경을 충분히 고려하여야 한다.

3) 주관적 고통 기준

앞선 두 가지 기준이 행동을 하는 당사자가 아닌 관찰자의 관점에서 사용하는 방식이라면, 이번에 살펴보는 세 번째 기준은 행동을 하는 개인의 관점을 중요시한다. 이 기준에서는 개인이 주관적으로 어려움을 겪는지, 고통스러운지, 행복한지 등이 중요시된다. 만일 어떤 개인이 스스로 고통스럽고, 생활을 영위해 나가는 것이 힘겨우며, 스스로 불행하다고 느끼고 있다면, 그 사람이 사회적으로 바람직한 행동을 적절히 취하고 있고, 규범에 위배되지 않게 행동하며, 통계적으로 상이한 행동을 보이지 않는다고 하더라도 비정상의 범주에 해당한다고 간주하게 되는 것이다.

글상자 7-3 경희 씨의 사례

경희 씨는 30대 중반의 두 자녀를 둔 여성이다. 결혼생활은 8년째 순조롭게 이루어져 왔으며, 남편도 직업적으로나 사회적으로 안정적인 위치에 올랐다. 경희 씨는 고등학교 그리고 대학교 때 알게 된 친구들과 여전히 자주 연락하며 지내고 있다. 그러던 어느 날 경희 씨의 둘째 딸이 엘리베이터에서 성추행을 당하는 일이 생겼다. 친구들과의 모임에 참석한 후 집으로 들어온 경희 씨는 거실에서 울고 있는 딸아이로부터 사건에 대해서 듣게 되었다. 경희 씨는 침착하게 경찰에 이를 알렸고, 성추행범은 현재 구속된 상태다. 딸아이는 현재 소아정신과에서 치료적 도움을 받고 있으며 치료의 성과나 예후도 좋은 편이다. 그런데 치료가 종료되는 시점에서 경희 씨와 면담을 하게 된 심리학자는 이 과정에서 겉으로 드러나는 모습에 비해서 경희 씨가 주관적으로 상당한 어려움을 겪고 있음을 알게 되었다. 즉, 경희 씨는 딸아이가 두려움에 떨고 있을 때 자신이 도움이 되지 못했다는 점을 끊임없이 자책해 왔으며, 최근에는 이로 인해 우울감이 높아진 상태였다.

사례에서 겉으로 보기에 경희 씨는 가정생활이나 사회생활에서 별 어려움이 없다. 또한 외상적인 사건에 대해서 침착하게 반응했으며 사회적으로 요구되는 여러 역할을 무리 없이 수행하여 왔다. 그러나 경희 씨는 누구에게도 표현하거나 토로하지 못하는 고통을 받아 왔으며 아마도 주위 사람들은 경희 씨가 이렇게 고통스럽다는 것을 눈치 채지 못했을 것이다.

당사자의 관점을 중시하는 이 기준은 여러모로 이점을 지닌다. 먼저 개인의 내적인 상태를 비정상을 구분하는 데 포함시킴으로써 관찰자가 비정상을 구분하는 과정에서 중요한 정보를 간과할 여지를 줄일 수 있다. 반면에 이 기준을 사용하려면 당사자가 적절하게 자신의 상태를 표현하고 호소한다는 점이 담보되어야 한다. 때로 사람들은 자신의 고통을 표현하거나 호소하기를 회피하는 경우도 있고, 심지어는 자신이 고통을 겪는다는 점을 충분히 인식하지 못하는 경우도 있다. 혹은 실제보다 자신의 고통을 부풀리거나 심지어는 꾀병을 지어내는 경우도 있다. 이러한 제약점들이 당사자가 주관적 고통을 겪는지를 확인하여 비정상 여부를 판단하는 방식의 한계점이다.

4) 역기능적 기준

마지막 기준은 특정한 행동이나 반응이 대인관계에서 역기능을 초래하거나 직업적인 역기능을 초래하는가다. 대인관계에서의 역기능은 사회적 역기능으로도 불리며, 이는 사람들과 친밀한 관계를 형성하지 못하거나, 안정적이거나 장기적인 관계를 유지하지 못하거나, 타인들로부터 심각한 거부감을 초래하는 경우 등을 포함한다. 직업적인 역기능은 안정적인 직업생활을 영위하지 못하거나 혹은 자신의 사회적 지위에 적합한 생산적인 작업을 안정적으로 해내지 못하는 것을 의미한다.

글상자 7-4 진혁 씨의 사례

진혁 씨는 중소기업에 재직 중인 20대 후반의 남성이다. 진혁 씨는 어머니의 권유로 정신과에 내원하게 되었는데, 자신은 스스로에게 특별한 문제가 있다고 여기지 않는다. 그럼에도 불구하고 병원에 오게 된 이유는 최근에 진혁 씨가 진 빚을 어머니가 대신 갚아 주는 조건으로 병원에 가도록 했기 때문이다. 진혁 씨의 빚은 현재 이천만 원 정도인데, 대학생활 때부터 항상 빚이 있었고, 어머니가 대신 갚아 주는 일이 잦았다. 진혁 씨가 빚을 자주 지게 되는 이유는 술 때문이다. 사람들과 어울리는 것을 좋아하고, 술 마시기를 즐기는 진혁 씨는 항상 술자리로 사람들을 불러내고, 술값도 자신이 지불한다. 시간이 지나고 나이가 들수록 비용이 많이 드는 술집에 드나들었고, 이제는 본인이 버는 돈으로는 감당할 수 없는 빚을 지게 되었다. 현재 다니는 중소기업에 입사한 지 2개월가량 되었는데, 매번 진혁 씨는 술을 마시고 지각하거나 결근하여서 한 회사를 오래 다니지 못하였다.

사례의 진혁 씨는 지속적인 알코올 문제로 인해서 빚을 지고, 안정적인 직업 생활을 영위하지 못하는 상태이며, 어머니에게까지 고통을 초래하여 갈등을 일으키는 상태다. 이에 더해서 경제적으로 무능하여 자신의 채무문제를 어머니에게 의존하여 해결하려 한다.

역기능적 기준을 사용할 때 얻을 수 있는 가장 큰 이점은 비교적 판단이 수월하다는 것이다. 대체로 사회적이거나 직업적인 문제가 초래될 때 주위 사람들이 문제점을 재빨리 간파할 수 있으며, 사례에서와 같이 전문가에게 도움을 요청하게 된다. 또한 전문가에게 도움을 요청할 정도라면 사회적이거나 직업적인 영역에서 상당한 역기능을 겪고 있다고 추론하기 수월할 것이다. 물론 이 기준을 사용하는 것도 단점이 있다. 역기능의 기준이 명확하지 않다는 것이다. 예를 들어, 진혁 씨의 경우에 어떤 사람은 직업적으로 역기능이라고 판단하기도 하지만 다른 사람은 적성에 맞는 직업을 찾는 과정이라고 주장할 수도 있다. 혹은 술자리를 통해서 사람들과 어울리는 행동을 사교적이고 친근한 점이 반영된 것이라고 판단할 수도 있다.

2 비정상의 개념과 원인

앞서 비정상적 상태에 처한 사례들을 읽으면서 아마도 도대체 이러한 문제들은 왜 나타나는지 궁금해했을 것이다. 여기서는 다양한 비정상적 상태의 원인을 설명하는 심리학적 관점들을 살펴본다. 물론 모든 비정상적 상태를 설명하는 하나의 완벽한 관점은 현재 없으며, 여러 관점들을 취하더라도 하나의 비정상적 상태를 완벽히 설명하지 못하는 경우도 흔하다. 이 원인론에 대한 부분은 치료와 직결되는 문제이므로 심리학자를 비롯하여 이 영역을 다루는 다양한 전문가들의 협력과 지속적인 연구가 필요한 분야다. 다만 여기서는 현재까지 고려되는 여러 관점들에는 무엇이 있는지 설명하고자 한다.

1) 생물학적 관점

생물학적 관점은 비정상적 상태의 원인을 선천적·유전적으로 타고난 생물학적 요소나 후천적으로 입은 뇌의 손상에서 찾는다. 선천적이건 후천적이건 생물학적인 관점은 뇌를 중심으로 설명한다고 보면 이해가 쉬울 것이다.

뇌의 작용은 신경계의 가장 작은 구성요소인 뉴런에서 시작한다. 하나의 뉴런은 다른 뉴런과 신호를 주고받는데, 이 뉴런들이 일련의 신호를 매우 빠른 시간 내에 주고받으면서 우리는 외부의 감각을 받아들이고, 이를 지각하고, 해석하며, 이에 대해서 반응을 산출해 낸다([그림 7-1] 참조). 따라서 우리가 외부자극을 정상적으로 감지하고, 외부에 정상적인 반응을 드러내기 위해서는 뇌에서 뉴런들이 신호를 적절히 주고받으며, 정상적으로 기능하여야 한다. 그런데 뉴런은 크게 두 가지 유형의 문제를 일으킬 수 있다. 첫째는 구조적인 문제로, 뉴런들이 포진되어 있는 영역이 손상당하면 뉴런들은 적절히 신호를 주고받을 수 없다. 둘째는 과정적인 문제로, 뉴런들이 신호를 주고받는 과정에서 화학적으로 문제가 생기는 경우에도 뉴런들은 자신의 역할을 해내지 못하게 된다.

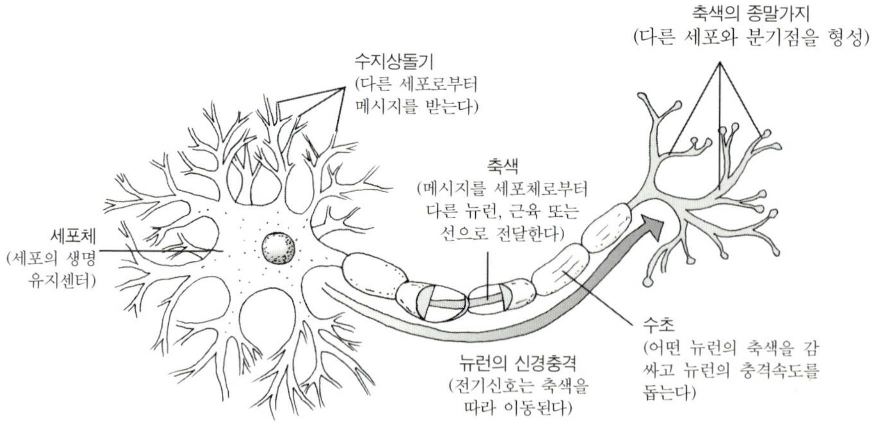

[그림 7-1] 운동 뉴런의 부위와 기능

구조적인 문제의 대표적인 예가 교통사고나 추락 등 외부의 충격에 의해서 뇌조직이 손상되어 그 부분에서 관장하는 기능에 문제가 초래되는 경우다. 예를 들어, 뇌구조 가운데 측두엽은 기억을 관장한다고 알려져 있는데, 이 측두엽을 외과적으로 절제받은, 심리학사에서 오랜 기간 연구된 한 환자(H. M이라는 익명으로 더 잘 알려져 있음)는 새로운 정보를 학습하는 데 문제를 보였다. 이러한 외부의 충격 이외에도 손상을 초래하는 원인들은 여러 가지가 있다. 예를 들어, 내적으로 감염이 일어나거나, 일부 뇌조직이 부풀려지면서 그 옆의 뇌조직이 눌리거나, 혹은 매독과 같은 성병에 감염되는 경우도 있다.

과정적인 문제는 뉴런과 뉴런 사이에 신호를 전달해 주는 물질과 주로 관련된다. 뉴런과 뉴런이 붙어 있어서 접촉된 채로 신호가 전달될 것으로 생각하기 쉽지만, 실제로 뉴런은 서로 물리적으로 떨어져 있고, 한 뉴런에서 분비된 신경전달물질이 다른 뉴런에게 옮겨가면서 신호가 전달된다. 한 뉴런에서 분비되어 다른 뉴런으로 흡수되지 못한 신경전달물질은 이전 뉴런으로 어느 정도 재흡수된다. 따라서 신호가 적절히 전달되려면 한 뉴런에서 다른 뉴런으로 신호에 알맞은 신경전달물질이 적정량 옮겨가야 한다. 반면에 통상 분비되는 양보다 적게 혹은 많이 분비되거나, 다른 뉴런에서 신경전달물질을 제대로 흡수하지 못하거나, 혹은 전달에 사용되지 못한 물질이 이전 뉴런으로 적절히 재흡수되지 못하면 신호체계에 혼란이 생긴다. 그리고 이러한 신호체계의 혼란은 외현적으로는 개인의 생각, 감정 혹은 행동에서 문제를 일으킨다.

또한 신경전달물질은 그 종류도 여러 가지다. 뉴런이 전달하려는 신호나 뉴런이 분포된 위치에 따라서 이 전달물질의 유형이 달라지게 된다. 그런데 특정한 신경전달물질이 부족하거나 넘쳐나도 신호체계에 문제가 생긴다. 신경전달물질과 비정상적 상태의 관련성에 대한 가장 대표적인 연구가 도파민의 작용에 대한 것이다. 정신분열병을 앓는 사람들은 대체로 도파민이라는 신경전달물질이 보통 사람들보다 많다고 한다(Seeman, Guan, & Van Tol, 1993). 흥미로운 점은 도파민의 수준을 신체 내에서 증가시키는 약물들은 망상이나 환각과 같은 부작용을 드러내기도 하였다는 것이다(Swerdlow & Koob, 1987).

따라서 생물학적 관점에서 보면 뇌조직이 물리적으로 손상당하지 않아야 하며, 뉴런들이 온전하게 잘 유지되면서 신호를 원활하게 잘 주고받아야 한다. 그런데 때로 사람들은 뇌가 손상되거나 적절히 기능하지 못하는 것은 우리가 통제할 수 있는 범위 밖의 것이라 오해하기도 하며, 뇌를 다칠지 여부는 운에 맡길 만한 사건이라고 생각한다. 그러나 그렇지 않다. 우리는 자신의 뇌가 최대한 안정적으로 유지되도록 노력하여야 한다. 이에는 뇌에 물리적인 손상을 초래할 수 있는 위험한 행동(예, 과속운전)을 자제하는 것, 신경전달물질이 원활하게 흐를 수 있도록 인위적인 약물(예, 마약)을 사용하지 않는 것, 뇌에 산소를 공급하는 혈관이 건강한 상태를 유지하도록 운동을 하거나 건강하게 음식을 먹는 행동 등이 모두 포함된다.

2) 정신분석적 관점

Freud에 의해서 제안된 정신분석적 관점은 우리의 감정, 사고, 행동 등 다양한 반응들이 무의식에 의해서 커다란 영향을 받는다고 주장한다. 그리고 앞서 살펴본 다양한 비정상적 행동들도 근본적으로는 무의식적 갈등에 기인한다고 보았다. 이는 어떠한 과정을 거쳐서 나타나는 현상인가? 이제 정신분석적 관점의 주장을 하나씩 살펴보자.

먼저 이 관점에서는 인간의 정신세계가 의식, 전의식, 무의식의 세 가지 영역으로 구분된다고 보았다. 이 가운데 의식은 현재 우리가 의식하고 있는 정신세계다. 이 글을 읽는 여러분의 의식은 아마도 현재 이 활자들과 함께 이 장에서 다루는 내용과 관련된 자신의 기억이나 지식들에 머무르고 있을 것이다. 전의식은 현재 인식하고 있지는 않지만 언제든지 노력하면 도달할 수 있는 정신세계다. 예를 들어, 초등학생 무렵에 운동회에서 있었던 일을 떠올려 보자. 이 요구를 받기 전까지 당신은 초등학교 운동회에 대해서 의식하지 않았을 것이다. 하지만 지금은, 아니 적어도 조금 전에는 운동회에 대해서 의식했을 것이다. 그런데 무의식은 현재 인식하지도 않으며 노력해도 개인의 힘으로는 도달하거나 접근할 수 없는 정신세계다. 정신분석적 관점은 바로 이 무의식이 인간의 정신세계에서 압도적으로 큰 영역을 차지하며, 이 무의식 속에 인간 에너지와 활력의 근원이 되는 본능과 욕구들이 활개치고 있다고 주장한다.

또한 Freud는 이 정신세계에서 활동하며 우리의 욕구가 실현되도록 돕는 성격의 세 가지 구조가 있다고 주장하였는데, 이는 원초아, 자아, 초자아다. 원초아(id)는 인간이 생래적으로 지니고 태어나는 것으로 오직 무의식 속에서만 존재한다. 따라서 원초아는 우리들이 처한 현실세계의 제약이나 상태를 고려하지 않는다. 오로지 인간의 본능에서 유래하는 두 가지 기본적인 욕구, 성욕과 공격욕을 충족시키는 데에만 몰두한다. Freud는 원초아는 오직 쾌락의 원리에 의해서 움직인다고 명명하였다.

그런데 인간이 만일 원초아가 원하는 대로만 행동한다면 어떤 결과가 초래될까? 우리가 수시로 성욕과 공격욕을 충족시키는 행동을 한다면 사회생활을 유지할 수 없으며, 생명이 위협받을 수도 있고, 공공사회로부터 배척당하는 등 적응에 심각한 위협이 초래될 것이다. 다행스럽게도 우리는 원초아만 지니고 세상에 태어났지만 이후에 발달단계를 거치면서 자아와 초자아도 탄생시킨다.

자아(ego)는 배변훈련과 같이 출생 이후에 외부세계로부터 일정한 요구와 훈련을 받으면서 원초아의 일부분이 변형된 것이다. 원초아와 달리 자아는 의식, 전의식, 무의식을 두루 걸쳐서 활동하는데, 자아는 오직 우리 자신을 생존시키고 보존시키는 데에 몰두하므로 유기체가 처한 현실에서 생존하는 데 가장 적합한 방식으로 행동하도록 한다. 이를 현실원리라고 한다.

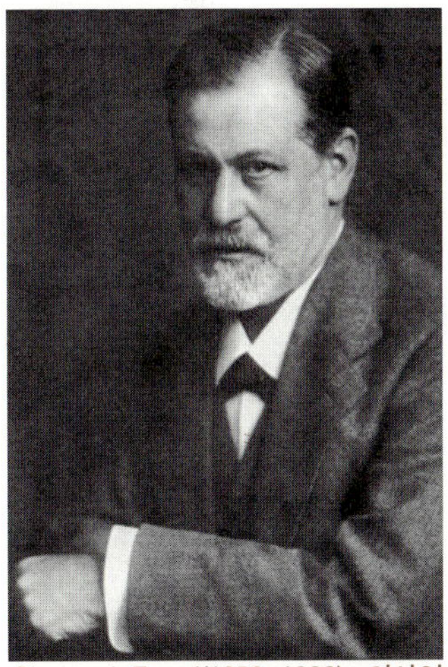
Sigmund Freud(1856~1939): 의사였던 Freud는 고전적 정신분석의 창시자로 간주된다.

다음 단계에서는 초자아(super ego)가 발달하게 되는데, 이는 자아의 일부가 변형된 것이다. 초자아는 도덕과 양심의 원리를 강조하는데, 본능과 욕구가 주는 쾌락에 몰두하고 싶어 하는 우리 자신을 질책하고, 양심의 가책을 느끼도록 하여 사회의 규범이나 윤리에 맞게 행동하도록 돕는다([그림 7-2] 참조).

이상의 과정 및 단계를 살펴보면 인간은 순진무구하면서도 본능에 충실한 동물적 상태로 세상에 태어나는데, 인간이 사회에 적응하는 일원이 되기 위해서는 자아와 초자아로 대표되는 현실판단력과 도덕성을 잘 발달시켜야 한다. 대부분의 인간들은 이를 적절히 발달시키는데, 이 과정에서 동물과 유사한 상태로 태어난 인간은 상당한 고통을 겪는다. Freud는 이와 같이 인간의 발달과정을 사회화를 위한 시련의 과정이라고 보았다. 그런데 이러한 과정에서 큰 충격을 받거나 자아, 초자아 혹은 원초아의 기능에 문제가 생기면 성인이 된 이후라도 사고, 감정 혹은 행동에서 문제를 보일 수 있다.

먼저 원초아는 본래 그 힘이 가장 강력한데, 이를 책망할 초자아의 힘이 매우 약하거나, 이 둘을 중재할 자아의 힘이 약하다면 우리는 자신의 욕구나 충동을 조절하기 어려워진다. 또한 초자아의 책망이 너무 강력해도 이는 개인에게 부정적인 결과를 초래할 수 있는데, 항상 자신을 비난하거나 실수를 꼬집는 사람 앞에서 우리가 주눅이 들듯이, 강력한 초자아의 비난은 우리로 하여금 우울감을 경험하게 할 수 있다. 반면에 정신분석적 관점에서 자아는 그 힘이 강력할수록 긍정적으로 평가받는데, 이는 원초아가 욕구 충족을 지연시키도록 설득하기도 하고, 초자아의 비난으로부터 우리를 보호해 주기도 하는 등 자아가 중재자로서 중요한 역할을 하기 때문이다.

그런데 자아가 우리를 보호하려는 역할이 장기적으로는 우리에게 어려움을 초래하는 경우도 있다. 자아는 우리가 무의식에 존재하는 동물적이며, 노골적이고, 때로는 부도덕한 욕구들을 인식하지 못하도록 노력한다. 왜냐하면 이러한 노골적 욕구를 인식하는 경험 자체가 우리에게 상당한 충격과 고통을 초래하기 때문이다. 따라서 자아는 우리의 욕망이나 외상적인 사건들을 무의식에 눌러 담아 두고는 우리가 알아채지 못하게 하는데, 슬프게도 무의식에 담겨진 이 욕구나 외상의 고통들은 그대로 무의식에 머무르지 않으려 하고, 외현화되기 위해 끊임없이 꿈틀거린다. 따라

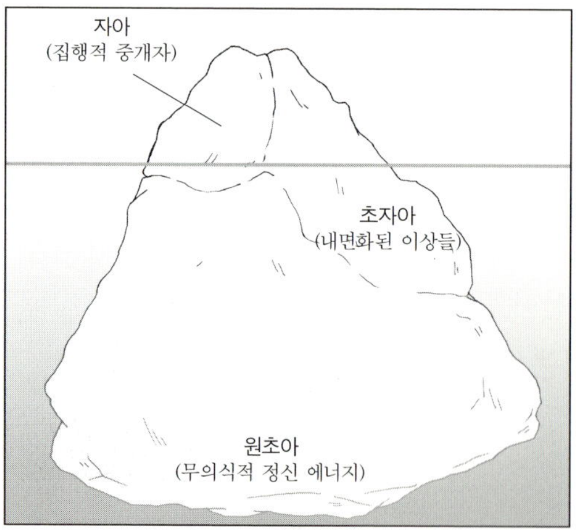

[그림 7-2] 인간의 의식구조

서 자아는 무의식에 담겨진 소망이나 갈등들이 그 속에 계속 머무르도록 지속적으로 힘을 기울여야 한다. 그러나 이러한 소망이나 갈등의 힘은 너무 강력하여서 자아는 때로 이 소망이나 갈등이 외현화되도록 두는 경우도 있다. 물론 이때에도 본래의 소망이나 갈등이 그대로 드러나지 않고 다소 변형되고 왜곡되어서 나타나도록 한다. 이 소망이 변형되고 왜곡된 형태가 비정상적 상태다. 이해를 돕기 위하여 한 사례를 아래에 기술하였다.

글상자 7-5 정신분석적 관점

좋은 집안의 아가씨가 어느 날부터인가 자신의 조카가 죽을지 모른다는 불안에 사로잡혔다. 물론 조카를 사랑하는 마음으로 걱정할 수 있겠지만, 이 아가씨의 걱정과 불안은 매우 심하여서, 조카가 잠시만 보이지 않아도 초조해하며, 안절부절못하는 정도였다. 상당한 기간 동안의 정신분석 끝에 이 아가씨가 오래전에 친족의 장례식에서 만난 남자를 짝사랑해 온 것을 발견하였다. 이 아가씨의 무의식에서는 그 남자를 만나고 싶은 소망이 강렬하였고, 이를 위해 누군가 죽었으면 하는 소망도 강해졌다. 이러한 소망은 장례식을 위하여 조카가 죽었으면 하는 원초아의 소망과 함께 이 소망에 대한 초자아의 질책을 초래하였다. 단 자아는 이러한 내용을 아가씨가 인식하지 못하도록 노력하였으며, 무의식적 소망과 갈등은 조카가 죽어서는 안 된다는 외적인 불안으로 표출된 것이다.

Freud는 인생에서 기쁨을 누리는 사람이 잘 적응하는 사람이라고 보았다. Freud에 따르면 기쁨은 쾌락의 의미로 이해해야 하는데, 이 쾌락을 경험하려면 원초아의 욕구가 충족되어야 한다. 그러나 원초아의 욕구대로만 움직이면 우리는 오랫동안 쾌락을 경험할 수 없다. 따라서 Freud의 관점을 정리하자면 자아가 원초아와 초자아 사이에서 중재자로서 적절히 기능하여 사회의 규범이나 가치를 따라야 하는 경우에는 이에 맞게 행동하며, 좀 느슨해져서 자신의 숨겨진 욕구를 충족시켜도 좋은 경우에는 경계를 풀고 욕구를 충족시키며 즐거움을 느낄 수 있을 때 인간은 가장 행복하고 건강하다.

3) 인본주의적 관점

앞서 살펴본 정신분석적 관점과 가장 큰 대조를 보이는 것은 아마도 인본주의적 관점일 것이다. 이 두 관점은 인간에 대한 가정에서부터 상당한 견해 차이를 보인다. 먼저 정신분석적 관점은 개인의 행동에 자신도 인식하지 못하는 무의식이 영향을 미치며, 어린 시절 어떤 발달을 거쳤는지가 성인이 된 이후에도 개인의 행동에 영향을 미친다는 결정론을 주장한다. 반면에 인본주의적 관점은 한 개인을 가장 잘 아는 사람은 그 자신이라고 보며, 스스로 인식하지 못하는 정신세계의 존재를 되도록 부정하였다. 또한 인간은 자신의 노력과 자유의지에 의해서 스스로를 변화시키고 발전시키는 존재라고 가정하였다.

이러한 인본주의적 관점을 취한 학자도 여럿이지만, 이 가운데 Rogers의 이론을 살펴보자(Rogers, 1980). Rogers 이론에서 중요한 개념은 자기(self)다. Rogers는 내담자들이 끊임없이 자기에 대해서 보고했다는 임상적 경험으로부터 이 개념을 강조하게 되었다. '자기'란 개인이 자신에 대해서 체험한 내용들로 구성되며, 자신에 대해서 인식하고, 경험하고, 보고하는 모든 측면을 포함한다. 그런데 우리는 이 세상에 태어날 때 나 자신이 누구인지 알지 못한 상태로 태어난다. 따라서 자기 속의 내용은 텅 비어 있으며, 이후 세상을 살면서 자신이 누구인지 알게 되고, 이러한 경험 속에서 자기 속의 내용이 하나씩 채워지게 된다. 특히 인간은 자기와 일관되는 방식으로 행동하는 경향이 있어서 스스로 '나는 인사를 잘하는 아이이다.' 라고 인식하는 아이는 친구들이나 어른들에게 인사하는 행동을 자주 보이게 된다.

그런데 앞서 언급한 대로 인간은 인생의 초기에 우리 자신이 누구인지 모르기 때문에 자기의 내용들은 주위 사람들이 나에 대해서 무엇이라고 말해 주는지에 의해서 민감하게 영향을 받을 수밖에 없다. 앞서 예로 든 아이도 주위 어른들로부터 인사를 잘한다는 칭찬을 받아서 자기의 내용이 구성되었을 가능성이 높다. 따라서 인생에서, 특히 어린 시절에는 자신에게 중요한 타인들로부터 긍정적으로 존중을 받는 것이 중요한데, 이 경험으로 자기의 중요한 긍정적 내용들이 채워지기 때문이다. Rogers는 긍정적으로 존중받고자 하는 바람은 인간이면 누구나 가지고 있는 절박한 소망이라고 제안하였는데, 이러한 긍정적 자기상이 존재할 때 우리는 자신의 부정적인 측면도 받아들이기 용이해지므로 자신에 대해서 더 많은 내용을 지니게 된다.

이와 함께 Rogers는 인간은 선천적으로 자기실현경향성을 지닌다고 보았다. 이는 자신의 잠재력을 발휘하고 실현시키려는 선천적인 경향이어서 인간의 행동에는 대부분 이 경향성이 잠재되어 있다고 보았다. Rogers의 관점에서는 바로 자기와 자기실현경향성이 문제를 지니게 될 때 비정상적 상태가 나타나게 된다. 먼저 자기가 부정적이고 비관적인 내용으로 채워지게 되면 우리는 이러한 자기의 내용과 일관되는 행동을 하게 되므로 부정적인 반응을 드러내게 된다. 스스로를 '난 형편없고 노력해도 되는 일이 없는 존재야.' 라고 믿는 사람은 실제로도 노력하지 않고, 자신이 성취한 일의 성과를 스스로 폄하하게 된다. 다만 Rogers는 인간이 스스로를 아무리 비난하고 부정적으로 판단하더라도 그 속에는 자기실현경향성이 숨겨져 있다고 보았다. 단지 현재 지닌 부정적인 내용으로 인해서 이 경향성이 발현되지 못하고 이러한 점이 개인에게는 고통을 초래하게 되는 것이다. 또한 Rogers는 자기에 포함된 내용들이 실제의 자기 모습과 불일치할수록 문제행동이 나타날 수 있다고 보았는데, 극심한 불일치는 정신증을 초래한다고 보았다.

전체적으로 Rogers의 인본주의적 관점에 의하면 인간이 자신의 잠재력을 인정하지 못하여 이러한 잠재력이 충분히 실현되지 못할 때 비정상적 상태에 빠지고 현실에 부적응하게 된다. 또한 자신의 다양한 모습을 수용하지 못할 때 혹은 자신이나 타인으로부터 긍정적으로 존중받지 못할 때 비정상적 상태에 처하게 된다. 따라서 자신의 진정한 모습을 두려워하지 않고, 자기에 대해서 풍부한 내용을 지니고 있으며, 자신의 잠재력을 실현시키고자 노력할 때 인간은 행복하고 건강하다.

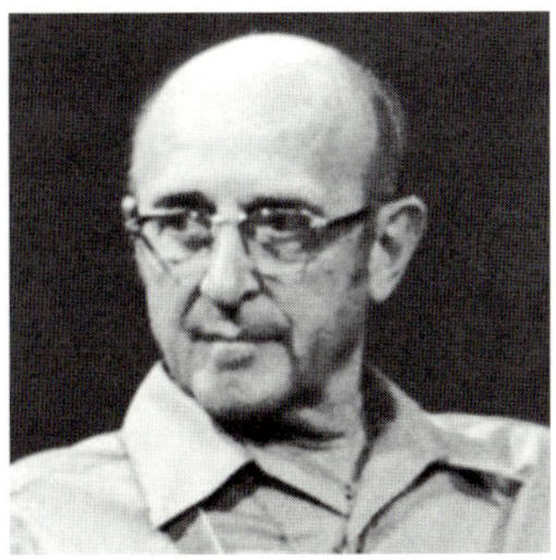

Carl Rogers(1902-1987): 인간중심적 상담이론의 창시자. 내담자에 대한 어떤 판단이나 분석 혹은 평가보다도 내담자의 '자기보고' 를 중요시하였다.

4) 행동주의적 관점

행동주의적 관점은 앞선 인본주의나 정신분석적 관점과 달리 관찰 가능하지 않은 심리학적 구성개념을 통해 인간의 행동을 설명하는 관점들을 강하게 비판한다. 따라서 앞서 사용된 '욕구' 나 '자기실현경향성' 등과 같은 심리적 개념은 물론이고, 이외에 무의식과 관련된 개념들도 인간의 행동을 설명하는 데 있어서 실용적이지 못하다고 지적한다. 행동주의자들은 누구나 관찰할 수 있는 개념을 중요시했는데, 바로 '행동' 이다. 행동주의자들에 의하면 인간의 행동은 후천적으로 학습된 것인데, 비정상적 상태를 이들의 관점에서 간단히 기술하자면 잘못된 행동을 학습한 상태다. 인간이 행동을 학습하는 과정을 설명할 때 가장 기본이 되는 현상이 고전적 조건형성과 조작적 조건형성인데, 이제 이 둘을 각각 살펴보자.

고전적 조건형성은 러시아의 생리학자인 Pavlov에 의해서 제안되었다(Pavlov, 1927). Pavlov는 개의 타액에 대해서 연구하던 중 정오를 알리는 성당의 종소리만 듣고도 개가 침을 흘리는 것을 발견하였다. 그 원인이 대체로 정오를 알리는 성당의 종소리를 듣고서 개에게 먹이를 주었던 점에 있다고 본 Pavlov는 먹이는 그 자체로 타액분비행동을 일으키는 무조건자극이고, 무조건자극과 함께 제시되면서 타액분비행동을 일으키는 효과를 지니게 된 종소리를 조건자극이라고 명명하였다. 그리고 먹이에 대해서 타액을 분비하는 행동을 무조건반응이라고 하였고, 종소리에 대해서 타액을 분비하는 행동을 조건반응이라고 하였다. 여기서 개는 종소리와 먹이가 함께 출현한다는 점을 학습하였고, 이 학습을 통해서 타액을 분비하게 하는 먹이의 효과를 종소리 역시 지니게 된 것이다. 고전적 조건형성이 비정상적 상태를 특히 잘 설명하는 영역은 공포에 대한 반응이다. 예를 들어, 심각한 자동차 사고를 겪은 사람은 이후 자동차나 자동차를 연상시키는 자극들에 대해서 공포감이 높아지는 반응을 보일 수 있다.

조작적 조건형성은 강화라는 핵심 개념을 근간으로 발전하였다. 강화란 자극을 제시하거나 제거함으로써 행동의 빈도가 높아지는 것을 말하는데, 미국의 심리학자인 Skinner는 이를 자신이 고안한 Skinner 박스에 들어간 쥐나 비둘기를 통하여 입증하고, 다양한 실험을 전개하였다(Skinner, 1953). 이 박스는 특별히 고안된 장치들로 구성되는데, 레버를 누르면 쥐나 비둘기가 좋아하는 먹이가 나오도록 되어 있다. 쥐나 비둘기는 처음 이 박스에서 우연하게 레버를 누르게 되는데, 먹이가 나오면 이를 먹는다([그림 7-3] 참조). 인간과 달리 쥐나 비둘기는 레버를 누르는 행동과 먹이가 나오는 현상이 관련된다는 점을 깨닫는 데 상대적으로 더 오랜 시간이 걸린다. 하지만 일정한 시간이 지난 후에 쥐나 비둘기도 이 두 사상이 관련되어 있다는 점을 깨닫게 되는데, 바로 이것이 조작적 조건형성에서 말하는 학습이다. 여기서 먹이는 강화물에 해당하며 레버를 누르는 행동은 '우연한 행동'에서 이후 '학습된 행동'으로 변화하게 되는 것이다. 조작적 조건형성에 의하면 화가 날 때 물건을 부수는 등 분노를 조절하지 못하는 사람의 행동을 다음과 같이 설명한다. 속이 후련해지는 것은 강화물이며 이 강화물을 얻기 위해서 물건을 부수는 행동을 하도록 강화되었다는 것이다.

행동주의적 관점은 관찰학습을 제안한 Bandura로 인해서 더욱 발전하였으며(Bandura, 1986), 이후로 불안과 공포에 대한 여러 탁월한 연구들이 출현하게 되었고, 여전히 심리학에서 다양한 심리현상이나 비정상적 상태를 설명하는 데 강력한 위치를 점하고 있다. 최근에는 행동주의가 상당히 다양화되어서 이제는 행동주의라는 하나의 관점에 묶어 넣기 어려워 보이는 경우도 있다. 또한 행동주의의 세부적 관점이 종합되는 경우도 있는데, 대표적인 것이 Mowrer (1939, 1950)가 제안한 공포의 이요인이론이다. 그는 공포반응의 형성은 고전적 조건형성에 의해서 발생하며, 이후 공포를 유발하는 자극이나 상황을 회피하는 행동을 조작적 조건형성으로 설명할 수 있다고 제안하였다. 즉, 앞서 자동차를 두려워하게 된 사람이 이후 자동차를 타지 않으면 공포감이 제거되는 점으로 인해서 자동차를 회피하는 행동을 지속적으로 보이는 예가 이에 해당한다.

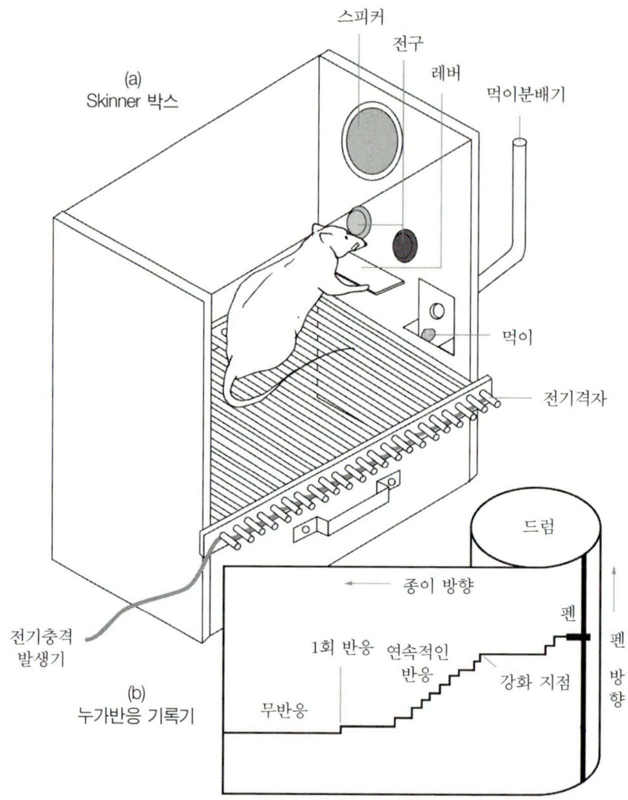

[그림 7-3] Skinner 박스

전체적으로 행동주의적 관점에 의하면 바람직한 행동을 학습하지 못하였거나 바람직하지 않은 행동을 학습한 경우가 부적응에 해당한다. 그리고 이러한 부적응을 해결하는 방법으로 조건형성의 원리를 항상 강조한다.

5) 인지주의적 관점

아마도 현재 심리학자들이 부적응하는 개인을 설명하고, 이들을 치료하는 장면에서 가장 자주 차용하는 관점 가운데 하나가 인지주의적 관점일 것이다. 인지주의적 관점이 태동하는 데에는 앞선 행동주의적 관점에 대한 반발이 큰 영향을 미쳤다. 즉, 인지주의자들은 인간의 행동을 설명할 때에 그 개인의 내부에서 일어나는 상황들을 배제하는 것은 큰 한계를 지닐 수밖에 없다고 주장하였으며, 오히려 어떤 자극이나 상황에서 한 개인이 어떻게 생각하였는지가 인간의 행동에서 중요한 역할을 한다고 보았다. 예를 들어, 앞서 Skinner 박스에 들어가게 된 쥐는 '내가 레버만 누르면 저 가운을 입은 사람은 먹이를 주지.' 라며 실험자를 학습시켰다고 생각할 수도 있다. 행동주의가 성행하던 시절 미국의 한 카툰에는 바로 이러한 장면을 비꼰 내용이 실린 바 있는데, 이를 강화의 딜레마라고 한다. 이와 같은 행동주의의 단점에 대해서 인지주의자들은 인간의 정보처리의 결과인 인지내용에 초점을 두었다.

상식적으로 우리도 일상에서 상황이나 사건을 어떻게 해석하느냐가 중요하다는 점을 잘 안다. 이는 심리학이나 비정상적 상태의 연구에서도 상당히 과거까지 그 뿌리를 찾아 올라갈 수 있다. 정신분석학자인 Adler(1929)는 개인이 지니는 특유의 인지적 오류가 비정상적 상태를 일으킨다고 지적한 바 있고, Kelly(1955)는 인지가 정서반응에 선행한다고 보았다. 특히 비정상적 상태에 있어서 인지주의적 관점의 영향력을 높인 최근의 인물 가운데 하나로 Beck을 들 수 있을 것이다(Beck, Rush, Shaw, & Emery, 1979). Beck에 의하면 사람들은 모두 세상이나 사건을 해석하는 자신만의 틀, 즉 인지도식을 지니고 있는데, 보통의 사람들은 이러한 인지도식에서 큰 문제점이 발견되지 않는다. 반면에 비정상적 상태를 보이는 사람들은 그러한 비정상적 상태와 관련될 만한 특유의 인지도식을 지니고 있다. 특히 Beck은 우울한 사람들은 우울해지게 만드는 인지도식을 지니고 있다고 제안했는데, 그에 의하면 우울한 사람들은 자신에 대해서, 세상에 대해서, 앞날에 대해서 부정적으로 해석하는 경향이 두드러진다. 이러한 인지도식은 매 상황마다 비정상적 상태를 초래하는 자동적 사고를 산출한다. 예를 들어, 발표불안을 지닌 사람의 대표적인 인지도식의 내용은 '완벽하게 해내야 한다.' 는 것이다. 이로 인해서 이들은 발표를 하는 동안 사소한 타인의 반응에 대해서도 '내 발표가 지루한가 보다.' '내 목소리가 떨리는 걸 눈치챘나 보다.' 와 같은 자동적 사고를 산출한다. 그리고 이는 사람을 더욱 불안하게 만들고 발표에 집중하지 못하게 만든다.

전체적으로 인지주의적 관점에서 보면 부적응하는 사람들은 문제를 일으키는 방식으로 사건이나 상황을 해석한다. 그리고 인지주의자들은 이러한 부적응을 해결하는 방법으로 해석하는 방식과 인지내용을 변화시키려 한다. 이 방법에 대해서는 제8장에서 불안장애와 관련하여 자세히 다루게 될 것이다.

6) 생물-심리-사회적 관점

이 관점은 앞서 스트레스와 신체질병을 다루며 잠시 언급된 바 있다(Engel, 1977). 다시 요약하면, 이 관점은 개인의 정신적 그리고 신체적 부적응은 타고난 것으로만 혹은 후천적인 경험에 의해 영향을 받는 것으로만 볼 수 없다고 간주한다. 또한 부적응의 원인을 개인의 내적인 것에만 혹은 외적인 것에만 두지 않는다. 따라서 선천적인 것, 후천적인 것, 내적인 것 그리고 외적인 것들이 모두 영향을 미쳐서 부적응을 초래하게 된다고 주장한다.

예를 들어, 어떤 대학생이 현재 학업에서 심각한 스트레스와 실패감을 경험하고 다소의 우울감을 겪고 있다고 하자. 이때 이 학생이 겪는 우울감은 이 학생의 가계에 우울증으로 고통을 겪는 사람이 있는 점과 같이 유전적인 소인에 의해서 영향을 받은 것일 수 있다. 즉, 이 학생은 유전적으로 우울증에 취약한 소인을 가지고 태어난 셈이다. 하지만 이에 더해서 현재 대학생들이 겪는 높은 등록금과 전공에 몰입할 수 없는 환경 및 불확실한 미래와 같은 사회적 상황이나 자신의 사회적 역할에 대한 부담이 영향을 미쳤을 수 있다. 그리고 심리적으로 대학에 입학한 이후로 반복된 학업에서의 낮은 성취도 때문에 실패감이 반복하여 축적되어 왔을 수도 있다.

3 요약

이 장에서는 부적응을 초래하는 대표적 원인 가운데 하나인 비정상적 상태에 대해서 살펴보았다. 정상과 비정상을 구분하는 기준으로 네 가지를 살펴보았다. 첫째, 평균범위를 정상이라고 판단하고 이 범위를 넘어서는 경우를 비정상이라고 판단하는 통계적 기준, 둘째, 개인의 생각이나 감정 혹은 행동이 사회적 규범에 합치하는지를 판단하는 규범적 기준, 셋째, 개인이 주관적으로 어려움을 겪는지를 중요시하는 주관적 고통의 기준 그리고 넷째, 개인의 생각이나 감정 혹은 행동이 대인관계나 직업적인 장면에서 역기능을 초래하는지를 판단하는 역기능의 기준이다. 심리학자들은 한 개인이 비정상인지 판단할 때에 이 기준들을 종합하여 사용한다.

다음으로 이러한 비정상 혹은 부적응의 상태를 초래하는 원인으로 심리학에서 꼽아 온 다섯 가지 내용들을 살펴보았다. 첫째, 생물학적 관점에서는 선천적이며 유전적인 요소 혹은 후천적인 뇌기능의 손상에서 그 원인을 찾는다. 둘째, 정신분석적 관점에서는 무의식적 갈등 혹은 소망과 이를 부적절하게 충족시키는 데에서 원인을 찾는다. 셋째, 인본주의적 관점은 잠재력이 실현되지 못할 때, 자신의 다양한 모습을 수용하지 못할 때 혹은 긍정적으로 존중받지 못할 때, 부적응에 빠지게 된다고 주장한다. 넷째, 행동주의적 관점에 의하면 비정상 혹은 부적응상태란 바람직한 행동을 학습하지 못하였거나 바람직하지 않은 행동을 학습한 상태다. 다섯째, 인지주의적 관점은 잘못된 사고내용 혹은 사고방식이 부적응이나 비정상을 초래한다고 본다. 마지막으로, 생물-사회-심리적 관점에서는 개인이 겪는 어려움의 원인을 생물학적, 심리적 그리고 사회적 측면을 종합하여 설명한다.

생각해 볼 문제

1. 정상과 비정상은 질적으로 다른가 혹은 양적으로 다른가?
2. 정상과 비정상을 구분할 때 가장 중요한 점은 무엇인가?
3. 비정상을 설명하는 관점 가운데 당신이 가장 그럴 듯하다고 생각하는 것은 무엇인가?
4. 여러 관점들 가운데 당신이 평소 지녔던 인간관이 가장 잘 반영된 것은 무엇인가?

참고문헌

Adler, A. (1929). *The practice and theory of individual psychology.* New York: Harcourt, Brace, and Company.

Bandura, A. (1986). *Social foundations of thought and action: A social cognitive theory.* Englewood Cliffs, NJ: Prentice Hall.

Beck, A. T., Rush, A. J,. Shaw B. F., & Emery, G. (1979). *Cognitive therapy of depression.* New York: Guilford Press.

Carter, R. (1998). *Mapping the mind.* Berkely, CA: University of California Press.

Engel, G. L. (1977). The need for a new medical model: A challenge for biomedicine. *Science, 196*, 129-136.

Freud, S. (1933). *New introductory lectures on psychoanalysis.* New York: Carlton House.

Kelly, G. A. (1955). *The Psychology of Personal Constructs.* New York: Norton.

Meyers, D. G. (2007). **심리학의 탐구**[*Exploring Psychology*]. (김윤진, 민윤기 역). 서울: 시그마프레스. (원전은 2005년에 출판).

Mowrer, O. H. (1939). Stimulus response theory of anxiety. *Psychological Review, 46*, 553-565.

Mowrer, O. H. (1950). Two-factor learning theory: Summary and comment. *Psychological Review, 58*, 350-354.

Pavlov, I. P. (1927). *Conditioned reflexes: An investigation of the physiological activity of the Cerebral Cortex*. London: Oxford University Press.

Rogers, C. R. (1980). *A way of being*. Boston: Houghton Mifflin.

Seeman, P., Guan, H. C., & Van Tol, H. H. M. (1993). Dopamine D4 receptors elevated in schizophrenia. *Nature, 365*, 441-445.

Skinner, B. F. (1953). *Science and human behavior*. New York: Macmillan.

Swerdlow, N. R., & Koob, G. F. (1987). Dopamine, schizophrenia, mania, and depression: Toward a unified hypothesis of cortico-striatal-pallido-thalamic function. *Behavioral and Brain Sciences, 10*, 197-245.

08

부적응과 심리장애:
난 구제불능인가요

이 장의 학습목표

1. 심리장애의 기본 특성을 이해한다.
2. 심리장애를 판단하는 기준을 이해한다.
3. 심리장애를 평가하는 방법을 탐구한다.
4. 대표적인 심리장애에 대해서 탐구한다.

앞서 7장에서는 비정상적 심리상태를 어떤 기준으로 판단하며, 이러한 상태가 왜 나타나는지 그 원인을 설명하는 여러 관점들을 살펴보았다. 그런데 때로 몇몇의 비정상적 상태들은 함께 출현하는 경우가 있다. 예를 들어, 우리는 매우 우울하면서, 의욕이나 활력이 심각하게 저하되고, 자신감이 급격하게 떨어지는 경우를 보게 된다. 이와 같이 비정상적 상태들이 함께 출현하여 개인에게 실질적인 부적응이나 고통을 초래할 때 그 일련의 비정상적 상태의 집합을 '심리장애'라고 한다. 여러분도 매체를 통해 '우울증'이라는 표현을 흔히 접해 보았을 것인데, 위에서 예로 든 세 가지 상태는 우울증을 구성하는 대표적인 비정상적 감정, 행동 및 사고다. 이 외에 여러분들은 '중독' '대인공포증' '폭식증' 등과 같은 용어들도 최근 자주 접했을 것이다. 이 표현들은 공식 명칭과는 약간의 차이가 있지만, 대표적인 심리장애의 하위 유형들에 해당한다.

위에서 언급한 우울증이나 중독을 겪는 사람들을 매체에서 어떻게 기술했었는지 우리의 기억을 잠시 더듬어 보자. 대체로 그 사람들은 일상생활에서 상당한 어려움을 겪고 있었을 것이다. 실제로 우리는 우울증으로 인해서 학업을 유지하기 힘들고, 사람들과 만나기 싫으며, 죽고 싶다는 생각을 하거나, 자살을 시도하는 경우를 보게 된다. 또는 게임이나 도박에 중독되어서 재산을 탕진하기도 하고, 도박을 하지 못하게 막는 상대방에게 심한 분노감이나 공격적인 행동을 드러내는 경우도 볼 수 있다. 이와 같이 심리장애는 일생을 살면서 인간이 겪는 심각한 부적응상태를 포함하게 되는데, 심리장애가 어떻게 나타나는지, 어떤 과정을 거치는지, 어떤 문제들을 초래하는지 그리고 어떻게 치료하는지 등은 심리학자들이 오랜 기간 탐구해 온 내용들이다.

1 심리장애의 개념

1) 증상, 증후군 그리고 심리장애

앞서 우리는 정상과 비정상을 구분하는 기준에 대해 알아보았다. 그러나 유의할 점이 있다. 이미 언급한 바와 같이 비정상적 상태가 부적응의 중요한 원인이지만, 어떤 사람의 행동이 비정상적이라고 해서 이 사실만으로 그 사람이 현재 부적응적이라고 단언하기 어렵다는 것이다. 다시 말해서, 비정상인지의 여부는 행동(감정, 반응, 생각 등)에 따라 판단하게 되지만 매 행동 하나하나가 한 사람의 부적응을 초래하지는 않는다. 일례로, 시험을 망친 대학생이 우울감을 경험하고, 미래에 대해 겁을 내기도 하지만, 이들은 친구들과 만나서 기분을 풀기도 하고, 시험을 잘 보기 위해서 더욱 노력하기도 하는 등 난관을 헤쳐 나가며 삶에 적응한다.

그런데 어떤 비정상적인 행동들은 일정한 시기 동안 함께 출현해서 한 개인이 사회에서 맡은 역할을 충실히 수행하는 데 어려움을 초래하며, 사회로부터 고립되도록 만드는 경우가 있다. 심리학에서는 하나의 비정상적인 행동 혹은 반응을 '증상'이라는 말로 표현하는데, 앞서 언급한 일련의 증상들이 일정한 시기 동안 함께 출현하는 것을 '증후군'이라고 부른다. 그리고 어떤 특정한 증후군의 원인과 경과 및 예후가 독립적으로 존재한다고 판단될 수 있으면 이를 '심리장애'라고 명명하게 된다.

따라서 어떤 사람이 하나의 증상을 드러낸다고 하면 그 사람은 이로 인해서 어려움을 겪을 수 있지만, 그 자체로는 심리장애에 해당되기 어렵다. 반면에 일련의 증상들이 심리장애로 볼 정도로 함께 출현하고 있다면 이는 고통스런 혹은 장기간의 부적응을 초래할 수 있으며, 일상에 적응하기 위해서는 치료를 비롯한 전문적인 도움을 필요로 한다. 결론적으로 보면 심리학, 특히 임상심리학 분야에서 부적응의 상태 가운데 하나로 규정하고, 이를 완화시키기 위해서 관심을 기울이는 특정한 정신-행동의 상태를 심리장애라고 볼 수 있는데, 이러한 심리장애는 그 종류나 유형이 상당히 많고 부적응을 초래하는 정도도 매우 다양하다. 이제 심리학에서 중요하게 다루는 심리장애에 대해서 더욱 구체적으로 살펴보자.

2) 현대의 심리장애 분류체계

앞서 우리는 심리장애로 정의내릴 수 있는 요건에 대해서 살펴보았다. 이러한 관점은 Emil Kraepelin의 영향을 받은 바 크다. 정신의학자인 Kraepelin은 동일한 경과를 밟는 모든 환자는 동일한 질병에 걸린 것으로 보아야 한다고 제안하였다. 이러한 초기 관점을 시작으로 다양한 심리장애들이 발견되어 왔다. 매체에서 자주 언급되는 우울증, 조증, 공포증 등과 같이 정서와 관련되는 장애들, 정신분열병과 같이 현실감각이 손상된 장애들이 대표적이며, 이 외에도 외상후 스트레스 장애나 거식증, 폭식증과 같은 장애들도 있다.

그렇다면 각각의 심리장애들은 어떻게 구분되는가? 이는 Kraepelin의 관점, 즉 하나의 심리장애는 발병하는 방식이나 병의 진행방식 그리고 예후가 다른 심리장애와 질적으로 다르다는 초기의 생각에 뿌리를 두고 있다. 이후로 경험과학과 의학 및 심리학의 발전과 함께 상당한 경험연구들이 축적되었으며, 연구가 진행될수록 심리장애의 유형은 보다 세분화되고, 새로운 질병이 발견되어 왔다. 그리고 최근까지 심리장애의 유형은 세계보건기구(World Health Organization: WHO)와 미국정신의학회(American Psychiatric Association: APA)를 중심으로 확립되어 왔다.

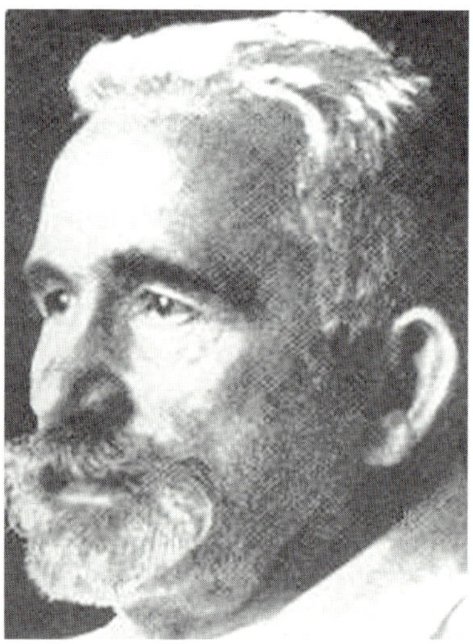
Emil Kraepelin(1856~1926): 독일의 정신의학자.

현재 국내에서 심리장애를 분류하는 데 가장 많이 사용되는 체계는 미국정신의학회에서 2000년에 발행된 『정신장애 진단 통계 편람 4판(DSM-IV-TR)』이다. 이 편람에는 심리장애의 종류, 각 심리장애에서 나타나는 증상들, 심리장애의 유병률, 경과, 예후, 원인론 등에 대한 기술과 관련 연구들이 포함되어 있다. 이 책을 비롯하여 현재 심리장애 진단과 관련된 문헌은 주로 DSM-IV-TR에 기초하고 있다.

DSM-IV-TR에서는 한 개인을 임상적으로 평가하는 데 있어서 다섯 가지 축을 사용하고 있다. 구체적으로 축 1에는 임상적 장애나 임상적 관심을 기울일 만한 기타 상태들을 분류하여 판단하고, 축 2에서는 성격장애와 정신지체 문제를 판단하도록 되어 있다. 축 3에서는 심리장애의 원인이거나 혹은 결과로 간주할 수 있는 신체질환이나 의학적 상태들을 고려하게 되고, 축 4에서는 현 심리장애의 발병이나 악화에 영향을 미쳤을 만하다고 간주되는 심리사회적·환경적 문제를 고려하며, 축 5에서는 전반적인 기능이 어느 정도인지 판단하게 된다. 이 다섯 가지의 축을 모두 자세히 살펴보는 것은 이 책의 범위를 벗어나므로 우리는 이 가운데 심리장애의 유형을 직접적으로 기술하게 되는 축 1과 축 2를 살펴볼 것이다.

제1장의 〈표 1-1〉을 보면, 심리장애가 17가지의 유형으로 구분되어 있는데, 각 유형별로 세분화하다 보면 상당히 많은 수에 이르게 된다. 또한 현재 진행되는 연구들이 일정한 결론을 얻게 되면 심리장애의 유형은 분류체계가 유지되는 한 지속적으로 늘어날 것이다. 심리장애의 개수가 많아진다는 것은 무엇을 의미하는가? 우리를 괴롭힐 만한 문제들이 더욱 늘어나는 것일까? 물론 그럴 수 있다. 일례로 과거 식량이 부족하던 시기에는 폭식증과 같은 섭식장애가 존재하기 어려웠을 테지만, 현대사회에서는 이 질병이 상당한 관심을 끌고 있기 때문이다. 다만 심리장애의 개수가 늘어났다는 점은 연구자들에 의해서 발견되는 장애가 늘어났다는 점을 의미하며, 과거에는 장애임에도 관심이나 치료를 받지 못했던 어려움들이 치료되고 완쾌될 수 있다는 점도 시사한다.

2 대표적인 심리장애: 축 1에 해당하는 심리장애

이제 대표적인 심리장애를 살펴보자. 〈표 1-1〉에 정리된 장애들을 이 책에서 모두 살펴보기는 불가능하므로 대표적인 심리장애로 간주되며, 매체를 통해서 비교적 접해 볼 기회가 많았던 장애들을 중심으로 간략하게 살펴보자.

1) 정신분열병

정신분열병은 〈표 1-1〉에서 다섯 번째 칸에 위치하고 있는데, 임상장면에서 일하는 사람들이라면 매우 친숙한 심리장애다. 왜냐하면 보통 사람들 눈에도 이해할 수 없고, 기이한 행동들을 많이 하게 되므로 병원을 찾게 만드는 대표적인 심리장애이기 때문이다. 이 질병을 쉽게 이해하는 데 도움이 될 만한 영화로 〈뷰티풀 마인드(*Beautiful Mind*)〉를 들 수 있다. 영화 속 주인공은 뛰어난 능력을 지녔음에도 불구하고 정신분열병의 발병으로 오랜 기간 고통받았으며, 자신을 비롯하여 주위 사람들도 질병에 대해서 적절히 대처하지 못하였고, 이는 주인공의 잠재력이 발현되는 데 큰 장애로 작용하였다.

하지만 일반인들에게는 이 장애가 생소할 수 있는데, 이는 이 질병의 심각도에 비해서 그 발병빈도는 전체인구 가운데 0.5~2% 정도로 상대적으로 낮은 편이기 때문이다(Jablensky, 2000). 우리나라의 정신질환실태 역학조사 자료를 보면, 우리나라 사람들이 평생에 1회 이상 이 질병을 겪는 비율은 0.1%(남성 0.2%, 여성 0.1%)이었다(보건복지부, 2006).[1] 이 질병의 발병빈도가 낮은 점은 정신분열병이 개인이 겪을 수 있는 가장 심각한 부적응상태를 초래하는 대표적인 심리장애라는 점을 고려하면 그나마 다행스러운 점이라고 할 수 있겠다.

그렇다면 구체적으로 정신분열병은 어떤 증상들로 이루어지며 어떤 결과를

1) 단, 정신질환에 대한 사회적 편견을 고려하면 이 발병률은 과소추정된 것일 수 있으므로 해석에 주의를 요한다.

초래하는가? 정신분열병 내에도 세부 유형들이 존재하며 각 유형마다 증상에서 차이가 있으므로 임상장면에서 구체적으로 진단을 내리는 과정은 상당히 복잡하다. 단, 여기서는 정신분열병의 세부 유형들을 포괄하여 이 질병을 잘 묘사해 주는 몇 가지 주요 증상들을 설명하기로 한다. 먼저 이 질병이 이 장에서 다루는 다른 장애들과 확실히 다른 부분은 현실검증력의 손상이다. 이로 인해서 이들은 실재하지 않는 감각 경험을 하기도 하는데, 이를 환각이라고 부르며 이 가운데 대표적인 것이 환청이다. 보통 우리가 '헛소리를 듣는다.'라고 표현하게 되는 증상인데, 정신분열병을 겪는 사람들은 다른 이들에게는 들리지 않는 소리를 듣게 된다. 그 소리들의 내용도 다양한데, 매우 짧은 감탄사에서부터 끊임없이 명령하거나 두 사람 이상이 다투는 소리를 경험하기도 한다. 이 외에도 환시, 환후, 환촉 등 청각 이외의 감각들에서도 환각이 나타날 수 있다. 앞서 언급한 영화에서 주인공은 존재하지 않는 친구와 정부기밀요원을 보고 그들과 대화하는 등 심각한 환각, 특히 환시를 경험하였다.

환각과 함께 정신분열병의 손상된 현실검증력을 반영하는 증상은 망상이다. 이는 잘못된 비합리적인 믿음으로서, 이 신념에 대치되는 증거가 명백히 존재하여도 여전히 강력하게 유지된다고 알려져 있다. 대표적인 것이 피해망상인데, 다른 사람들이 자신을 해하려는 음모를 꾸민다고 믿거나, 누군가에게 도청당한다고 믿는 것 등으로서, 이는 실제 피해망상에 반하는 증거나 증언을 들어도 쉽게 바뀌지 않는다. 망상에는 피해망상 이외에도 과대망상, 종교망상, 신체망상 등이 있다.

이러한 대표적인 환각과 망상 이외에도 정신분열병은 언어나 정서 혹은 동기에서도 문제를 일으키는 경우가 있다. 구체적으로 정신분열병을 겪는 사람들 가운데에는 논리적으로 언어를 구사하지 못하여 상대방의 말에 동문서답하거나, 자신의 이야기를 이어 가는 도중에도 맥락에 맞지 않거나, 직전에 자신이 한 말과 관련이 없는 말을 나열하는 경우도 있고, 존재하지 않는 단어를 사용하기도 한다. 혹은 정서적으로 매우 둔감해져 사별을 겪은 상황에서도 아무런 감정을 경험하지도 표현하지도 못하는 경우가 있다. 또한 일상에서 요구되는 여러 목표지향적 행동을 하려는 동기나 욕구가 작동하지 않기도 한다.

글상자 8-1 정신분열병의 사례 및 치료

대기업에서 안정적인 지위에 있는 철수 씨는 최근에 회사생활이 매우 불편해졌다. 자신이 잠시 자리를 비웠다가 나타나면 사람들이 갑자기 대화를 멈춘 경험을 여러 차례 하면서 사람들이 자신의 험담을 하는 것이 아닌가 하는 생각이 자꾸 들었다. 게다가 자신의 책상 위의 전화기에서 통화 중임을 나타내는 신호가 자주 깜빡이며, 수화기를 분명히 올려놓았는데도 사람들이 서로 대화를 나누는 소리가 수화기를 거쳐 들렸다. 이렇게 며칠이 지난 후에 회의에서 철수 씨는 큰 충격을 받고 말았다. 자신이 최근 생각해 낸 중요한 아이디어를 발표하는 내내 사람들은 자신의 이야기를 듣지 않고, 서로 눈길을 주고받으며 자신을 비웃는 것이 아닌가? 겨우 발표를 마치고 자신의 사무실로 돌아와서 아무리 진정하려 해도 허사였다. 갑자기 사무실에서 뛰쳐나간 철수 씨는 바로 옆 사무실로 들어가 자기들끼리 이야기를 나누는 직원들에게 도대체 왜 자신을 괴롭히고 험담하는지 큰 소리로 따져 물었다. 철수 씨는 다른 직원들이 바로 잘못을 인정하고 사과하면 용서할 생각이었다. 그러나 아무도 자신의 잘못을 인정하지 않았고, 이는 철수 씨의 화를 더욱 돋을 뿐이었다. 한 직원을 때리려는 찰나 사람들의 도움으로 겨우 다른 방으로 옮겨졌다. 회사동료들은 철수 씨의 가족에게 연락하였고, 긴 설득 끝에 철수 씨는 입원치료를 받기로 하였다. 한 달여 입원생활 이후에 철수 씨의 망상과 환각은 상당히 호전되었고, 이후로는 외래치료를 꾸준히 받고 있다. 철수 씨의 가족은 병원에서 실시하는 가족들을 위한 교육에 정기적으로 참여하여 철수 씨를 이해하고자 노력하고 있다. 철수 씨도 외래치료 외에 2주일에 한 차례씩 자신과 유사한 상황의 환자들과 함께 집단상담을 받으며, 일상의 스트레스를 이야기하기도 하고, 증상들과 관련되는 다양한 위기에 대처하는 법에 대해서 정보를 주고받기도 한다.

위 내용을 읽으면 독자들은 왜 정신분열병이 개인에게 심각한 부적응을 초래하게 되는지 이해할 수 있을 것이다. 누군가에게 쫓기며, 자신을 비난하는 환청이 들리고, 이를 다른 사람들에게 설명하려 해도 논리적으로 표현할 수 없으며, 다른 사람들이 재미있어 하는 코미디를 보아도 재미있지 않고, 슬픈 영화를 봐도 슬프지 않은 상태라고 가정해 보자. 이 상태에 처한 사람은 직업생활을 영위하기 힘들며, 타인들과 의미 있고 친밀한 관계를 유지하기 어렵다. 대체로 자신의 세계에 더욱 고립되어 인생에서 가장 생산적이고 희망찬 시기를 황폐하게 보내게 된다. 때로 정신분열병은 개인에게 실질적인 지능의 손상을 일으키는 경우도 있다.

최근 영국의 한 보고서는 자살이나 고용률 혹은 질병이 초래하는 비용 등과 같은 지표를 통해서 여러 심리장애들이 초래하는 부적응의 수준을 기술한 바 있다. 이 보고서에 인용된 연구들을 보면 정신분열병을 앓는 사람들의 25%가 자살을 하며(Institute of Medicine, 2001), 정신분열병이 초래하는 비용은 2004년에서 2005년까지 약 7조 파운드에 달하였다(Mangalore & Knapp, 2007).

하지만 현대에는 이 질병을 치료하는 기법이 상당히 발전하였으며, 특히 최근의 치료법은 약물치료 외에도 일상으로의 빠른 복귀를 목표로 하는 종합적 접근을 취한다(Nolen-Hoeksema, 2007).

정신분열병의 평가

앞서 우리는 정신분열병의 실제 사례를 살펴보았다. 단, 이러한 사례를 접할 때 주의할 점이 있다. 실제 환자가 지닌 망상이나 환청을 뒷받침할 현실적 근거가 없어야 한다는 것이다. 만일 실제로 직원들이 철수 씨를 지속적으로 험담하고, 도청을 하였으며, 창피를 주고자 회의시간에 발표를 방해하였다면, 철수 씨의 생각이나 감각은 망상이나 환청이라고 간주되지 않는다. 그런데 이러한 근거를 심리학자가 충분히 수집할 수 없는 경우가 존재하며, 실제 임상장면에서는 망상인지 그 여부가 불분명한 경우도 존재한다. 물론 앞서 제시한 사례는 도청, 사람들의 비웃음 혹은 집단따돌림이 실재하지 않았다는 점이 명확해진 상태에서 심리학자가 철수 씨를 면담한 내용을 요약한 것이다.

때로 인접 영역이나 외부 전문가 혹은 보호자나 환자 당사자가 환자의 생각이 망상인지 심리학자에게 의뢰하는 경우도 있다. 이러한 질문에 심리학자가 항상 명쾌한 대답을 해 줄 수 있는 것은 아니지만, 심리학자들은 면담과 심리검사를 통해서 최대한 환자에 대해서 여러 정보를 얻어내고, 환자의 상태를 이해하고자 노력하며, 이를 환자의 치료나 일상으로의 적응에 도움이 되도록 활용하려 한다.

대표적인 심리검사는 MMPI-2이다. 이는 미네소타다면적 인성검사의 개정판인데, 우리나라에서는 2004년에 표준화되었다. 총 567문항으로 이 가운데 응답자의 병리는 열 가지 임상척도를 통해서 나타나게 된다. MMPI나 MMPI-2의 해석에 대한 내용을 상세히 다룰 수는 없으므로, 이 장에 제시된 실제 사례를 중심으로 간략하게 살펴보고자 한다. 앞서 철수 씨가 MMPI-2에 응답한 결과의 프로파일이 아래에 제시되어 있다.

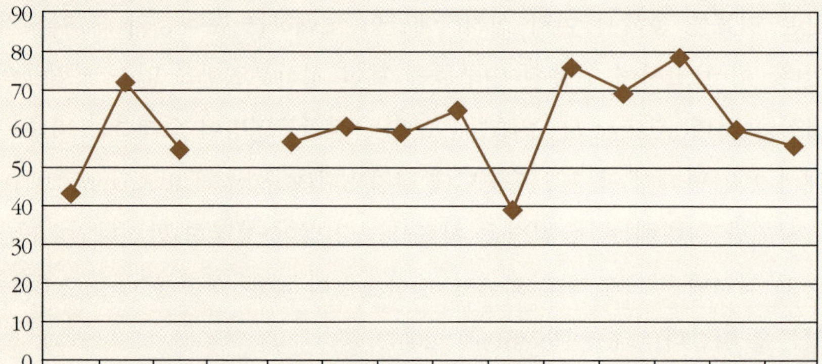

	L	F	K		Hs	D	Hy	Pd	Mf	Pa	Pt	Sc	Ma	Si
T점수	43	72	54		57	61	59	65	39	76	70	79	60	56

프로파일에서 좌측의 세 개 척도는 응답태도를 알아보는 척도이고, 우측의 열 개 척도가 본격적으로 병리가 반영되는 임상척도다. L, F, K의 세 가지 척도 외에도 MMPI-2에서는 응답태도를 알아보는 다섯 가지 척도가 더 존재한다. 이처럼 다양하게 응답태도를 알아보려는 이유는 MMPI-2가 자기보고형 검사이기 때문이다. 즉, 스스로 문제를 읽고 답하는 자기보고형 검사에서는 응답자가 자신의 반응내용을 의도적이거나 혹은 암묵적으로 왜곡할 수 있다. 따라서 임상가는 이 응답태도를 알아보는 척도를 면밀히 살펴서 응답한 내용 전체를 무효로 해야 할 것인지 혹은 응답자가 문제를 숨기고 감추려 하는지 혹은 문제를 과장하거나 부풀리는지 먼저 판단해야 하며, 이렇게 응답을 왜곡하는 것이 응답자에게 어떤 명시적이거나 혹은 암묵적인 이득을 가져오는지 고려한다.

프로파일을 보면, 각 척도마다 일정한 숫자가 부여되어 있음을 알 수 있다. 이 값들을 T점수라고 부르는데, 응답자가 응답한 원래 내용을 평균이 50이고, 표준편차가 10인 점수로 일괄적으로 변환한 것이다. 각 척도별로 동일한 기준이 사용되므로 척도

간 비교를 할 수 있고, 개인 간 비교도 할 수 있게 된다. 6장에서 잠시 살펴본 대로 통계적으로는 평균에서 표준편차의 두 배 이상 차이를 보이면, 이는 드물게 발생하는 사례로 보게 된다. 따라서 30보다 낮거나 70보다 높은 경우는 드물게 발생하는 사례이므로 주의를 요하는 병리를 반영할 수 있다.

이제 철수 씨의 프로파일에서 T점수가 70점보다 높은 척도는 응답태도 척도 가운데 F, 임상척도에서는 Pa, Pt, Sc이다. F척도는 응답태도 가운데 문제를 부풀리거나 과장하는 경향을 반영하는데, 현재 사례에서는 문제를 과장하기보다 최근에 직장에서 사람들의 따돌림과 비웃음으로 스트레스를 받는 상황에 처한 철수 씨가 자신의 고통을 인식하고 이를 호소하는 경향을 반영한다고 해석하게 된다. Pa와 Sc는 전형적인 정신분열병 척도인데, Pa에는 피해망상이, Sc에는 환청과 같은 이상하고 기이한 감각 경험이 드러나게 된다. 또한 철수 씨는 불안을 반영하는 Pt척도도 상승하였는데, 이는 최근 주관적 고통이 상당한 철수 씨가 불안감과 공포감을 경험하는 점이 반영된 것으로 해석될 수 있다.

물론 MMPI-2만으로는 정신분열병을 진단내리거나 병리를 확인하는 데 분명히 한계가 존재한다. 따라서 이러한 자기보고형 검사 외에도 임상가는 투사적 검사와 면담 그리고 병력을 주의깊게 살펴서 진단을 내리게 된다. 또한 심리검사는 임상 장면에서 단지 진단을 내리는 데만 활용되는 것이 아니다. 증상이나 진단 이외에도 환자의 강점이나 약점, 현재 질병의 심각도, 예후 등도 탐색될 수 있다.

2) 우울증

우울하다는 표현을 사용해 보지 않은 사람은 아마도 없을 것이다. 우리가 보통 사용하는 대로 우울증은 '슬프고, 무기력하고, 우울하고, 축 쳐지는' 등의 증상들로 구성된다. 이 우울증의 진단명은 우울장애 혹은 주요우울장애인데, 여기서는 간편하게 우울증으로 칭하고자 한다. 이 우울증은 〈표 1-1〉에서 여섯 번째 칸의 기분장애에 위치하고 있는데, 우울하고 저조한 정서 상태가 2주 이상 지속될 때 우울증이라는 진단이 내려질 수 있다. 따라서 이 글을 읽는 사람들 가운데 일시적으로 '우울해'라는 표현을 사용한 사람들 대부분은 자신이 이 진단에 해당하지 않는다는 점을 눈치챘을 것이다.

하지만 우울감이라는 정서는 누구나 경험해 보기 때문에 우울증을 겪는 사람들이 어떤 기분상태인지 다소는 이해할 수 있을 것이고, 그 상태에서 느끼는 무기력감과 희망이 사라지는 느낌 등도 막연하게나마 이해할 수 있을 것이다. 단, 이 질병에 걸린 사람들은 독자들이 상상하는 것보다 더 심각한 우울감을 더 오랫동안 겪는다. 그리고 이러한 우울감과 함께 '삶의 의욕을 잃거나, 즐거움이나 기쁨을 느끼지 못하거나, 몸을 움직이기도 힘들거나, 기운이 없거나, 말을 하기도 귀찮아지거나, 밥맛이 없거나, 잠을 이루지 못하거나 혹은 과도하게 잠을 자거나, 자신감이 저하되거나, 무슨 일이건 부정적으로만 생각하게 되는' 등의 증상들 가운데 일부 어려움들을 동시에 겪게 된다.

따라서 우울증을 겪는 사람들은 직업적이거나 사회적인 기능을 수행하는 데 상당한 장애를 경험하며 충분히 해낼 수 있는 일을 포기하는 등 부적응상태에 처하게 된다. 이와 더불어 우울증과 관련하여 심리학자를 비롯한 치료진들이 항상 주의를 기울이는 점이 자살이다. 오늘 하루를 사는 것이 고통스럽고, 내일도 또 이 고통이 이어지리라 생각하게 되면 개인은 그 고통을 끝내고자 자살을 선택하는 경우가 있다. 우울증의 사례는 아래 사례를 참고하자.

우울증과 함께 기분장애의 하위유형에는 조증(공식적으로는 양극성 장애)도 포함된다. 이에는 우울증과는 달리, 과도하게 의기양양하며, 활기차고, 이로 인해서 며칠 동안 거의 수면을 취하지 않아도 에너지가 넘치며, 자존심이 급격하게 상승하는 등의 증상이 포함된다. 기분장애에는 우울증과 조증이 번갈아 나타나는 하위유형도 존재한다.

글상자 8-2 **우울증의 사례**

한국에서 태어나 자란 영희는 중학교 3학년 당시 중국으로 유학을 갔으며, 현재는 중국의 한 대학에서 한의학을 공부하고 있다. 그런데 약 1년 전부터 별다른 이유 없이 가끔 눈앞이 하얘지는 경우가 있으며, 거의 매일 두통이 있고, 머리가 멍하다고 하며 쓰러지는 경우도 종종 있었다고 한다. 이러한 어려움이 반복되면서 영희는 학교에 자주 결석하고, 주로 집에서 아무 하는 일 없이 시간을 보내며, 한국의 집에도 전화를 드물게 하고, 중국에서 친했던 친구들과도 거의 연락하지 않게 되었다. 또한 죽고 싶다는 생각도 자주 들었는데, 2주 전에 혼자서 칼로 손목을 그으려 하였다가 아버지의 전화를 받고 자살시도를 그만두고, 바로 한국으로 귀국하였다. 면담 중에 스스로 보고한 바에 따르면 영희는 최근에 이유 없이 우울하고, 매사에 별다른 의욕이 없으며, '왜 사나' 싶게 삶에서 아무런 의미를 찾지 못한다고 하였다.

우울증의 평가

다음에는 영희가 응답한 MMPI-2를 채점한 프로파일이 제시되어 있다. 영희도 F척도가 다소 상승한 점을 볼 수 있는데, 이도 역시 영희가 최근에 우울감과 자살시도 등으로 주관적 스트레스가 상승한 점을 반영한다고 볼 수 있다.

임상척도를 보면 D와 Si가 상당히 높은 점수를 보이고 있다. D척도는 우울을 측정하는 척도인데, 개인이 경험하는 우울감, 외로움, 슬픔, 무기력감, 죽음에 대한 생각, 자책 등이 이 척도에서 드러나게 된다. 영희의 경우에는 Si척도도 매우 높은데, 이 척도는 내향성과 외향성을 반영하는 척도다. 이 척도에서 값이 높을수록 내향성이 높고 값이 낮을수록 외향성이 높다고 볼 수 있다. 내향성이나 외향성 자체는 병리라고 볼 수 없으며, 실제로 MMPI가 처음 만들어질 때에도 이 척도는 병리 자체를 측정하는 척도로 간주되지 않았다.

단, 때로 이 척도는 병리를 지닌 사람이 현재 일상에서 얼마나 부적응하는지를 간접적으로 시사하는 중요한 지표가 되기도 한다. 즉, 앞서 기술한 내용에서도 영희는 우울감이 상승하면서 사람들과 어울리지 않으며, 주로 혼자서만 시간을 보내게 되었는데, 이러한 사회적 상호작용으로부터의 철수, 대인 간 관계의 회피 및 그로 인한 고독감 등이 Si척도에 반영되었을 가능성이 높다.

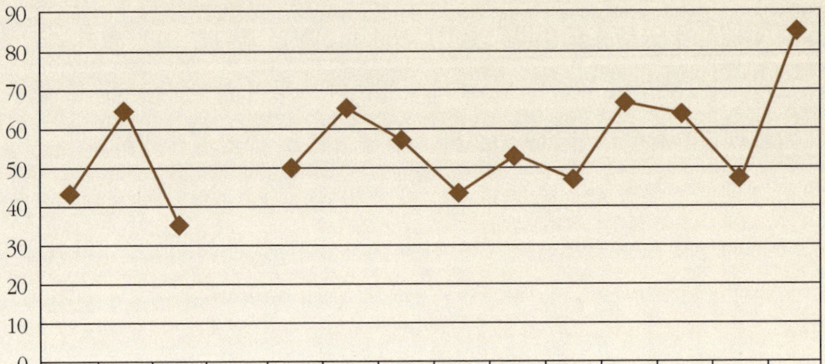

	L	F	K		Hs	D	Hy	Pd	Mf	Pa	Pt	Sc	Ma	Si
T점수	43	66	36		60	76	67	52	62	49	67	63	48	85

우울증의 치료

우울증이 의심되었고 평가를 통해 우울증이라는 점이 확증되었다고 하자. 그렇다면 이러한 우울감을 어떻게 치료할 것인가? 우울증은 오랜 역사를 지닌 질병이므로, 우리가 제7장에서 살펴본 심리학의 관점들마다 우울증을 설명하고 치료하는 방식을 각각 제안하고 있다. 즉, 우울감을 치료하기 위해서 생물학적 관점에서는 약물을 처방하기도 하고, 정신분석적 관점에서는 초자아의 위협이나 원초아의 욕망을 이해하도록 환자의 무의식을 분석하기도 한다. 또한 인본주의적 관점에서는 잠재력을 부정하고 자신을 수용하지 않는다고 보고, 이들이 자신의 장점을 수용하고, 인정하며, 잠재력을 발휘하도록 돕기도 한다.

이외에도 여러분은 인지주의적 관점을 기억할 것이다. 이 관점은 앞서 언급한 바와 같이 우울증을 치료하려는 목적에서 출발하였고, 현대 심리치료에서 큰 영역을 차지하고 있다. 인지주의적 관점에서는 문제가 되는 정서나 행동은 잘못된 사고(인지)라고 간주한다. 따라서 우울증을 인지주의에 기초하여 치료할 때에는 바로 이 잘못된 생각을 고치려 하게 된다. 이 기법을 제안한 Beck(Beck, Rush, Shaw, & Emery, 1979)의 관점을 우리는 이미 7장에서 살펴보았는데, 다시 기술해 보면, Beck은 우울한 사람들은 크게 세 가지 부분에서 부정적이라고 주장하였다. 즉, 이들은 자신에 대해서 부정적이며, 세상에 대해서 부정적이고, 자신의 미래에 대해서 부정적이다. 그리고 이들은 우울하기 때문에 매사에 부정적으로 생각하는 것이 아니라 부정적으로 생각하는 인지가 우울감을 초래한다.

따라서 인지를 수정하여야 하는데, 그 방법이 무엇일까? 가장 쉽게 떠올릴 수 있는 방법이 격려나 충고일 것이다. 즉, 우리는 낙담하고 있는 친구에게 "기운 내, 모든 걸 긍정적으로 생각해 봐. 이번 일도 네게 나중엔 좋은 경험이 될 거야."라고 격려하는 경우가 있다. 그러나 이러한 격려는 그리 큰 효과가 없다. 만일 이러한 충고나 격려를 듣고 우울감이나 스트레스를 바로 떨친 친구가 있다면, 그 친구의 문제는 우울증 환자보다 상당히 경미했거나 혹은 그 친구가 이미 여러 가지 문제에 대해서 스스로 판단하고 결정한 후에 당신에게 어려움을 이야기했을 가능성이 높다.

왜 생각을 고치도록 충고하는 방법이 별 효과가 없을까? 왜냐하면 정서나 행동에 문제를 일으킬 만한 잘못된 생각은 만성적으로 고정되고, 그 상황만 되면 바로 떠오르기 때문에 쉽게 파악하거나 수정하기 어렵기 때문이다. 이로 인해 문제를 일으키는 잘못된 생각을 인지치료에서는 '자동적 사고'라고도 하는데, 그만큼 잘못된 생각은 환자 본인이 회피하는 그 상황만 되면 자동적으로 그리고 침입적으로 머릿속에 떠오르고, 환자가 자신이 그러한 생각을 하고 있다는 것을 인식하기도 전에 이미 정서적 그리고 행동적 문제를 초래한다.

따라서 인지치료에서 우울한 사람들이 지닌 잘못된 생각을 고치기 위해서는 상당한 시간과 노력이 필요하다. 치료자가 가장 먼저 할 일은 환자가 지닌 잘못된 인지 및 그로 인해서 매 상황마다 산출되는 자동적 사고가 무엇인지 알아내는 것이다. 그리고 그 환자 특유의 잘못된 생각(인지, 자동적 사고 등)을 파악하면, 그다음부터는 환자의 잘못된 생각에 도전하기 시작한다. 여기서 말하는 도전은 주로 질문의 형태를 띠게 된다.

예를 들어, 어떤 사람이 애인으로부터 일방적으로 이별을 겪은 후에 매우 우울해하며 다시는 사랑할 수 없을 거라고 믿고 있다고 하자. 이 사람의 잘못된 인지는 '한 번의 연애 실패가 앞으로 모든 이성관계에 적용될 것이다.'라는 일반화의 오류를 범하고 있다. 그리고 새로운 이성관계를 시작할 기회에 맞닥뜨려도 '어차피 난 버림받을 텐데, 뭐.'라는 자동적 사고를 생산하며, 새로운 사랑을 만날 기회를 스스로 회피하고 있다. 치료자는 이 사람의 잘못된 인지나 오류 및 자동적 사고가 근거없다는 점을 일깨워야 한다. 이를 위해 치료자는 '또 버림받을 거란 믿음의 근거가 무엇이지요?' '어떤 점이 당신이 버림받으리란 확신을 가지게 하지요?' '누군가 연애에 실패했다면 그 사람도 다시는 사랑받지 못할까요?'라는 질문을 계속 던지게 된다.

이러한 질문을 통해서 치료자는 환자가 자신의 생각이 근거가 없었다는 점을 깨닫게 한다. 단, 이 과정에서 치료자의 자세나 생각이 중요하다. 먼저 상대의 질문에 대답하는 일은 누구에게나 힘들고 부담스럽다. 따라서 치료자는 여러 질문을 연이어 던져서는 안 되며, 환자가 충분히 생각할 수 있도록 환자의 침묵을 인내할 수 있어야 한다. 또한 환자의 생각은 분명 잘못되었을 것이라는 확신이 지나쳐서, 환자가 결국에는 충분한 근거를 찾지 못하리라고 미리 단정하고 있어서도 안 된다. 치료자는 환자의 생각의 근거를 궁금해해야 하며, 잘못된 믿음의 근거가 무엇인지 함께 알아보려는 자세를 가져야 한다.

3) 불안장애

우울과 함께 우리가 일생을 살면서 자주 경험하는 정서는 불안이다. 불안을 글자 그대로 풀어 보면 '안전하지 않은 상태'를 의미하는데, 독자들이 평소에 언제 불안감을 느끼는지 생각해 보면, 불안장애의 핵심을 이해하기 쉬울 것이다. 여러분들은 언제 불안한가? 이 글을 읽는 독자의 대부분이 아마도 대학생일 것으로 추정되는데, 저자가 강의시간에 학생들에게 이러한 질문을 하면 가장 자주 나오는 대답이 "시험을 앞두었을 때요."다. 이 외에도 발표를 해야 할 때라는 반응도 빈번한 대답 가운데 하나이며, 간혹 소개팅을 앞두고 있거나 교수님을 만나야 할 때 불안하다고 하는 경우도 있다.

이러한 사례들의 공통점을 생각해 보자. 위에서 언급한 불안을 유발하는 사례들은 '미래나 결과를 예측하기 어렵다.'라는 요소를 포함하고 있으며, 누군가에게 주시를 받거나 평가를 받는 점도 포함하고 있고, 불확실성을 지니고 있다. 다시 말해서, 우리는 자신에게 중요한 장면에서 앞날을 예측하기 어려운 불확실한 상황에 처하게 되면 불안을 경험하게 된다. 앞서 정신분열증과 비교해 본다면 불안장애의 핵심적인 특징이 우리의 일상과 훨씬 관련이 높다는 점을 알 수 있을 것이다. 이러한 점에서 정신분열증은 '정신증(psychosis)'에 속하는 질병으로 부적응의 정도가 심각하지만, 불안장애는 '신경증(neurosis)'에 속하는 질병으로 부적응의 정도는 상대적으로 경미하다.[2] 대체로 불안장애를 겪

2) 여기서 사용된 정신증이나 신경증이라는 용어는 현재로서는 정식 진단 명칭이 아님을 밝혀 둔다. 특

는 사람들은 직업이나 일상생활을 정상에 가깝게 영위하는 경우가 많고, 자신에게 문제가 있다는 점을 인식하는 경우가 더 흔하다. 불안장애에는 그 유형도 다양하여 '범불안장애, 광장공포증, 사회공포증, 공황장애, 강박장애, 외상후 스트레스 장애, 급성 스트레스 장애' 등이 포함되는데, 여기서는 사회공포증을 소개하고자 한다. 다음 영호의 사례를 살펴보자.

글상자 8-3 사회공포증의 사례

현재 고등학교 2학년인 영호는 상당히 말수가 적은 편으로, 평소에도 본인이 먼저 다른 사람에게 말을 거는 경우는 거의 없으며, 누군가 말을 걸어도 꼭 필요한 대답만 하는 편이다. 스스로 이야기하는 바에 의하면 영호는 대체로 다른 사람들과 이야기할 때에 '혹시 자신이 바보같이 말하면 어떻게 하나.' 라는 걱정이 많다고 한다. 이는 특히 낯선 사람이 말을 걸 때 더욱 심해지는데, 이 걱정 때문에 적절한 대답을 찾기도 힘들다. 최근에는 수업시간에 선생님이 앞에 나가서 준비한 내용을 발표하도록 하였는데, 발표하는 내내 자신이 너무 말을 잘 못하는 것 같아서 괴로웠다. 겨우 발표를 마치고 학급의 한 학생이 질문을 하였지만 머릿속이 하얘져서 아예 질문조차 들리지 않았다. 스스로도 당황하여 영호는 그 학생이 질문을 마치기도 전에 자신의 자리로 돌아왔으며, 이후로 친구들이 자신을 흉볼 것만 같아서 견딜 수 없다고 한다.

사회공포증을 쉽게 이해하려면 수줍음이 심한 사람을 먼저 떠올려 보면 된다. 다시 말해서, 사회공포증을 겪는 사람들은 낯선 사람을 만나거나, 중요한 사람이나 이성을 만나거나, 남들로부터 주시를 받거나 평가를 받는 상황에서 심한 불안을 경험하게 된다. 물론 독자 여러분들도 이러한 경우에 불안을 경험할 것이다. 그러나 이들과 독자들의 차이점은 바로 독자들은 그러한 불안은 견딜 수 있으며, 그 불안으로 인해서 타인과의 상호작용이나 발표 등에서 큰 문

히 신경증의 경우 Freud로 거슬러 올라가며, 그 이후로도 의미가 다양하게 변화되어 왔다. 여기서는 증상의 심각도와 현실검증력의 문제를 간략히 구분하기 위해서 사용하였다.

제를 겪지 않는다는 점이다. 반면에 사회공포증을 겪는 사람들은 발표장면에서 심한 불안을 경험한 나머지, 상당한 노력을 기울여 우수하게 준비한 내용도 충분히 남들에게 보여 주지 못하고 대충 마무리하게 되는 경우가 흔하고, 중요한 사람에게 자신의 의견을 충분히 전달하지 못하고 벙어리 냉가슴 앓듯이 스스로도 답답해한다. 이들은 자신이 불안한 것을 남들이 눈치챘을지 모른다는 생각도 자주 한다. 예를 들어서, 자신의 얼굴이 붉어진 것이라든지, 손이나 목소리가 떨리는 것을 남들이 눈치채고 이를 비웃거나 한심하게 여길지 모른다는 걱정을 많이 하는데, 이러한 걱정에 몰두할수록 실제 수행해야 하는 생산적인 작업에 에너지를 사용하지 못하게 되며, 얼굴은 더욱 붉어지고, 목소리는 더욱 떨리게 된다.

근본적으로 사회공포증을 겪는 사람들은 자신의 실수나 치부를 남들이 주시하고 있으며, 이를 비난할 것이라는 걱정으로 어려움을 겪는다. 따라서 이 글을 읽는 사람들 가운데 사회공포증이나 혹은 그보다는 경미하지만 유사한 증상으로 어려움을 겪고 있다면 이 문장이 도움이 될 수도 있겠다. '현재 당신을 주시하고 있는 것처럼 보이는 그 사람들은 각자 머릿속에 있는 자신들의 고민으로 생각이 복잡하다. 고로 그 사람들은 당신에게 큰 관심이 없다.' 단, 이러한 생각을 잠시 한다고 사회공포증이 쉽게 사라지지는 않는다. 따라서 이 장애를 치료하는 데에는 전문적인 도움도 필요하다. 다음의 치료 사례를 살펴보자.

사회공포증의 치료

사회공포증에 대해 기술한 내용을 읽다보면 '혹시 나도 사회공포증은 아닌가?' 하는 의구심을 지니게 되는 경우가 있고, '내가 덜 심하지만 그래도 비슷한 면이 있네.'라는 생각이 들기도 한다. 그만큼 사회공포증은 미리 살펴본 정신분열증이나 우울증에 비해서 우리의 일상과 더 밀접하며, 상대적으로 더 친숙한 상황들을 포함하고 있다. 따라서 사회공포증을 이해하고 나면 치료방법에 대해서 질문하는 경우가 상당히 많다.

다행스럽게도 사회공포증을 비롯한 불안과 관련되는 심리장애들에 대한 치료기법도 상당히 잘 발달되어 있으며, 약물치료 외에 심리치료도 상당히 빈번하게 사용된다. 비록 외국 연구이지만, 2001년에 여러 심리장애별로 치료를 위해서 일차적으로 고려될 만한 기법들이 정리되어 발표된 바 있는데, 불안장애에 효과적인 치료로 알려진 방법들도 여럿 포함되어 있다(Chambless & Ollendick, 2001). 불안장애에 효과적이라고 알려진 치료기법들은 주로 앞서 제7장에서 기술한 인지적 관점과 행동주의적 관점에 기초하고 있다. 이 장에서는 그 가운데 인지행동치료를 간략히 살펴보고자 한다.

'인지행동치료'라는 용어에서 이미 파악하였겠지만, 여기서 소개하는 기법은 인지주의적 관점을 중심으로 행동주의적 관점이 더해진 것이다. 앞서 우울증의 치료에서와 같이 이 관점에서는 문제가 되는 정서나 행동은 잘못된 사고(인지)라고 간주한다. 현재 영호의 사례에서는 '나는 말을 잘 못한다. 나는 바보같이 말한다. 바보같이 말해서는 안 된다.'라는 잘못된 생각이 남들이나 발표상황에서 긴장하거나 불안하게 만드는 정서적 문제를 일으키고, 이로 인해 발표를 제대로 마치지 못하거나, 말하는 상황을 회피하게 만드는 행동문제를 일으키고 있다. 사회공포증에서도 인지주의적 관점은 잘못된 생각을 수정하는 데 초점을 둔다. 하지만 이미 앞의 우울증 치료 사례에서 언급한 바와 같이 단순한 격려나 조언은 도움이 되지 않으며, 때로 환자들은 자신의 잘못된 인지가 무엇인지 보고하기 어려워하는 경우도 있다. 저자가 만나본 심한 사회공포증 환자는 자신이 꺼리는 다른 사람과 이야기해야 하는 상황에서 자신의 머릿속에 무슨 생각이 떠올랐었는지 아무리 노력하여도 치료 초기에는 인출해 내지 못했다.

따라서 사회공포증을 인지행동 기법으로 치료할 때에 전반부에는 환자가 두려워하고 회피하는 상황이 무엇이며, 그 상황에서 떠오르는 자신의 자동적 사고가 무엇인지 알아내는 데 상당한 시간을 할애하게 된다. 이를 위해서는 치료 회기에서 자세하게 대화를 나누기도 하고, 환자에게 일상생활을 하다가 불안이 높아지는 상황에서 자신이 무슨 생각을 했었는지 바로 메모하도록 숙제를 내주기도 하며, 낯선 사람을 앞에 두고 이야기하도록 하는 시뮬레이션을 조성하기도 한다. 자동적 사고를 알아낸 후에는 치료자는 끊임없이 환자의 자동적 사고에 도전하게 된다. '남들이 당신이 바보처럼 말한다고 생각할 거라구요? 그 근거는 무엇이지요? 누군가 당신을 똑바로 쳐다보지 않으면 그건 꼭 당신이 바보같이 말해서일까요?'와 같은 논지의 질문을 지속적으로 던지게 된다. 이러한 질문의 궁극적 목적은 환자가 '아, 내 생각은 근거가 없었구나.' 하고 깨닫게 하는 것이다.

치료과정에서는 이러한 인지적 기법을 사용하는 것에 더해서 행동적 기법도 자주 사용된다. 앞서 자동적 사고를 알아낼 때에 사용한 숙제를 내주는 방법이나 시뮬레이션을 활용하는 방법도 모두 행동적 기법이 더해진 셈이다. 행동적 기법은 사고를 수정하는 경우에도 적극적으로 활용된다. 예를 들어, 자신이 남들 앞에서 말하는 장면을 녹화한 후 치료자와 이를 함께 보면서, 환자가 생각한 것보다 얼굴이 붉어지지 않았다는 점이나 목소리가 떨리지 않았다는 점을 확인하는 피드백 방식도 행동적 기법에 속한다.

이에 더해서 지속적으로 과제를 하도록 하는 행동적 기법도 자주 사용된다. 특히 이 방법은 자신의 자동적 사고는 근거가 없다는 점을 깨닫고, 이 사고를 적응적이며 건강한 사고로 대치하도록 하는 연습을 할 때 유용하다. 환자가 자신의 자동적 사고를 파악하고 이 사고가 근거가 없었음을 인정하고 나면 다음과 같은 기록지를 주고 정해진 치료 회기까지 완성해 오는 과제를 내주게 된다.

생각 바꾸기 연습

귀하가 불안을 느껴 왔던 상황에 다시 처하게 되면, 그 상황에서 머릿속에 떠오른 생각(자동적 사고)을 적어 봅시다. 그리고 그 사고를 대신할 생각도 적어 봅시다.

날짜/시간	머릿속에 바로 떠오른 생각	대안적 생각

4) 섭식장애

우리는 매일 음식을 먹는다. 음식을 먹는 섭식행동은 기본적인 에너지를 우리에게 제공해 준다는 점에서 삶을 영위하는 데 필수적이다. 또한 우리는 음식을 먹으면서 그 쾌감을 탐닉하기도 하며, 친밀한 사람들과 음식을 나누며 관계를 돈독히 하기도 하고, 남들에게 음식을 대접하며 호의를 나타내기도 한다.

이와 같이 음식 그리고 섭식행동은 인간에게 다양한 기쁨과 기능을 선사해 왔는데, 섭식행동과 관련해서 부적응이 유발되는 경우가 최근에 특히 관심을 끌고 있다. 이를 공식적으로는 섭식장애라 부르는데, 이 장애는 너무 먹지 않는 범주에 해당하는 신경성 식욕부진증과 너무 많이 먹는 범주에 해당하는 신경성 폭식증을 포함하고 있다. 다음 사례를 읽어 보자.

글상자 8-4 폭식증 사례

본래 중학교 2학년인 다혜는 작년에 중학교를 중퇴한 상태다. 부모님은 다혜가 초등학교 3학년 무렵 이혼하였고, 어머니는 현재 서울에 거주하며 직장을 다니고, 다혜는 경기지역 소도시에서 이모와 함께 살고 있다. 어머니는 일주일에 한 번 정도 만나지만 아버지와는 거의 연락을 하지 않는데, 어머니를 만나면 처음엔 반갑지만 이내 어머니의 잔소리에 다혜가 화를 내며 싸우게 된다고 한다. 다혜는 연예인이 되는 것이 목표인데, 지금도 162센티미터의 키에 52킬로그램의 체중으로, 연령에 비해서도 성숙해 보이며, 늘씬한 편이지만 살을 더 빼야 한다고 생각한다. 실제로 지난 겨울에도 다혜는 스스로가 너무 뚱뚱한 것 같아서 무조건 굶는 방법으로 감량을 시도했고, 실제 본인이 만족하는 체형을 가꾸었다. 그러나 그 체형을 유지하기 위해서는 음식을 지속적으로 참아야 하는 점이 큰 고통이었으며, 이후로는 간헐적으로 단시간에 눈에 보이는 음식을 모두 먹어치우는 습관이 생겼다. 음식을 먹고 나면 다시 체중이 증가하면 어떻게 하나 하는 걱정과 함께 스스로가 한심하여 울적해지고, 억지로 구토를 유발하여 먹었던 음식을 토해 내게 되었다. 이러한 패턴이 반복되면서 다혜는 어머니와 만나는 날 말다툼을 하고 헤어지게 되면 이모집으로 돌아오는 길에 집 앞의 편의점에서 가진 돈을 전부 털어서 과자나 빵을 사고, 이를 몰래 숨기고 들어와서는 자신의 방문을 잠그고 먹어 치웠다. 그러고는 화장실로 가서 손가락을 이용하여 음식을 다 토해 낸다.

위 사례를 보면 다혜의 섭식문제의 시작은 신경성 식욕부진증이라는 점을 알 수 있다. 신경성 식욕부진증을 겪는 이들은 날씬해지고 싶은 욕구와 체중감량에 대한 욕구가 상당히 높다. 이들에게 체중의 증가는 받아들일 수 없는 공포다. 이로 인해서 음식물 섭취를 극도로 줄이게 되는데, 때로는 구토를 스스로 유발하거나 하제나 이뇨제를 남용하는 경우도 있다. 이들의 생각은 체중과 체형에 상당히 몰두되어 있다. 체형으로 인해서 자신감을 잃기 쉬우며, 정상 체중임에도 불구하고 자신이 뚱뚱하다고 믿는다. 필수적인 에너지도 적절히 공급되지 못하는 이러한 상태가 지속되면 실제 저체중이 발생하며, 여성의 경우 무월경이 지속되기도 하고, 우울감을 경험하기도 하며, 기본적인 일상생활을 영위하기 힘든 경우도 있다.

이러한 신경성 식욕부진증을 겪는 사람들의 약 40%가 2년 이내에 신경성 폭식증으로 이행되는 점이 보고되기도 하였다(Crisp, Hsu, Harding, & Hartshorn, 1980). 신경성 폭식증을 겪는 사람은 전자와 달리 음식을 먹고 싶은 충동을 제어하기 어려워하며, 짧은 시간에 상당량의 음식을 섭취한다. 그러고는 죄책감을 경험하며, 자신을 자책하고, 먹은 음식을 제거하는 행동을 하게 된다. 대체로 이들이 드러내는 주기는 '굶었다가, 폭식하고, 섭취한 음식을 체내로부터 제거하는 국면'으로 이루어진다고 알려져 있다(Hsu, 1990).

3 성격장애

〈표 8-1〉에는 축 2에서 고려되는 성격장애와 정신지체가 정리되어 있다. 다시 말해서, 임상가들은 부적응상태에 처한 개인에 대해서 임상적 진단을 고려하는 경우에 크게 축 1과 축 2에 근거하여 판단하게 되는데, 축 1에 비해서 축 2는 일생에 걸쳐서 비교적 안정적으로 개인에게 영향을 미치는 지능과 성격에 대한 판단을 포함하고 있다. 여기서는 이 가운데 열 가지 유형의 성격장애를 살펴보기로 하자. 부적응과 관련된 성격장애의 특징을 미리 언급하자면, 성격장애자들은 축 1의 장애를 겪는 사람들과는 달리 자신에게 문제가 있다고 여기지 않는다는 점을 지적할 수 있겠다. 이로 인해서 대인관계나 사회적 장면에서 부적응하고 있음에도 불구하고 스스로는 이러한 부적응상태를 충분히 통찰

〈표 8-1〉『정신장애 진단 통계 편람 4판(DSM-IV-TR)』의 임상적 장애 이외에 성격장애와 정신지체

성격장애	A군	편집성 성격장애
		분열성 성격장애
		분열형 성격장애
	B군	반사회적 성격장애
		경계선 성격장애
		히스테리 성격장애
		자기애성 성격장애
	C군	회피성 성격장애
		의존성 성격장애
		강박성 성격장애
정신지체	가벼운 정도의 정신지체	
	중간 정도의 정신지체	
	심한 정도의 정신지체	
	아주 심한 정도의 정신지체	
	정도를 세분할 수 없는 정신지체	

하지 못하는 경우가 흔하다. 오히려 주위 사람들이 이들의 성격 및 그로 인해 초래되는 문제들로 어려움을 겪는 경우도 많다.

1) A군 성격장애

성격장애를 세 가지 군으로 나눌 때 A군에는 세 가지 성격장애가 포함된다. 이 세 성격장애가 한 군에 속하는 이유는 이들이 유사한 점이 있기 때문이다. 대체로 A군에 해당하는 성격장애군들은 특이하고 기이한 사고를 지니고 있다. 편집성 성격장애는 '의심과 불신'이 핵심이라고 볼 수 있는데, 이 문제를 지닌 사람들은 타인의 행동의 의도나 원인을 항상 의심한다. 특히 이들은 타인의 작은 실수도 용서하지 않는데, 이는 보통 사람들이 실수라 생각하고 관용하는 행

동을 이들은 불순한 의도에 기인한 것이라고 보기 때문이다. 이로 인해 다른 사람들에게 대체로 적대적이며, 사소한 일에도 화를 잘 내고, 언쟁을 자주 하며, 주위 사람들에게 까다로운 인물로 인식된다.

분열성 성격장애의 핵심은 '사회 속에서의 고립'이라고 할 수 있다. 분열성 성격장애를 지닌 사람들은 대인 간 상호작용에서 고립되고 동떨어진 사람으로 보이는데, 겉으로 드러나는 모습과 동일하게 이들은 내적으로도 다른 사람들과의 상호작용이나 친밀한 관계를 맺는 데 거의 관심이 없다. 이들은 오히려 대인관계를 불편하게 느끼며 감정적인 반응을 별로 드러내지 않는다. 또한 칭찬을 받거나 혼이 나더라도 이로 인해 별로 영향을 받지도 않으며, 흥미 있거나 자극적인 활동도 거의 즐기지 않는다. 이로 인해서 주위 사람들에게 속을 알 수 없는 인물로 인식되며, '도대체 무슨 재미로 사는 사람일까?'라는 의문이 들게끔 한다.

분열형 성격장애의 핵심은 '특이한 사고와 연결짓기'다. 이들이 여러 사상들을 연결짓는 특이한 양상을 관계사고라고 하는데, 보통 사람들은 관련되어 있다고 보지 않는 사건들이 이들에게는 관련 있는 사건들로 파악된다. 인기 있었던 미국의 시트콤 〈프렌즈〉에서 한 주인공은 다음과 같은 요지로 이야기한다. "이 고양이는 우리 할머니의 영혼이 깃들어 있어. 왜냐하면 우리 할머니는 노란색을 좋아했는데, 금붕어가 노랗잖아. 그리고 고양이는 생선을 좋아하고." 물론 그 주인공을 분열형 성격장애자로 진단내릴 수는 없지만, 이 대사는 분열형 성격장애자의 관계사고를 잘 표현하고 있다. 이와 같이 다양한 사상들이 연결된 것으로 경험되고, 다양한 사건들이 무언가 계시를 주는 듯 여겨지는 점 등으로 인해서 이들은 사회적 장면에서 막연한 불안을 경험하고, 다른 사람들과 친밀하거나 깊이 있는 상호작용에 어려움을 겪기도 하며, 비현실감을 경험하는 경우도 종종 있다.

2) B군 성격장애

B군에 속하는 네 가지 성격장애는 정서적인 측면에서 문제를 두드러지게 지니고 있다는 데 유사한 점이 있다. 반사회적 성격장애의 핵심은 사회의 규범에 순응하지 않으며 죄책감을 경험하지 않는다는 것이다. 먼저 반사회적 성격장애를 지닌 이들은 양심이나 도덕성의 발달이 매우 빈약하여 이들에게 사회의 규범이나 타인의 권리는 성가신 장애물에 지나지 않는다. 또한 타인의 감정을 이해하거나 공감하는 능력이 상당히 낮아서 자신으로 인해 피해를 본 사람의 딱한 처지에도 양심의 가책을 느끼지 않는다. 첫인상은 호감을 주는 경우도 있으며, 겉으로는 공손하고 침착해 보이기도 하지만 공격적이고 충동이나 분노를 적절히 조절하지 못한다.

경계선 성격장애의 핵심은 '불안정성'인데, 이들은 모든 면에서 불안정한 점이 특징이다. 구체적으로 자기상이 불안정하며, 대인관계가 불안정하고, 정서적으로도 불안정하다. 경계선 성격장애를 지닌 이들이 평생에 걸쳐서 지니는 의문은 '나는 누구인가?'다. 이들은 정체감이 매우 빈약하고 자신이 누구인가에 대한 확신이 부족하다. 이로 인해서 만성적인 공허감에 시달리며 반복적인 자해나 자살을 시도하는 경우도 많다. 또한 부족한 정체감을 다른 사람으로부터 빌려오는 경우가 종종 있는데, 자신이 사랑하는 사람에게 집착하며, 좋아하는 사람의 행동이나 말투 등을 무조건적으로 따라하는 경우도 있다. 특히 자신에게 중요하며 자신의 정체감의 중요한 요소인 상대방에게 집착하는 경우가 많은데, 이와 함께 버림받을지 모른다는 유기불안에 시달린다.

히스테리 성격장애의 핵심은 '관심과 사랑에 대한 욕구'다. 물론 우리들 모두 사랑받고 싶어 하고 관심을 받고 싶어 한다. 다만 히스테리 성격장애를 지닌 사람들의 관심과 사랑에 대한 욕망은 보통 사람들의 욕망보다 매우 강렬하며, 이 욕망을 충족시키기 위해서 보통 사람들이 엄두내지 못하는 일들을 하는 경우가 흔하다. 이들은 관심을 받거나 이를 유지시키기 위해서 연극적이며, 극적으로 행동하고, 거짓말을 하기도 하며, 이성에게 유혹적인 태도를 자주 취한다. 감정변화가 매우 극적이며 빈번하지만 상당히 피상적인 수준에 머물 뿐이며, 화려하고 꾸밈이 많은 표현을 좋아하지만 그 내용은 매우 빈약한 경우가 많다.

자기애성 성격장애의 핵심은 '자신에 대한 과대평가'다. 자기애성 성격장애를 지닌 사람들은 자신이 특별하다고 믿으며 선민의식을 지니고 있다. 이로 인해서 자신은 특별하게 대우받아야 한다는 생각이 강하여 작은 음식점에서조차 특별하게 대접받아야 한다고 느끼고 그렇게 행동한다. 또한 탁월한 성취를 이루었거나 완벽하고 이상적인 사랑을 하는 자신을 꿈꾸며, 이러한 공상에 사로잡힌다. 이로 인해서 다른 사람들로부터 과도한 찬사를 원하고, 상대방은 자신과 동등한 관계가 아닌 자신보다 열등한 인물로 지각한다. 다른 사람들을 자신의 성공을 위한 도구로 지각하는 경우도 많고 타인을 이용하고 착취하는 경우가 흔하다. 또한 감정이입능력이 상당히 빈약한데, 측은지심을 거의 경험하지 못하여 딱한 처지의 사람들을 도울 줄 모르며 불쌍히 여기지도 않는다.

3) C군 성격장애

C군에 속하는 세 가지 성격장애는 생각이 많다는 점이 유사한데, 대체로 각 성격장애 특유의 걱정거리를 가지고 있다. 먼저 회피성 성격장애의 핵심은 '거절에 대한 두려움'이다. 물론 우리들 모두 남들로부터 거절을 받는 것을 좋아하지 않는다. 데이트 신청을 거절당하거나, 함께 프로젝트 하자고 제안했다가 거절당하거나, 학점을 올려 줄 수 있는지 물었다가 거절당하는 등의 경험들은 수치심과 후회를 가지고 오기 때문이다. 다만 회피성 성격장애를 가진 사람들은 사소한 타인의 반응도 거절의 표시로 인식하는 경우가 많으며, 이로 인해서 변변한 제안도 제대로 해 보지 못하고 지레 포기부터 하게 된다. 이와 관련하여 이들은 대인관계에서도 말수가 적고, 내성적이며, 때로는 냉정해 보이기도 한다. 하지만 내적으로는 친밀감에 대한 욕구가 매우 강하며, 다른 사람들로부터 인정받고 싶어 하고, 수용받고 싶어 하는 바람도 강하다. 이로 인해서 낯선

장면에서는 매우 불편함을 경험하며, 거의 말을 하지 않지만, 자신을 수용해 준다고 확신하는 사람들과 함께할 때에는 수다스러워지기도 하고, 자신감도 잘 드러낸다.

의존성 성격장애의 핵심은 '과도한 의존과 순종'이다. 이 글을 읽는 독자들에게 '만일 누군가가 항상 당신이 무엇을 선택해야 할지 충고한다면 어떻겠는가?'라고 질문한다면 대부분 '싫다!'고 외칠 것이다. 반면에 의존성 성격장애를 가진 사람들은 누군가 자신을 대신해서 결정해 주고 판단해 주는 방식을 선호한다. 이러한 차이는 어디서 오는 것일까? 여러분들이 스스로 선택하고 판단하기를 원하는 이유는 그 결과에 대해서 책임을 질 수 있다는 인식 때문이다. 반면에 의존성 성격장애자들에게는 책임을 져야 하는 부담이 어떤 짐보다도 고통스럽게 인식된다. 이로 인해서 이들은 인생의 중요한 결정이건 사소한 결정이건 자신을 대신해서 판단해 줄 강인한 인물이 늘 필요하다. 그리고 이 인물에게 의지하며 그 판단에 순종한다.

마지막으로 강박성 성격장애의 핵심은 '완벽함과 통제에 대한 집착'이다. 이들은 자신이 처한 상황이 자신에 의해서 통제되는 것을 선호하는데, 여기에는 눈에 보이는 물리적인 것들에서부터 그렇지 않은 심리적인 것들까지 모두 포함된다. 이로 이해서 이들은 대체로 환경을 질서정연하게 정리하며 청결한 것을 선호한다. 또한 중요한 규칙부터 사소한 규칙까지 모두 중시하는데, 규칙이라는 것은 안정성을 담보하며, 안정성은 불확실성을 낮추고, 불확실성이 낮을수록 자신은 환경을 통제한다고 지각할 수 있기 때문이다. 그러나 규칙에 집착한 나머지 생산성이 오히려 저하되는 경우도 있고, 창의적인 사고가 저해되는 경우도 흔하다. 또한 과도하게 양심적인 경우가 있어서 타인의 기분을 배려하여 사소한 거짓말을 하는 일도 드물다. 양심에 어긋나는 행동을 하는 것은 삶의 중요한 규칙을 위반하는 것이기 때문이다. 이와 함께 대인관계 기술이 빈약한 편인데, 융통성이 낮으며 유머감각도 부족하다. 반면에 반복적이고 일상적인 일들에 대해서 지루함을 거의 느끼지 않으며 인내심을 가지고 끝까지 완수해 낸다. 이들은 온전히 통제되는 상황을 꿈꾸기 때문에 대체로 완벽함을 추구한다. 따라서 실수하지 않으려 노력하는데, 이러한 점이 성실하고 결점 없이 일을 처리하게도 하지만, 결정하는 데 있어서 우유부단함을 초래하기도 한다.

4 요약

이 장에서는 비정상적 상태의 집합으로서 실질적인 부적응을 초래하는 심리장애에 대해서 살펴보았다. 하나의 비정상적인 행동 혹은 반응을 증상이라고 하며, 일련의 증상들이 일정한 시기 동안 함께 출현하는 것을 증후군이라고 하고, 증후군 가운데 그 원인과 경과 및 예후가 독립적으로 존재한다고 판단되면 심리장애라고 명명한다.

심리장애를 식별하고 진단하는 방법은 오랜 기간 발전되어 왔는데, 현대의 가장 대표적인 심리장애 분류체계는 DSM-IV-TR이다. 이 체계에서는 다섯 가지 축을 사용하고 있는데, 심리장애의 유형과 직접적으로 연결되는 것은 첫 번째 그리고 두 번째 축이며, 다섯 번째 축에서는 부적응의 정도를 직접적으로 판단하도록 하고 있다. 이 장에서는 첫 번째 축 가운데 정신분열병, 우울장애, 섭식장애 및 사회공포증을 살펴보았다.

정신분열병은 망상과 환각을 핵심 증상으로 하는 대표적인 심리장애인데, 망상이란 강력한 반박 증거가 존재하여도 이를 받아들이지 않고 계속 유지하는 비논리적이며 비합리적인 신념이다. 환각이란 자극이 존재하지 않는데도 불구하고 경험되는 감각을 말한다. 우울장애란 우울하고 저조한 정서상태가 2주 이상 지속되는 점을 핵심으로 하는데, 이로 인해서 개인은 부정적으로 생각하게 되고, 자살에 대해서 생각하는 경우도 흔하며, 활력이나 의욕이 저하된다. 사회공포증은 수줍음이 지나친 나머지, 낯선 사람을 만나거나, 중요한 사람이나 이성을 만나거나, 남들로부터 주시를 받거나 평가를 받는 상황에서 심한 불안을 경험하고, 이로 인해서 이러한 상황들을 회피하는 심리장애다. 신경성 식욕부진증은 음식물의 섭취를 극도로 거부하여 저체중상태에 이르며, 기본적인 일상생활을 영위하기 어려운 상태를 말한다. 이 외에 이 장에서는 두 번째 축에 해당되는 열 가지 성격장애들도 간략히 살펴보았다.

대체로 심리장애에 대해서 듣고 나면 다음으로 궁금해하는 점들은 '어떻게 치료하는가?' 그리고 '치료할 수 있는가?'다. 결론을 말하자면, 심리장애는 완화되거나 치료될 수 있다. 물론 치료하는 방법이나 기법은 심리장애의 원인을 무엇으로 보는가에 따라서 달라지기도 하며, 그 가운데 일부를 이 장에서 간략히 살펴보기도 하였다. 심리장애의 치료나 일상에서 자신이 겪는 어려움의 완화에 관심이 있다면 이 책의 다른 장에서 더욱 유용한 정보와 도움을 얻을 수 있을 것이다.

생각해 볼 문제

1. 심리장애는 어떻게 평가하거나 진단할 수 있는가?
2. 심리장애로부터 인간은 회복될 수 있는가?
3. 모든 질병에 효과적인 치료방법이 존재할 수 있을까?
4. 질병별로 더 효과적인 치료방법이 달리 존재할까?

참고문헌

보건복지부(2006). 2006년 정신질환실태 역학조사. 서울: 보건복지부.

American Psychiatric Association. (2000). *Diagnostic and Statistical Manual of Mental Disorders* (4th ed., Text Revision). Washington DC: American Psychiatric Association.

Beck, A. T., Rush, A. J., Shaw, B. F., & Emery, G. (1979). *Cognitive Therapy for Depression*. New York: Guilford press.

Chambless, D. L., & Ollendick, T. H. (2001). Empirically supported psychological interventions: controversies and evidence. *Annual review of psychology, 52*, 197-221.

Crisp, A. H., Hsu, L. K., Harding, B., & Hartshorn, J. (1980). Clinical features of anorexia nervosa: A study of a consecutive series. *Journal of Psychosomatic Research, 24*, 179-191.

Hsu, L. K. (1990). *Eating disorders*. New York: Guilford Press.

Institute of Medicine. (2001). *Neurological Psychiatric, and Developmental Disorders. Meeting the Challenge in the Developing World*. National Academy Press. Washington DC.

Jablensky, A. N. (2000). Epidemiology of Schizophrenia: The Global Burden of Disease and Disability. *European Archives of Psychiatry and Clinical Neuroscience, 250*, 274-285.

Mangalore, R., & Knapp, M. (2007). Cost of schizophrenia in England. *Journal of Mental Health Policy and Economics, 10*, 23-41.

Nolen-Hoeksema, S. (2007). *Abnormal Psychology* (4th ed.). New York: McGraw-Hill.

09

외상후성장: 아픈 만큼 성장하는 법

이 장의 학습목표

1. 외상후성장의 의미와 다양한 측면을 이해한다.
2. 외상후성장의 과정과 필요한 요소를 이해한다.
3. 외상후성장을 촉진하는 글쓰기 패러다임을 실습한다.

이 장에서는 오랜 역사를 통해 입증되어 왔으나 최근에서야 본격적으로 연구되기 시작한 주제인 외상후성장(posttrauma growth)에 대해 알아본다. 사실 그동안 우리는 인생의 위기사건이나 고난과 같은 스트레스가 주는 부정적인 영향과 결과에만 초점을 맞추어 왔다. 그러나 동서고금을 막론하고 진리처럼 통용되는 이야기는 바로 고난과 고통이 주는 교훈과 유익이다. 외상후성장은 심각하게 위협해 오는 삶의 위기들에 대해 투쟁하여 얻어내는 긍정적 변화다. 스트레스 경험과 그에 대한 극복과정에서 개인은 삶에 대한 깊은 통찰이나 이해가 늘어나고, 대인관계가 보다 의미 있고 친밀해지며, 자신의 숨겨진 역량을 개발하고, 인생의 새로운 면과 가능성에 대해 인식하게 되며, 종전보다 풍부하고 실존적이며 영적인 삶을 꾸려 갈 수 있게 된다. 그러나 이런 변화는 손쉽게 얻어지지 않으며 오랜 동안의 고통과 그에 대한 투쟁을 통해서야 비로소 가능하다. 이 장은 외상후성장의 세부적 과정과 그 과정에서 중요하게 작용하는 요소들에 대해 알아본다. 이 과정의 핵심은 외상사건 경험으로 인해서 크게 흔들리는 세상에 대한 기존 신념을 새로이 구성해 가는 인지적 처리과정이다. 또한 외상후성장을 돕기 위한 방안 중 하나로 외상사건에 대한 글쓰기 방법을 소개하였다.

1 인생의 고통에 대한 담론

어떤 사람은 삶의 위기사건이나 고난 등 극심한 스트레스가 주는 고통에 대해 '나무에 박힌 못자국이 결코 없어지지 않듯 내 고통도 영원히 사라지지 않을 것이다.' 라고 한다. 그러나 어떤 사람은 '비 온 뒤에 땅이 굳는 법.' 이라며 삶의 고통을 통한 긍정적인 변화나 성장을 기대하고 격려한다. 두 입장은 전혀 다른 맥락일까? 그렇다면 각 입장의 결과는 전혀 달라질 것이다. 아니면 전자는 고통스러운 사건을 직면하는 과정에서 터져 나오는 토로이고, 후자는 그 시간들을 지내 온 후 힘들었던 과거를 회상하며 그것으로 인해 변화된 것들을 돌이켜 보는 입장일까? 그렇다면 시간의 흐름이라는 축으로 두 입장을 연결시킬 수 있을 것이다. 다음 사례는 한 대학생이 중학교 시절 충동적으로 저지른 비행행동으로 인해 겪은 혹독한 시련을 고백한 내용이다. 그는 지금도 법적 제지나 감시를 받고 있으며 많은 기회를 박탈당하였다. 이 학생은 지금 어떤 입장으로 자신의 인생사를 논하고 있는가?

글상자 9-1 순탄치 않았지만 성장해 갑니다.

힘들었던 사건에 대한 감정을 글로 표현하면서 가장 많이 느낀 점은 여태까지는 마음속 깊은 곳에 가둬 두어야 했던 문제를 조금이나마 털어놓을 수 있어서 마음 한 켠이 편안해졌다는 점이다. 가끔 그것에 대해 생각이 나면 일부러 다른 생각을 해서라도 그 기억을 안 하려고 노력했었다. 그러나 지금은 자꾸 생각해서 그런지 예전만큼 불안감이나 수치심을 느끼지는 않는 것 같다. 지금 돌이켜 보면 내가 사고를 일으켰을 때 주위의 다른 사람들이 어떻게 봤을까 생각하면 아직도 부끄러운 마음이 든다. 철없을 때의 실수가 인생에서 많은 영향을 미친다는 것을, 아직 인생의 3분의 1도 살지 않은 나이지만 벌써부터 느낄 수 있다. 지금도 이 정도인데, 나중에는 얼마나 더 많이 내 인생에 악영향을 미칠까 생각하면 두렵기도 하다.

하지만 전화위복이란 말이 있다. 물론 그 문제 자체는 나빴고 위법에 해당된다. 그러나 나는 중학교 시절 그 사건을 통해 많은 것을 고치고 생각하게 되었다. 가장 큰 변화로는 내가 일으킨 그 사건을 누가 알게 될까 두려워 행동가짐을 조심한다는 점이다. 나의 행실로 인해 그 사건이 다시 들추어질 수 있기 때문에 조심스럽다. 그리고 사건을 겪지 않는 것이 가장 좋겠지만, 세상은 자기가 원하는 대로만 돌아가지는 않는다. 억지인 것 같지만, 힘든 사고를 직접 겪어 보면서 상황 파악과 대처능력이 좋아졌다고 할 수 있다. 참으로 내세울 것 없는 장점이지만 언젠가는 도움이 될 거라고 생각한다. 나는 이 글을 쓰면서 이렇게 생각한다. 나는 지금도 그렇고 앞으로도 쭉 법 없이도 살 수 있는 사람이 될 것 같다. 그때 사고가 일어나지 않았다면 지금의 나는 더 큰 사건사고를 쳐서 더 큰 걱정을 하고 있을 수도 있다. 한편으로는 안도가 된다. 이 나이에 내가 그런 짓을 하고 다니고, 그러다 걸리게 된다면 그때처럼 보호를 받지 못할 것이다. 그 당시는 내가 어렸기 때문에 많은 보호를 받았었다.

나는 이제 성인이 되었고, 앞으로 졸업도 하고, 결혼도 하게 될 것이다. 그렇게 되면 자식도 생기게 될 것이다. 나는 나의 자식이 나와 같은 실수를 저지르지 않도록 그 당시 내가 저지른 사고에 대해서 솔직히 이야기해 줄 것이고, 그로 인해 내가 느꼈던 점들을 몸에 와 닿을 정도로 설명해 줄 것이다. 그렇게 말을 해 주어도 내가 원하는 대로 되지 않을 수 있다. 그러면 예전에 아버지가 내게 해 주었듯이 나 역시도 내 아이를 감싸 줄 것 같다.

지금 나의 솔직한 감정으로는 그런 사고야 안 생기는 것이 제일 좋지만, 그로 인해 많은 것을 느낄 수 있었고 앞으로 살아가는 데 도움이 될 것이라고 생각한다. 그 사건으로 인해 나의 인생이 조금 더 바람직한 쪽으로 달라진 것에 대해 감사한다. 그러나 많이 괴로웠고 앞으로도 괴로울 때가 있을 것이다. 실수는 한 번으로 족하다는 말이 있듯이 그 사건을 마지막으로 나의 인생에 영향을 미칠 만한 사건을 다시는 일으키지 않으려 한다.

그동안 스트레스 사건, 특히 외상 경험에 대한 대부분의 연구들은 부정적 영향과 결과들에 초점을 맞추고 고통의 원인과 결과를 감소시키거나 예방하는 데에 역점을 두어 왔다. 그러나 우리의 실제 경험들을 돌이켜보자. 저자나 독자 그리고 우리 주변의 사람들은 대부분 늘 크고 작은 스트레스에 시달리면서 좌절하고 걱정하며 분노 및 우울, 불안, 수치심 등을 경험하지만, 시간이 지나면 비교적 그 사건을 잘 헤쳐 나가고 일상생활 기능이나 친밀한 대인관계를 유지하며, 부정적 정서들을 다루어 심리적 안정을 찾아 간다. 더 나아가 어떤 이들은 자신이나 소중한 사람의 질병, 죽음, 이별, 경제적 타격, 힘든 과업, 실패, 고립, 학대, 사고, 전쟁, 범죄 가해나 피해 등과 같은 극심한 스트레스 사건을 겪은 후 혹독한 고통과 함께 이전에는 알지 못했던 통찰이나 성장을 얻기도 한다.[1)]

1) 암 환자, 심장병 환자, 에이즈 감염자, 성폭력 피해여성, 성폭력 피해아동, 근친상간 피해자, 참전군인, 화재나 조난 · 재난 생존자, 나치수용소 생존자, 사별을 경험한 사람, 투병 중인 자녀를 둔 부모 등 해당 사건과 인종, 성별, 나이를 초월한 다양한 집단에서 외상후성장이 보고되어 왔다(자세한 내용은 송승훈, 이홍석, 박준호, 김교헌, 2009 참조).

사실 개인이 삶의 외상을 직면하고 투쟁해 냄으로써 얻는 의미 있는 성장에 대한 관심은 새로운 주제가 아니다. 인류는 오랜 역사에 걸쳐 종교와 철학, 문학 등을 통해 고통과 위기 후에 나타나는 긍정적인 변화들을 권장하고 칭송해 왔다. 가깝게는 우리나라의 역사서나 구전, 전래동화, 더 가깝게는 소설이나 영화, 드라마에서도 고통을 통해 성숙해 가는 인간의 모습을 감동적으로 그려 내고 있지 않은가? 고통이나 고난을 통한 성장에 대한 체계적인 연구와 경험적 증거는 최근 들어 심리학, 상담학, 정신의학 및 사회복지학 등의 학문 분야에서 빠른 속도로 축적되고 있다. 이러한 성장을 지칭하는 데에는 외상후성장, 지각된 이득(perceived benefits), 구성된 이득(construing benefits), 긍정적인 심리적 변화(positive psychological changes), 외상의 변혁(transformation of trauma), 스트레스 관련 성장(stress-related growth), 긍정적 재해석(positive reinterpretation), 긍정적 착각(positive illusions), 번영(flourishing), 성장으로의 분투(thriving) 등 미묘하거나 확연한 차이를 지닌 여러 용어들이 사용되나(Tedeschi & Calhoun, 2004에서 재인용), 그 핵심은 스트레스 사건, 특히 삶의 위기나 외상사건 등 고통스러운 삶의 국면을 다루면서 얻게 되는 건설적인 변화들을 의미한다. 이 장에서는 대표적으로 Tedeschi와 Calhoun(2004; Calhoun & Tedeschil, 2006)의 외상후성장을 살펴보면서 인간은 삶의 고난과 역경을 겪어 냄으로써 성장할 수 있다는 역설적인 사실을 알아보자.

2 외상 경험의 특징

여러분이 지금까지 살아오면서 가장 힘들었던 경험은 무엇인가? 사랑하는 사람의 죽음, 이별, 자신이나 가족의 급작스러운 위독한 질병, 만성질환, 교통사고나 화재 등의 사고, 성폭행이나 학대, 범죄 피해나 가해, 채무문제, 부모의 이혼, 대인관계에서의 배신이나 갈등 등이 있을 수 있다. 다음 내용은 『정신장애 진단 통계 편람 4판(DSM-IV-TR)』(APA, 2000)에서 외상후 스트레스 장애를 유발하기 쉬운 극심한 스트레스 사건, 즉 외상 경험들을 제시한 것이다. 이 외에도 우리 삶에는 많은 위기사건들이 존재한다. 이 장에서는 외상 경험의 폭을 넓혀 지칭하고자 한다. 즉, 개인이 삶을 지탱하고 적응해 가는 데에 필요한 자원들을 고갈시킬 정도의 강력한 스트레스 사건 또는 세상과 그 안에 존재하는 자신에 대한 이해의 틀을 통째로 뒤흔들어 놓는 강렬한 위기사건 모두를 통틀어 외상 경험이라고 칭한다(Janoff-Bulman, 2006). 그리고 외상 경험을 맥락에 따라 극도의 스트레스 사건이나 위기사건 등으로도 표현하겠다.

스트레스 장애

외상성 사건에는 직접적으로 경험한 전투, 폭행(추행, 신체공격, 강도, 노상강도), 유괴, 인질, 테러리스트의 공격, 전쟁포로나 수용소 수감, 자연적 혹은 인위적 재해, 심한 자동차 사고, 생명을 위협하는 질병의 진단이 포함되는데, 반드시 이러한 사건에만 국한되는 것은 아니다. 소아의 경우 위협적이거나 실제적인 폭력이나 상해는 없는 상태에서 발달적으로 부적절한 성적 경험을 포함하는 성적인 외상성 사건이 일어난다. 사건을 목격하는 것은 폭력, 사고, 전쟁, 재해로 인한 타인의 상해나 죽음을 보았거나 예상치 못한 시신이나 신체 일부를 보았을 경우가 해당되지만, 반드시 이 경우에만 국한되는 것은 아니다. 타인에 의해 경험된 사건은 가족이나 친한 친구가 당한 폭행, 사고, 상해, 갑작스럽고 예기치 못한 죽음, 생명을 위협하는 병을 자녀가 앓고 있음을 알게 된 경우가 해당되며, 이러한 상황 역시 반드시 이러한 경우에만 국한되는 것은 아니다. 이 장애는 특히 사람에 의해 스트레스가 가해졌을 때(예, 강간, 고문) 심하고 오래간다. 이 장애가 나타날 가능성은 스트레스의 강도나 스트레스에 대한 신체적 접근도가 증가할수록 높아진다.

출처: American Psychiatric Association(2000)에서 발췌.

우리는 삶의 위기나 외상 경험에 처하면 상당 기간 강렬한 불안이나 우울, 슬픔, 애석함, 분노, 수치심, 죄책감, 혐오감 등의 부정적인 정서들을 강하게 경험한다(Calhoun & Tedeschi, 2006). 그리고 자기 자신과 타인, 세상을 이해하는 틀이 변화한다(Janoff-Bulman, 2006). 예를 들면, '대체 왜 나에게 이런 일이 일어났을까?' '난 이 일을 해결해 낼 수 없다.' '어느 누구도 믿을 수 없다.' '세상은 위험하다.' 라는 생각이 불쑥불쑥 떠오르고, '내가 무슨 잘못을 저지른 것인가?' '왜 나에게 이런 일이 일어났을까?' '이러한 일이 발생하지 않았다면 어땠을까?'를 반추하고 의심하며, '삶이란 무의미하며 예측도 통제도 불가능하다.' 는 등의 체념적이고 철회적인 태도를 보일 수 있다(Tedeshi & Calhoun, 2004). 심한 경우 해당 사건이 발생한 지 한 달여 이상 시간이 지났음에도 불구하고 비슷한 자극만 있어도 또 그 사건이 일어난 듯한 착각이나 꿈 등으로 재경험 증상을 보이거나, 회피나 심리적 마비 또는 과각성 증상 등으로 인해 심각한 고통을 겪으며 일상생활 기능을 감당하지 못하는 외상후 스트레스 장애에 이르기도 한다.

3 외상 경험의 영향과 새로운 현실에 대한 투쟁 그리고 복구

사람들은 세상에 대한 일련의 신념과 가정의 체계, 즉 '가설적 세상(assumptive world)'을 지니고 있다. 가설적 세상이라는 사고체계는 개인의 행동을 결정하고, 발생한 일의 원인과 이유를 이해하는 틀이 되며, 삶의 전반적인 의미와 목적을 제공한다(Parkes, 1971: Tedeschi & Calhoun, 2004에서 재인용). 그런데 외상 경험은 개인의 가설적 세상에 막강하게 도전해 온다. 우리는 어렸을 때부터 '인과응보' '사필귀정' 식으로 세상은 예측 가능하고 모두가 납득할 수 있는 질서로 운행된다는 신념을 익혀 왔다. 그런데 생각해 보라. 법을 어긴 일도 없고 남의 눈에 눈물 나게 한 적도 없는데 마른 하늘에 날벼락과 같이 어느 날 갑자기 뇌종양 진단이 내려진다거나, 가족이 사고나 질병으로 사망하고, 화재사건으로 한순간 소중한 것들이 모두 잿더미로 변해 버렸다고 하자. 그럼에도 이 끔찍한 재앙을 '인과응보'나 '사필귀정' 식의 태도로 설명할 수 있겠는가? 아마도 도저히 기존의 사고 틀로는 납득이 가지 않을 것이다.

지진의 비유를 들어 외상 경험의 심각한 영향과 이후의 복구과정을 이해해 보자(Calhoun & Tedeschi, 1998; Tedeschi & Calhoun, 2004). 외상 경험은 극심한 스트레스의 파괴력을 지닌 심리적 지진과 같아서, 현상의 원인과 결과를 이해하는 방식, 더 나아가 존재의 의미와 목적 등 전반적인 신념체계를 뒤흔들고 그 잔해들까지 초토화시킨다. 다시 말해, 외상 경험은 정체성과 안전감을 위협하고 가설적 세상, 즉 세상의 자비와 예측 가능성, 통제 가능성 등을 반박한다. 따라서 외상을 경험한 개인은 '왜 이런 일이 일어나야만 했는가?' '왜 나에게 이런 일이 일어난 것인가?' '신이 있기는 한 것인가?' 등의 의구심을 끊임없이 되뇌인다(Janoff-Bulman, 2006). 그리고 점차 개인은 기존의 가설적 세상으로는 도저히 이해할 수 없는 새로운 현실에 맞서 투쟁해 나간다. 외상후성장의 원동력은 변해 버린 고통스러운 환경에 대한 개인의 투쟁이다. 핵심은 외상 경험 자체가 성장을 가져오는 것이 아니라 그에 대한 투쟁이 성장의 토대가 된다는 것이다.

지진 비유를 복구과정에 연결시켜 보자. 지역사회는 지진의 여파가 지나면 복구작업에 들어간다. 건물을 재건하면서 물리적 충격에 강력히 버티어 낼 구조물을 고안할 것이며, 주민들은 지진 상황을 어떻게 대처해 나가야 하는지에 대해 실질적이고 귀한 교훈을 얻을 것이다. 마찬가지로 심리적 외상사건을 경험한 개인은 현재의 새로운 현실과 미래에 발생 가능한 변화나 사건들을 통합하는 구조물로 새로운 도식을 만들어 낸다. 이는 앞서 가지고 있었던 가설적 세상과 다르게 외상 경험들로 인해 쉽게 압도되거나 흩어 부서지지지 않도록 현실적이고 융통적인 이해의 틀이 될 것이다.

심리적 재건은 기존의 적응 수준을 훨씬 넘어서는 질적인 변화, 즉 변혁(transformation)을 가져온다. 예를 들면, 외상 경험을 치러 내면서 알게 된 자신의 역량이나 새로운 가능성을 인식하고, 역경을 함께 치러낸 사람들에 대한 유대감이 깊어지는 등 의미 있는 대인관계의 증진을 보이고, 삶에 대한 더 큰 감사와 영적 성숙함, 통찰 등을 보인다(Tedeschi & Calhoun, 1996). 이와 같이 고통스러운 경험을 치러 내면서 얻는 긍정적 변화들을 외상후성장으로 볼 수 있다.

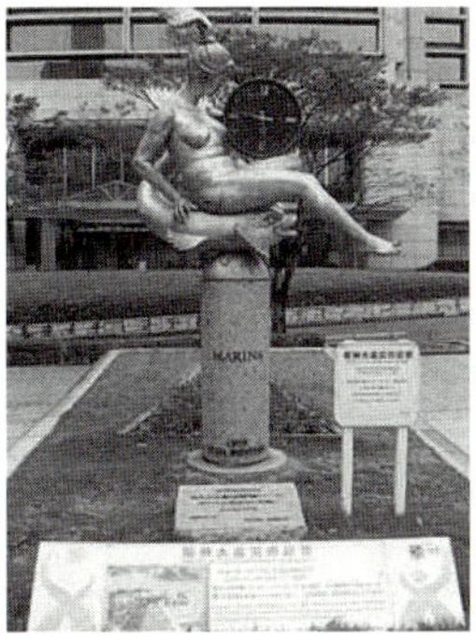

고베 시 지진 기념관은 사고 당시 멈춰 버린 시계를 그대로 보존하고 있다.

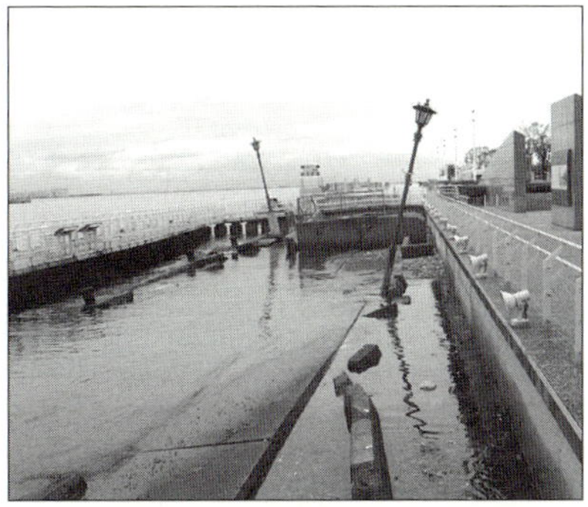

고베 시 지진 기념관은 지진 흔적을 남겨 두었다.

출처: 한겨레21(2004. 10. 28).

외상후성장은 고통이나 불행의 종착이 아니다. 누군가는 심리적 고통이 완화되기도 하나, 누군가에게는 여전히 잔류하는 고통이 공존할 수 있다. 위 그림은 1995년 7.2도의 지진을 겪은 일본 고베 시가 도시를 재건하면서 지진의 흔적을 기념해 남겨 둔 모습이다. 도시가 재건된 후 고베 시 시민들은 새롭게 가꾸어진 도시에서 살고 있지만 현실에 공존하고 있는 지진의 흔적을 보면서 그 날의 고통과 상실, 교훈을 잊지 않을 것이다. 마찬가지로 개인이 외상 경험을 다루어 내어 외상후성장을 얻었다 할지라도 외상 경험 그 자체는 고통스러운 사건인 것이다. 외상후성장을 얻었다고 해서 정서적 고통이 없어지거나 반추적 사고, 의구심 등이 말끔히 해결되는 것은 아니다. 시간이 지남에 따라 심리적 고통이 점차 감소할 수 있으나, 여전히 강렬한 정서적 고통과 의구심 등이 공존할 수 있다(Yalom, 2008).

4 외상후성장의 영역

외상후성장의 경험을 어떻게 측정할 수 있을까? 외상후성장은 어떤 요소들로 구성되어 있을까? Tedeschi와 Calhoun(1996)은 많은 문헌들을 고찰하고

외상후성장 척도

지금까지 살아오면서 당신이 경험한 '가장 비극적이고 괴로웠던 경험(극심하고 충격적이며 강한 부정적 감정을 유발한 사건)'을 하나 떠올려 보세요. 당신이 경험한 '인생의 위기사건'으로 인해 일어날 수 있는 결과들이 아래 문항에 들어 있습니다. 자기에게 해당하는 정도에 따라 평가해 주시기 바랍니다.

0. = 나는 이러한 변화를 경험하지 못하였다. 1. = 나는 매우 적은 정도로 경험하였다.
2. = 나는 조금 경험하였다. 3. = 나는 꽤 경험하였다.
4. = 나는 많이 경험하였다. 5. = 나는 매우 많이 경험하였다.

1. 나는 내 인생에서 무엇이 중요한지에 대한 생각이 바뀌었다.	0 1 2 3 4 5
2. 내 삶이 가치 있음에 감사하게 되었다.	0 1 2 3 4 5
3. 나는 새로운 것에 관심을 갖게 되었다.	0 1 2 3 4 5
4. 나 자신에 대한 신뢰감이 더 커졌다.	0 1 2 3 4 5
5. 영적, 정신적 세계에 대한 이해가 더 커졌다.	0 1 2 3 4 5
6. 어려운 일이 생겼을 때 다른 사람들에게도 의지할 수 있게 되었다.	0 1 2 3 4 5
7. 내 삶에 대한 새로운 계획이 생겼다.	0 1 2 3 4 5
8. 나는 타인과의 관계에서 더 큰 친밀감을 느끼게 되었다.	0 1 2 3 4 5
9. 나는 내 감정을 더 적극적으로 표현하게 되었다.	0 1 2 3 4 5
10. 나는 어려움을 극복할 수 있다는 확신을 갖게 되었다.	0 1 2 3 4 5
11. 나는 내 삶을 통해 더 가치 있는 일들을 할 수 있게 되었다.	0 1 2 3 4 5
12. 내 삶에서 경험하게 되는 것들을 더 잘 받아들일 수 있게 되었다.	0 1 2 3 4 5
13. 나는 매일매일에 대해 더 감사하게 되었다.	0 1 2 3 4 5
14. 이전에 생각하지 못했던 새로운 가능성을 접하게 되었다.	0 1 2 3 4 5
15. 나는 다른 사람에 대한 정이 더 깊어지게 되었다.	0 1 2 3 4 5
16. 나는 사람들에게 더 정성을 기울이게 되었다.	0 1 2 3 4 5
17. 나는 변화가 필요하다고 생각되는 일은 단지 생각으로만 그치지 않고 행동으로 옮기게 되었다.	0 1 2 3 4 5
18. 나는 종교적인 믿음이 더 깊어졌다.	0 1 2 3 4 5
19. 나는 생각했던 것보다 내 자신이 강하다는 것을 알게 되었다.	0 1 2 3 4 5
20. 나는 사람이 얼마나 아름다운가에 대해 알게 되었다.	0 1 2 3 4 5
21. 나는 이웃의 필요성을 이전보다 더 인정하게 되었다.	0 1 2 3 4 5

출처: Tedeschi & Calhoun(1996: 송승훈, 이홍석, 박준호, 김교헌, 2009에서 재인용).

배우자 상실, 신체장애 및 그 외 생애 위기사건들을 경험한 사람들을 면접하여 외상후성장을 측정할 수 있는 척도를 고안하였다. 그리고 외상후성장의 요소들을 5가지로 구분하였다(Tedeschi & Calhoun, 2004).

1) 삶에 대한 더 큰 감사와 우선순위에서의 변화

"삶의 제일 사소한 즐거움조차도 특별한 의미를 지니고 있다."

– Jordan(2000: Tedeschi & Calhoun, 2004에서 재인용).

인생의 큰 어려움과 맞서 싸워 외상후성장을 경험한 사람들은 삶의 전반에서 굵직한 일이나 사소한 일에 대해 더욱 감사하게 된다. 일부는 '행운아가 된 것 같은 특별한 느낌'을 보고하기도 하지만, 대개는 일상에 대한 태도가 바뀌는 것 같다.

의아하지 않은가? 외상사건으로 인해 큰 고통과 절망을 겪은 이들에게 있어 감사할 것이 무엇이 있을까? 우리 삶에는 견디기 힘든 사건들이 찾아오고, 자신의 잘못이나 책임을 넘어선 가혹한 시련이 있을 수 있으며, 심지어는 아무런 잘못이나 타당한 이유가 없음에도 불구하고 엄청난 고통이 있을 수 있다. 이에 대한 반응으로 삶에 대해 더 큰 감사를 지니게 됐다는 것은, 분명 고통스러운 외상 경험이었지만 그로써 얻게 된 깨달음과 지혜가 있기 때문일 것이다. 이전과는 다른 관점으로 세상을 조망할 수 있고, 자신에게 남아 있는 것들을 소중히 여기며, 사소한 일조차 새로운 기회나 경험으로 느껴져 마치 새로운 삶을 얻은 것 같은 감사가 생긴다. 이 감사는 일상생활에서의 경이로움과 아름다움으로 연결된다.

"뇌종양이라는 진단도 황당한데, 수술을 해도 가능성이 낮다는 말에 도대체 무슨 일인지 알 수가 없었습니다. 나한테 이런 일이 왜 일어났는지 생각하고 또 했습니다. 지금까지 무엇하러 급급하게 고생만 하고 살았나, 뭐 하나 맘대로 해 보지도 못하고 죽는 것이 억울하고. 너무 무섭고 너무 간절히 살고 싶었습니다…. (중략)… 수술대에 올라 마취에 빠지는 순간 불현듯 '나, 다시 산다면 커피집 해야지. 그렇게 해 보고 싶었는데, 왜 그걸 못했을까. 사람들이 뭐라고 하든 말든, 장사가 잘 되든 말든 커피 볶고 만들고 팔면서 살아야지.' 라는 생각을 했습니다. 왜 그랬는지는 모르지만…."

이 사연은 저자가 우연히 들른 커피집 사장의 고백이다. 그는 여전히 투병 중이지만 감사하게도 '커피집'을 운영할 수 있을 만큼의 건강을 누리고 있다. 그는 수술 후 직장을 그만두고 주변의 만류에도 불구하고 작은 커피집을 차렸다. 그는 커피를 만드는 순간이나, 손님들이 커피를 마시며 담소를 나누는 모습을 볼 때, 그 외에도 많은 순간순간에 감사를 느낀다. 그리고 자신에게 '선물로 주어진' 시간들에 감사한다. 죽음을 가까이 대면하고 나서야 자신이 진심으로 원하는 것을 알게 된 것은 고약스럽지만, 자신의 바람대로 무엇인가를 성취한 것에 감사한다. 아이들의 웃음을 바라보거나 시간을 함께 보내는 것과 같이 이전에는 사소하거나 하찮게 여겨졌던 일들이 이제는 의미 있고 감사하다. 물론 스트레스 사건들은 계속 발생하겠지만, 삶에 대한 조망이 변한 후에는 스트레스 사건에 대한 태도가 달라졌다. 그리고 '그럼에도 불구하고' 감사할 이유들을 꼽게 된 것이다.

외상후성장에서 삶에 대한 감사와 함께 나타나는 변화는 인생에서 정말 중요한 것이 무엇인지 생각하는 방식이다. 대표적으로는 돈이나 외적 성취에 중점을 두었던 과거와 달리 이제는 친밀하고 소중한 관계를 더 중요하게 여기는 우선순위 변화를 보인다. 커피집 사장의 사연을 보라. 그는 삶의 우선순위를 혁신적으로 바꾸었다. 아마 뇌종양이라는 위기가 없었다면 본인에게 주어진 역할이나 생계 때문에 '급급하게' 사는 삶을 지속하면서 저변에는 '억울하다'는 유감스러움을 계속 느꼈을 수 있다. 그러나 그는 외상사건을 경험함으로써 인생의 우선순위를 바꿀 수 있었다.

2) 좀 더 친밀하고 의미 있는 대인관계의 확장

좀 더 친밀하고 의미 있는 대인관계의 확장은 외상후성장이 갖는 주요한 경험 중의 하나다. 다른 사람에 대한 신뢰와 연민, 동정이 증가하고 친사회적 행동이나 진솔한 자기노출 등이 더 자유로워지며, 사회적 지지를 주고받는 능력이 확장된다. 이 변화의 예는 자녀를 잃은 부모들 연구에서 찾아볼 수 있다.

> "우리 아이가 죽자, 사람들이 눈에 들어오기 시작했어요. 이제는 (나와 함께 하는) 사람들과의 관계가 정말 중요하다는 것을 깨달았어요…. 그리고 남편을 더 소중히 여기게 됐습니다." (Calhoun, Tedeschi, Fulmer, & Harlan, 2000: Tedeschi & Calhou, 2004에서 재인용)

얼핏 생각하면, 친밀하고 의미 있는 대인관계의 확장은 마치 '나와 잘 지내는 사람들이 많아지는 것'으로 이해될 수 있다. 그러나 단순히 양적 증가를 의미하는 것이 아니다. 오히려 절박한 상황에 처하게 되면 주변의 많은 사람 중 누가 진실한 친구인지 알게 된다. 그리고 진정한 친구는 몇 명만으로도 충분하다는 것을 배우게 된다. 뒤집어 말하면, 친밀하고 의미 있는 대인관계를 얻는 과정에서는 '사실은 친밀하지 않거나 의미를 찾을 수 없는 대인관계'가 있음을 깨닫는 충격과 함께 그것들을 정리할 때의 섭섭함과 상실감을 겪게 된다. 이 변화는 외상사건을 같이 겪어 냈거나 곁에서 진심으로 지지해 준 사람들을 향한 고마움과 유대감, 동질감을 더욱 깊게 해 준다. 더 자주 연락하고 만나며, 기회가 되면 자신도 그들에게 도움을 주고자 하는 등 진정한 의미에서의 친밀감이 확장되는 것이다.

외상후성장에서 보고하는 대인관계의 변화는 주변의 지인 몇몇에 국한되는 것은 아니다. 자신이 상실과 비극을 경험했으므로 고통스러운 상황에 처한 사람들을 향한 연민이 커진다. Calhoun과 Tedeschi(2006)는 시인 John Donne의 다음 시구를 인용하여 연민의 광범위한 확장을 설명하였다.

누구를 위하여 종은 울리나

-John Donne

누구든 그 자체로서 온전한 섬은 아니다.
모든 인간은 대륙의 한 조각이며, 대양의 일부다.
만일 흙 한 덩이가 바닷물에 씻겨 내려가면,
유럽의 땅은 그만큼 작아지며
만일 모래톱이 씻겨 나가도 마찬가지이고,
만일 그대의 친구들이나 그대의 땅이 씻겨 나가도 마찬가지다.
어느 사람의 죽음이든 그것은 나를 줄어들게 하는 것이다.
왜냐하면 나는 인류에 속해 있기 때문이다.
그러니 누구를 위하여(누구의 죽음을 알리기 위해서) 종이 울리는지 알고자
사람을 보내지 말라!
종은 그대의 죽음을 알리기 위하여 울리는 것이니.

여러분은 평소 연민과 측은지심을 얼마나 보이는가? 우리는 대개 상대방을 그대로 수용하거나 친절하게 대하기보다 그들의 한계를 견디지 못하거나 과도한 것을 요구하고, 때로는 원망하며 좌절하기 쉽다. 대인관계에서 갈등은 상당 부분 '당신이 어떻게 나한테 이럴 수 있는가?' '사람은 당연히 그렇게 행동해야 한다.' 등의 비합리적인 기대나 평가에서 비롯된다. 외상 경험을 혹독히 치러낸 사람들은 사람의 한계를 인정하고, 사람이 무엇인가를 원하고 발버둥쳐도 의도만큼 잘되지 않는 측은한 존재라는 깨달음을 얻을 수 있다. 연민의 증가는 친밀감과 유대감을 높여 주며 이타적 행동으로 연결된다. 결과적으로 외상후성장은 대인관계를 더 친밀하고 의미 있게 해 주며 친절함과 편안함, 책임감과 자유로움을 가져다주는 것으로 보인다.

3) 개인의 역량에 대한 느낌의 증가

외상후성장은 스스로의 역량에 대한 평가를 변화시킨다. 이것은 당면한 일을 명확히 이해하는 능력과 '이 일을 해낸다면 다른 일들도 해낼 수 있다.'는 자신감이 조합된 것이다. 우리는 외상 경험의 혹독한 시련을 겪으면서 이전에는 하지 못했거나, 심지어는 할 수 없을 것으로 여겼던 일들을 해내야 할 때가 있다. 이해를 돕기 위해 저자의 지인을 소개한다. 그녀는 남편의 갑작스러운 죽음을 겪고 심한 생활고에 시달리게 되었다.

> "남편이 없으니까 갑자기 모든 것이 다 변했어요. 슬퍼할 겨를도 없어요. 당장 애들을 어떻게 키우나, 내가 이렇게 가진 것이 없나, 능력이 없나 자책이 심했습니다. 그러다가 보험일을 시작했습니다. 숫기도 없고 일을 해 본 적이 없는 내가 보험을 팔 수 있을지 막막했어요. 그래도 애들을 굶길 수는 없다는 심정으로 어떻게든 했어요. '여자는 약해도 엄마는 강하다.' 라는 말이 맞아요…. (중략)… 다행히도 이제는 이 일 때문에 살맛 난다 싶을 정도로 일이 재미있고 잘 맞아요."

그녀는 고객이 자신의 방문을 내켜하지 않거나 보험가입 권유를 거절할 때 '난 엄마니까 괜찮다. 더 막막한 일도 있었는데, 이 정도는 괜찮다.' 며 자신을 격려하며 다시 도전했다. 그녀는 주부의 꼼꼼한 눈썰미와 남편의 사망사건으로 인해 자신이 겪은 어려움을 활용해 평소 실질적인 도움이 될 수 있는 보험상품과 위기에 대비할 수 있는 보험상품을 생생히 소개하였다. 고객과의 관계에서 재치가 넘치거나 적극적이지는 않지만 온정적이고 수용적인 태도를 유지하며, 고객의 어려움에 깊이 공감함으로써 신의를 지켰다. 그녀는 보험설계사 일을 시작한 지 8년차에 접어드는데, 높은 실적으로 우수사원 표창을 받는 등 왕성한 활동을 하고 있다. 그녀는 보험판매직이 적성에 맞아서라기보다 이제는 돈을 벌 사람이 자신밖에 없다는 절박한 심정에서 출발하여 이러한 결과를 얻었다. 많은 시행착오와 우여곡절 속에서 이전에는 미처 생각해 보지 못했던 일들을 다뤄 냄으로써 자신의 강점과 역량을 발견하게 된 것이다.

정리하면, 외상사건의 고통과 새로운 현실을 다루면서 자신의 한계를 넓힌 개인은 '이전과는 달라진' 자신의 모습에서 내적 힘에 대한 확신과 스트레스에 대한 포용력을 얻게 된다. 즉, '나는 내가 생각했던 것보다 더 취약하지만 내가 상상했던 것보다 더 강인하다.'는 고백과 함께 '이제는 이만큼의 다른 일들도 해낼 수 있을 것 같다.'는 신념을 보일 수 있는 것이다.

4) 자신의 삶에 대한 새로운 가능성과 방향에 대한 재인식

외상후성장의 또 다른 측면은 새로운 흥미와 활동, 전혀 색다른 진로로의 전환 등 삶의 새로운 가능성을 찾는 것이다. 어떻게 이런 변화가 가능한 것일까? 일반적으로 변화는 긍정적이든 부정적이든 일상과는 다른 사건이나 도전, 동기 등의 계기가 필요한 것 같다. 외상후성장이라는 질적인 변화에는 외상 경험이라는 선행요인이 반드시 필요하다. 외상 경험은 개인의 신념과 이해의 틀을 뒤흔드는 강렬한 충격을 지닌다. '왜 나에게 이런 일이 발생했는가?' 하고 계속 반문하여도 그 답을 찾지 못해 괴롭다. 이뿐만 아니라 낯선 현실에 적응하고 닥친 문제를 적극적으로 해결해 가야 하는 몫도 주어진다.

외상 경험 초기에는 감당하기 어려운 현실 앞에서 자신의 나약함에 실망하고 주변에 대한 아쉬움과 분노, 예측하기 어려운 세상과 미래에 대한 좌절과 두려움을 보이게 된다. 이후 외상사건에 투쟁해 나가면서 새로운 현실에 적응하는 동안 주변에서 진정으로 신뢰할 수 있는 사람들을 얻게 되고 좀 더 실존적인 태도로 세상의 원리나 가치를 깨닫는 변화를 얻게 된다. 이처럼 자기지각과 대인관계, 인생관 등 전반에 걸친 성장을 경험한 개인은 이전에는 미처 눈여겨 보지 않았던 현상이나 사상, 사람이나 사물, 개인이나 집단에 대해 새로운 이해와 통찰을 얻는다. 이러한 경험이 계기가 되어 새로운 흥미와 활동이 가능하고 새로운 가능성과 진로에 도전하게 되는 것 같다.

예를 들어 보자. 저자의 지인은 소아마비로 신체장애를 지녔으며, 가장 친한 존재인 여동생이 갑작스럽게 죽는 사건과 다른 동생도 중병으로 생사를 가늠

할 수 없는 상황에 처하는 등 외상사건들을 경험했다. 부친의 사업 부도로 빚에 쫓기는 생활고도 심하였다. 누가 봐도 비운한 삶이다. 그러나 역설적으로 그는 자신의 상실과 고통을 통해 신의 존재와 사랑을 알게 되었다고 한다. 그리고 자신의 진로를 이전의 경력이나 계획과는 전혀 다른 분야로 전향하여 심리적 및 신체적으로 어려움을 겪고 있는 사람들을 돕고 있다.

다른 예를 들어 보자. 저자의 또 다른 지인은 강박장애와 신경성 식욕부진증으로 외부 출입은 고사하고 집에서 가족들과도 거의 교류하지 않은 채 몇 년을 지냈다. 너무 힘든 시간이었다. 그 시간 동안 그는 자신이 누구인지, 자신의 문제가 무엇인지, 어떻게 하면 이 문제들에서 벗어날 수 있을지 반문하였다. 이것을 계기로 그는 심리학을 선택하고, 지금은 심리학 분야에서 자신의 기량을 닦고 있다. 이뿐이랴. 앞에서 살펴본 많은 사례들에서도 대부분 이전에는 관심이 없었거나 전혀 고려하지 않았던 새로운 흥미나 활동, 진로들을 찾을 수 있었다. Tedeschi와 Calhoun(2004)이 만난 한 여성은 자녀의 죽음을 계기로 고통과 상실에 처한 사람들을 돌보는 데에 헌신하고자 종양학과 간호사가 되었다.

5) 영적인 발달

"난 팔자가 참 드센 사람 같습니다. 딸 하나는 장애인이 되고, 딸 하나는 죽고, 아들은 태어나자마자 대수술을 하고…. 신을 한참 원망하면서도 더 기도를 하게 됩니다. 사람한테는 받지 못하는 위로를 받고, 내 인생에 어떤 의미가 있는지 알아 가고…. (중략)… 시간이 지나고 보니 그 고난들이 없었다면 신을 찾을 일도, 믿음을 가질 일도 없었을 것 같습니다. 지금도 신의 뜻을 다 알 수는 없지만 고난을 통해서 단련하시는 신께 감사드립니다."

외상후성장에서 영성 및 실존적 태도의 발달은 드문 일이 아니다. 일상적인 일은 평소 자신이 이해하고 일해 온 방식대로 처리하면 되지만 비일상적인 일, 특히 외상사건을 다루어야 할 때는 그렇지 않다. 철저하게 나약해진 상황에서 자신의 한계와 현실을 직면하게 되고, 어떤 절대적인 존재와 질서에 대해 경외감과 압도감을 경험하며, 신이 나에게 원하는 것이 무엇인지 답을 구하고자 할 것이다. 또는 인생무상을 경험하고, 한시적인 삶에서 더 중요하고 본질적인 것이 무엇인지 추구하게 되며, 세상에 대한 통찰과 초월감을 경험할 수 있을 것이다. 이는 종교적이지 않은 사람에게도 동일한 현상이다.

실존적이고 영성적인 측면의 변화는 다양한 양상을 보인다. 어떤 사람은 이 영역의 변화가 외상후성장의 다른 측면들보다 빨리 그리고 두드러지게 나타난다. 반면 어떤 사람은 비극과 상실로 인해 신앙을 버리거나 냉소적인 태도를 취하다가 뒤늦게 이 변화를 보일 수 있다. 문화에 따른 차이도 있다. 상대적으로 종교성이 낮고 이성을 강조하는 유럽인들은 외상 경험을 통한 영성 및 실존적 태도의 변화를 질문하는 것 자체를 불쾌해하는 것으로 나타났다. 그러나 분명한 것은 외상후성장을 경험한 많은 사람들이 자신의 인생관에서 실존적이고 영성적인 변화를 보고한다는 사실이다. 인생의 궁극적 의미에 대해 실존적으로 임하고 영성을 발달시켜 나가는 것은 삶의 다양한 위기들에 대처해 나가는 데에 이로움을 준다.

5 외상후성장의 과정과 요소

외상 경험이 외상후성장으로 진행되기 위해서는 기존의 가설적 세상이 와해될 정도의 충격적인 외상 경험이 있어야 한다. 외상 경험만으로는 외상후성장이 이루어지지 않는다. [그림 9-1]의 외상후성장 종합 모형을 토대로 외상후성장에 필요한 요소와 발달 경로를 알아보자.

1) 정서적 고통 관리

우리는 인생의 주요한 위기사건에 처하면 그로 인한 고통을 약화시킬 수 있

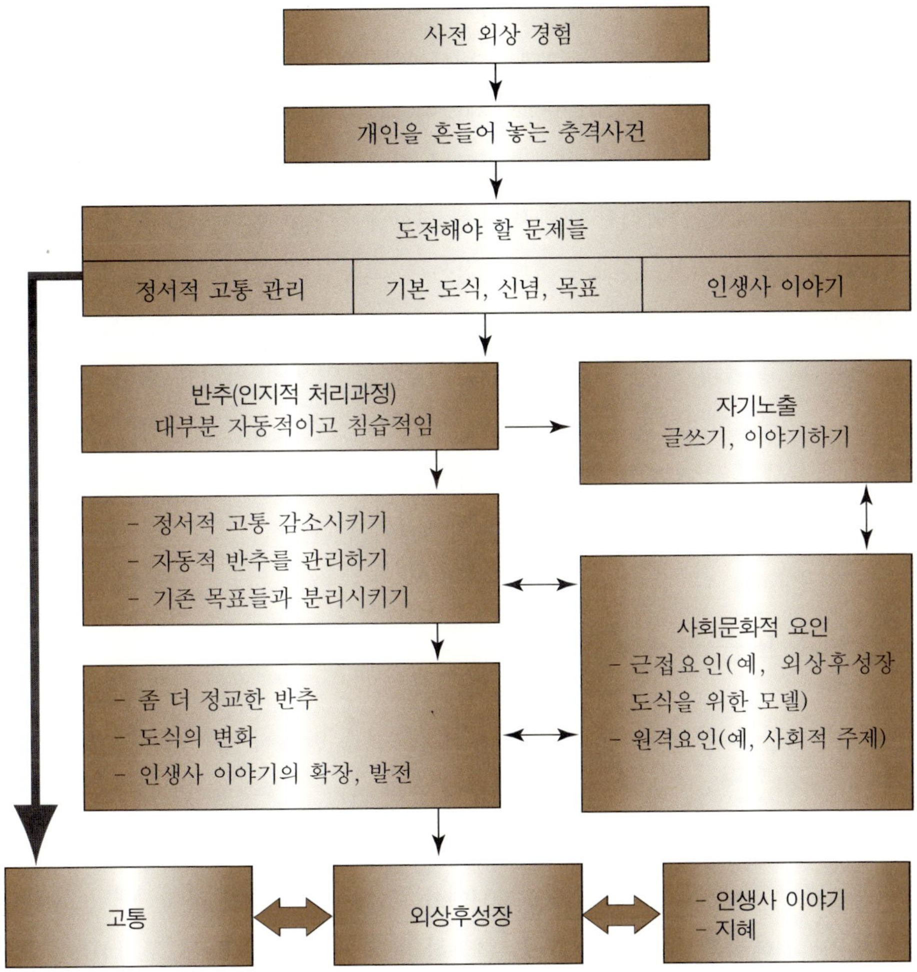

[그림 9-1] 외상후성장 종합 모형

출처: Calhoun & Tedeschi(2006).

는 방법을 찾아야만 한다. 예를 들어, 사랑하는 사람이 사망했다고 해 보자. 원치 않아도 거의 '침투당하는' 수준으로 그 사건과 관련된 생각과 심상이 반복될 것이다. 또한 심한 우울감과 좌절감, 무력감, 불안감, 분노감 등을 보일 것이다. 이 고통들을 다룰 방법이 필요하다.

사람들은 충격적이고 고통스러운 일은 빨리 잊으라고 조언한다. 그러나 이는 궁극적인 해결책이 아니다. 현실을 회피하거나 부인하는 것은 기존의 가설적 세상(예, 기본 도식, 신념, 목표)을 그대로 유지시키므로 외상후성장이 불가능하다. 외상후성장을 위해서는 기존의 가설적 세상이 더 이상 새로운 현실에 적합하지 못하다는 것을 인정하고, '결국에는' 기존의 가설적 세상으로부터 벗어나야 한다. '결국'이라는 표현은 이러한 변화가 오랜 시간을 필요로 한다는 것의 강조다.

역설적이지만 외상사건으로 인한 정서적 고통을 다루는 방법은 그 고통을 직면하는 것이다. 담쟁이는 벽에 부딪히나 그 벽을 회피하지 않는다. 오히려 그 벽을 타고 올라 풍성한 성장을 이룬다. 이는 인생의 위기와 절망스러운 상황에서 고통을 회피하지 않는 것이 외상후성장의 출발점임을 지혜롭게 전달해 준다. 외상사건을 계속 반추하여 그 의미를 인지적으로 재처리하는 과정이 외상후성장을 최고 수준으로 끌어 주는 원동력이 된다.

2) 반추 또는 인지적 처리과정

외상후성장의 과정에서 고통스러운 외상사건을 반복적으로 생각하고 느끼는 반추가 과연 도움이 될까? 그동안 반추라는 용어는 우울증에서와 같이 주로 부정적이고 자기처벌적인 사고에 제한적으로 적용되어 왔다. 그러나 Martin과 Tesser(1996: Tedeschi & Calhoun, 2004에서 재인용)는 반추에 대해 '해당 사건과 관련하여 이해하기, 문제해결하기, 회상하기 및 예측하기 등을 포함한 다양한 반복적 사고'라는 새로운 정의로 접근한다. 즉, 반추는 의식적이며, 유용한 주제들을 중심으로 이루어지고, 중요도가 높을 땐 간적접인 단서에 의해서도 촉발되는 사고로 볼 수 있다. Tedeschi와 Calhoun(2004)은 반추에 대한 새로운 정의를 받아들이고 기존의 부정적 의미의 반추와 구별하기 위해 '인지적 처리과정'이라는 용어를 제안했다.

외상 경험에서의 반추는 주로 지금의 외상사건과 기존의 가설적 세상(또는 삶의 목적이나 의미) 간의 불일치를 주제로 한다. 이 불일치에 대한 반추는 외상사건의 전후를 통합해 조망하는 인생사 이야기를 발달시켜 나간다. 즉, 외상사건을 겪고 나니 어떤 목적은 불가능하다는 것을 알게 되고 어떤 신념이나 가치관은 진실해 보이지 않는다는 것을 알게 된다. 기존의 가설적 세상에서 벗어나야 새로운 목적과 가치관을 구축할 수 있다. 결국 고통스러운 사건의 의미와 그 영향에 대한 지속적인 반추가 외상후성장에 핵심적인 역할을 하는 것이다. 마치 길고 긴 두루마리를 다 풀어 봐야 가장 안쪽에 써 있는 메시지를 볼 수 있는 것처럼, 외상후성장은 충분히 긴 시간에 걸친 반추가 필요하다. 예를 들어 보자. 성대가 영구 마비되는 상실을 경험한 한 성악가는 '나는 누구인가?' '내 인생은 어떻게 되는 것인가?' 등의 질문을 반추했다. 이 불안한 질문들은 오랜 시간에 걸쳐 삶의 새로운 목적과 의미들을 가져왔다(Tedeschi & Calhoun, 2004).

> "성대가 마비된 일은 내 인생에서 가장 중요한 일이다. 내 삶을 위해 꼭 겪어야 했던 일이다. 예전의 생활방식으로는 지금의 내가 될 수 없었을 것이다. 사실 난 자기 파괴적인 인생을 살면서도 그것을 모르고 있었다…. (중략)… 내가 다시 태어난다 해도 똑같은 일을 겪고 싶다. 그만큼이나 내 인생에서 없어서는 안 되는 의미인 것이다."

반추는 외상 경험 초기에는 침투적이고 자동적인 사고로 나타나기 쉽지만, 시간이 지남에 따라 신중하고 정교한 사고의 반추로 진행된다. 노인들의 경우 외상사건에 대해 신중하고 정교한 반추를 보일수록 외상후성장 수준이 높은 것으로 나타났다(Tedeschi, Calhoun, & Cooper, 2000). 사별을 경험한 HIV 양성 반응 남성들의 경우에도 신중하고 반복적인 반추가 외상후성장과 깊은 관련을 보였다(Bower et al., 1998). 대학생들을 대상으로 외상 경험에 대한 정교한 반추를 촉진시키는 글쓰기를 4주간 실시한 결과 외상후성장이 의미 있게 상승하였다(Ulrich & Lutgendorf, 2002).

3) 사회적 지지 및 자기노출

외상후성장에서 사회적 지지와 자기노출은 중요한 요소다. 개인은 사회적 지지를 제공하는 타인을 통해 깊은 위로와 따뜻한 공감을 받을 수 있다. 주변의 지지적인 타인들은 외상사건을 더 잘 이해하거나 받아들일 수 있도록 자신의 경험과 지혜를 전해 주기도 한다. 특히 동일한 외상사건을 경험한 사람들의 상호적인 지지와 신뢰감, 유대감이 큰 역할을 한다. 이처럼 사회적 지지를 통해 외상 경험에 대한 '인생사 이야기(narrative)'가 정교해진다. 인생사 이야기의 발달은 외상후성장의 중요한 과정이며 결과다.

자기노출은 언어를 통해 자신에 관한 사적인 정보를 타인에게 전달하는 행동이다(김교헌, 1994). 자기노출의 기능은 Pennebaker(1989)의 직면-억제 모형에 잘 소개되어 있다. 억제는 스트레스 경험에 관해 생각하거나 느끼거나 행동하는 것을 의식적으로 삼가거나 주저하는 것으로서, 많은 생리적 작업을 요구하여 신체적 부담을 초래한다. 또한 문제를 인지적으로 완성하지 못하게 막음으로써 정신건강을 해친다. 그러나 자기노출과 같은 직면은 다른 시각으로 해당 사건을 조망할 수 있게 해 주고 인지적 재조직화를 촉진해 궁극적으로는 자기개념에 동화시킨다. 이는 억제에 필요했던 생리적 활동을 줄여 주는 효과도 있어 신체건강도 높여 준다.

외상사건을 겪은 사람들은 지지적인 타인에게 정서적으로 자기노출을 하면서 놀라울 정도로 친밀감을 경험한다. 예를 들어, 자녀를 잃은 부모들로 구성된 지지모임은 다른 어떤 자리보다 자신을 드러내고 서로 수용하므로 모임 구성원들은 서로를 가족처럼 여긴다. 외상사건과 성장에 대한 인생사 이야기를 사회구성원들에게 자기노출하는 것은 외상후성장을 대리적으로 경험할 수 있게 해 주어 실질적인 교훈을 파급시키는 효과도 있다. 이러한 인생사 이야기의 자기노출은 개인을 초월하여 모든 사회구성원에게 유익한 변화와 도전을 전해 준다(Bloom, 1998: Tedesch & Calhoun, 2004에서 재인용).

자기노출을 위해 반드시 타인이 필요한 것은 아니다. 외상사건의 정서적 측면이나 의미를 글로 쓰는 자기노출도 외상후성장을 촉진시킨다(Ullrich & Lutgendorf, 2002). 글을 쓰는 것은 논리를 필요로 한다. 본인이 의미하는 바를 글로 표현하기 위해 자신의 생각을 고찰해야 하는데, 이는 반추를 활성화시켜 외상 경험에 대한 재해석과 객관화를 가능하게 해 준다(Pennebaker, 1997; Pennebaker & Beall, 1986; Pennebaker, Pennebaker, Hughes, & O' Heeron, 1987; Kiecolt-Blaser, & Glaser, 1988: 김세진, 김교헌, 2005에서 재인용). 즉, 외상 경험에 대한 깊은 수준의 정서적 자기노출 글쓰기는 외상후성장을 촉진하는 데에 도움이 된다.

자기노출을 대인관계 맥락에서 하는 것과 글쓰기를 통해 하는 것 중에서 어느 것이 외상후성장에 더 도움이 되는지는 분명치 않다. 핵심은 자기노출을 통해 정교한 반추가 충분히 이루어져야 한다는 것이다. 외상을 경험한 후 자기노출을 할 만한 기회가 없었던 사람들은 우울 수준이 높았다(Lepore & Helgeson, 1998). 자기노출을 하는 것은 쉽지 않고 위험을 감수하는 일이기도 하다. 그러나 자기노출을 통해 정교한 반추가 가능하고 사회적 지지를 얻어 본 개인은 자기노출이 더 쉬워질 것이고 더 많은 이익을 누릴 수 있을 것이다.

4) 인생사 이야기 및 지혜의 발달

외상을 경험한 개인은 새로운 현실과 투쟁하면서 삶에 대한 전반적인 이해의 틀, 즉 인생사 이야기를 새롭게 발달시킨다. 위기를 경험한 사람들은 자신의 삶을 사건의 전과 후를 연결시켜 이해한다. 예를 들어, 자녀를 잃었거나, 전쟁을 겪었거나, 파산했거나, 범죄 피해자가 된 외상사건에서 개인은 그로 인한 고통을 치러내고 그 의미를 재구성함으로써, 사건 전에는 어땠는데 사건을 통해 어떻게 변하였고 그 변화가 뜻하는 의미가 무엇인지 통합적으로 설명하는 인생사 이야기를 구성하는 것이다.

지혜는 외상후성장이 주는 귀한 선물이다. 지혜는 동서고금을 막론하고 인간의 주요한 덕성으로 여겨져 왔다. 사람들은 외상사건과 같이 중요한 도전들에 직면하게 되면 깊은 숙고와 실질적인 행동 간의 균형을 잡는 능력과 자신이 아는 것과 알지 못하는 것을 구별하는 능력, 삶의 모순들을 좀 더 유연하게 받아들이는 능력, 실존적 문제들을 좀 더 납득이 가게 설명하는 능력 등의 지혜를 발달시킨다(Calhoun & Tedeschi, 1998). 지혜에 대한 자세한 설명은 제4장을 참조하라.

6 외상후성장과 사회적 변혁

외상 경험은 집단 수준에서도 발생한다. 사회구성원이 공유하고 있는 도식은 전쟁이나 재해, 사회운동, 경제적 위기 등으로 변화될 수 있다. 예를 들어, 1930년대의 세계대공황은 자본주의의 팽창으로부터 개인을 보호해야 하는 정부의 책임에 대한 새로운 견해를 가져왔다. 제2차 세계 대전은 사회와 국가에 대한 견해를 변화시켜 일본은 강력한 군국주의에서 평화주의로 향하는 전환을 맞이했다. 독일에서는 젊은이들이 유태인 학살의 만행을 양심적으로 반성하고 있다(Brendler, 1995: Tedeschi & Calhoun, 2004에서 재인용). 미국은 베트남전쟁을 통해 전쟁의 도덕성과 국민적 합의의 중요성을 인식하게 되었으며 정치인의 신뢰성에 대한 견해가 변화되었다. 우리나라는 4 · 19혁명, 5 · 18광주민주화운동, 6 · 10민주항쟁 등으로 민주주의를 확립할 수 있었다.

위기사건이 사회변혁의 전환점이 되는 것은 개인의 인생사 이야기가 사회적으로 공유되고 통합될 때 가능하다. 여기에는 리더십이 중요하다. 예를 들어, 남아프리카의 인권운동을 이끈 Desmond Tutu와 Nelson R. Mandela는 인종차별정책을 타파하고 '진실과화해위원회'를 출범시키는 등 강력하고 도덕적인 정책을 보여 주었다. 이들의 리더십은 개인적 도식과 사회적

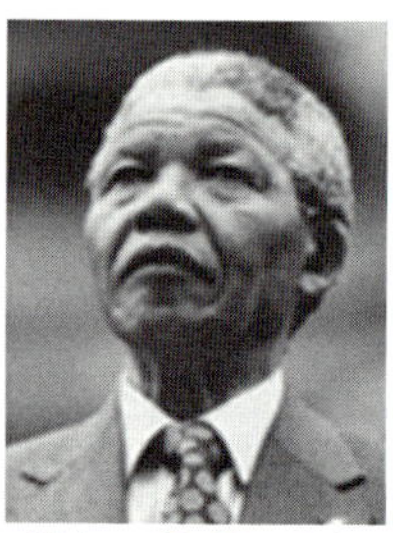
Nelson R. Mandela

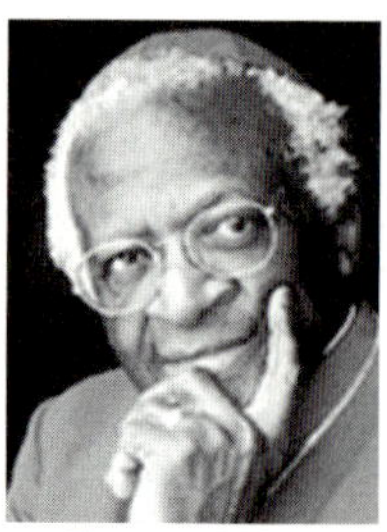
Desmond Tutu

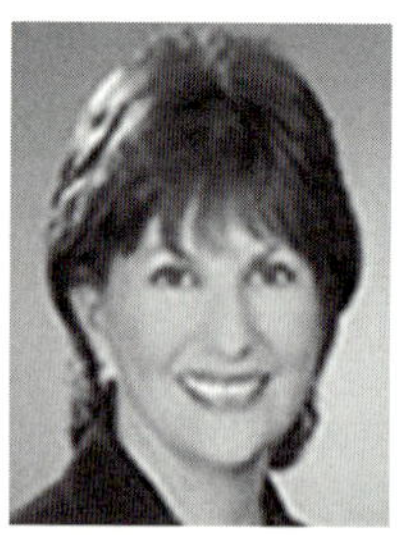
Candy Lightner

도식의 변화를 강화시키는 인생사 이야기를 가져온 것이다. 음주운전으로 자녀를 잃은 Candy Lightner는 음주운전을 근절하기 위해 국가 차원의 운동을 전개했다. 개인의 인생사 이야기를 사회구성원들과 공유함으로써 음주운전의 위험성에 대한 사회적 인식을 촉구하고 '지정 운전자(designated driver)'라는 새로운 문화를 도입시켰다.

7 글쓰기를 통한 외상후성장

우리는 지금까지 외상후성장의 개념과 의의, 그 과정들을 살펴보았다. 이제 외상후성장을 촉진하는 방법을 실습해 보자. Pennebaker(1997)는 외상 경험을 자기노출하고 직면함으로써 얻는 심리사회적, 신체적 유익들을 피력하면서 이를 돕는 방법으로 글쓰기 패러다임을 고안하였다.

글쓰기 패러다임은 다양한 방법으로 응용할 수 있으나 표준적인 방법은 다음과 같다. 개인별로 조용하고 독립된 장소에서—어느 정도의 고독감을 느낄 수 있는 환경이면 좋다—3일이나 5일에 걸쳐 연속적으로 글쓰기를 한다. 자기노출 글쓰기의 주제는 사랑하는 사람을 상실한 경험, 죽음, 성학대, 신체학대, 심각한 실패 경험 등 다양한데, 여간해서는 다른 사람에게 말하기 어려울 정도로 개인적이고 고통이 심한 주제를 선정하도록 한다. 더 깊은 수준의 자기노출을 돕기 위해 작성한 글을 회수한다거나 피드백을 주는 일은 삼간다(김세진, 김교헌, 2005). 이 장에서는 3일에 걸쳐 자신의 외상 경험을 자기노출하는 글쓰기 패러다임을 자세히 소개하겠다.

여러분에게 권한다. 외상사건을 경험한 적이 있다면 외상후성장의 가능성과—이미 외상후성장을 경험한 사람도 있을 것이다—필요성을 신뢰하고 글쓰기 패러다임에 참여하라. 그리고 외상사건과 같은 삶의 위기가 크게 없었던 사람도 글쓰기 패러다임을 활용할 수 있다. 외상후성장에는 다양한 경로가 있을 수 있다. 견딜 수 있을 정도의 스트레스가 우리에게 면역기능을 가져다주듯이 일상 수준의 스트레스 사건에 대한 글쓰기 패러다임도 우리에게 자기통찰의 기회를 주어 긍정적인 성장을 촉진시켜 줄 것이다.

1) 자기노출 글쓰기 첫째 날

우리는 인생에서 겪는 중요한 스트레스 사건들을 많은 경우 비밀로 간직하고 살아갑니다. 이제 억압되어 있던 감정을 글로 써서 표현함으로써 그동안 억누르고 괴롭혀왔던 감정적인 사건들에 대해 신경을 훨씬 덜 쓰는 효과를 누릴 수 있습니다.

이 글쓰기는 일기와는 다릅니다. 당신에게 너무 힘들었고 지금도 여전히 감당하기 힘든 사건들에 대해서 글을 쓰고자 합니다. 글을 쓰면서 기분이 더 나빠지거나 힘들 수 있습니다. 그러나 이런 반응은 일반적으로 짧은 순간이고, 오래 걸려야 한두 시간 정도입니다. 글을 쓴 후의 기분을 살펴볼 수 있는 시간도 꼭 시간 계획에 포함시키세요.

글을 쓰는 장소는 당신이 갈 수 있는 가능한 곳 중에서 가장 편안한 곳으로 정하세요. 촛불을 켜고 하든지, 조명을 약간 어둡게 하든지 평상시의 느낌과는 다른 분위기가 더 좋습니다. 중요한 것은 조용하고 안정감을 느낄 수 있는 공간이어야 합니다.

내가 정한 장소: __________

원하는 것은 무엇이든지 쓸 수 있습니다. 하지만 정말 나에게 중요하고 심각했던 일을 쓰세요. 특히 아무에게도 말하지 못한 일에 대해서 쓰는 것이 좋습니다. 그 일이 일어났을 때 어떤 기분이었는지, 그때의 느낌을 매우 자세하게 구체적으로 써 보세요. 그리고 지금은 그 일을 생각할 때 어떤 기분이 드는지 그 느낌도 써 보십시오. 글을 쓰는 동안 나의 가장 깊은 마음을 느껴 보길 바랍니다.

글을 쓰는 동안 글씨체나 맞춤법, 문법 등은 신경쓰지 마세요. 글을 쓰기 시작했으면 15~20분간 쉬지 않고 써 나가도록 합니다. 자유롭고 편안한 마음으로 글을 써 보세요. 중요한 것은 솔직한 마음을 털어놓는 것입니다.

만약 글을 쓰다가 '내가 돌아버릴 것 같다.' '벼랑 끝에서 떨어지는 느낌이다.' 라는 생각이 들 정도로 힘들다면 즉시 멈추고 다른 이야기를 쓰도록 합니다. 당신이 현재 다룰 수 있는 이야기에 대해서만 글을 쓰는 것입니다.

이 글은 절대 아무에게도 보여 주지 않습니다. 철저하게 비밀입니다. 다른 사람들을 신경쓰거나 누가 내 글을 읽으면 어떡하나 하는 걱정은 정신건강에 좋지 않습니다. 쓰기를 마치면 적절한 시점에서 그것을 없애십시오. 자, 이제 글을 쓰기 시작하세요.

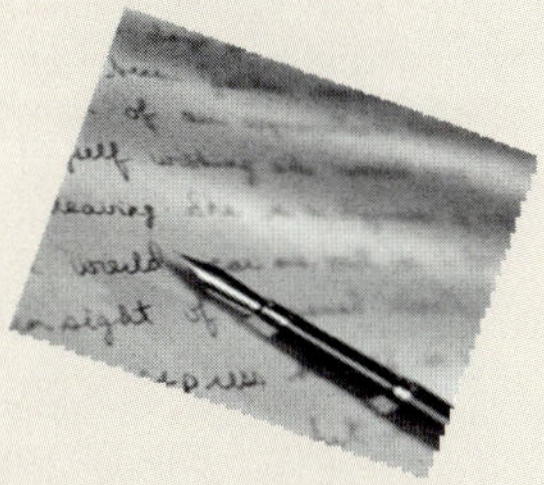

✓ 첫째 날 글 쓴 후 생각 정리하기

축하합니다. 글쓰기 과정의 첫째 날을 완성했습니다. 아래의 질문들에 응답해 주시기 바랍니다.

0	1	2	3	4	5	6	7	8	9	10
전혀 아니다					어느 정도 그렇다					매우 그렇다

1. 당신의 가장 깊은 내면의 생각과 감정들을 어느 정도 표현했습니까? _____점
2. 당신이 현재 느끼는 슬픔이나 분노는 어느 정도입니까? _____점
3. 당신이 현재 느끼는 행복감은 어느 정도입니까? _____점
4. 이 글쓰기가 당신에게 어느 정도 가치 있고 의미 있는 일이었습니까? _____점
5. 아래 칸에 첫째 날 글쓰기 한 소감을 간략하게 써 보세요.

2) 자기노출 글쓰기 둘째 날

오늘은 '감정표현 글쓰기' 둘째 날입니다. 지난 글쓰기 시간에는 당신에게 깊은 영향을 미치고 있는 스트레스 사건이나 격변적인 감정에 대해서 당신의 마음속 가장 깊이 있는 감정과 생각을 들여다보았습니다. 오늘의 글쓰기 지침은 지난번과 거의 유사

합니다. 앞의 사건에 대해 다시 써도 좋고 완전히 다른 스트레스 사건이나 격변적인 감정에 대해서 쓸 수도 있습니다. 글을 쓰면서 당신이 겪은 힘든 일이 당신의 삶에 전반적으로 어떠한 영향을 미쳤는지 생각해 보세요. 즉, 주변의 친구, 가족과의 관계에서부터 자신의 자아관이나 타인이 보는 나의 모습, 나의 일, 심지어 나의 과거에 대해 어떤 생각을 가지고 있는지에 이르기까지 삶 곳곳에 영향을 미칠 수 있음을 인식하는 것이 중요합니다.

글을 쓰면서 기분이 더 나빠지거나 힘들 수 있습니다. 그러나 이런 반응은 일반적으로 짧은 순간이고, 오래 걸려야 한두 시간 정도입니다. 이 글은 절대 아무에게도 보여 주지 않습니다. 철저하게 비밀입니다. 다른 사람들을 신경 쓰거나 누가 내 글을 읽으면 어떡하나 걱정하는 것은 정신건강에 좋지 않습니다. 쓰기를 마치면 적절한 시점에서 그것을 없애십시오.

지난번처럼 20분 동안 쉬지 말고 계속 글을 쓰세요. 마음 깊숙이 가장 솔직한 생각과 감정을 숨김없이 털어놓으세요. 자, 이제 글을 쓰기 시작하세요.

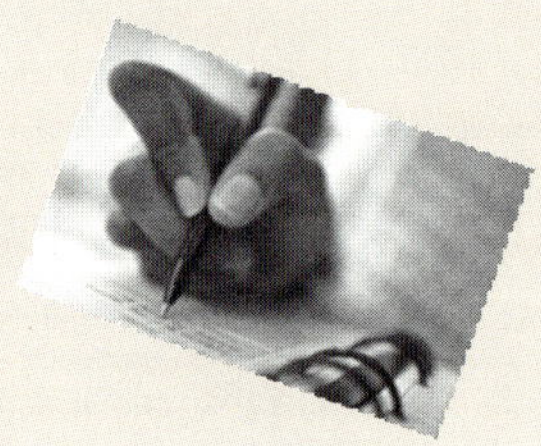

✓ 둘째 날 글 쓴 후 생각 정리하기

축하합니다. 글쓰기 과정의 둘째 날을 완성했습니다. 아래의 질문들에 응답해 주시기 바랍니다.

0	1	2	3	4	5	6	7	8	9	10
전혀 아니다					어느 정도 그렇다					매우 그렇다

1. 당신의 가장 깊은 내면의 생각과 감정들을 어느 정도 표현했습니까? ______점
2. 당신이 현재 느끼는 슬픔이나 분노는 어느 정도입니까? ______점
3. 당신이 현재 느끼는 행복감은 어느 정도입니까? ______점
4. 이 글쓰기가 당신에게 어느 정도 가치 있고 의미 있는 일이었습니까? ______점

5. 아래 칸에 둘째 날 글쓰기 한 소감을 간략하게 써 보세요.

3) 자기노출 글쓰기 셋째 날

오늘은 '감정표현 글쓰기' 여정의 마지막 날입니다. 이전의 글쓰기 과정과 마찬가지로 오늘도 당신을 가장 괴롭혔던 문제와 인생에서 가장 중요한 사건에 대해 깊이 생각하고 성찰하고자 합니다. 잠시 한발 물러나 당신이 그동안 털어놓았던 사건과 문제와 느낌과 생각에 대해 성찰해 보십시오.

글을 쓸 때 아직 직면하지 못했던 문제가 무엇이든 그것을 매듭짓도록 해 보십시오. 이 시점에서 당신의 감정과 생각은 어떻습니까? 당신이 겪은 격변이 남긴 결과로 당신은 삶에서 무엇을 얻었고, 무엇을 잃었고, 무엇을 배웠습니까? 과거의 고통스러운 사건들이 당신의 미래 생각과 행동을 어떻게 인도할 것 같습니까?

글을 쓸 때 이 고통스러운 감정적 경험들에 대해 스스로에게 솔직해야 하며 진정으로 다 해방시켜 털어놓으십시오. 경험했던 모든 것들을 의미 있게 마무리할 수 있도록 그래서 당신의 미래로 연결시킬 수 있도록 최선을 다하십시오.

언제나처럼 20분 동안 멈추지 말고 계속 쓰세요.

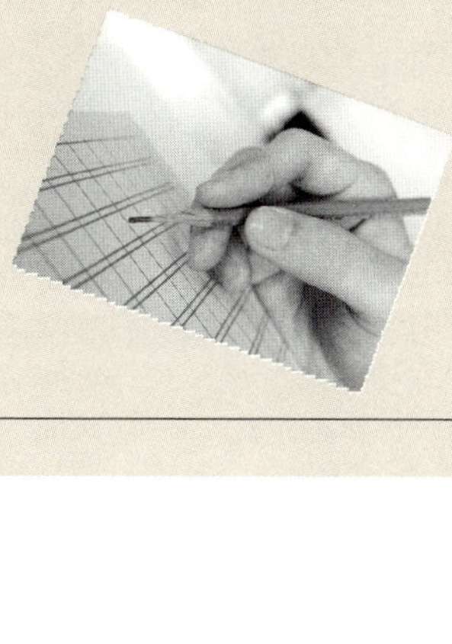

▸ **'감정표현 글쓰기'를 모두 마쳤을 때** 대부분의 사람들은 글쓰기의 마지막 날이 가장 재미없다고 말합니다. 만일 당신도 그렇게 느꼈다면 그것은 당신이 이 스트레스 사건을 다루는 데에 지쳤으며 일상의 다른 문제로 돌아가 살아가길 원한다는 신호입니다.

✓ 셋째 날 글 쓴 후 생각 정리하기

축하합니다. 글쓰기 과정의 셋째 날을 완성했습니다. 아래의 질문들에 응답해 주시기 바랍니다.

0	1	2	3	4	5	6	7	8	9	10
전혀 아니다					어느 정도 그렇다					매우 그렇다

1. 당신의 가장 깊은 내면의 생각과 감정들을 어느 정도 표현했습니까? ______점
2. 당신이 현재 느끼는 슬픔이나 분노는 어느 정도입니까? ______점
3. 당신이 현재 느끼는 행복감은 어느 정도입니까? ______점
4. 이 글쓰기가 당신에게 어느 정도 가치 있고 의미 있는 일이었습니까? ______점
5. 아래 칸에 셋째 날 글쓰기 한 소감을 간략하게 써 보세요.

8 요약

외상후성장은 심각하게 위협해 오는 삶의 위기들에 대해 투쟁하여 얻어 낸 결과로서 발생하는 긍정적인 변화 경험이다.

외상후성장의 영역들은 삶의 통찰(이해)이 증가하고, 의미 있는 대인관계가 확장되며, 개인의 힘이 확장(증대)되는 느낌 및 변화된 자질 그리고 좀 더 풍부해진 실존적이고 영적인 삶 등을 포함한다. 외상사건에서 외상후성장으로의 과정에는 다음과 같은 요소가 필요하다.

- 고통을 직면하는 능력과 반추적 사고능력
- 사회적 지지 및 자기노출
- 삶의 지혜와 인생사 이야기의 발달

외상후성장은 정적인 결과물보다는 지속적인 과정으로 볼 수 있다. 외상후성장을 돕는 방법으로 스스로 자신의 고통을 외면하거나 회피하지 않고 직면하여 그 의미를 충분히 알아가도록 지지해 주고 자기노출을 촉진시켜 주는 것이 도움이 된다. 그리고 외상 경험이 갖는 의미와 사건 전후로 자신의 변화된 조망을 통합할 수 있는 인지적 작업, 즉 외상 경험에 대한 정서적 자기노출의 글쓰기가 도움이 된다.

생각해 볼 문제

1. 삶의 위기나 고난 등의 스트레스 사건을 극복하면서 얻게 되는 건설적인 변화는 어떤 것인가?
2. 외상후성장은 어떠한 과정을 거치면서 일어나는가?
3. 외상후성장을 돕는 방법은 어떠한가?

참고문헌

김교헌(1994). 자기노출과 분노억제 경향에 따른 생리, 정서 및 자기이해 효과. 성균관 대학교 대학원 박사학위청구논문.

김세진, 김교헌(2005). 아동의 외상 경험에 관한 자기노출이 분노반응에 비치는 효과: 적대감의 중재효과. 한국심리학회지: 건강, 10(1), 47-65.

송승훈, 이홍석, 박준호, 김교헌(2009). 한국판 외상후 성장 척도의 타당도 및 신뢰도연구. 한국심리학회지: 건강, 14(1), 193-214.

한겨레21(2004. 10. 28). 살고 싶다면 과학은 생활이다. http://h21.hani.co.kr/arti/special/special-general/12360.html.

American Psychiatric Association. (2000). *Diagnostic and Statistical Manual of Mental Disorders* (4th ed., Text Revision). Washington DC: American Psychiatric Association.

Bower, J. E., Kemeny, M. E., Taylor, S. E., & Fahey, J. L. (1998). Cognitive processing, discovery of meaning, CD 4 decline, and AIDS-related mortality among bereaved HIV-seropositive men. *Journal of Consulting and Clinical Psychology, 66,* 979-986.

Calhoun, L. G., & Tedeschi, R. G. (1998). Posttraumatic growth: Future directions. In R. G. Tedeschi, C. L. Park, & L. G. Calhoun (Eds.), *Posttraumatic growth: Positive change in the aftermath of crisis* (pp. 215-238). Mahwah, NJ: Lawrence Erlbaum Associates, Inc.

Calhoun, L. G., & Tedeschi, R. G. (2006). The foundations of posttraumatic growth: An expanded framework. In L. G. Calhoun & R. G. Tedeschi (Eds.), *The Handbook of posttraumatic growth: Research and practice* (pp. 1-23). Mahwah, NJ: Lawrence Erlbaum Associates.

Janoff-Bulman, R. (2006). Schema-change perspectives on posttraumatic growth. In L. G. Calhoun & R. G. Tedeschi (Eds.), *Handbook of Posttraumatic Growth: Research and Practice.* Mahweh, NJ: Erlbaum.

Lepore, S. J., & Helgeson, V. S. (1998). Social constraints, intrusive thoughts, and mental health after prostate cancer. *Journal of Social and Clinical Psychology,*

17, 89-106.

Pennebaker, J. W. (1997). Writing about emotional experiences as a therapeutic process. *Psychological Science*, *8*, 162-166.

Pennebaker, J. W. (1989). Confession, inhibition, and disease. *Advances in Experimental Social. Psychology*, *22*, 211-244.

Tedeschi, R. G. (1999). Violence transformed: Posttraumatic growth in survivors and their societies. *Aggression and Violent Behavior: A Review Journal*, *4*, 319-341.

Tedeschi, R. G., & Calhoun, L. G. (1996). The posttraumatic growth inventory: measuring the positive legacy of trauma. *Journal of Traumatic Stress*, *9*(3), 455-472.

Tedeschi, R. G., & Calhoun, L. G. (2004). Posttraumatic growth: Conceptual foundations and empirical evidence. *Psychological Inquiry*, *15*, 1-18.

Tedeschi, R. G., Calhoun, L. G., & Cooper, L. (2000). Rumination and posttraumatic growth in older adults. paperpresented at the meeting of the American Psychological Association. Washigton. DC.

Ullrich, P. M., & Lutgendorf, K. (2002). Journaling about stressful events: Effects of cognitive processing and emotional expression. *Annals of Behavioral Medicine*, *24*, 244-250.

Yalom, I. (2008). 보다 냉정하게 보다 용기 있게[*Staring at the Sun: Overcoming the Terror of Death*]. (이혜성 역). 서울: 시그마프레스. (원전은 2008년에 출판).

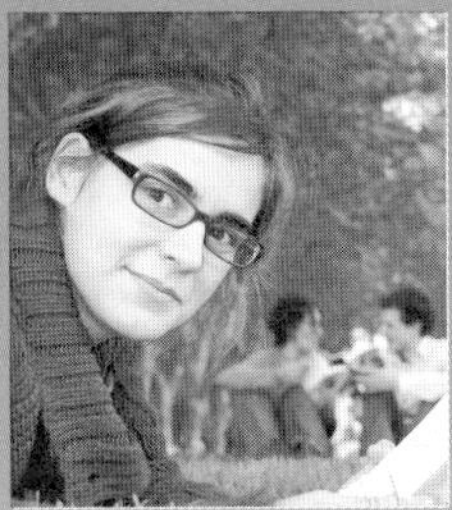 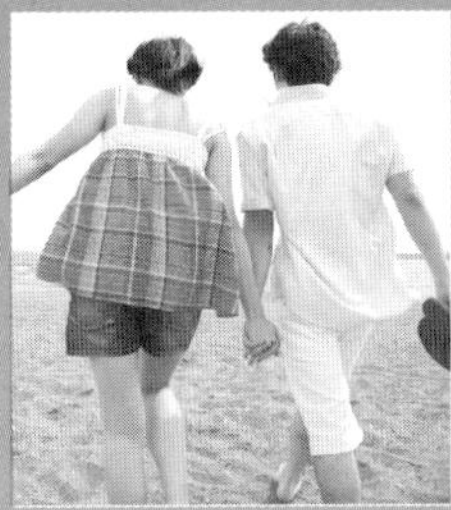 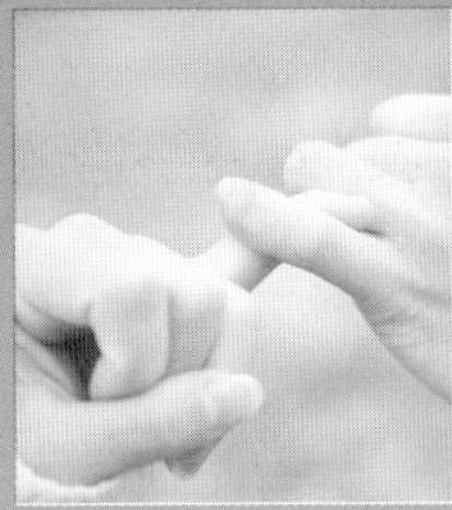 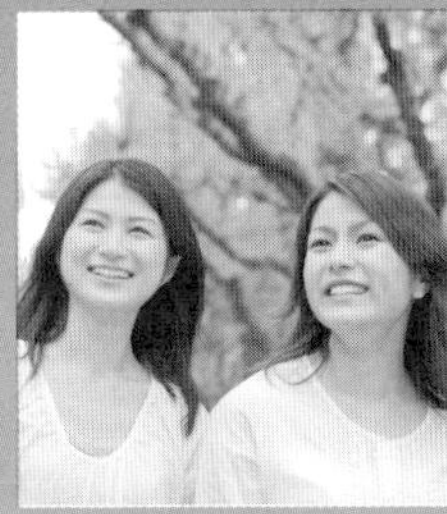

제5부

인간관계와 친밀감

10

관계의 과정: 너에게로 다가가는 길

이 장의 학습목표

1. 대인관계의 과정을 설명할 수 있다.
2. 대인지각에서 중요한 효과들을 나열하고 설명할 수 있다.
3. 대인사고, 대인동기, 대인신념 및 대인기술이 대인관계의 과정에서 어떠한 역할을 하는지 이해한다.
4. 대인관계에 영향을 미치는 대인감정과 대인인지의 관계를 이해한다.
5. 대인과정의 결과 가운데 하나라고 할 수 있는 대인행동을 두 차원에 따라 구분하고 그 의미를 생각해 본다.

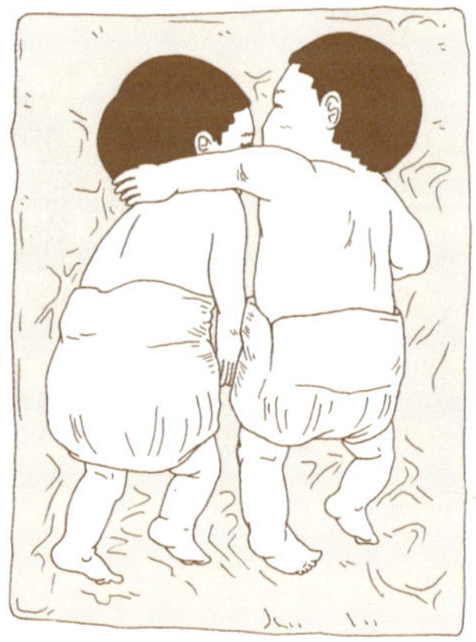

어머니 뱃속의 좁은 공간에서 서로 뒤엉켜 같은 숨을 쉬고 있던 아이들이 세상 빛을 보았다. 그러나 그중 한 아이는 건강하지 못했다. 심장이 제대로 뛰지 못했고, 의사들은 거의 포기상태였다. 간호사는 이를 안타깝게 여겨 병원의 규칙을 어기면서 두 아이를 한 인큐베이터에 넣어 함께 있게 했다. 그리고 놀라운 일이 벌어졌다. 그중 건강한 아이가 팔을 뻗어 아픈 아이를 감쌌고, 아픈 아이의 심장박동과 호흡이 모두 정상으로 돌아왔다.

우리는 접촉을 통해, 관계를 통해 살게 되는 존재, '인간(人間)' 이다.

어떤 사람이 행복한 사람인가? 문인과 학자들의 의견에 따르면 행복의 주된 요소는 일에서의 성취와 대인관계, 두 가지로 압축할 수 있을 것 같다. 이 가운데 이번 장과 다음 장에서는 대인관계에 초점을 맞출 것이다. 심리학의 많은 영역들이 사람과 사람 사이의 관계에 관련되는데, 그 가운데 대인관계 자체를 주제로 다루는 심리학의 분야는 사회심리학이다. 사회심리학 영역의 도움을 얻어 10장에서는 대인관계의 과정을 살펴보고, 11장에서는 이를 기초로 상담심리학, 발달심리학 등의 도움을 얻어 친구, 연인, 부부관계와 같은 친밀한 관계에 관하여 다루고자 한다.

한편 개인의 신체적, 심리적 건강을 증진시키는 관계 차원에서는 개인과 개인의 관계뿐만 아니라 지역사회와의 긍정적인 관계도 중요하다. 이를 위하여 지역사회를 위한 봉사와 공동체의식이 강조될 수 있다. 실제로 봉사와 공동체의식이 개인의 행복을 향상시킬 수 있다. 그러나 이 책에서는 논의의 한계상 개인 대 개인의 관계에 초점을 두어 다루기로 한다.

잠시 눈을 감고 최근에 스트레스 받았던 일들을 떠올려 보자. 가장 스트레스 받게 했던 일부터 차례로 세 가지만 생각해 보자. 예를 들면, 애인이 헤어지자고 했던 일, 수강신청하면서 맘대로 안 되어 속상했던 일, 집안 경제가 어려워져서 용돈 받기가 눈치 보이는 일, 동아리의 선후배 간 갈등 등등. 그런 일들이 왜 나에게 스트레스를 주는지 가만히 생각해 보면 여러 원인들 가운데 '사람들과의 관계'와 관련된 측면이 포함되는 경우가 많다. 대인관계가 우리에게 그만큼 중요하기 때문이리라. 이 장에서는 대인관계가 실제로 어떠한 과정을 거쳐서 이루어지는지를 살펴봄으로써 대인관계에서 중요한 요소들을 짚어 보고자 한다. 이러한 과정을 통하여 자신이 맺고 있는 관계를 과정의 차원에서 세밀히 이해할 수 있다.

1 대인관계의 유익함

『어린 왕자』 중에서

"'길들인다'는 게 뭐지?" 어린 왕자가 말했다.

"그건 너무 잘 잊혀지고 있는 거지. 그건 '관계를 만든다'는 뜻이야." 여우가 말했다.

"관계를 만든다고?"

"그래." 여우가 말했다.

"넌 아직은 나에겐 수많은 다른 소년들과 다를 바 없는 한 소년에 지나지 않아. 그래서 난 너를 필요로 하지 않고. 난 너에겐 수많은 다른 여우와 똑같은 한 마리 여우에 지나지 않아. 하지만 네가 나를 길들인다면 나는 너에겐 이 세상에 오직 하나밖에 없는 존재가 될 거야…."

자신의 이익을 위해서만 다른 사람과 관계 맺고, 필요가 채워졌을 때 관계를 끝내는 사람들을 많이 보곤 한다. 그들은 깊이 있는 대인관계의 필요성을 느끼지 못하고, 다른 사람들을 믿지 못하는 것 같다. 그러나 그러한 관계방식의 부정적 결과는 곧 자신에게로 돌아온다. 그들은 외로움을 호소하곤 한다. 깊이 있는 관계의 필요성이나 길들임의 의미를 잘 알지 못하더라도 '공허함' '인생의 덧없음' 등의 여러 이름으로 외로움에 애타하는 모습들이다.

사람들은 人(사람 인)자의 의미, 사회적 동물 등을 거론하면서 대인관계가 사람이 사는 데 꼭 필요한 것처럼 이야기한다. 그렇다면 모여 있기만 하면 되는 것일까? 아니다. 관계에는 친밀감, 즉 서로가 서로에게 어떤 의미가 있어야 한다.

깊이 있는 대인관계가 인간의 삶에 있어서 얼마나 중요한지는 여러 가지 면에서 찾아볼 수 있다. Maslow, Murray, Horney, Deci, Ryan과 같은 심리학자들은 인간의 기본적인 욕구와 동기를 기술하는 데 있어서 사랑, 소속, 애착, 관계성의 욕구 등을 강조한다. 즉, 친밀한 관계가 인간의 기본적인 동기이고 행복에 있어서 중요한 역할을 한다는 것이다.

Weiten, Lloyd, Dunn 그리고 Hammer(2009/2009)의 주장에 따르면 인간이 행복해지는 데 필요한 가장 중요한 몇 가지 가운데 '사랑과 결혼'(다른 두 가지는 일, 유전과 성격)이 수위를 차지했다. 또한 최근에 일어난 일 가운데 가장 괴로운 일에 대해 질문했을 때 50% 이상이 인간관계에 관련된 괴로움을 꼽았다(Veroff, Douvan, & Kulka, 1981: 권석만, 1997에서 재인용). 대인관계는 우리가 행복해지거나 고통받는 데 매우 중요한 요소로서 우리는 그 어려움을 매일 겪는다.

대인관계를 잘하는 것은 건강과 질병의 치료에 상당한 영향을 미친다. 외상 후 스트레스 장애를 가진 사람들이 친구들로부터 더 많은 지지를 받고 있다고 지각할수록 질병의 증상이 훨씬 덜 심각했고(Haden, Scarpa, Jones, & Ollendick, 2007), 고독과 고립은 질병과 조기사망의 가능성을 200%에서 500% 혹은 그 이상으로 증가시켰다(Ornish, 1998/2004). Ornish(1998/2004)에 따르면 클리블랜드의 케이스 웨스턴 리저브 대학의 연구자들이 협심증을 앓은 적이 없는 기혼남성 만여 명을 대상으로 연구했을 때 높은 콜레스테롤, 고혈압, 노령, 당뇨병 등 위험요인을 가진 사람들이 그렇지 않은 사람들보다 5년 안에 협심증에 걸리는 경우가 20배 이상 더 많았다고 한다. 또한 '당신의 아내는 당신에게 사랑을 표현합니까?'라는 질문에 '네'라고 응답한 사람들보다 그렇지 않은 사람들이 협심증에 걸리는 경우가 두 배 가까이 많다는 결과를 얻었다.

또한 십이지장궤양과 관련하여 또 다른 기혼남성들을 대상으로 실시한 종단연구에서도 아내로부터 사랑이나 지원을 느끼는 정도가 낮은 사람들이 그렇지 않은 사람보다 궤양에 걸린 경우가 두 배 더 많았고, '나를 사랑하지 않는다.'고 대답한 남자들은 스스로에게 사랑과 관심을 표현한다고 대답한 사람들보다 거의 세 배나 더 많이 궤양에 걸렸다고 한다(Ornish, 1998/2004). 대인관계가 심리적인 건강에서 더 나아가 신체적인 건강에도 명백한 효과를 미치고 있음을 알 수 있다.

다음 절에서는 대인관계에서 기본적으로 중요한 점들을 대인관계의 과정에 따라 살펴보고자 한다. 실제로 대인관계를 맺는 데 어려움이 있는 사람들은 각 요소별로 나누어 스스로에 대해 살펴보면 어려운 점들을 개선하는 데 도움이 될 것이다.

2 대인관계 과정 모형

우리는 누구나 다른 사람에게 긍정적인 인상을 주고 싶다. 또한 그러한 긍정적인 인상을 '유지'하고 싶다. 이를 위하여 무엇을 어떻게 하면 좋을까? '그저 잘해 준다.'는 답만으로는 부족하다. 이러한 의문에 대한 답을 찾기 위하여 심리학의 모형을 적용해 보자. [그림 10-1]의 모델은 권석만(1997)의 모델을 저자가 수정하여 제시한 것이다.

관계에서 자신이 어떤 문제가 있는지 몰라서 고민하는 친구가 있다. 3개 국어에 능통하고 대학 동아리에서 회장을 하는 정민이는 어느 날 갑자기 이별을 고하는 친한 친구들로 고민이 크다. 성취에 있어서는 남다르게 뛰어나지만, 관

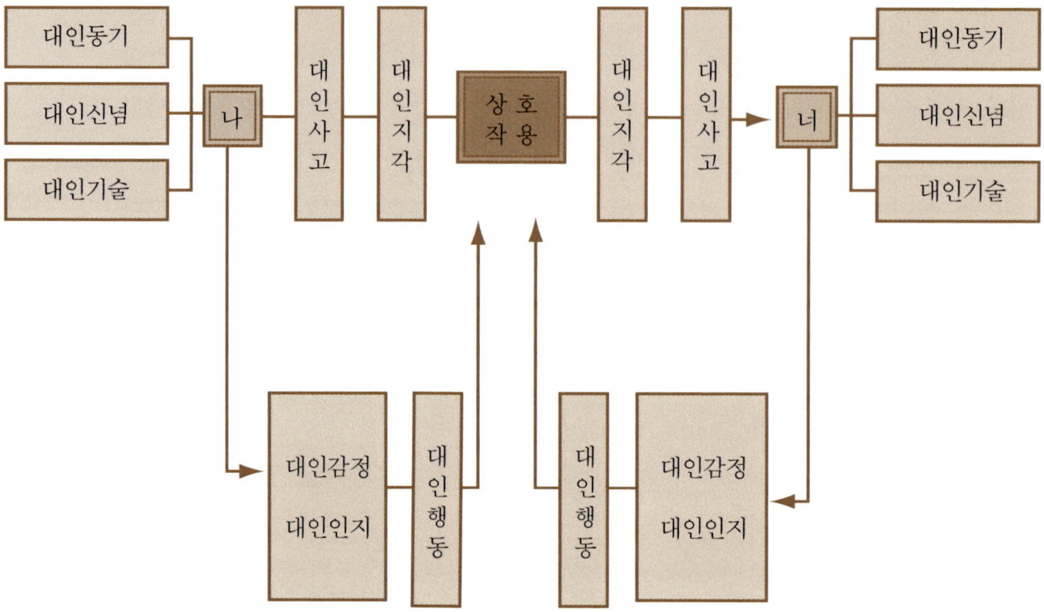

[그림 10-1] 대인관계 설명 모형

계의 영역에 있어서는 왕따를 당한 경험도 있는 데다, 얼마 전에도 친하던 친구가 갑자기 그만 만나자고 하는 통에 고민이 이만저만이 아니다. 정민이의 관계 패턴을 가만히 보니, 정민이 역시 그 상대 친구들과 비슷했다. 상대에게 배울 점이 있고 얻을 점이 있을 때는 그 관계를 지속하지만, 그런 점이 없어지면 갑자기 관계를 단절하곤 해 왔다는 것을 알게 된 것이다. 정민이는 자신이 그래 왔다는 것을 모르고 있었다고 한다.

정민이가 대인관계를 개선하기 위해 그리고 친구들과 관계를 지속하고 갑작스런 결별 통보를 받지 않기 위해 어떤 노력이 필요한지 알아보자. '능력 있는 정민이가 관계를 맺고자 하여 사람을 만났을 때 무엇을 지각하고 그것에서 무엇을 생각할까? 대인관계의 동기와 신념과 기술은 어떤 상태에 있을까? 그 결과로 대인감정과 행동은 어떻게 변화될까?'는 문제해결을 위해 중요한 질문이다. 대인관계를 잘하고 싶을 때 혹은 대인관계에서 문제가 생겼을 때 진단과 대처 및 예방을 위하여 [그림 10-1]과 같은 모델의 각 측면에 따라 살펴보면 도움이 된다.

모형을 대체로 살펴볼 때 가장 중심에 있는 '상호작용'이 제일 먼저 눈에 띈다. 대인관계는 나와 너의 상호작용이라고 할 수 있다. 우리는 때로 이 '관계', 즉 '상호작용'의 부분을 놓치는 수가 있다. '나는 지금 우리 관계에서 기분이 나쁜데, 내가 잘못한 것이 없으니 틀림없이 네가 잘못했다.'와 같은 사고를 할 때도 마찬가지다. 관계에는 '너'와 '나' 이외에 또 하나의 부분이 있는데, 바로 관계에서 빚어지는 상호작용 부분이다. 틀림없이 서로는 잘못이 없으나 관계에서 실망과 오해와 좌절이 생길 수 있다.

이제 모형을 통하여 각 개인 내의 과정을 살펴보자. 먼저 개인이 상황으로부터 지각하고 사고하는 단계가 있다. 대인지각은 사람들과의 관계에서 감각된 정보를 선택하고 조직화하고 해석하는 과정을 말한다. 이에 따라 대인사고 혹은 사회적 사고가 발생하고 뒤이어 대인감정과 대인인지(즉, 의도에 대한 인지적 해석)와 대인행동이 변화한다. 이때 대인동기와 대인신념과 대인기술도 이 과정의 중간에 위치한 '나'에게 영향을 미친다. 이것들은 관계 이전에 삶의 경험과 역사를 통해 이미 개인에게 내재되어 있다. 이 가운데 대인동기는 사람을 사귀고자 하는 내면적 욕구다. 대인신념은 인간과 인간관계에 대해 스스로 믿는 바를 말한다. 대인기술은 사람을 사귀는 기술이다.

사실 일상생활에서 이 각각의 요소는 별개로 구분되기 힘들 수 있다. 개인 삶의 역사를 통해 미리 지니고 있는 동기, 신념, 기술의 부분과 순간적으로 들어오고 나가는 정보들, 즉 지각, 사고 및 감정, 인지, 행동 부분의 구분이 어렵기 때문이다. 즉, 원래 지니고 있었던 것과 지금 현재 발현되는 것 간의 구분이 난해하다. 그럼에도 불구하고 우리가 사람들과 관계를 잘하기를 원한다면 스스로 '사람들을 만나는 것'과 관련된 동기, 신념, 기술을 먼저 살펴볼 필요가 있겠다. 이에 따라 더욱 체계적이고 세밀하게 도움받을 수 있을 것이다.

앞에서 소개한 정민이를 예로 들어 말하면, 정민이는 여러 영역에서 다양한 문제점을 갖고 있었는데, 대체로 말하면 그는 친구들이 자신의 생각과 다르게 행동하면 자신을 싫어해서 그런다고 생각하고, 자신을 싫어하는 친구들이 자신을 거절할까 봐 자신이 미리 떠나 버리는 일련의 지각과 사고와 감정, 인지, 행동을 반복하고 있었다. 이에는 과거에 당신의 틀에 맞추기만을 원했고 그에 따르지 않았을 때 은연중에 처벌을 하였던 어머니와의 관계에서 만들어진 대인신념, 동기, 기술이 관련되어 있을 수도 있다. 그 각각을 살펴보는 것이 문제해결을 위해 도움이 될 것이다.

상호작용은 단지 옷깃을 '스치는' 관계에서부터 영혼과 영혼의 '만남'까지 깊이가 다양하다. 사회심리학적인 연구(예, Altman & Taylor, 1973)에서는 이러한 관계를 낯선 사람, 보통 아는 사람, 친한 친구 관계로 구분하고 있다. 각 단계에 따라 관계에서 주고받는 정보의 내용과 깊이에도 차이가 있을 수 있다. 다음에서는 우리가 맺는 관계의 과정에서 초기단계부터 시작하여 [그림 10-1]의 요소들에 따라 좀 더 자세히 살펴보자.

3 상황에서 개인으로

인상평정 I

여러분이 지금까지 만난 사람들 가운데 가장 인상적인 사람을 여섯 명 떠올려 보자. 세 명은 긍정적인 의미에서, 나머지 세 명은 부정적인 의미에서 인상적인 사람을 선택하여 아래의 해당 칸에 그 이니셜을 쓴다.

긍정적____________, ____________, ____________,

부정적____________, ____________, ____________,

이제 옆사람과 그들이 긍정적인 인상과 부정적인 인상을 주었던 상황과 그런 인상을 받은 이유를 이야기해 보자. 어떤 요인들, 이유들, 특성들은 부정적 인상으로, 어떤 요인들은 긍정적 인상으로 결론지어지는가?

인상평정 II

다음 두 남자는 각각 다음과 같은 특성을 지녔다.

남자 A: 36세. 깔끔한 외모를 지녔다. 은행원이다. 아버님이 일찍 돌아가셨다. 외아들이다. 집에 돈이 많다.
남자 B: 36세. 털털한 인상이다. 프리랜서 방송작가다. 남자 형제 셋 중 막내다. 어릴 때부터 부모님이 맞벌이를 하셨다. 경제적 형편은 중간 정도다.

1. 여학생들의 경우:
   미팅을 나갔는데 위의 남자 가운데 선택할 수 있는 기회가 주어졌다면 누구를 선택하겠는가? 그리고 그 근거는 무엇인가?

2. 남학생들의 경우:
   학생의 누나나 누이동생이 선을 보려는데, 위의 두 남자 가운데 선택할 수 있다고 조언을 요청한다. 누구를 만나라고 조언하겠는가? 그리고 그 근거는 무엇인가?

2인 1조가 되어, 선택과 근거를 논하는데, 이때 가능하다면 이들의 성격과 연애나 결혼 후 생활사건을 예견하여 시나리오를 작성하듯 자세하게 기술해 보라.

1) 대인지각

우리는 미팅을 하거나 선을 볼 때 상대를 만나기도 전에 몇 가지 정보를 가지고 이미 상대가 어떠하리라는 것을 추론하곤 한다. 상대는 그러한 인상이나 조건을 지니기 위해 2, 30년을 고심하며 노력했겠지만 우리가 그들을 평가하고 점수화하는 데는 수초에서 수분에 이르는 짧은 시간이면 충분하다. 아마 앞의 '인상평정 II'의 토론을 하면서, 5개의 정보를 가지고, 예를 들면 남자 A에 대해 "홀시어머니에 외아들, 게다가 은행원에 깔끔한 외모. 어휴, 안 봐도 뻔해. 나이가 그만하고 집에 돈도 많은데 결혼 안 하고 있는 거 보면 아마 마마 보이일 걸? 결혼해도 힘들 거야. 시어머니 등쌀에 이혼하게 될지도 몰라." 하면서 앞을 환히 내다보듯 얘기하는 학우도 있을 것이다. 아마 이들의 사진을 주면 더욱 확신에 찬 어조가 가미될지 모르겠다.

이렇게 되기까지 작동하는 기제는 무엇일까? 사람을 만나면 먼저 그의 외모를 보고 판단을 하는 경우가 많다(김혜숙, 1993). 표준말을 쓰는지, 독특한 억양을 포함한 말투, 말씨뿐만 아니라 눈맞춤 등(Frank & Ekman, 1997)의 비언어적인 면을 포함하여 애프터 신청하는 방식, 그의 관심주제 등이 우리의 판단 근거가 된다.

그렇다면 동시에 다중 채널로 쏟아지는 한 사람에 대한 정보들 가운데 어떤 것은 정보로 처리하고 어떤 정보는 흘려버릴 것인가? 다른 사람들은 우리의 무엇을 알아챘을까? 그것은 관계에 어떻게 영향을 미칠까? 이에 영향을 미치는 여러 가지 요인 가운데 몇 가지를 알아보자.

(1) 핵심 특질과 지엽 특질

대인지각에서 전반적인 인상형성에 더 중요한 영향을 미치는 특징을 핵심 특질이라고 하고, 별로 중요하지 않은 특징을 지엽 특질이라 한다. 대표적인 핵심 특질과 지엽 특질로 연구된 특성은 '따뜻한'과 '차가운' 특성이다. Kelley (1950: 한규석, 2009에서 재인용)의 실험이 재미있다. 보통의 대학 강의실에서 강의 시작 전에 강사를 소개하는 글을 배포했는데, 나머지 기술은 모두 똑같고 '따뜻한'과 '차가운' 사람이라는 기술 부분만 다른 두 집단으로 나뉘었다. 같은 강사의 미리 짜여진 강의내용을 20분 동안 듣고 평정하게 한 결과 '차가운' 조건의 학생들보다 '따뜻한' 조건의 학생들이 강사에 대해 더 긍정적으로 평정하였고 토론에도 더 활발하게 참여하였다. 이를 실생활에 적용하면 다른 특성들이 같다면 '냉철한' 특징보다 '따뜻한 미소를 지닌' 특징을 지니고 있을 때, 같은 긍정적 특징 가운데에도 후자가 핵심 특질에 더 가까우므로 더 긍정적인 인상을 주리라고 예측할 수 있겠다.

또 다른 연구에 의하면 '공손한-무례한'보다 '따뜻한-차가운'이 더 핵심 특질이었는데(Asch, 1946: 한규석, 2009에서 재인용), 이를 우리 문화에 적용할 때는 주의할 필요가 있다. 즉, 우리 문화는 겸손이 중요한 문화로서 '겸손한-잘난 척하는'과 '따뜻한-차가운'을 비교할 때도 그렇게 나타나는지 검증할 필요가 있다.

(2) 첫인상효과와 최신효과

인상평정 Ⅲ

Asch의 연구를 참조하여 다음의 두 개의 질문을 만들었다. 다음의 질문에 대하여 교실의 교탁을 기준으로 왼쪽에 앉은 사람은 1번에, 오른쪽에 앉은 사람은 2번에 응답하라.

1. B씨는 똑똑하고, 인내심 있고, 열정적이고, 고집 세고, 지저분하고, 시간약속을 못 지킨다.
   그를 친구로 사귀고 싶은 정도를 10점 만점의 점수로 평정하라.
   ______________ 점

2. G씨는 시간약속을 못 지키고, 지저분하고, 고집 세고, 열정적이고, 인내심 있고, 똑똑하다.
   그를 친구로 사귀고 싶은 정도를 10점 만점의 점수로 평정하라.
   ______________ 점

평균을 비교해 보라. 1번 집단과 2번 집단의 평균 간에 차이가 있는가? 물론 여러분들은 둘 중의 하나를 먼저 풀고 다른 하나를 보며 미소지었을 것이다. 만약 여러분에게 두 개의 문제를 다 풀라고 했으면 어땠을까?

첫인상효과는 최초정보효과(primacy effect)라고도 한다. 같은 내용도 어떤 순서로 제시하느냐에 따라 전체적인 인상이 달라진다는 것이다. 처음에 제시하는 정보가 뒤에 이어 나오는 정보를 해석하는 맥락이 되기 때문에 결과가 달라질 수 있다. 예를 들면, '똑똑하다'에 뒤이어 나오는 '열정적이다'는 '진취적'으로, '시간약속을 못 지킨다' 뒤에 나오는 '열정적이다'는 '충동적'으로 해석될 수 있다. 첫인상효과는 또한 뒤이어 나오는 정보에 대한 주의가 감소되기 때문에 나타날 수도 있다. 일단 먼저 제시된 정보들에 주의를 기울여 '그는 이런 사람이야.'라고 인상이 형성된 다음에는 다른 정보들에 상대적으로 주의를 덜 기울이게 될 것이다.

'첫인상이 중요하다.'는 말은 많이 들어보았을 것이다. 그러나 여러분이 위에서 두 번째 문제를 풀 때 입가에 미소를 지으며 나중에 나오는 정보에 의도적으로 주의를 기울였을 수 있다. 그러면 처음에 나온 정보라고 해도 전체 인상에 미치는 영향은 비슷할 것이다(Anderson & Hubert, 1963: 한덕웅, 성한기, 강혜자, 이경성, 최훈석, 박군석, 장은영, 2005에서 재인용). 즉, 의도적으로 주의를 기울이게 되면 첫인상효과는 감소한다.

최신효과는 선거유세 때를 생각해 보면 잘 알 수 있다. 선거 바로 전 연설이 투표에 더 큰 영향을 미치겠는가? 아니면 한 달 전에 한 연설이 더 큰 영향을 미치겠는가? 투표행동을 위한 연설처럼 시간차를 두고 결과가 나타날 때는 최신효과도 중요하다.

(3) 특출성효과와 후광효과

자극이 더 특출하여 주의를 끌면 그러한 정보가 인상형성에 더 큰 영향을 미치는데, 이를 특출성효과라고 한다. 게슈탈트 원리에 의하면 자극이 밝거나 시끄럽거나 움직임이 있거나 희귀하면 전경과 배경 가운데 전경으로 지각되어(McArthur & Post, 1977: 한덕웅 외, 2005에서 재인용) 더 돌출되어 보인다. 이러한 정보는 전체 인상을 형성할 때 몇 가지 영향을 미친다. 특출한 정보는 사회적 맥락에서 결과를 일으킨 원인으로 인식되기 쉽고(Taylor, 1975: 한덕웅 외, 2005에서 재인용), 평가에 있어서는 그 전에 그 사람이 받던 평가의 방향으로, 즉 중상 정도의 평가를 받던 사람이 돌출되었을 때는 좋은 쪽으로, 중하 정도의 평가를 받던 사람이 돌출되었을 때는 안 좋은 쪽으로 인상이 형성될 수 있다. 돌출되면 그 사람에 대한 추가적인 정보가 추론되는 것이다.

우리 문화를 말해 주는 속담 가운데 '모난 돌이 정 맞는다.' 나, 중고등학생들이 성적을 제외한 다른 측면에서는 '중간만 하자.' 는 식으로 생각하는 것은 이러한 측면을 인식하여 혹시라도 있을 수 있는 '정 맞는' 현상을 방지하고자 하는 것으로 보인다.

또한 후광효과는 대상에 대하여 내적으로 일관성을 유지하려는 경향성을 말한다. 이러한 후광효과는 우리가 지니는 여러 정보들 사이에 일관성 유지 경향에 의해 나타난다. 대표적인 후광효과의 예를 들면, 외모로 인한 후광효과가 있다. 우리는 못생긴 사람보다 잘생긴 사람이 말도 더 잘할 것 같고, 같이 있으면 더 즐거울 것 같고, 더 유능할 것 같다고 생각한다. 외모와 관련한 이러한 효과는 여러 연구들에서 지지되었다(김혜숙, 1993; 고재홍, 1994; Gardner & Tockerman, 1994).

(4) 긍정성 편향과 부정성효과

인상평정 Ⅳ

친구 다섯 명의 이름을 써 보자.

____

그들 각자에 대하여 됨됨이에 따라 10점 만점으로 점수를 주고 평균을 낸다. 이제 점수를 보면, 대체로 평균은 5점을 넘을 것이라고 예측된다.

됨됨이를 좋게 평가했으니까 서로 친구가 된 것이므로 '친구'를 쓰면 당연히 평균이 5점이 넘을 것이라고 생각할 수도 있다. 그렇다면 이번에는 아무나 아는 사람 이름을 5개 써 보자.

____

이번에도 그들 각자에 대하여 됨됨이에 따라 10점 만점으로 점수를 주고 평균을 낸다. 어떤가? 이번에도 평균이 5점을 넘을 것이다. 아는 사람 이름을 아무나 다섯 사람을 쓰는데, 일부러 나쁜 점수를 받을 만한 사람 이름 다섯 명을 고르지 않는다면, 대체로 자신이 좋아하는 사람이 먼저 떠오를 것이고, 점수를 매긴다면 굳이 나쁜 점수를 주지 않을 것이라는 추측이다. 왜 그런가? 다음의 설명을 살펴보자.

사람들은 주위 사람들을 긍정적으로 평가하는 경향이 있다. 이를 긍정성 편향이라고 한다. 혹자는 폴리아나 원리(Pollyanna principle)라고도 한다. 대학생들의 97%가 대학 강의평가에서 긍정적인 평가를 내린 결과(Sears, 1983)가 좋은 예다. 우리는 좋은 일, 좋은 사람, 좋은 환경에서 살고 있다고 여겨지기를 스스로 바라고 있는 것 같다.

긍정성 편향에 따르면 우리는 대체로 우리 주변 사람들을 좋게 볼 것이다. 그러나 최근에 여러분을 매우 괴롭혔던 어떤 부정적인 사람의 이름이 생각날 수도 있다. 모두를 긍정적으로 보기 원한다면 우리가 지니고 있는 어떤 사람에 대한 부정적인 이미지는 어떻게 생기는 것일까? 부정성효과는 한 사람이 지니고 있는 부정적인 단서가 긍정적인 단서보다 그 사람에 대한 인상형성에서 더 중요한 역할을 하는 현상을 말한다. 즉, 부정적 정보는 긍정적 정보보다 더 가중치가 있다. 예를 들어, 다음에 말하는 '그녀'에 대한 인상을 형성해 보자.

> 그녀는 요리를 잘하고, 아름다운 미소를 지니고 있으며, 지혜롭게 말하고, 재치 있으며, 외도를 즐긴다.

읽다가 마지막에 '김이 새는 듯'한 느낌을 받지 않는가? 읽으면서 인상 곡선이 점차 상승하다가 급한 하강곡선을 그리는 느낌이다. 특히 도덕적인 면에 있어서 바람직하지 못한 특성을 지니고 있을 때 이러한 영향이 더 크고(Reeder & Brewer, 1979: 한덕웅 외, 2005에서 재인용), 아마도 부정적인 정보가 더 특출하게 보이기 때문에 더 영향을 미쳤을 것이다.

이에 따르면 평소에 여자친구에게 '열 번 잘' 하기보다 '한 번 잘못' 하지 않도록 노력하는 것, 결혼해서 매년 기념일 챙기고 요리하는 자상한 남편이 되는 것보다 한 번 외도하지 않는 것이 얼마나 중요한지 알 수 있다.

(5) 도식, 내현성격이론, 고정관념

우리는 나름대로 사람을 판단하는 틀을 지니고 있다. 이러한 틀을 대인도식이라 한다. 도식은 조직화되고 구조화된 인지 세트다. 사람들을 만날 때 그 사람의 내면을 알 수 없기 때문에 외적인 단서들이 먼저 눈에 뜨인다. 이때 외모로 보이는 인상 단서들과 성격적 단서들을 연결짓는 사람들 나름대로의 독특한 방식인 내현성격이론(implicit personality theory)이 작동한다. 예를 들면, 외향적으로 보이는 사람(예, 말 많고 에너지가 넘치는)이 성격도 좋을 것(예, 너그럽고 유쾌한)이라고 생각한다. 내현성격이론은 사람과 관련한 도식 가운데 하나다.

사람과 관련한 또 하나의 도식의 예를 들면 고정관념이 있다. 고정관념은 '같은 범주의 사람들이 공통적으로 가지고 있다고 생각하는 특성들에 대한 신념' 이다. 사람들은 이 세상 사람들을 여러 범주로 분류한다. 예를 들어 보자. 석사과정을 마친 선배가 어느 날 석사과정 중에 있는 후배들에게 장난기를 섞어 이렇게 말했다. "나는 석사다. 너는 학사야. 임마. 앞으로는 '아무개 석사님' 이라고 불러라~." 한참 신나게 얘기하는데, 마침 함께 있던 박사님의 말씀은 다음과 같았다. "이 세상에는 두 종류의 사람이 있어요. 박사와 비박사." 그 말을 듣고선 자존심 상해서 얼굴이 굳어졌던 석사가 세월이 흐른 후 박사학위를 받고 교수가 되었다. 그러고 하는 말씀은 "이 세상에는 세 종류의 사람이 있어요. 박사와 비박사 그리고 교수." 였다. 아마 요즘 같이 대졸 취업이 어려운 때에는 대학생들이 선배들을 '직장인과 비직장인' 으로 구분하고, 직장인 선배들은 자신들을 '풀타임과 파트타임' 으로 범주화할 것이다.

이 예를 보면, 사람이 처한 상황에 따라 세상을 보는 시각, 대상을 범주화하는 틀이 얼마나 빨리 변해 가는지 알 수 있다. 보통 많이 쓰는 범주는 여자와 남자, 인종, 지역출신, 연령 등이다. 물론 순간순간마다 특출해지는 범주는 달라진다. 예를 들면, 우리 학교 학생 3명과 다른 학교 학생 3명이 처음 만나 함께 차를 타고 간다면 그 순간 중요한 범주는 '소속 학교'일 것이고, 다른 버스와의 충돌사고로 차량 간에 잘잘못을 따지게 된다면 우리 차에 탄 사람과 상대 버스에 탄 사람의 범주로 금세 나뉠 것이다.

이러한 범주에 따라 그들이 지니고 있는 특성들이 다르다고 믿는다. 예를 들면, 성별에 따라 여자는 어떻고 남자는 어떻다는 성고정관념, 지역에 따라 서울 사람은 어떻고 강원도 사람은 어떻다는 지역고정관념뿐만 아니라 외모에 따라, 직업에 따라, 혼인 여부에 따라 연령대에 따라 여러 가지 고정관념들이 있다. 이러한 고정관념은 상대방의 평가에 부정적인 영향을 줄 수 있으므로 주의가 필요하다.

2) 대인사고

(1) 귀인

대인지각에 의해 일어나는 대인사고의 대표적인 과정은 '귀인'이라고 하는 원인추론 과정이다. 두 번째 만남을 흔쾌히 승낙했던 상대가 약속한 시간에서 한 시간이 지나도 나타나지 않고 전화도 안 되어서 그냥 돌아올 수밖에 없었다고 하자. 즉, 바람을 맞은 것이다. 이럴 때 우리는 왜 이런 일이 생겼는지 생각할 것이다. 이러한 과정을 귀인과정이라고 한다.

가장 대표적인 귀인 차원은 내부-외부 귀인이다. 어떤 사건들은 행위자의 내적 요인(예, 능력, 성격)과 외부요인(예, 교통 사정, 날씨)으로 귀인될 수 있다. 또한 안정성 차원이 있다. 쉽게 변하는 요인은 불안정 요인이다. 예를 들면, 운은 불안정 요인이다. 반면 법규, IQ 등은 쉽게 변하지 않는 요인으로 안정 요인이라고 볼 수 있다.

이렇게 귀인 차원을 나눠 보는 것이 어떤 의미가 있는가? 지각된 원인에 대하여 이것을 어떻게 귀인하는지에 따라 정서와 행동을 달리할 수 있다. 예를 들면, 상대가 나오지 못한 이유를 교통사정과 같은 외적 불안정 차원으로 귀인하면 수시로 그녀에게 전화를 해 볼 것이다. 다음 날, 안 되면 그다음 날까지도. 그러나 상대가 전화도 받지 않을 정도로 '내가 문제가 있고 싫어서….' 라고 생각할 때는 안 나타났다는 것 자체가 거절로 받아들여져서 일부러 전화해서 딱지 맞았음을 확인하고 싶지 않을 것이다. 중요한 것은 이러한 귀인 자체가 자신의 생각일 뿐 상대가 어떻게 생각하고 있는지와는 별개이고 귀인과정에는 많은 편향이 따른다는 것이다.

다음에 그러한 편향들을 알아보자. 사람들은 타인의 행동을 귀인할 때 그 사람의 외부적인 요인보다는 내부적인 요인에 귀인하는 경향이 강하다. 이를 기본적 귀인오류라고 한다. 이름에서 알 수 있는 바와 같이 귀인을 할 때 가장 보편적인 오류다. 상대가 나오지 않은 이유를 생각할 때 다른 원인들이 특출하지 않다면 그녀의 성격적 원인부터 따져 보기가 더 쉬울 것이다. 실제로는 교통사정과 핸드폰 배터리의 문제와 계속된 야근이 문제였을지라도.

그러나 이러한 귀인의 편향은 자신이 행위자의 입장이 되면 달라진다. 이를 행위자-관찰자 편향이라고 한다. 이는 행위자는 상황적 원인을 과대평가하고 기질적, 내적 원인을 과소평가하지만 관찰자는 행위자의 내적 원인에 더 귀인하는 경향이다. 예를 들면, 관찰자의 성격적 귀인과 달리, 내가 약속에 못 나갔던 이유는 나의 성격 자체보다는 교통사정이나 나를 괴롭힌 상사에게로 귀인될 수 있다.

또한 귀인을 할 때도 자기본위적인 편향이 나타난다. '잘되면 내 탓, 못되면 조상 탓'을 하는 것처럼 잘된 일에 대해서는 스스로의 책임으로 귀인하고, 잘못된 경우에는 외부의 어떤 것으로 귀인하는 경향이 있다.

귀인의 결과에 따라 대인행동이 달라지므로 편향되지 않은 귀인이 중요한데, 사람들은 일반적으로 귀인을 할 때 편향되는 경향이 있다는 것을 알아야 한다. 따라서 편향되지 않은 합리적인 귀인을 하기 위해 더욱 노력할 필요가 있다.

귀인을 긍정적 방향의 귀인과 부정적 방향의 귀인으로 나누어 보면, 긍정적 방향의 귀인은 귀인 결과로 그 사람을 더욱 생기 있고 즐겁게 만들고 부정적 방향의 귀인은 그 반대다. 부정적 방향의 귀인 가운데 임상심리학자들이 말하는 우울유발 귀인이 있다. 그 예를 들면, 부정적 결과에 대해서는 내부적, 안정적으로 귀인하고 '대체로' 그러하리라고 보는 데 반해 긍정적 결과에 대해서는 외부적, 불안정적으로 귀인하고 '이번 경우에만' 국한된다고 본다는 것이다. 이러한 귀인은 귀인자에게 어떤 영향을 미치겠는가?

(2) 자동적 사고의 오류

대인사고의 오류를 살펴보자. 어떤 사고가 비합리적인 사고일까? 인지치료(Beck, 1995/1997)에서는 자동적 사고의 전형적 오류들을 지적한다. 제6장에서 기술한 부분을 제외하고, 자동적 사고의 오류를 대인관계에 적용하여 몇 가지 예를 들면 다음과 같다.

먼저 대인관계의 행동에 대해 '~해야만 한다'와 같이 확실하고 정해진 사고를 지녀서 그렇게 하지 않으면 큰일이 난다고 생각하는 당위적 진술이 있다. 또한 다른 사람의 행동에 대해 설명할 때 자신의 원인을 너무 크게 지각하는 '자기 탓'이 있다. 그리고 안 그럴 수도 있는데 '이름을 붙여 버리는' 명명화가 있는데, 한 번 명명되면 딱지가 붙여지는 효과가 있다. 일찍 오지는 않지만 거의 정시에서 전후 5분 사이에 오는 모범생이 어느 날 10분 정도 지각했다고 하자. 그날따라 기분이 안 좋았던 선생님이 그 학생에게 '일찍 와서 공부를 준비하지 않는 학생치고 공부 잘하는 학생을 못 보았다.'고 하면 이 학생은 하루아침에 열등생 딱지를 붙이게 되는 셈이다. 또한 '네가 뭘 생각하는지 다 알고 있거든. 너 지금 엄마 밉다고 생각했지?' 하는 식의 독심술과, 상대의 여러 측면이 있음에도 불구하고 부정적인 면만을 보는 터널 시야가 있다.

이러한 자동적 사고는 틀림없이 인지적 왜곡이며 그 결과 상황을 객관적으로 지각하지 못하므로 대인관계를 불편하게 만들고 대인관계 관련 문제를 합리적으로 해결할 수 없게 한다. 따라서 순간순간 자신의 이러한 인지적 왜곡을 살펴보는 것이 중요하다. 인지적 왜곡을 살펴볼 때 이러한 생각들이 얼마나 합리적인가에 대해 10점 만점으로 점수를 매기고, 이때 느끼는 감정과 그 감정의 강도를 함께 살펴보는 것도 도움이 될 것이다.

4 과거에서 현재로

1) 대인동기

무엇이 우리로 하여금 타인과 관계를 맺게 하는가? 다른 사람과 함께 있으면 다른 사람에게 맞추어 주어야 한다. 나 하고 싶은 대로 할 수만은 없다. 때로는 '배려'라는 이름으로, 때로는 '눈치'라는 이름으로 불편함을 감수해야 한다. 그럼에도 불구하고 우리는 왜 다른 사람과 함께 있고 싶은 것일까?

'~하고 싶다.'는 상태가 바로 '동기가 있는' 것이다. 어떤 사람은 '이제 사람들이 싫어요.'라고 하며 대인동기가 없음을 토로하기도 한다. 이들은 진짜 사람들이 싫은 것일까? 신정신분석학자인 Horney(1992/2006)는 아동이 사람들을 향해서 나아가거나(move toward people), 그들에 대항하거나(against them), 그들을 회피하게(away from them) 될 것이라고 보았다. 타인을 향해 나아가는 사람들은 다른 사람들과 친밀한 관계를 형성하고자 하지만 이러한 경향성이 지나치면 혼자 있는 것을 견디지 못해 불안해하거나 의존하게 될 것이다. 타인에게 저항하는 사람들은 상대를 경쟁상대로 느끼고 공격적이거나 지배적인 태도를 견지할 것이다. 한편, 인간관계에서 회피적인 사람들은 관계를 갖더라도 표면적인 관계에 머물고 깊은 관계 맺기를 불편해하고 두려워할 것이다. 인간의 기본 불안과 관련하여 사람을 향해 나아가는 사람들은 무력감을, 사람들에 대항하는 사람들은 적대감을, 다른 사람을 회피하는 사람들은 고립감을 더 많이 느끼게 될 수 있지만, 이러한 감정들이 늘 상호 배타적이지는 않고 어느 하나의 감정이 더 우세한 경향이 있을 수 있다는 것이 Horney의 주장이었다. 이러한 감정들은 대인동기로 인해 유발되는 감정들이다.

권석만(1997)은 Argyle(1983: 권석만, 1997에서 재인용)를 참조하여 인간의 대인동기를 생물학적 동기, 의존동기, 친애동기, 지배동기, 성적 동기, 공격동기, 자기존중의 동기, 자기정체감의 동기로 나누어 보았다. 이 가운데 의존동기는 자신보다 강하고 높은 위치에 있는 사람에 대해 의지하려는 대인동기이고, 친애동기는 대등한 위치에 있거나 유사한 상황에 처한 사람들과 가깝게 지내며 친밀한 관계를 맺고자 하는 대인동기라고 보았다(권석만, 1997: 86-87).

한편, Maslow의 인간욕구의 5단계, 즉 생리적 욕구, 안전과 안정의 욕구, 소속과 사랑의 욕구, 자기존중의 욕구, 자기실현의 욕구는 모두 인간관계와 관련될 수 있다. 예를 들면, Maslow의 이론에서 생리적 동기는 물을 마시고 음식을 먹고 성적인 동기를 채우는 것과 관련되지만, 사실 인간의 발달단계를 고려할 때 대인관계가 없다면 이러한 욕구들이 충족되기 어렵기 때문이다.

앞서 정민이의 경우에 관계 욕구가 안전과 안정, 소속과 사랑, 자기존중, 자기실현의 욕구 가운데 실제로 어떤 욕구와 관련되어 있는지를 자세히 살펴볼 필요가 있다. 자신의 욕구가 채워지면 관계를 단절하는 것으로 보아 상위 욕구에 해당하지 않음을 알 수 있다. 자신의 대인동기에서 가장 중요한 욕구가 무엇인지 알아보는 것, 여러 욕구들 간에 균형을 유지하는 것, 상대의 욕구와 조화하는 것, 상황에 맞는 욕구인지 살펴보는 것 등이 대인동기에서 중요하다.

2) 대인신념

대인신념은 한 개인이 지니고 있는 인간에 대한 믿음이다. 이러한 대인신념은 인간 자체에 대한 관점을 포함한다. 또한 관계의 영역에 포함되는 자신에 대한 신념, 인간관계에 대한 신념도 포함된다. 흔히 인간관계를 맺기 어려워하는 사람들의 내면을 살펴보면 사람들에 대해 '사람들은 믿을 수 없다. 가까이 가면 나를 이용하고 버릴 것이다. 그렇게 되지 않기 위해 끊임없이 눈치를 봐야 한다. 그들은 예측 불가능하다(언제 화를 낼지 모른다.). 언제 날 떠나거나 버릴지 모른다.' 등으로 생각하는 것을 발견할 수 있다. 그렇게 생각하는 한 다른 사람들과 좋은 관계를 맺기 어렵다. 그들은 다른 사람과 경쟁에 대비해야 하기 때문에 자신을 다 보여 주면 안 되고, 언제 버려질지 모르기 때문에 아예 관계를 맺지 않는 편이 낫다고 믿고 있을 수도 있다.

Harris(1967: 강문희, 이광자, 박경, 1999에서 재인용)는 자신과 사람에 대한 태도를 조합하여 네 가지의 유형으로 구분하였다. 이는 세상을 대하는 자세를 의미하므로 삶의 위치(life position)라고도 불린다. 자신의 삶의 태도를 아래 네 유형에 비추어 구분해 본다면 어디에 속하는지 생각해 보자.

- I'm OK, You're OK: 따뜻한 부모의 돌봄이 있었고, 서로의 차이를 인정하며, 진정한 관계와 인생의 문제에 대한 적극적인 해결을 위해 시간을 쓰는 데 적극적인 사람들이다.
- I'm OK, You're not OK: 다른 사람을 불신하고 거리를 두고 경계하며, 그들에 대한 감독이 필요하다고 생각한다. 권위적이고 자기중심적인 성격을 지니게 된다.
- I'm not OK, You're OK: 부모님께 의존하여 삶의 모든 것을 해결했던 것처럼 타인에게 의존하고, 자신에 대해서는 좌절하기 쉬우며, 타인의 칭찬과 인정받기 위해 노력한다.
- I'm not OK, You're not OK: 다른 사람이 자신보다 낫다고 생각하지만 그들에 대해서도 확실히 믿지 못하므로, 일상생활이 만족스럽지 못하고 의미도 없다고 생각한다. 시간만 보내며 위축된 삶을 산다.

어떤 사람은 성실한 사람이 믿을 만하고 사귈 만한 사람이라고 볼 것이다. 또 어떤 사람은 유능한 사람이 곁에 있어야 한다고 생각할 수 있다. 어떤 사람은 겸손한 특성을 중시할 것이다. 어떤 사람이 좋은 사람인가에 대한 믿음도 사람마다 다를 수 있다. 우리가 사람과 세상을 보는 독특한 자(척도)는 어느 정도 정해져 있어서, 다른 사람에 대한 생각을 변화시키기가 꽤 어려우므로 자신의 신념을 살펴볼 필요가 있다.

Kelly(노안영, 강영신, 2003에서 재인용)에 따르면 개인이 세상을 보는 방식은 '구성' 되고, 우리는 그 구성된 개념으로 세상과 사람을 본다. 그렇다면 우리가 사람을 보는 자는 어떤 모양을 가진 자(尺)일까? 다음을 따라 해 보자.

내가 세상을 보는 자(尺)

다음에 1~9번에 제시된 대상들의 이름을 이니셜만 간단히 쓰고, 그들의 성격, 외모, 말투 등의 특징을 나타내는 형용사를 다섯 개씩 적는다.

	대상	이름 이니셜	특징 형용사 다섯 개씩 기술
1	어머니		
2	아버지		
3	사귀는 사람		
4	지금까지 가장 친한 친구		
5	가장 가까워지기 어려웠던 친구		
6	좋아했던 선생님		
7	싫어했던 선생님		
8	가장 사이가 좋지 않은 ○○		
9	가장 사이가 좋은 ○○		

※ 8번과 9번 란에는 1~7에 해당되었던 사람을 제외하고 지금까지 살면서 가장 사이가 좋거나 좋지 않았던 사람을 적는다.

이제 다음에 제시된 것처럼 세 사람씩을 골라 특징 형용사들을 참고하면서 세 명 중 두 사람은 비슷하지만 다른 한 사람은 비슷하지 않는 특징을 세 개씩 적는다.

비교	공통점	차이점
1, 2, 3		
1, 3, 5		
5, 6, 9		
4, 7, 8		
2, 7, 9		
3, 5, 7		
2, 3, 8		
1, 5, 6		

가장 많이 나오는 형용사는 어떤 것인가? 공통점과 차이점이 어떤 자로 꿰어지는가? 여러분이 대인관계에서 중요하게 여기는 자는 스스로 이미 알고 있던 것이겠지만, 이 검사를 통해 새롭게 다가올 수 있다.

출처: 노안영, 강영신(2003)에서 수정하여 인용.

관계에 어려움이 있는 사람들의 자신에 대한 신념은 주로 양극단으로 나뉜다. 너무 자신이 없이 위축되어 있거나, 너무 확장되어 자신에 관하여 의기양양한 방향이다. 자신을 합리적으로 지각하지 못하면 불안이 커서 시도하지 못하거나, 너무 큰 기대로 인해 좌절할 수 있다.

어떤 사람이 자신에 대하여 '사람들은 나를 싫어한다.' 고 믿고 있다면, 사람들이 나를 싫어하는 것은 끔찍하고, 그런 결과를 얻기 싫으면 항상 만나는 모든 사람에게 최선을 다해서 잘해 주어야 하고, 그렇게 열심히 하면 다른 사람들이 나를 좋아할 수 있게 되리라고 기대할 수 있겠다. 이에 따라 '만약 모든 사람들이 내게 친절하게 대하고 웃어 주지 않는다면 나는 버려진 거야.' 라는 중간 믿음을 가질 수 있다. Beck(1995/1997)의 인지치료에서는 '사람들이 나를 싫어한다.' 와 같이 모든 영역에 영향을 미치고 경직되어 있으며 지나치게 일반화된 믿음을 핵심 믿음이라 한다. 이러한 핵심 믿음은 예를 든 것과 같은 태도, 규칙/기대, 가정으로 구성되는 중간 믿음을 갖게 한다.

이제 이러한 핵심 믿음과 중간 믿음을 지니고 있는 사람이 미팅에 나간다고 하자. 상대가 별로 웃지도 친절하지도 않다. 그 상대는 웃거나 친절하면 가벼워 보인다는 중간 믿음을 지니고 있었을지도 모른다. 혹은 그날따라 지갑이 가벼워서 걱정이 되어 그랬을 수도 있다. 그 상황에서 '사람들이 나를 좋아한다.' 고 믿고 있는 사람이라면 상대에게 무슨 일이 있냐고 직접 질문할 수 있을지 모르겠다. 그러나 이 사람은 핵심 믿음과 중간 믿음으로 인해 자동적 사고가 발동된다. 정신적 여과, 과잉 일반화, 재앙화, 명명화 등 무엇이든 작동할 수 있다. 그래서 그의 굳어진 입술에 집중하면서 헤어지고 집에 와서 다시는 미팅을 하지 않을 것이고, 남자들 곁에도 가지 않을 것이며, 결혼도 하지 않을 것이라고 다짐할 수 있다.

또한 타인과 자신에 대해서 합리적인 신념을 지니더라도 관계 자체의 필요성이나 중요성을 별로 느끼지 못할 수 있다. 예를 들어, 부모님이 행복한 결혼생활을 하는 모습을 보지 못했다면 결혼이라는 관계의 불필요성을 강하게 느낄 수 있다. 인간관계를 통해서 많은 것을 얻을 수 있으리라는 기대와 그에 따른 정성, 그 결과로 얻어지는 긍정적인 결과물이 이후 관계에 대하여 또다시 긍정적인 기대를 하게 할 것이므로 긍정적인 관계를 위해서는 긍정적인 관계에 대한 신념이 필요하다.

한편, 우리의 일상적 대인관계를 대략 나누어 본다면 역할관계와 친밀한 관계로 나누어 볼 수 있다. 역할관계는 역할 대 역할로 만나는 사람과의 관계를 말한다. 예를 들면, 교수님과 학생, 회사의 사장님과 부하직원, 회사 동료관계가 그것이다. 반면 친밀한 관계로는 연인관계, 부부관계, 부모-자녀관계 등이 있다.

대인관계가 매끄럽지 못한 사람들 가운데 역할관계와 친밀한 관계의 구분이 어려운 경우가 있다. 누구하고라도 친밀한 관계를 맺고 싶은 마음에 만나는 사람이면 누구든지 친밀한 관계를 맺을 가능성이 있는 사람으로 간주하고 그들의 눈치를 보며 어떻게든 잘해 주려고 한다. 이들과 아무리 친해져도 역할관계의 틀을 벗지는 못하지만, 관계가 친밀해질 수만 있다면 그 틀마저도 깨어질 수 있다고 착각할 수 있다. 역할관계의 정중함이 이러한 착각을 부추기기도 한다. 그러나 대인관계의 환경이 있고 상대의 마음은 내 마음 같지 않을 수 있다. 그런데도 이들은 역할관계도 친밀한 관계와 똑같이 해야 한다고 생각하거나 혹은 더 투입해야 인간적이라고 생각하며, 역할관계에서 친밀한 관계만큼 사생활을 털어놓아 상대를 당황하게 할 수 있다. 결국 역할관계에서 '배신'을 당했다는 마음으로 돌아서게 되기도 한다. 그 결과로 다시 대인관계에서 자신감을 잃거나 더 위축될 수 있다.

물론 역할관계에서 친밀한 관계로 전이되는 경우도 있다. 교수님과 결혼한 학생, 사장님과 연애하는 부하직원 등등. 그러나 이러한 관계 종류의 전환은 그리 쉽지 않고 그에 따른 대가를 감수하게 될 것이다. 이러한 대가의 예를 들면, 주변의 시선, 주변 대인관계에서의 난처함, 관계의 전환에 따른 심리적 부담 등이 있다.

그런데 친밀한 관계를 너무나 갈구하기 때문에 오히려 지금까지의 친밀한 관계는 확정된 관계라고 보고 공을 덜 들이거나 혹은 함부로 대할 수도 있다. 지금까지 투입했으니까 혹은 우리는 1차적 관계이니까(예, 엄마니까, 언니니까, 확정된 애인이니까) 사랑을 더 내놓으라고 떼쓰듯 하고, 역할관계로 만나는 사람들, 때로는 일시적인 만남으로 제한되어 있는 사람들의 암묵적 요구에는 일방적으로 맞추기도 한다. 이러한 불균형된 관계를 맺으며 자신의 무엇이 잘못되었는지 몰라 전전긍긍하는 사람들도 있다. 이들은 친밀한 관계와 역할관계, 더 소중한 관계와 덜 소중한 관계에 관련된 대인신념을 합리적으로 검토하고 그에 맞는 대인기술을 익힐 필요가 있다.

3) 대인기술

대인관계의 기술은 크게 언어적인 면과 비언어적인 면으로 나누어 볼 수 있다. 언어적인 사교술이 뛰어난 사람도 있고, 별로 말하지 않지만 눈빛, 손짓 혹은 미소 등으로 상대의 마음을 휘어잡을 수 있는 사람도 있다. 대인기술과 관련하여 중요한 점을 몇 가지 기술하면 다음과 같다.

첫째, 비언어적인 기술에서 몸의 움직임, 즉 얼굴표정, 눈접촉, 몸동작 등에 담긴 자신과 상대의 감정과 태도를 잘 알아볼 수 있으면 좋다. 상담을 하다가 갑자기 팔짱을 끼거나, 몸을 뒤로 쑥 젖히거나, 눈을 반짝이며 얼굴을 바짝 들이대는 경우가 있다. 혹은 거의 검은색 계통의 무채색 옷만 입던 사람이 언제부터인가 옷에 색깔이 들어가고, 화장을 하고, 액세서리를 하기 시작하는 경우가 있다. 필체가 유약하거나 허리가 구부정하거나 알아들을 수 없이 발음을 뭉개어서 말을 하기도 한다. 그러한 모든 것에는 의미가 있다. 그러한 모든 것에 자신이 담고 있는 의미를 아는 것이 중요하고 또한 가까운 사람으로서 타인이 전하려는 의미를 알아주는 것이 중요하다. 애인과 신체적 거리가 가까워졌다면 그것은 마음의 거리가 가까워졌다는 증거라는 데 동의한다면 말이다.

둘째, 상대의 감정을 공감하는 것이 중요하다. 공감은 타인의 입장에 서서 타인의 경험을 자기 자신의 경험 속에서 재창조해 보는 것이다. 사실 공감은 기술이라기보다 의사소통의 본질에 가깝다. 타인의 관점에서 세상을 볼 수 있다면 그보다 더한 소통의 기술은 없을 것이다.

셋째, 상대의 말을 잘 들을 필요가 있다. 가능하다면 들을 때 적극적으로 들어야 한다. 들리는 것만 듣는 것이 아니라 들리지 않는 것까지 들으려고 노력하며 들어야 한다는 것이다. 적극적 경청의 '시작'은 단지 듣는 것이지만 '끝'은 들은 것을 상대에게 돌려주는 것이다. '내가 듣기로는 ~하게 들려.' 혹은 '너의 마음은 ~하니?'와 같이 질문을 하면서 들을 수도 있다.

넷째, 좋은 대인관계를 위해서는 대화를 할 때 자신의 마음을 잘 들여다보아야 한다. 상대에 대한 고정관념이 작용하고 있지 않은지, 상대를 통제하려는 욕구로 대화하고 있지 않은지, 은근히 공격하고 싶은 마음이 들어가 있지 않은지, 방어적인 마음으로 대하고 있지 않은지 등 대화에 방해되는 요소들을 스스로 살피면 좋다. 상대에 대해 수용하는 마음가짐을 지니고 있는지, 애매한 내용에 대해서 상대방에게 긍정적인 쪽으로 해석하고자 하는지, 즉 상대에 대한 신뢰를 지니는지 그리고 대화하고 있는 자신에 대해서도 긍정적인지 등에 대해서 순간순간 깨어 있는 것이 훌륭한 대인기술이다.

다섯째, 갈등을 다루는 기술을 알고 있으면 좋다. 갈등은 두 명 이상의 사람들의 의견이 다를 때 발생한다. 갈등에 대한 잘못된 신념 가운데 한 가지는 갈등이 안 좋다고 생각하는 것이다. 부모들은 자녀들이 싸우면 혼을 내곤 하는데, 이때도 대인관계에서 갈등은 필수불가결하므로 갈등의 조기종결을 명령하기보다 갈등을 어떻게 해결하는지를 가르치는 장으로 삼으면 더욱 좋다. 자신과 상대의 관심이 모두 존중되는 협력의 관점을 취하면서 갈등이 윈윈(win-win)으로 해결되기 위한 가능한 해결책을 모색하는 연습이 필요하기 때문이다.

언어적 기술은 결국 말을 주고받는 데서 결정된다. 궁금한 것은 질문하고 잘 알아들은 것은 잘 알아들었음을 표현하는 것이 중요하다. 대화하면서 어느 한쪽이 독주하여 기분이 상하지 않아야 한다. 그러기 위해 터지기 쉬운 물풍선을 공중으로 떠올려 주고받듯이 서로의 마음을 주었다 받는 데 있어서 '조심스럽게 협동하는 분위기'가 중요하다. 그러다 보면 어느덧 친밀함이 싹틀 것이다. 사실 친밀감은 언어적 기술의 가장 중요한 '기본기'일 수 있다. 다음에는 친밀감을 비롯한 감정에 대해 알아보자.

5 개인에서 상황으로

1) 대인감정과 대인인지

김춘수 시인의 '꽃'을 읽고 드는 느낌을 30초 동안 적어 보자. 아마 어떤 '느낌'을 적어야 할지 몰라 생각나는 대로 적었을 것이다. 혹은 아무것도 적지 못한 사람도 있으리라. '그리움'이라는 느낌은 어떨까? '슬픔'이라는 느낌은 어떨까? 중요한 것은 여러분이 순간적으로 드는 '느낌'을 낚아챘다는 것, 즉 느낄 수 있었다는 점이다. 어떤 느낌도 적지 못하는 사람, 자신과 다른 느낌을 느낀 사람을 전혀 이해할 수 없는 사람 혹은 느낌을 적는다고 했지만 사실은 '생각'을 적은 사람이 있다면 다음의 내용을 잘 읽어 보자.

정서지능은 정서를 지각하고 표현하며, 정서를 생각으로 동화하고, 정서적으로 이해하고 추론하며, 정서를 조절하는 능력(Salovey & Mayer, 1990: Weiten & Lloyd, 2004/2004에서 재인용)을 말하고, 이는 대인관계에도 긍정적인 영향을 미친다(Lopes, Brackett, Nezlek, Schutz, Sellin, & Salovey, 2004). 정서를 느끼고 표현하는 것이 대인관계에 중요함에도 불구하고 우리는 정서를 느끼거나 표현하는 데 익숙하지 않다. 이는 울거나 웃는 것이 나약함 혹은 경박함을 나타낸다고 받아들여지는 문화적 영향 때문이다. 특히 남성들의 정서표현에 대해서는 더 엄격하다(Macdonald, 1996/1998). 정서표현의 중요성은 분노 등의 정서를 표현하지 않고 억제한 사람들이 다른 사람들보다 혈압이 높았다(Jorgensen, Johnson, Kolodziej, & Schreer 1996)는 사실에서도 알 수 있다. 대인관계와 밀접한 관련이 있는 여러 감정들에 대해 살펴보자.

먼저 친밀감은 호감, 사랑, 애정, 좋아함, 우정 등 타인에 대한 긍정적인 정서를 대표한 표현이다. 이 가운데 사랑이나 애정이 좀 더 깊은 정도의 친밀감의 표현일 것이고 호감은 얕은 친밀감의 표현이다. 한편, 사람과 사람과의 관계에서 불안, 특히 버려지거나 외로워지는 데 대한 불안함을 해결하는 것은 중요한 문제다. 이들은 버림받을까 두려워서 가까워지기 힘들어할 수 있기 때문이다. 그 밖에 수치심, 죄의식, 분노, 슬픔 등의 감정은 대인관계에서는 특히 중요하다.

이러한 대인감정은 대인인지와 어떤 관계가 있을까? 우리는 우는 사람을 보면 슬퍼서 운다고 생각한다. 그러나 엉겁결에 언성을 높이게 되었는데, 언성을 높이다 보니 더 화가 나는 경험을 한 적도 있을 것이다. Schachter와 Singer (1962)는 심장박동과 같은 생리적 반응과, 그것에 대한 놀라움이나 두려움과 같은 인지적 해석이 함께 정서를 만들어 낸다는 이론을 주장했다. 이것을 각성과 인지 두 가지가 함께 작용하여 정서를 만들어 낸다고 하여 정서의 2요인이론이라고 한다. 이 이론에서는 먼저 심장의 두근거림과 같은 각성이 있고, 심장의 두근거림 자체는 놀람, 공포, 분노, 열정 가운데 어떤 것의 징표도 될 수 있으므로 이에 대한 해석이 중요하다고 보았다.

이를 보여 주는 Schachter와 Singer(1962)의 고전적인 실험이 재미있다. 대학생들에게 에피네피린을 주사(각성효과)하고, 심장박동이 빨라지거나 호흡이 빨라지는 등의 효과에 대하여 언급하거나 언급하지 않았다. 이어서 다른 피험자(실제로는 실험 협조자)가 기다리는 방에서 실제 실험에 참가하기 위하여 기다리게 했는데, 함께 기다리는 동안 다른 피험자(실제로는 실험 협조자)가 매우 기분 나쁜 듯한 행동(설문지를 찢는 등)을 하거나 기분이 좋은 듯한 행동(종이비행기를 접어 날리는 시늉 등)을 하는 모습을 본다. 그 후 피험자들의 변화를 살펴본 결과에서, 주사의 효과에 대해서 들었을 때는 정서의 변화를 못 느꼈지만, 각성에 대하여 원인을 모를 때는 다른 사람의 기분에 따라 정서가 달라졌다. 이는 정서를 각성시키는 자극에 대하여 어떻게 이름 붙이느냐에 따라 전혀 다른 정서를 경험할 수 있다는 것을 보여 준다. 이 실험의 결과에 따르면 우리가 대인관계에서 느끼는 정서에 어떤 이름을 붙이느냐 하는 것은 우리의 삶의 질에 있어서 매우 중요한 일이다.

이러한 실험에 따르면 '각성-인지적 설명-정서'의 설명이 가능하다. 그런데 우리는 인지적 설명이 없이 그저 '정서'를 느끼기도 한다. 인지적인 명명이 없이도 감정지각이 가능한가? 그렇다. 우리의 뇌구조를 볼 때 정서제어 중추인 편도체(amygdala)가 있는데, 감각하는 정보들은 대체로 피질을 거치므로 인지적인 제어가 되지만(Myers, 2007/2008: 328-329), 오감으로 들어오는 신호 중 5%가 채 안 되는 신호는 시상에서 편도체로 통하는 지름길을 거친다(Bennett-Goleman, 2001/2005). 편도체에는 살면서 경험하는 분노, 불안, 슬픔, 상처 혹은 감정습관들이 흔적으로 남는데, 이러한 편도체를 통한 반응은 대뇌 신피질을 거쳤을 때에 비해 매우 빠르게 어떤 결론에 도달하지만 정확하지는 않다. 따라서 우리에게 익숙한 감정습관에 의해 반응했을 때 감정에 휩싸여 제어하지 못하고 후회하는 행동을 하게 될 수 있는 것이다. 노벨상 수상자 Gerald Edelman의 주장과 같이 뇌의 특정 회로는 쓰면 쓸수록 그 연결이 강화되므로(Bennett-Goleman, 2001/2005) 감정습관에 휩쓸리기보다는 감정의 순간에 깨어 있는 마음이 중요하다.

감정의 솔직한 표현을 위해서는 첫째, 생리적인 각성이 있고 그것에 깨어 있어 느낄 수 있어야 한다. 둘째, 그것이 의미하는 바를 인지적으로 확인할 수 있어야 한다. 셋째, 그것을 솔직하게 표현할 정도의 자아의 힘이 필요하다. 넷째, 표현하는 방법을 익혀야 한다. 이 가운데 첫째와 둘째는 지금까지 설명했고, 셋째는 이 책의 2부에 해당한다. 넷째인 표현하는 방법을 더 잘 알기 위하여 앞서 기술한 대인기술과 다음 내용을 참조하자.

2) 대인행동

사람들의 많은 행동을 어떻게 구분할 수 있을까? 장연집, 박경 그리고 최순영(1999)은 이를 사랑과 미움, 지배와 복종의 차원으로 나누어 [그림 10-2]와 같이 기술하고 있다. '도대체 그 사람은 왜 날 그렇게 얕잡아 보지?' 라고 생각되는 사람이 있는가? 얕잡아 본다는 것은 적대적이면서도 지배적인 행동이다. 이 그림에 따르면 그가 나를 얕잡아 보는 이유는 내가 그렇게 행동하도록 만들었기 때문이다. 즉, 적대적이고 수동적으로 행동했다는 것이다.

이러한 기술이 억울할 수도 있겠다. 예를 들어, 교통사고가 났을 때 처음 만난 사이인데도 반말을 하면서 야단치듯이 행동하는 사람들도 있으니 말이다.

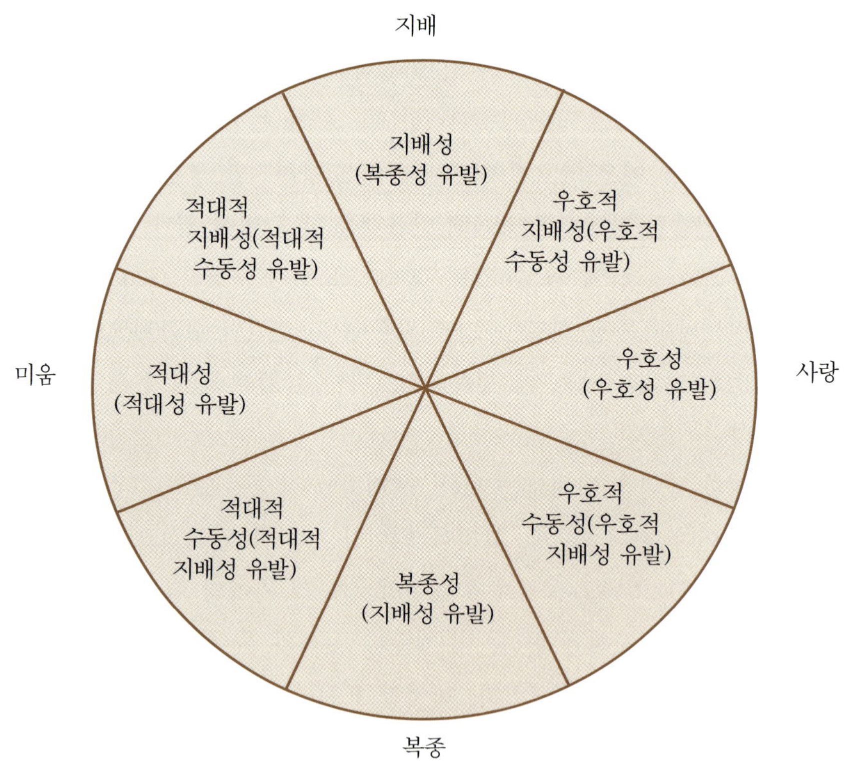

[그림 10-2] 대인행동의 차원

그는 현재 도로상의 교통사고 상황과 나의 생김새, 옷차림을 관찰하고 내 나이를 추론한 뒤, '이런 상대에게 기선을 잡으려면 먼저 소리를 지르고 반말을 해야 해.' 라고 생각했을지도 모른다.

이러한 첫인상, 내현성격이론, 고정관념 등을 반영한 그의 행동에 내가 어떻게 대할지는 나의 '선택'이다. 보통은 그러한 '선택의 여지'를 인식하고 주장적이면서 예의바르게 행동하기보다는 상대의 적대적 지배성에 대해 적대적 수동성을 보이며 행동하게 되는데, 이를 대인 간 행동에서 상보성이라고 한다. 상보성으로 볼 때 [그림 10-2]에서 적대성은 상대의 적대성을, 지배성은 복종성을, 복종성은 지배성을 그리고 우호성은 우호성을 유발한다. 이러한 상보성은 앞으로의 상호작용이 순조롭게 진행되는 데 중요하다. 장녀와 장남이 만나서 결혼했을 때 일어나는 권력다툼도 이러한 상보성의 문제로 파악될 수 있다.

글상자 10-1 문자와 인터넷 그리고 인간관계

최근에는 다양한 형태의 인간관계 방식을 만나 볼 수 있다. 인터넷상에서 가상의 대인관계를 즐기는 사람들, 문자를 주고받느라고 수면에 방해를 받는 사람들, 그렇지는 않더라도 문자와 인터넷상 대인관계를 관리하느라 공부에 방해를 받는 청소년들은 주변에서 쉽게 찾아볼 수 있다. 문자와 인터넷 대인관계는 대인관계에 도움을 줄까, 해가 될까?

- 정하웅 KAIST 물리학과 교수는 다양한 인맥을 바탕으로 모든 인간관계의 중심 축이 되는 '허브(Hub)', 사람과 사람 사이를 이어 주는 '링커(Linker)', 새로운 소식과 정보들을 가장 빨리 전파할 수 있는 위치에 있는 '센터(Center)' 등 세 가지 특성을 두루 갖춘 현대사회의 새로운 인간유형을 총무형 인간이라고 정의한다. 특히 최근 휴대폰 문자와 인터넷상에서의 일촌 맺기, 온라인 동호회 등 인간관계의 매개체 역할을 하는 통신수단들이 점차 발달한 것도 총무형 인간의 활동반경을 더욱 넓히고 있다는 설명이다(인터넷 한국일보, 2009. 11. 10).
- 교원 임용고시, 7 · 9급 공무원 시험 등 각종 시험을 준비하는 취업 준비생들 사이에서 이른바 '문자

친구' 를 사귀는 사람이 늘고 있다. 문자 친구는 고달픈 수험생활을 혼자 견디기 어려운 사람들끼리 서로 게으름을 피우지 못하도록 아침저녁 문자를 보내며 격려하는 방법이다. 기상시간 체크, 자기 전 하루 목표량을 달성했는지 반성하는 문자는 기본이다. 어떤 이들은 '영어단어 다섯 개' '사자성어 뜻풀이' 등 간단한 문제도 내서 서로 답을 맞히며 '스터디 모임' 식으로 꾸려가기도 한다. 문자 친구가 '나홀로 시험족' 의 유일한 대화 상대지만, 그렇다고 속내를 털어놓는 사적인 얘기는 금물이다. 특히 상대가 이성임을 눈치 채고 '작업성 멘트' 를 날렸다가는 곧바로 퇴짜 맞기 일쑤다. 문자 친구는 휴대폰의 유행 속도만큼이나 쉽게 모였다 쉽게 깨지는 '일회용' 친구다. 신림동에서 사법시험을 준비하는 박모(30) 씨는 "처음에 다섯 명이 6개월 계획으로 문자 친구를 시작했는데, 마지막까지 함께한 사람은 두 명뿐"이라며 "휴대폰 번호 외에 아는 것이 없기 때문에 그만큼 책임감이 덜할 수밖에 없다."고 했다. 하지만 박 씨는 "언제든지 새로운 사람을 구할 수 있어 크게 신경 쓰지 않는다." 고 말했다(인터넷한국일보, 2009. 11. 10).

때로는 문자와 인터넷이 대면관계보다 더 가까울 수도 있다(Bargh, McKenna, & Fitzsimons, 2002). 문제는 문자와 인터넷을 통해 맺고자 하는 인간관계의 목적과 한계를 인식하고 주체가 되어 이용하는가, 인식하지 못한 채 문제의식 없이 휘둘리는가의 선택에 있다.

6 요약

대인관계는 건강과 질병의 치료 및 인간의 행복에 매우 중요한 영향을 미친다. 이러한 대인관계의 과정은 나와 너의 상호작용이 기초를 이룬다. 이때 '나' 는 '너'에 대한 대인지각을 통해 감각된 정보를 선택하고 조직화하고 해석한다. 이에 따라 대인사고 혹은 사회적 사고가 발생한다. 그 후 대인감정과 대인인지(즉, 의도에 대한 인지적 해석)와 대인행동이 달라진다. 이때 대인동기와 대인신념과 대인기술이 '나' 에게 영향을 미친다. 이것들은 관계 이전에 삶의 경험과 역사를 통해 이미 개인에게 내재되어 있던 것이다.

우리는 인상형성을 하기 위해 대인지각을 할 때 지엽적 특질보다 핵심 특질에 더 중요성을 부여하고, 첫인상에 의해 영향을 더 받으며, 특출한 정보에 더 주의를 기울이고, 대상에 대해 내적 일관성을 유지하려는 경향이 있다. 또한 대상에 대해 대체로 긍정적으로 보려 하지만 부정적 정보는 긍정적 정보보다 상대에 대한 인상을 형성할 때 더 큰 영향력이 있다.

대인사고에 관하여 크게 귀인과 자동적 사고를 살펴보았다. 우리는 대상의 행동에 대하여 원인을 추론하고 그 과정에서 기본적 귀인오류, 행위자 관찰자 편향, 자기본위적인 편향을 지니고 귀인하기 쉽다. 또한 당위적 사고, 명명화, 터널 비전 등의 자동적 사고의 오류들을 저지르지 않도록 주의할 필요가 있다. 또한 우리는 사람들과 관계 맺는 것과 관련하여 사람들을 향해 나아가거나 대항하거나 회피하는 동기가 있고, 그들에 대한 신념과 대인기술이 대인관계의 과정에서 중요한 역할을 한다.

대인관계에서 친밀함과 같은 긍정적 감정과 두려움/불안, 수치심/죄의식, 분노/슬픔 등의 부정적인 감정들이 영향을 미치는데, 이때 대인감정에 대한 인지적 평가가 매우 중요하다. 개인에서 상황으로 향하는 대인과정의 결과 가운데 하나라고 할 수 있는 대인행동은 지배/복종과 미움/사랑의 두 개의 차원에 따라 구분되는 행동으로 도식화된다.

생각해 볼 문제

1. 대인관계의 과정 가운데 관계 이전에 삶의 경험과 역사를 통해 이미 개인에게 내재되어 있던 요소들은 무엇인가?
2. 사람을 처음 보고 인상을 형성하는 데 있어서 중요한 효과들은 무엇인가?
3. 대인사고 과정에서 귀인을 할 때 사람들은 어떤 오류를 저지를 수 있는가?
4. 대인감정과 대인인지의 관계를 설명하시오.
5. 대인행동을 설명하는 두 개의 차원은 각각 무엇이고 그에 따라 상대의 행동은 어떻게 변화하는가?

참고문헌

강문희, 이광자, 박경(1999). 인간관계의 이해. 서울: 학지사.

고재홍(1994). 가해자의 외모와 형량판단 간의 매개과정. 한국심리학회지: 사회 및 성격, 4(2), 199-215.

권석만(1997). 젊은이를 위한 인간관계 심리학. 서울: 학지사.

김혜숙(1993). 신체매력이 대인지각과 인상평정에 미치는 영향. 한국심리학회지: 사회 및 성격, 7(2), 46-62.

노안영, 강영신(2003). 성격심리학. 서울: 학지사.

장연집, 박경, 최순영(1999). 현대인의 정신건강(개정판). 서울: 학지사.

전겸구(2007). 똑똑하게 화를 다스리는 법. 서울: 21세기북스.

한규석(2009). 사회심리학의 이해(3판). 서울: 학지사.

한덕웅, 성한기, 강혜자, 이경성, 최훈석, 박군석, 김금미, 장은영(2005). 사회심리학. 서울: 학지사.

인터넷한국일보(2009. 11. 10). "힘내삼" 고시족 달래주는 '문자친구'. http://news.hankooki.com/lpage/society/200911/h2009111002325184100.htm.

Altman, I., & Taylor, D. (1973). *Social Penetration: the development of interpersonal relationships*. New York: Holt, Rinehart & Winston.

Bargh, J. A., McKenna, K. Y. A., & Fitzsimons, G. M. (2002). Can you see the real me? Activation and expression of the "true self" on the Internet. *Journal of Social Issues, 58,* 33-48.

Beck, J. S. (1997). 인지치료의 이론과 실제[Cognitive Therapy: Basics and beyond]. (최영희, 이정흠 역). 서울: 하나의학사. (원전은 1995년에 출판)

Bennett-Goleman, T. (2005). 감정의 연금술[*Emotional Alchemy*]. (윤규상 역). 서울: 생각의 나무. (원전은 2001년에 출판).

Bradshaw, J. (2004). 상처받은 내면아이 치유[*Home Coming: Reclaiming and Championing Your Inner Child*]. (오제은 역). 서울: 학지사. (원전은 1990년에 출판).

Enright, R. D. (2004). 용서는 선택이다[*Forgiveness is a choice*]. (채규만 역). 서울: 학지사. (원전은 2001년에 출판).

Frank, M. G., & Ekman, P. (1997). The ability to detect deceit generalizes across different types of high-stake lies. *The Journal of Personality and Social Psychology, 72,* 1429-1439.

Gardner, R. M., & Tockerman, Y. R. (1994). A computer-TV methodology for investigating the influence of somatotype on perceived personality traits. The *Journal of Social Behavior and Psychology, 9,* 955-963.

Greenberg, L. S., & Paivio, S. C. (2008). 심리치료에서 정서를 어떻게 다룰 것인가 [*Working with Emotions in Psychotherapy*]. (이홍표 역). 서울: 학지사. (원전은 1997년에 출판).

Haden, S. C., Scarpa, A., Jones, R. T., & Ollendick, T. H. (2007). Post traumatic stress disorder symptoms and injury: The modeling role of perceive social support and coping for young adults. *Personality and Individual Differences, 42,* 1187-1198.

Horney, K. (2006). 카렌 호나이의 정신분석[*Our Inner Conflicts*]. (이희경, 윤인, 이해리, 조한익 역). 서울: 학지사. (원전은 1992년에 출판).

Jorgensen, R. S., Johnson, B. T., Kolodziej, M. E., & Schreer, G. E. (1996). Elevated blood pressure and personality: A meta-analytic review. *Psychological Bulletin, 120,* 293-320.

Lopes, P. N., Brackett, M. A., Nezlek, J. B., Schutz, A., Sellin , I., & Salovey, P. (2004). Emotional intelligence and social interaction. *Personality and Social Psychology Bulletion, 30*(8), 1018-1034.

Macdonald, G. (1998). 남자는 무슨 생각을 하며 사는가?[*When Men Think Private Thoughts*]. (윤종석 역). 서울: IVP. (원전은 1996년에 출판).

Maltby, J., Macaskill, A., & Day, L. (2001). Failure to forgive self and others: a replication and extension of the relationship between forgiveness, personality, social desirability and general health, *Personality and Individual Differences, 30,* 881-885.

Myers, D. G. (2008). 심리학개론[*Psychology*]. (신현정, 김비아 역). 서울: 시그마프레스. (원전은 2007년에 출판).

Ornish, D. (2004). 관계의 연금술[*Love and Survival*]. (김현성 역). 서울: 북하우스. (원전은 1998년에 출판).

Schachter, S., & Singer, J. E. (1962). Cognitive, social and physiological determinants of emotional state. *Psychological Review, 69,* 379-399.

Sears, D. O. (1983). The person-positivity bias. *The Journal of Personality and Social Psychology, 44,* 233-250.

Spring, J. A. (2007). 용서의 기술[*How Can I Forgive You?*]. (양은모 역). 서울: 메가트렌드. (원전은 2004년에 출판).

Weiten, W., & Lloyd, M. A. (2004). 생활과 심리학(제7판)[*Psychology Applied to Modern Life: Adjustment in the 21st Century*]. (김정희, 강혜자, 이상빈, 박세영, 권혁철 역). 서울: 시그마프레스. (원전은 2004년에 출판).

Weiten, W., Lloyd, M. A., Dunn, D. S., & Hammer, E. Y. (2009). 생활과 심리학(제9판)[*Psychology Applied to Modern Life: Adjustment in the 21st Century*]. (김정희, 강혜자, 이상빈, 박세영, 권혁철 역). 서울: 시그마프레스. (원전은 2009년에 출판).

Wing, J. F., Schette, N. S., & Byrne, B. (2006). The effect of positive writing on emotional intelligence and life satisfaction. *Journal of Clinical Psychology, 62,* 1291-1302.

11

친밀한 관계: 나에게 와 줘서 고맙습니다

이 장의 학습목표

1. 대인관계에서 친밀한 관계가 되기 위해 중요한 요인들을 이해한다.
2. 진정한 우정의 필요성과 진정한 우정을 위하여 어떠한 노력이 필요한지 이해한다.
3. 몇 가지 이론을 통하여 연인관계를 조명하고 진정한 사랑을 위하여 어떠한 노력이 필요한지 이해한다.
4. 주요 심리학적 접근에서 살펴본 부부관계를 이해하고 성숙한 부부와 성숙한 부모가 되기 위하여 어떠한 노력이 필요한지 이해한다.

글상자 11-1 **2007년 4월 3일 날씨만 맑음 T.T**

'얼마나 인간관계 능력이 안 되면 혼자서 저러고 밥을 먹나….' 하며 불쌍하게 보는 것 같아 창피했다. 고등학교 때는 밥은 혼자 먹지 않았는데…. 대학에서의 인간관계는 생각만큼 쉽지 않다. 과가 없어서 누가 선배인지도 모르겠고, OT 때 만났던 동기들도 술 먹는 자리에서만 웃고 떠들고 그것뿐이다. 좀 허무하다고 할까…. 동아리도 몇 군데 기웃거려 봤지만 아직 어색하다. 학교에서 내가 있을 자리가 없는 것 같다. 나만 혼자라는 생각도 들고, 정말 그런 것 같아 불안해지기도 한다. 수업시간에도 가끔 그런 생각 때문에 집중도 잘 안 되고…. 이런 내가 바보 같다는 느낌도 들지만…. 혼자인 내가 점점 신경 쓰인다.

신입생을 포함하여 여러 학생들이 대인관계의 어려움을 해소해 보려고 상담센터를 찾는다. 그 가운데는 자신의 일거수일투족을 남이 신경쓴다고 생각해서 어떤 사람이든 함께 있기만 하면 행동이 불편하고 부자유스럽다는 사람이 있다. 혹은 평소에는 아무렇지도 않은데 발표만 하려고 하면 머릿속이 하얗게 되면서 아무것도 보이지 않는다는 사람도 있다. 또는 평소에 동성을 대할 때는 문제가 없는데, 미팅이나 소개팅에서 만난 이성 앞에서는 신경이 너무 쓰여 실수를 연발했다는 이야기를 하면서 자책하는 사람도 있다.

이러한 사람들에게는 원만한 대인관계에서 더욱 친밀한 관계로 나아가는 것, 즉 이른바 '절친한 친구'가 필요하다고 여겨진다. 친밀한 대인관계는 단지 '관계를 맺고 있다.' '주변에 사람이 있다.' '결혼했다(배우자가 존재한다.).'를 넘어서서 '사회적 지지, 친밀한 관계, 사랑'의 중요성, '나를 이해해 주는 사람'의 중요성이 포함된 관계다. 이 장에서는 친밀한 관계, 즉 친구관계, 연인관계, 부부와 부모 간의 가족관계에 관하여 논의하고자 한다.

상담센터에 찾아와 외롭다고 호소하는 학생들에게 "그래서… 불편하세요?" 라고 질문하곤 한다. 이들 중에는 의식적, 무의식적 선택과 필요에 의하여 혼자 있는 경우가 있다. 자신의 선택에 의해 혼자 있는 상태에 있는 사람들은 이 질문에 보통 이렇게 대답한다. "아니요, 저는 불편하지 않은데…친구들이…." 아니면 "가끔 불편할 때가 있지만…. " "불편하진 않은데 인맥이 성공에 중요해서…." 이런 식이다. 에너지의 축적을 위해, 생활을 정리하기 위해 프라이버시가 존중되어야 할 때가 있다. 이럴 때는 혼자 있다는 것 자체가 바로 문제는 아니므로 오히려 혼자여도 괜찮다는 말을 해 주는 것이 도움이 될 수 있다.

이제 문제는 '고독'한 경우다. 더 이상 혼자이기를 원하지 않을 때조차도 혼자 있게 될 때 그 외로움과 처절함은 더 크다. 그들은 인생의 어느 시기에 '생활양식'으로서 고독을 선택했으므로 무의식중에 계속 그 삶의 방식을 선택하고 있을지도 모른다. 주위에 사람이 다가오면 불편해하고 쫓아버리곤 한다. 이들은 혼자 있고 싶어 하면서도 실제로 혼자 있는 상태가 되면 괴롭고 불편해한다. 그런 경우에는 자신의 상반되는 두 가지 마음을 모두 살펴볼 필요가 있다.

고독의 원인은 무엇일까? 문화의 발달에 따라 TV를 보느라, 컴퓨터 게임을 하느라 가족 간의 대화가 줄어들고, 맞벌이가정이 늘어나면서 자녀들이 돌봄을 받을 기회가 줄어들고 있다. 이에 따라 과거보다 요즘에 고독을 호소하는 사람들이 증가하고 있는 것 같다. 그러나 그것이 주요 원인이라면 현대사회에 속한 모든 사람들이 고독할 텐데, 일부 사람들만 고독을 호소한다.

고독을 만성적으로 느끼는 사람들 가운데에는 어린 시절 대인관계(부모, 친구들, 선생님)에서 거부당했던 경험이 있을 수 있다. Hazan과 Shaver(1987)의 연구에 따르면 애착(자세한 설명은 414~416쪽 참조)의 세 가지 유형 가운데 불안-양가감정적 성인들의 고독 점수가 가장 높았고, 다음이 회피형이었으며, 안심애착 유형이 가장 낮은 점수를 받았다. 불안-양가감정적(양면적)인 애착 유형을 가진 아동들은 예측되는 거부에 대해 방어하기 위한 어떤 대처방법들(예, 비난, 공격, 회피, 거부)을 개발했을 것이고, 이러한 행동들은 성인이 되어 대인관계를 맺을 때 다시 상대에 의해 거절당하게 만들었을 수 있다. 이러한 과정을 거치면서 이들은 심리적으로 억압되거나(Weiten & LLoyd, 2004/2004) 이기적, 방어적이 되어 적절한 사회적 기술을 익히지 못했을 가능성이 있다.

이들을 돕기 위해서는 적절한 사회적 기술을 익히도록 돕는 것 혹은 앞 장에서 살펴본 바와 같이 '나를 좋아할 남자는 한 명도 없어.' '아무도 날 좋아하지 않을 거야.' 와 같은 비합리적인 신념을 교정하고, 더 나아가 부정적 신념을 안정적이고 내적으로 귀인하는 자기패배적인 귀인양식을 수정하도록 가르치는 것이 도움이 된다.

또한 사람들을 피하기 위해 '사람들과 관계 맺는 것은 시간낭비야.' '나는 자기계발을 위해 그림을 그리고, 재즈피아노를 배우고, 발레를 배우겠어.' 와 같은 방식으로 회피하는 것은 고독을 극복하는 데 슬기로운 방법이 아니라는 것을 깨닫도록 도와줄 필요가 있다. 회피함으로써 당장은 어려운 상황을 피할 수 있지만, 결국 사람들과 어떤 관계든지 맺으려면 어차피 예전에 잘 안 되었던 바로 그 관계의 지점에서 다시 시작해야 하기 때문이다.

1 친밀한 관계가 되기 위해 중요한 요인

그와 내가 친구가 된 이유

친한 친구 3명을 머릿속에 떠올려 보자. 다음에 그들의 이니셜을 차례로 쓰자.

① ______________ ② ______________ ③ ______________

이제 이들을 언제 만났는지, 어떻게 친하게 되었는지, 내가 이들을 얼마나 자주 만나거나 통화하거나 생각하는지, 그들이 어디에 사는지, 그들은 나와 얼마나 유사한지, 그들의 외모나 능력은 어떤지 그리고 '그들이 나에게 진짜 친한 친구다.' 라고 생각되는 때는 언제인지 생각해 보고, 친하게 된 주요한 원인에 대해 옆사람과 짝지어 이야기를 나눠 보자.

이제 다른 사람과 좀 더 친밀한 관계가 되고 싶다면 사회심리학자들이 연구한 다음의 연구결과들을 주의해서 살펴보자. 그들에 따르면 관계가 친해지기 위해서는 반복접촉, 근접성, 유사성, 개인적 특성, 상호보상성 같은 요인들이 중요하다. 이는 사람들이 어떤 사람들에게 끌리는가, 즉 어떤 사람들에게 매력을 더 느끼는가를 연구한 결과에서 중요하다고 밝혀진 요인들이다.

1) 반복접촉

여러분의 친구들을 생각해 보자. 어떻게 친해지게 되었는가? 아마 '친하다'고 하려면 지금까지 인생의 어느 기간 동안에는 자주 만났을 것이다(인터넷으로 자주 접촉한 경우도 포함된다.). 우리는 친해서 자주 만난다고 생각하지만 사실 자주 만나니까 친해지기도 한다. Zajonc(1968: 한덕웅 외, 2005에서 재인용)는 단순히 새로운 자극에 여러 번 접촉하기만 하여도 그 횟수가 반복될수록 호감이 증가한다고 하였다. 이를 반복접촉효과라고 한다.

이러한 효과를 일상생활에 적용해 보자. 이번 강좌에서 맘에 드는 이성 친구를 발견했는가? 그렇다면 자주 마주치도록 노력하는 것이 효과가 있다는 것이 심리학자들의 충고다. 그러나 주의할 점이 있다. 그 친구의 나에 대한 첫인상이 중요하다. 처음 나를 보았을 때 부정적인 감정과 평가를 지닌 상태에서 자주 만난다면 호감은 증가되기는커녕 감소될 수 있다(Swap, 1977: 한덕웅 외, 2005에서 재인용). 또한 만날수록 서로의 차이를 확인하게 될 가능성이 있다면 자주 접촉할수록 갈등이 심화될 수도 있다.

우리 중에는 친구관계를 맺으면서, 친구들과 만나서 할 일도 없이 술이나 마시고 수다나 떨면서 시간을 보내는 것이 친해지는 데 무슨 효과가 있을지 의문스럽다는 사람도 있을 수 있다. 친구관계라도 만나면 꼭 무엇인가 의미 있는 시간을 보내야 한다고 생각한다. 그렇지 않으면 친구를 만나는 의미가 없다고 생각한다. 그래서인지 친구들과 보내는 시간에 너무 인색한 사람들도 있다.

그러나 단순히 만남을 반복하는 것도 관계가 긴밀해지는 데 필요한 요소임에 틀림없다. 돌아보면 사실 우리의 어릴 적 친구들은 그런 의미 없는 시간들을 함께 보내면서 생기지 않았던가? 물론 친구들과 만나서 보내는 시간들이 의미 없는 시간들로만 채워진다면 관계는 피상적인 수준에 머무를 수도 있다.

2) 근접성

물리적으로 얼마나 근접한 위치에 있는가 하는 것은 친구관계에 중요한 영향을 미친다. 이는 심리적인 요인이 아니지만, 가까운 거리에 있으면 '반복접촉' 가능성이 높아지므로 중요성이 더해진다. Festinger, Schachter 그리고 Back(1950: 한덕웅 외, 2005에서 재인용)이 대학에서 친하게 지내는 세 사람을 기술하게 한 결과 같은 층의 맨 끝집의 이웃과 친하다고 한 사람은 10%에 불과했고, 41%의 사람들이 바로 옆집의 이웃과 가장 친하다고 했다. 또한 Bossard(1932: 한덕웅 외, 2005에서 재인용)는 1931년 필라델피아에서 혼인신고서를 제출한 5,000쌍의 부부를 대상으로 혼전 거주지를 알아본 결과, 이들 가운데 1/3은 결혼 전에 다섯 블록 이내에, 절반 이상은 반경 열두 블록 이내에 거주하였다.

전술한 바와 같이 가까이 있다는 것은 반복접촉 가능성을 증가시키고, 취미든 생활 수준이든 뭔가 비슷한 점이 있을 가능성을 높이며, 가까이 존재하면 도움이 필요할 때 쉽게 도움을 얻을 수 있다. 그러한 점에서 보면 여자들이 군대 간(근접성이 감소된) 남자친구를 잊는 것은 인지상정이고, 끝까지 기다리는 것이 칭찬받을 만한 일일 수도 있다.

3) 유사성

우리는 나 자신과 유사한 사람을 좋아한다. 그것은 아마 유사한 사람의 존재 자체가 개인적 타당성을 느끼게 해 주기 때문인 것 같다(Gerring & Zimbardo, 2002/2004). 삶의 태도, 가치, 신념 등에서 나 자신과 유사한 사람이 존재한다는 사실 자체가 내가 옳다는 것을 보여 주는 것 같다. 사회비교이론에 따르면 사람들은 객관적인 평가의 자(尺)가 없을 때는 타인과 비교하여 우리의 옳고 그름을 가리려 한다.

실제로 상담을 할 때 '다른 사람들도 다 그렇겠지만….' 이라고 하며 자신의 문제를 별것 아닌 듯이 덮으려 하기도 하고, 때로는 다른 사람들도 그렇다는 말에 안도하기도 한다. 이에 더하여 심리학에서 그러한 현상이나 심리를 특별히 '○○효과' 라고 한다고 알려 주기만 해도 매우 안심하는 경우가 있다. 나만 독특하고 특이한 존재가 아니라는 것을 확인하며 다른 사람들도 자신과 같다는 것에 신기해하기도 한다. 유사한 사람들과 있을 때 우리는 지지받기 쉽고 안전감을 느끼기도 한다.

그런데 유사성도 그 영역에 따라 매력에 미치는 영향이 다를 수 있다. 취미와 신념 가운데 유사성에 더 중요한 영향을 미치는 요인은 무엇일까? Werner와 Parmalee(1979: 한규석, 2009에서 재인용)는 태도나 신념의 유사성보다 취미와 활동 분야의 유사성의 비중이 더 크다는 것을 발견했다. 한편, 취미와 관심사의 유사성은 상호 간의 호감을, 사회문제에 대한 태도의 유사성은 존경의 감정을 불러일으킨다는 연구도 있다(Lydon, Jamieson, & Zanna, 1988: 한규석, 2009에서 재인용).

4) 개인적 특성

개인적 특성은 말투, 성격, 능력, 외모 등 여러 가지가 있다. 그 가운데 특히 외모, 능력, 성격에 대한 연구가 많이 이루어졌다.

(1) 외모

일반적으로 우리는 잘생긴 사람을 좋아한다. 남녀노소와 동서고금을 막론하고 그러한 특성은 일관되어 왔다. 여성이 매력적으로 분장하거나 매력적이지 않게 분장하여 1세 된 아이들과 놀게 했을 때 매력적으로 분장한 경우에 더 호감을 나타내고 같이 놀 때도 더 깊이 관여했다(Langlois, Roggamn, & Rieser-Danner, 1990: 한덕웅 외, 2005에서 재인용). 또한 대학생들에게 컴퓨터를 통해서 무선적으로 데이트 상대를 선정해 주고 데이트를 계속할지 결정하게 한 후 그 결정에 영향을 미친 요인들을 살펴본 결과 유일한 결정요인은 신체적 매력이었다(Walster, Aronson, Abrahamn, & Rottman, 1966).

우리는 왜 외모를 중요시할까? 매력적인 외모는 사회적으로 뛰어날 가능성이 있다고 믿게 한다(Eagly et al., 1991: Gerrig & Zimbardo, 2002/2004에서 재인용). 이를 후광효과(10장 360-361쪽 참조)라고 한다. 한편, 우리는 어릴 때부터 선한 사람이 예쁘고, 잘생겼으며, 위기를 극복하고, 더 나은 인생을 펼쳐 가는 것을 보아 왔다. 예를 들면, 흥부와 놀부, 콩쥐 팥쥐, 신데렐라, 백설공주 이야기 등에서 착한 사람은 다 잘생겼다. 개구리 왕자나 박씨 부인도 마술에서 풀리거나 허물을 벗으면 고운 피부에 멋진 외모를 지니고 있었다.

이에 더하여 우리는 잘생긴 사람은 그러한 자격이 있기 때문이라는, 즉 '공평한 세상'에 대한 신념을 지니고 있고, 그로 인해 이후의 인생에서도 더 성공적이리라고 예측하게 된다(Dion & Dion, 1987: 한덕웅 외, 2005 재인용). 게다가 진화론적으로 보아도 외모가 멋진 사람들(벌어진 어깨, 큰 키, 큰 가슴과 잘록한 허리와 엉덩이 등)이 종족을 번식시키기에 유리한 위치에 있어 보인다는 해석도 있다.

한편, 이러한 편파적 효과와 달리, 잘생긴 외모를 지닌 사람들이 실제로 사회적 기술이 더 나을 수도 있다. 그 이유는 외모 수준이 더 나은 자존감과 연결되거나 더 많은 사회적 기술의 실습기회와 관련되기 때문일 것이다.

(2) 능력

우리는 능력 있는 사람을 좋아한다. 우리가 능력 있는 사람을 좋아하기 때문에 스스로도 남들에게 능력 있다고 평가받기 위해 많은 노력을 기울인다. 그러나 연구에 따르면 능력이 있을수록 남들이 좋아하는 것은 아니다. Aronson, Willerman 그리고 Floyd(1966: Arronson, 1996에서 재인용)는 미국 남자 대학생에게 네 가지 조건 가운데 한 가지의 테이프를 들려주었다. '대학퀴즈 게임'에 나갈 후보에 관한 이야기라고 하면서 두 명의 인물에 관한 이야기를 들려주었다.

문제의 92%를 맞추었고, 우등생이었고, '학교연감'의 편집장이었고, 육상대표 선수였다는 점을 겸손하게 인정하는 거의 완벽한 사람과 문제의 30%를 맞추었고, 중간 정도 성적에, '학교연감'의 원고교정을 맡았고, 육상부에 들려고 했으나 실패한 평범한 인물의 이야기였다. 그들의 테이프에서 인터뷰가 끝날 즈음에 커피를 자신의 양복에 쏟는 실수를 하거나 그렇지 않은 경우가 있었다. 정리를 하면 완벽하고 실수하지 않는 조건, 완벽하지만 실수한 조건, 평범하고 실수하지 않는 조건, 평범하고 실수한 조건이 있다. 어떤 사람이 가장 매력적으로 평가될 것 같은가? 예견되는 바와 같이 완벽하지만 실수한 사람이 가장 매력적으로 평가되었다.

이것이 의미하는 바는 무엇인가? 당신이 남들에게 완벽해 보인다면 약간의 실수가 당신을 더 인간미 넘치게 만들어 매력적으로 보이게 할 것이다. 한편, 당신이 평범해 보이는가? 그렇다면 실수를 안 하도록 노력할 필요가 있다. 평범하면서 실수한 조건보다는 평범하면서 실수하지 않은 조건에서 더 매력적으로 평가되기 때문이다. 재미있는 것은, 완벽한 사람들은 실수하지 않으려고 안간힘을 쓰는데, 평범한 사람들은 '실수도 할 수 있지 뭐.'라고 생각할 수 있다는 것이다. 바꾸어 말하면, 약간의 실수에도 신경이 곤두서 있었던 결과로 완벽한 사람이 되고, 어느 정도의 실수에도 스스로에게 아량을 베푼 결과로 평범한 사람이 되었던 것은 아닐까? 그렇다면 이제 매력적인 사람이 되기 위해 어떻게 하여야 할까? 개인별로 다른 방향의 노력이 필요하며 그 방향의 선택은 자기평가와 기대에 따라 다를 것이다.

(3) 성격

더 매력적인 성격이 있을까? 한덕웅(1992)은 대학생들에게 785개의 성격 형용사들을 제시하고 이러한 특성을 지닌 사람들을 얼마나 좋아할지 기술하도록 했을 때 성실하고 책임감 있으며 인간적이고 슬기롭고 진실한 사람을 좋아했고, 무책임하고 비열하고 사악하고 간사한 사람을 싫어하는 결과를 얻었다. 미국 대학생을 대상으로 한 조사에서도 성실하고 정직하며 진실하고 신뢰할 수 있고 온정적이고 유능한 사람을 좋아했고, 거짓말을 많이 하고 매너가 나쁘고 동정심이 없고 이기적인 사람을 싫어하였다(Anderson, 1968: 한규석, 2009에서 재인용).

성격은 잘 변하지 않는다. 그러나 우리의 행동방식은 변화시킬 수 있다. 이것이 제2의 습관이 될 수 있다. 때로 우리는 영민함을 보여 주기 위해 비판적 태도를 취할 때가 있다. 그러나 연구결과(Folkes & Sears, 1977)에 따르면 대상에 대하여 긍정적인 태도를 취할 때가 비판적으로 기술할 때보다 더 호감 있게 평정되었다. 긍정적인 태도를 취하는 것, 긍정적인 성격을 갖도록 노력하는 것은 매력에 긍정적인 영향을 미칠 수 있다.

5) 상호보상성

우리는 흔히 나를 좋아하는 사람을 좋아한다. 대학생들을 대상으로 처음 만나서 5분 동안 서로 이야기하게 하고, 짝이 될 사람이 나를 좋아하거나 싫어한다고 믿게 했다. 그 후 짝과 함께 상호작용하게 한 결과 상대가 자기를 좋아한다고 믿었던 사람들은 상대에게 자기를 더 개방했고, 상대의 의견에 이의 제기를 덜 했으며, 더 따뜻하고 명랑하고 즐거운 모습으로 행동했고, 그 결과 실제로 상대의 호감을 더 샀다. 반면에 상대가 자기를 싫어한다고 믿은 피험자들은 상대의 미움을 샀다(Curtis & Miller, 1985: 한덕웅 외, 2005에서 재인용). 이는 실제로 대화의 상대가 피험자들이 믿었던 내용을 모르는 상태에서 평정한 것이기 때문에 더 의미가 있다.

'상대가 나를 싫어할 것이다. 혼낼 것이다. 착취할 것이다.' 라는 가정을 가지고 있는 경우와, '사람들은 나를 좋아할 것이다. 반갑게 맞을 것이다. 함께 하면 즐거울 것이다.' 라고 생각하는 경우 당연히 상대와의 상호작용에서 다른 태도를 취할 것이고, 그 결과 실제로 그 사람들이 나와 거리를 두거나 혹은 나를 좋아하게 될 것이라는 점은 쉽게 예측이 가능하다. 이러한 효과를 심리학에서 자기실현 예언(self-fulfilling prophecy)(Merton, 1957; Gerrig & Zimbardo,

2002/2004에서 재인용)이라고 한다. 이는 자신이 기대하는 대로 일이 벌어지도록 행동적 상호작용을 조절하는 미래의 사건이나 행동에 관한 예측들이다. 이러한 사회적 기대의 입증현상을 피그말리온 효과라고도 한다. 이에 따르면 상대가 나를 좋아한다고 스스로 믿고 행동하는 것이 대인관계에서 긍정적인 결과를 가져오는 데 도움이 된다.

또한 상대에게 '내가 당신을 좋아하고 있습니다.'라는 표현을 하는 것도 도움이 될 수 있다. 흔히 상대의 호감을 사기 위해 상대방에게 맞추어 주고 잘해 주고 환심을 사기 위한 선물을 주는 행동을 한다. 이것은 효과적인 행동이다. 그런데 그와는 반대의 경우도 있다. 즉, 상대방으로 하여금 내게 호의를 베풀게 하는 것이다. 쉽게 말하자면 상대에게 일부러 빚을 지는 것이다.

Zimbardo 등(1965: 한규석, 2009에서 재인용)은 피험자들에게 '정중히' 먹기 싫은 요리(메뚜기 볶음)를 먹도록 청하거나, '냉랭하게' 청했다. 먹은 후에 같은 요리의 맛에 대해 평가하게 했을 때 두 조건 간에 차이가 있었을까? 예상하는 바와 같이 냉랭한 조건에서 더 먹을 만하다고 응답했다. 정중한 요청은 먹기 싫은 요리를 먹은 데 대한 합리화가 되지만, 냉랭한 요청에 응한 자신의 태도는 합리화되기 어려우므로 요리 자체에 대한 태도를 변화시킨 것이다.

이와 일관되게 톨스토이는 이미 1869년에 "다른 사람이 우리에게 잘해 준 것만큼 우리가 그들을 좋아하는 것이 아니라 우리가 그들에게 잘해 준 것만큼 우리는 그들을 좋아한다."라고 기술했다(Arronson, 1988/1996). 저자가 알고 있는 애정에 목마른 학생 하나는 이러한 효과를 사회적 기술로 사용하고 있는데, 만나는 사람들에게 의식, 무의식중에 "소주 한잔 사 줘요." "자취생은 고기가 먹고 싶어요."라는 말을 연발하고 다닌다. '나는 당신과 친해지고 싶습니다.'를 이렇게 표현하는 것이다. 그러나 표면적으로는 상대에 대한 요청이므로 상대가 이용당한다는 생각이 들지 않도록 하는 것이 중요하다.

388쪽에서 썼던 이니셜을 떠올리고, 앞에서 친밀한 관계를 위한 요인으로 설명한 것들에 의해 이러한 친구관계가 얼마나 설명이 되는지 살펴보자. 어떤 친구는 유사성이, 어떤 친구는 반복접촉이나 개인적 특성이 친한 관계를 더 많이 설명할 수 있다. 그러나 이러한 요인들을 다 모아도 친한 관계 그 자체를 설명하지는 못할 것이다. 지금까지 다룬 것을 기초로 하여 '더 친한 관계'에 관하여 다루어 보자.

2 친구관계

우리는 좋은 대인관계의 틀 안에 있는 사람에게 나이에 관계없이 '친구'라고 부른다. 친구란 '친하게 어울리는 사람'을 뜻한다. 우정관계의 핵심으로 첫째, 흥미, 태도, 행동의 유사성, 둘째, 이해, 격려, 관용적 자세의 상호성, 셋째, 생활공간의 근접성, 넷째, 사귐의 기간이 길어짐에 따른 편안함과 편리성, 다섯째, 서로 도움이 되는 구조적 호혜성, 여섯째, 서로 역할 모델 가능성을 특징으로 들 수 있다(Lowenthal, 1975: 김유숙, 박승호, 김충리, 김혜련, 2007에서 재인용). 아리스토텔레스는 완전한 친구란 상대방의 좋은 성품을 동경해서 맺어진 우정관계로서 만족도가 높지만 현실적으로 찾기 어렵다고 보았다(김유숙 외, 2007).

인디언 말로 친구란 '내 슬픔을 자기 등에 지고 가는 자'라는 뜻이라고 한다. 나의 근심과 걱정과 슬픔을 대신 져 줄 사람이라는 말이다. 이렇게 되면 친구의 의미는 단지 친하게 어울리는 사람의 범주와는 사뭇 달라진다. 우리는 태어나면서부터 이렇게 해 줄 수 있는 사람을 천부적으로 지원받는다. 바로 가족이다.

그러나 가족 가운데에도 이런 의미의 좋은 친구가 되어 줄 수 있는 사람이 있고, 비록 가족이라고 하더라도 거의 남이나 다름없는 사람이 있을 수 있다. 부모 입장에서는 자녀의 슬픔을 등에 지더라도 자녀의 입장에서 볼 때는 그렇다고 해서 내 짐이 가벼워지지 못한다는 의미에서, 부모일 수는 있지만 친구일 수는 없는 경우도 있다. 그런데 가족이 아니라도 나의 마음 깊은 속내를 나누는 데 주저할지 않을, 언제나 내 편이 되어 준다고 확신할 수 있는, 부모가 주는 것에 버금가는 안전감을 제공하는 관계가 '친구' 관계이고, 그 나눔이 '진정한 우정' 이다. 그렇다면 좋은 친구로서 진정한 우정을 나누기 위해 우리는 어떻게 해야 할까?

먼저 앞에서 살펴본 요인들을 참조해 보자. 친해지기 위해서 가까이 있기, 즉 시간을 함께하기, 자꾸 접촉하기, 취미나 삶의 태도 등 서로 유사한 점을 만들어 가기, 서로에게 필요한 점들을 채워 주기, 기꺼이 채움을 받기, 온정적 · 긍정적인 성격을 갖기, 외모 가꾸기, 인간적인 유능성을 지니기.

이에 더하여 진정한 우정을 나누기 위하여 개인적으로 할 일을 고려해 보기 전에 먼저 몇 가지 생각할 점이 있다. 첫째, '나는 어떤 친구를 원하는가?'를 생각해 보는 것이다. 어떤 교수님의 기말 과제가 일정 기한 내에 '5,000만 원을 꿔서 통장에 넣어 오기' 였다고 한다. 이 교수님의 의도처럼, '돈 꿔 주면 돈 잃고 사람 잃는다.' 는 불문율에도 불구하고 내가 급하다고 하면 돈을 꿔 줄 수 있는 친구를 원하는가? 유안진 시인의 '지란지교를 꿈꾸며' 에서처럼 새벽 2시에 잠을 자다가도 내가 필요하다고 하면 달려와 주는 친구가 나의 가장 친한 친구인가? 아니면 함석헌 시인의 '그 사람을 가졌는가' 에서처럼 나를 위해 그 자신까지도 내어 줄 심지 굳고 의리 있는 친구를 원하는가? 아니면 인생을 같이하기보다는 필요할 때 함께 필요를 나누다가 필요가 없어지면 깔끔하게 정리하고 다른 친구와의 관계로 갈아탈 수 있는 그런 뒤끝 없는 친구를 원하는가? 이에 대해 깊이 생각할 필요가 있다.

다음 질문은 '그런 친구가 있는가? 누구인가?' 다. 세 번째 질문은 '나는 그런 친구가 되어 줄 수 있는가?' 다. 마지막 네 번째 질문은 '내가 그런 친구가 되어 줄 수 없다면 그것을 막는 요인은 무엇인가?' 다. 나 자신의 이러한 생각의 결론이 '나의 친구' 를 결정할 것이다.

혹시 이러한 질문에 답하면서 무엇인가를 주기보다는 얻기 위해 관계가 필요하다는 자신의 속마음이 스스로에게 들켰다면, 독자에게 한 어진 왕의 이야기를 하고 싶다. 한 어진 왕이 그 나라의 현자들을 모아 세계 최고의 지혜를 집대성하고 축약하고 압축하여 한 문장으로 만든 결과 '세상에 공짜는 없다.' 는 결론이 지어졌다는 이야기가 있다. 형평이론에 따르면 관계에 대한 상대와 나의 투입과 성과가 형평을 이룰 때 형평이 깨졌을 때보다 스트레스가 적다. 진정한 친구관계는 형평이론의 자(尺)를 벗어나는 관계일 수 있지만, 그러한 친구관계가 되기까지는 그 눈금의 형평 정도가 관계에 영향을 미칠 것이다. 형평이론을 이해하기 쉽게 풀어 보면 대인관계에서도 대가가 없이 주어지는 결과는 없다는 것이다.

이에 몇 가지 팁을 더하고자 한다. 첫째, 앞서 제시한 바와 같이 유사성이 중요하지만 다른 한편으로 사람들은 긍정적인 정서를 좋아한다. 정서는 전염되는 효과가 있어서 내가 울상을 짓고 있으면 그도 울상을 짓게 되고, 상대가 짜증을 내면 나도 모르게 짜증이 난다. 이러한 유사성은 건강한 사람들이 원하는 유사성은 아니다. 마음으로부터 긍정적인 정서와 태도를 지니면 자신이 먼저 좋은 친구가 된다. 친구의 장점을 인정하고 칭찬하여 내가 먼저 좋은 친구가 되어 보자. 그들에게 정서적인 지지를 보여 주는 것이 중요하다. 특히 친구가 잘되었을 때 진실한 마음에서 박수를 쳐 줄 수 있으면 좋은 친구다.

둘째, 자신감 있는 친구가 매력적인 친구가 된다. 친구를 오래 사귀다 보면 외모는 중요하지 않다. 그러나 자신감 있는 태도에서 풍기는 매력은 계속 중요한 요인으로 남는다. 처진 어깨, 무엇을 하자고 해도 자신 없는 태도('네가 해라' 식의)는 친구관계에서 겸손해 보이거나 진실해 보여서 초기 매력은 있을 수도 있으나 지속적인 매력을 발휘하지는 못한다. 또한 스스로 자신감을 가질 때 솔직하고 스스럼없는 태도로 나 자신을 개방할 수 있으므로 친밀감이 더욱 향상될 수 있다.

셋째, 친구가 도움이 필요할 때 진심으로 함께 있는 것, 즉 친구의 슬픔을 내가 지고 갈 진심어린 자세를 갖는 것이 중요하다. 가끔 '내가 이렇게 할 때 이 친구가 나중에 나한테 이렇게 해 줄까?' 하는 마음이 든다면 앞서 했던 형평이론을 다시 한 번 떠올려 내가 시작지점이 되어 보자. 마음이 닿는 데까지 진심으로, 최선을 다해, 두려움이나 불안 없이 친구의 아픔을 함께할 수 있는 태도를 지니고 있는지 스스로 돌아보면 좋겠다.

마지막으로, 좋은 친구라면 서로 믿고 의지할 수 있어야 할 것이다. 앞서 제시한 세 가지가 이러한 관계의 기본이 된다. 다른 사람 앞에서 그 친구를 존중하는 태도, 그 친구가 없을 때도 남들 앞에서 칭찬하는 태도를 통해 그 친구에 대한 신뢰가 표현될 수 있다. 또한 장점만 받아들이기보다 친구의 단점도 수용하며 함께 검토하는 개방적인 자세도 도움이 될 수 있다. 이러한 친구관계가 되기 위하여 자신이 먼저 편안한 마음의 자세를 취하는 것이 도움이 되겠다.

3 연인관계

대인관계에서 더 나아가 특별한 한 사람과 특별한 관계를 맺게 되면 연인관계로 진입하게 된다. 이를 사랑이라 한다. 사랑이란 참 놀랍지 아니한가! 사랑을 하면 이성이 정지되어 시간을 잊어버리고, 왕좌도 조국도 버릴 수 있고, 부모도 친구도 심지어 자신마저도 사랑을 위해 희생하기도 한다.

그러한 사랑을 생리학적으로 풀면 다음과 같다. 사랑에 빠지면 대뇌 기저에 위치한 미상핵에서 도파민이 분비되고 이에 따라 연인의 모든 것이 긍정적으로만 보인다. 연인 앞에 서면 아드레날린이 분비되어 심장박동이 증가하고, 사랑의 진전에 따라 페닐에틸아민이 분비되면서 더욱 강한 열정이 동반되며, 이러한 열정이 지속되면 옥시토신이 분비된다. 이는 이미 알려진 엔돌핀의 기능과 함께 행복감, 정서적 애착감, 평화감을 준다. 또한 이성을 시각적으로 호감이 있는지 판단하는 데 1백 50마이크로 초, 대화를 통해서는 90초만에 매력을 느끼며, 열정적 사랑은 18~30개월이면 사라진다고 한다(성대신문 2005. 12. 5; Theisen, 2007/2007: 127-129). 이 얼마나 사랑에 대한 싱거운 연구결과인가? 이로써 인간의 '죽음도 마다하지 않는' 사랑이 설명될 수 있을까?

그런데 '죽음도 마다하지 않는' 이라는 사랑의 수식어가 '여러분의 사랑'에 붙는다면 어떠한가? 여러분의 사랑도 그렇게 격정적이고 무조건적인가?

사랑에 대한 다섯 가지 신화

『당신이 나를 위한 바로 그 사람인가요』의 저자 Angelis(1992/2008)는 사랑에 대한 다섯 가지 신화를 말하고 있다. 여러분의 의견은 어떠한가? '네, 아니요' 가운데 여러분의 의견에 표시해 보자.

1. 진정한 사랑은 모든 것을 이겨 낸다. (네, 아니요)
2. 진정한 사랑이라면 그 사람을 만나는 순간 알 것이다. (네, 아니요)
3. 나에게 맞는 진정한 사랑은 세상에 단 하나뿐이다. (네, 아니요)
4. 완벽한 파트너라면 모든 면에서 나를 완벽하게 충족시켜 줄 것이다. (네, 아니요)
5. 누군가와 강렬한 성적 공명을 경험한다면 그것은 분명 사랑일 것이다. (네, 아니요)

'신화와 다른' 현실은 다음과 같이 설명될 수 있다(Angelis, 1992/2008). 첫째, 관계가 잘되기 위해서는 사랑만으론 충분하지 않다. 서로 융화할 수 있어야 하고 관계에 대한 헌신이 있어야 한다. 둘째, 푹 빠지는 것은 한순간이지만 진정한 사랑은 시간이 필요하다. 셋째, 한 사람 이상과 진정한 사랑을 경험하는 것은 가능하다. 당신이 함께 있어서 행복할 수 있는 잠재적인 파트너는 많다. 넷째, 만일 당신이 새로운 관계를 시작하기 전에 감정적으로 공허하다고 느낀다면 관계를 시작해도 마찬가지로 공허함을 느낄 것이다. 그리고 당신에게 맞는 파트너가 당신이 지닌 많은 욕구들을 충족시켜 주지만 모든 욕구들을 충족시켜 주는 것은 아니다. 다섯째, 훌륭한 섹스는 진정한 사랑과 아무런 관계가 없고 단지 성관계하는 것과 관계가 있다. 더 자세한 설명은 Angelis(1992/2008)의 책을 참고하라.

여러분은 Angelis의 의견에 얼마나 동의하는가? 여러분의 생각에 도움을 주기 위하여 다음에는 사랑에 대한 이론들을 살펴보기로 한다.

1) 사랑에 대한 유형 이론

(1) 사랑과 사랑이 아닌 것

드라마와 책자들에서 소개되는 사랑을 크게 두 가지 유형으로 나누어 보자. 열정애(passionate love)는 '격렬한 정서상태, 즉 감정들의 어떤 혼합 속에서 공존하는 다정하고 성적인 느낌들, 의기양양함과 고통, 불안과 안심, 이타심과 질투심'이라고 정의하고, 동반자애(companionate love)는 '개인의 생활과 깊게 서로 얽혀 있는 사람들에 대해 느끼는 애정'이라고 정의된다(Berscheid & Walster, 1978; Hatfield et al., 1985: 홍대식, 2004에서 재인용). 동반자애는 열정애보다 신뢰, 염려, 관용, 따뜻함, 온건함이 두드러지는 것이 특징이다.

여러분은 어떤 사랑을 하고 싶은가? 청소년, 대학생들은 '열정애'를 갈망하는 듯하다. 따뜻하고 깊이 있는 신뢰에 기반한 편안함과 안정감이 있는 사랑을 하기엔 젊음의 열정이 너무 타오르는 것 같다. 이러한 편안한 사랑은 사랑이라기보다 호감으로 보는 것 같기도 하다.

Rubin(1973: 홍대식, 2004에서 재인용)은 호감과 사랑을 구분하였다. 혹시 친구인지 애인인지 구분이 안 된다면 그 사람을 생각하면서 아래의 질문에 답해 보자(홍대식, 2004).

- 나는 거의 모든 일에 대해 그(녀)에게 비밀을 털어놓을 수 있다.
- 나는 거의 모든 일에 대해 그(녀)를 용서할 수 있다.
- 그(녀)는 내가 되고 싶어 하는 종류의 사람이다.
- 나는 그(녀)가 훌륭한 판단을 하리라고 매우 확신한다.

그에 따르면 1번과 2번 질문은 사랑의 특성을 측정하고 3번과 4번 질문은 호감의 특성을 측정하는 문항이다. 즉, 사랑과 호감은 문항으로부터도 구분될 정도로 다른 개념이라는 것이다. 이렇게 본다면 호감(단지 좋아하는 것)과 동반자애(사랑의 일종)는 구별된다. 물론 뒤에서 설명하게 될 Sternberg의 '사랑의 삼각형이론'(Sternberg, 1986)에서는 호감도 사랑의 일종으로 보기 때문에 이론가에 따라서는 논란의 여지가 있다.

여기에서 또 한 가지 중요한 것은 격렬한 정서상태로서의 열정애는 인지적 해석에 따라서(제10장에서 보았던 정서의 2요인이론에 따르면) 사랑이 아닌데도 사랑으로 해석될 여지가 있다는 점이다. 예를 들면, Dutton과 Aron(1974: 홍대식, 1992에서 재인용)의 연구에서 남자 대학생들을 약한 전기 쇼크를 받기 위해 기다리는 집단과 고통스러운 전기 쇼크를 받기 위해 기다리는 집단으로 나누고, 두 집단의 성원들에게 실험에 함께 참가할 예쁜 여대생의 매력을 평정하게 하였다. 그 결과 실험집단에 소속되어 공포가 클 때 상대 여대생의 성적 매력이 더 높다고 평정했다. 즉, 공포감이 애정 정도를 증가시킨 것이다. 뒤이은 현장 연구에서도 흔들다리와 견고한 다리를 건넌 직후에 예쁜 여대생이 접근해서 설문지를 하게 하고 여대생의 전화번호를 적어 준 후 전화 건 빈도수로 매력을 측정한 결과 흔들다리의 공포를 체험한 조건에서 전화 거는 확률이 더 높았다.

연구자들에 따르면 신체적 고통과 공포감과 같은 부정적 정서일지라도 그러한 강한 정서적 체험을 하게 되면 그러한 체험 자체가 열정애를 더 강화시킬 수 있다고 한다. 가문의 반대가 심할수록 더 강렬했던 로미오와 줄리엣의 사랑도 열정애에 해당된다(이러한 현상을 '로미오와 줄리엣 효과'라고 한다.). 반면 동반자애는 열정애보다 친밀성을 중요시하고 덜 강렬하지만 마치 온돌처럼 따뜻한 감정이 변하지 않고 오래 지속되는 사랑이다.

이와 비슷한 사랑의 구분이 Maslow의 욕구위계에 따른 '결핍 사랑'과 '성장 사랑'이다. 결핍 사랑은 자신의 결핍감을 채우기 위한 사랑이다. 삶에서 안전감이 부족해서, 사랑이 부족해서 파트너를 통해 채우려는 사랑이다. 결핍 사랑은 우리가 보통 '사랑이라고 알고 있는 것' 혹은 위의 분류에 따르면 열정애적인 특징을 지닌다. 반면 성장 사랑은 자아실현자들의 사랑이다. 이 사랑을 하는 사람은 방어와 역할에서 자연스럽고, 사랑을 하고 사랑을 받는 능력이 있으며, 상대의 욕구를 자신의 욕구로 느낀다. 또한 상대의 개성을 충분히 존중해 주고, 가장 개인주의적이면서도 가장 이타적이다. 우리는 어떤 사랑을 하고 있는가? 어떤 사랑을 하고 싶은가?

(2) 사랑의 삼각형이론

만나기만 하면 심각하게 싸우고 다시는 안 만날 것처럼 헤어지지만 그날 밤 안에 전화하는 커플이 있다면 이유는 무엇일까? 심리학자 Sternberg라면 아마 두 사람의 사랑의 삼각형의 '강도(크기)'와 '균형(모양)'이 달라서 그렇다고 설명할 것이다.

그는 사랑을 위해 세 개의 요인, 즉 친밀감, 열정, 의사결정 및 개입이 중요하다고 주장했다. 친밀감은 사랑하는 사람들이 서로 가깝고, 연결되어 있으며, 유대가 있다는 느낌을 말한다. 열정은 신체적 매력, 성적 흥분의 측면을 말하며, 의사결정 및 개입은 사랑한다는 결정과 사랑을 유지하기 위한 인지적 측면의 노력을 말한다.

이 세 가지 요소의 조합으로 여덟 가지의 사랑 유형이 만들어질 수 있다. Sternberg는 친밀감, 열정, 의사결정 및 개입의 요소만 각각 존재하는 사랑을 각각 호감(liking), 풋사랑(infatuation), 허울뿐인 사랑(empty love)이라고 명명하였다. 또한 친밀감과 열정의 요소가 있는 사랑을 연애(romantic love), 친밀감과 의사결정 및 개입 요소가 혼합된 사랑을 동반자애(companionate love), 친밀감이 빠진 사랑을 얼빠진 사랑(fatuous love)이라고 명명하였다[한글 명명은 홍대식(1992)에 따랐다.]. 또한 세 가지 모두 고루 갖춰진 사랑을 완성적 사랑(consummate love), 어느 요소도 없는 사랑을 비사랑(nonlove)이라고 보았다.

각 요소들과 명명에서 짐작되는 바와 같이 호감은 친밀성의 요소만 있는 사랑인데, Sternberg는 이러한 사랑도 사랑으로 보았다. 풋사랑은 이성을 이상화하여 사랑하는 상태를 말하고, 허울뿐인 사랑은 열정도 친밀감도 없이 단순히 서로를 묶는 끈(예를 들면, 결혼 여부, 약혼 여부)만 존재하는 상태다.

연애는 의사결정 및 개입의 요소가 빠진 사랑이다. 휴가기간 동안 해변에서 만나 72시간을 한시도 떨어지지 않고 즐기지만 휴가가 끝난 이후에 대해서는 서로 함구하는 상태랄까? 반면 동반자애는 사랑의 열정적인 요소가 식은 사랑이다. 대체로 일반적인 노부부의 사랑처럼 열정이 지난 후의 사랑의 모습이다. 얼빠진 사랑은 서로에 대한 친밀감이 없는 사랑이다. 첫눈에 사랑에 빠져 바로 약혼하고 결혼하는 경우가 이에 해당된다. 사람들은 이런 사랑을 별로 권하지 않는데, 첫눈에 빠진 사랑의 콩깍지가 벗겨지면 그때 남는 것은 서로를 묶는 결혼이라는 끈이 전부일 수 있기 때문이다.

이제 이러한 사랑의 삼각형을 가지고 앞서 예로 들었던 남녀의 사랑을 진단해 보자. 남자의 사랑은 연애이고 여자의 사랑은 동반자애라면 다음의 상황이 예측된다. 남자는 여자를 만나면 둘만의 은밀한 시간을 갖자고 할 것이고, 여자는 그런 남자가 자신을 쉽게 생각해서 그런다고 느껴서 화가 날 수 있다. 한편, 여자는 남자와 만났을 때 오늘은 고등학교 동창, 내일은 어머니 쪽 친척을 만나자고 하면서 그러한 상황을 어려워하는 상대에게 '이 남자는 날 사랑하지 않나? 친구에게도 소개시켜 주지 못할 만큼 날 부끄러워하나? 아니면 친구도 없나?' 하고 생각하면서 속이 상할 수 있다. 그러나 남자는 자꾸 주변 사람을 소개시켜 주고 그의 주변 사람을 소개시켜 달라는 여자가 부담스럽고, 자신을 믿지 못해 그런다고 생각하면서 자존심이 상할 수 있다.

이러한 생각들로 싸움이 시작되고, 처음에는 자신의 생각을 피력하는 정도였지만 속마음을 모르므로 싸움이 커질 수 있다. 그러나 둘 다 친밀감의 요소가 높아서 서로 의지하고 정보를 공유하며 이해하고 있으므로 쉽게 헤어지지 못할 수 있다. 이것은 사랑의 강도와 균형이 맞지 않아 생기는 일이다.

사랑의 삼각형이론을 우리의 연애관계에 응용해 보자. 먼저 사랑의 삼각형을 그려서 자신의 삼각형과 상대방의 삼각형을 비교하고, 서로 어떤 삼각형의 모양이 바람직하다고 생각하는지 심각하게 의논하고 대책을 구체적으로 강구하는 것이, 서로의 사랑을 이해하고 진전시켜 나가는 데에 도움이 될 것이다.

(3) 사랑의 빛깔이론

여섯 가지 빛깔의 사랑 문항 예

* 아래의 문항들을 읽고 자신을 잘 나타내는 문항의 번호에 표시하시오.

1. 나의 애인과 나는 처음 만난 직후에 서로 매력을 느꼈다.
2. 나의 애인과 나는 하늘이 정해 준 짝이라고 생각된다.

3. 나는 애정관계들을 꽤 쉽고도 신속하게 끝낼 수 있다.
4. 나는 몇 명의 상대들과 사랑의 게임을 즐긴다.

5. 가장 훌륭한 사랑은 장기적인 친구관계로부터 나온다.
6. 사랑은 원인을 알 수 없는 신비스러운 감정상태가 아니라 실제로는 일종의 깊은 우정이다.

7. 나는 어떤 사람에게 마음을 두기 전에 그 사람이 나의 인생에서 적합한가를 숙고한다.
8. 나는 나의 인생을 주의깊게 계획 세우고 나서 애정 상대를 고른다.

9. 나의 애인이 나에게 관심을 두지 않을 때에는 나는 병이 난 것같이 느낀다.
10. 만일 나의 애인이 한동안 나를 등한시한다면 나는 때로는 상대방의 주의를 끌기 위해서 바보 같은 짓들을 하기까지 한다.

11. 내 애인이 나에게 화를 낼 때에도 나는 계속 상대방을 전적으로 그리고 무조건적으로 사랑한다.
12. 나는 내 애인이 인생의 어려운 난관을 극복하는 것을 도우려고 항상 노력한다.

여러분은 어떤 묶음의 사랑 방식에 가까운가?

출처: 홍대식(1996).

'네가 A를 사랑하는데, A가 B를 사랑한다면 너는 A를 보내 줄 수 있니?'

'진정한 사랑은 무엇일까?' 등의 주제는 청소년기 때 한 번쯤은 친구들과 갑론을박해 보았을 내용이다. 지금 생각해 보면 그때와 생각이 달라졌는가? Sternberg와는 달리 사랑을 기초색 세 가지, 이차색 세 가지로 나누어 여섯 가지의 매우 다른 유형으로 설명한 이론가가 있다.

Hendrick과 Hendrick(1986: 홍대식, 2004에서 재인용)에 따르면 기초색에 해당하는 사랑은 열정적 사랑(eros), 유희적 사랑(ludus), 친구식 사랑(storge)이고, 이차색에 해당하는 사랑은 실용적 사랑(pragma), 소유적 사랑(mania), 희생적 사랑(agape)이다. 앞 문항 예의 상단부터 차례로 두 문항씩이 그 예에 해당한다. 열정적 사랑은 첫눈에 반하는 사랑을 믿는다. 그리고 이들이 첫눈에 반하는 데 있어서 신체적인 특징은 중요하게 작용한다. 이벤트, 꽃, 선물과 같은 낭만은 이들에게 매우 중요하다.

유희적 사랑을 하는 사람들에게 있어서 사랑은 일종의 게임이다. 사랑 워크숍을 진행하면서 발견한 점은, 유희적 사랑이 남자와 여자에게 있어서 매우 다른데, 공통점을 꼽으라고 하면 '사랑에 내 자신을 빼앗기지 않으리라.' 다짐하고 있는 것처럼 보인다는 점이다. 이들은 쉽게 사랑을 행동으로 옮기기도 하지만 또 쉽게 다른 사람에게 마음을 주기도 한다. 유희적 사랑을 할 때 상대의 상처는 매우 크고 이들도 그것을 알지만 어쩔 수 없다고 표현하기도 한다.

친구식 사랑은 유치원 때부터 혹은 대학 시절부터와 같이 오랫동안 보아 온 친구들 사이에 맺어진 사랑이다. 이들에게 열정적 사랑에서 보는 것 같은 매우 격렬한 사랑은 보이지 않지만, 친구 간의 우정과 매우 비슷한 안정된 깊은 배려가 있다.

워크숍 발표 때 보면 실용적 사랑을 하는 사람들은 주로 '우리의 사랑도 사랑이라는 것'을 논리적으로 강변한다. 이들에게 있어서 사랑은 곧 결혼을 위해 존재하며 결혼하지 못할 사랑은 필요없다고 생각한다. 따라서 결혼을 위한 여러 조건들을 살펴보게 되는데, 그렇다고 모두 돈 많고 외모가 뛰어난 사람을 찾는다는 것은 아니다. 자신의 장단점을 고려하고 나름대로 합리적인 조건들을 생각하여 그에 맞는 사람들과 사랑하고 결혼하려 한다. 사람들은 나이가 들면서 점점 논리적인 사랑의 모습으로 변해 가는 것 같다.

소유적 사랑은 결핍된 사랑의 원형이라고 생각된다. 사랑을 하는 한 매우 불안해서 항상 함께 있거나 상대가 어디에 있는지 알아야 하는데, 그렇지 못할 때 절망과 배신감으로 분노가 치민다. 그렇다면 사랑하지 않으면 마음이 편할 것 같지만 이들은 자신들이 원인이 되어 사랑이 끝났다는 사실을 알면서도 얼마 지나지 않아 의존할 다른 사람을 찾는다. 이들은 마치 지지대 없는 지게같이 혼자서는 서 있지 못한다.

마지막으로, 희생적인 사랑을 하는 사람들의 원형은 예수님이나 부처님의 사랑이다. 철저히 자기를 희생하고 상대가 나의 사랑이 더 이상 필요 없다고 할 때까지 상대의 어려움에 도움이 되고자 한다. 이들에게 '네가 A를 사랑하는데 A가 B를 사랑한다고 하면, 너는 A를 보내 줄 수 있니?' 하고 질문하면 선선히 아주 당연하다고 한다. 요즘 대학생들의 희생적인 사랑은 두 가지 모습으로 나뉜다. 대가 없이 모두 다 베풀 수 있다는 경우 그리고 어느 정도까지만 그렇게 할 수 있다는 식으로 그 한계가 명확히 정해져 있는 경우다. 물론 원형은 전자이나 후자가 점점 많아지고 있는 것 같다.

글상자 11-2 여섯 가지 사랑 유형의 조 이름들

다음은 사랑 워크숍에서 나온 여섯 가지 사랑 유형의 조 이름들이다. 각 조의 이름들은 각 유형을 매우 잘 드러내고 있다.

유형	조 이름
열정적 사랑	로미오와 줄리엣, 너는 내 운명
유희적 사랑	긁어 부스럼, 작업의 정석, 사랑은 머리가 시킨다
친구식 사랑	친구에서 연인으로…, *More Than Friend*, 사랑이란 깊은 우정+@
소유적 사랑	질투의 화신, 집착, 사랑은 열병처럼…해, 나만 봐
실용적 사랑	나랑 결혼해, 떠즐 같은 사랑, *Real Love*, 사랑은 계획적으로, 사랑은 연필로
희생적 사랑	지렁이(자웅동체), *All-in*, 사랑을 외치다, 순애보

이러한 사람들이 모여서 사랑을 한다. 서로 정의가 다른 사람들이 만나서 "네가 날 진짜 사랑한다면 어떻게 나한테 이럴 수 있어?"를 연발하며 사랑한다. 각자 자신의 사랑의 틀 안에서 상대를 보는 것이다.

사랑의 빛깔이론에 따르면 같은 유형의 사람들이 만났을 때 서로가 더 잘 이해될 수 있을 것 같다. 그러나 첫 만남 자리에서 검사지를 내밀 수도 없는 일이므로 먼저 파악하긴 매우 어렵다. 그렇다면 열정적 사랑과 희생적 사랑이 관계에 대한 만족과 정적인 상관이 있었다(홍대식, 2004)는 점을 기억할 필요가 있다. 관계에 대한 만족을 높이기 위해 열정적인 사랑과 희생적인 사랑의 빛깔을 띤 사람들의 행동을 잘 보고 모방하는 것도 하나의 방법이 될 수 있다. 그러나 그렇게도 할 수 없다면 자신과 상대의 유형을 깊이 이해하고 존중하는 것이 사랑을 유지하는 데 필요하다.

2) 진정한 사랑을 위한 노력

진정한 사랑을 위하여 어떤 노력을 하면 좋을까? 200쌍을 2년간 추적하여 커플이 헤어지는 원인을 연구한 Boston 커플연구(홍대식, 1992에서 재인용)에서는 '너무 성급하게 구애하여, 차이점이 부각되어, 권태감과 무관심으로 혹은 긍정적 평가가 감소하고 부정적 평가가 증가하며 비효과적 문제해결 기술을 지녀서, 마지막으로 더 매력적인 관계의 가능성이 생겨서' 등을 헤어짐의 원인으로 결론지었다.

헤어지는 원인이 이와 같다면 이러한 이유들이 생기지 않도록 유의하면 될 것이다. 그러나 우리가 상대를 만날 때 우리의 편도체에서 인식하지 못할 정도의 짧은 순간에 '아, 저 사람이야.' 하고 결정을 하고 나면, 자다가 깨어도 그 사람 생각을 하고 자면서도 그 사람 꿈을 꾸거나, '내가 이러는 것이 우리 관계에 도움이 전혀 되지 않을 것'을 알면서도 그런 말을 해 버리고 후회하게 된다.

그렇다면 진정한 사랑을 위해 어떤 노력을 할 수 있을까? 첫째, 자신을 알고 수용할 필요가 있다. 여기에서 수용이라는 것은 자신만을 사랑하는 나르시시즘을 의미하지 않는다는 점이 중요하다. 나르시시즘은 우월감, 거만한 행동, 자기를 향한 타인의 관심과 경외에 대한 끊임없는 욕구가 반영되어 있는 고양된 자기개념을 의미한다(Hotchkiss, 2003/2006). 건강한 자기애는 자신에 대해 인정하고 수용하며 현실적이고 굳건한 자기개념을 지니고 있는 상태를 의미하고, 타인의 감정에 공감하며 자신과 타인의 경계를 잘 인식하지만, 건강하지 못한 자기애자들은 그렇지 못하다. 따라서 건강한 자기애자들은 자신을 사랑함으로써 타인을 사랑할 수 있게 된다. 이러한 상태는 Maslow가 말한 대로, '자기'의 범위가 넓어져서 다른 사람이 잘되는 것이 자신의 진정한 기쁨과 연결되는 자기실현자의 태도와도 상통하는 바가 있다. 이를 위하여 자신의 장점뿐만 아니라 단점까지도 진실로 수용하여 자신감 있는 태도를 지니는 것이 중요하다.

둘째, 서로 사랑하는 것이 서로의 잠재력을 발전시키는, 즉 자신을 가장 잘 사랑하는 유일한 방법임을 깨달을 필요가 있다. 이러한 사랑에 관하여는 '진정한 이기주의자는 협력한다.' (Hofstadter & Willi, 2002/2003에서 재인용) '파트너에 대한 승리보다 더 큰 손실은 없다.' (Willi, 2002/2003)고 표현할 수 있다. 덧붙여서 Willi는 두 사람의 관계 안에서 개인적 잠재력을 실현해야 한다고 주장하면서, 그런 면에서 관계 없는 자아실현은 없다고 역설한다.

셋째, 새로운 사람과 사랑을 하고 새로운 환경에서 지금까지 지내 왔고 보아 왔던 가정과 다른 가정을 꾸리겠다는 생각으로 사랑을 한다면 그러한 기대를 다시 한 번 잘 숙고해 보라고 충고하고 싶다. 연애나 결혼을 계기로 과거와 단절되는 것은 아니며, 사랑은 과거 삶의 연속이다. 사랑하는 사람이 생기거든 두 사람 사이의 관계가 서로의 부족한 부분을 채우기 위한 '의존관계'가 아닌지 심각하게 고려할 필요가 있다. '아버지를 피하기 위해' '어머니에게 복수하려고' 결혼하고 나서 불행해하며 후회하는 커플들이 종종 있다.

글상자 11-3 남자와 여자가 사랑하는 이유

대부분의 사람들은 이성 간에 사랑을 한다. 원래 남자와 여자는 한 몸이었는데, 그 능력이 너무 커서 신이 시기하여 반으로 나누고 한쪽을 남자, 다른 한쪽을 여자로 만들었다는 신화를 들은 적이 있다. 그래서일까? 인간은 평생 다른 반쪽을 찾게 되는데, 올바른 한 쌍이 만났을 때 그 잠재력이 극대화된다고 믿는다. 그래서 남녀는 서로 다른지도 모르겠다.

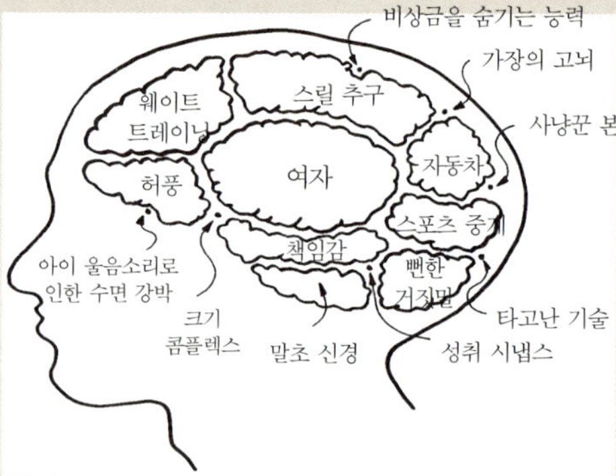

남자의 두뇌

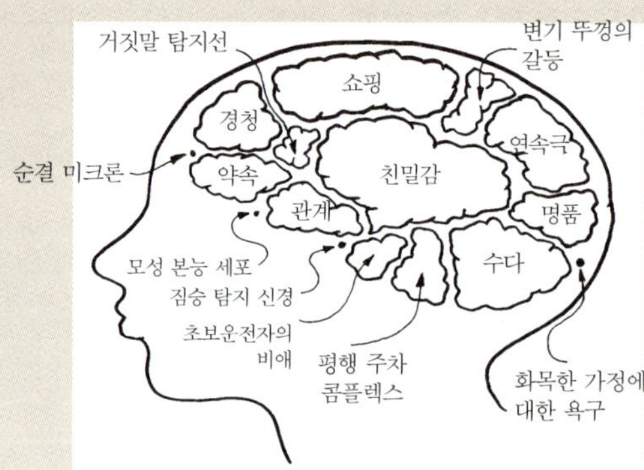

여자의 두뇌

남자와 여자는 태어날 때부터 다른 점들이 많이 있다. 2005년 11월에 스탠퍼드 대학교의 연구자들이 PNAS(Proceedings of the National Academy of Science)에 발표한 연구에 따르면 유머에 의해서 유도되는 뇌 활성화 패턴은 성별에 따라 차이가 있는데, 여성은 남성에 비해 언어와 기억을 담당하는 뇌 영역에서 더 강한 신경활성화 패턴을 보였다. 또한 캐나다 앨버타 대학 정신과전문의 피터 실버스톤 박사의 보고에 따르면 폴더형 휴대전화를 열 때 남자는 엄지 손가락을, 여자는 넷째 손가락을 사용할 확률이 높다고 하는데, 이러한 차이는 남녀가 똑같은 일을 해도 사용하는 뇌부위가 서로 다르기 때문이라고 한다(메트로, 2005. 12. 6). 그 밖에도 이미 알고 있는 많은 차이들이 있다. 예를 들면, 생식기, 성 호르몬과 같은 신체적인 부분부터 그에 따른 PMS(월경전증후군)와 성격, 선호, 능력, 리더십, 성취동기 등등이다.

이러한 차이는 서로의 잠재력을 극대화시킨다. 따라서 서로의 차이를 대비의 도구가 아닌 보완의 도구로 사용하고 다른 것을 당연한 것 혹은 선물로 받아들여야 한다. 이를 위하여 나와 많이 다른 바로 그 사람, 나의 반쪽을 사랑하는 것이 나 자신을 더욱 사랑하는 길이 될 것이다.

타인에 대한 정서적 애착을 통해 자신의 결핍감에 대한 보상을 추구하려는 것을 중독관계(addictive relationship)라고도 한다(Stanon Peele, Archie, & Brodsky, 1974: 김유숙 외, 2007에서 재인용). 이러한 관계에서는 두 사람 이외의 다른 대인관계나 활동에서 점차 철회하고, 폐쇄적이며 고립된 관계 형태를 보이고, 둘 사이의 관계에 정서적으로 전념하고 상대에게서만 위안을 구하므로 부담과 불편함이 있으나, 그렇다고 그 사랑이 멈춰지지는 않는다. 이러한 사랑은 둘이 연결되어 있는 것 같으나 사실은 자기 자신의 과거와 연결되어 있는 것이다.

넷째, 두 사람이 사랑을 한다 하더라도 둘은 하나가 될 수 없다. 칼릴 지브란이 자신의 시에서 표현한 것처럼 둘 사이에는 바람이 통할 틈이 필요하다. 만약 항상 함께 있어야 하고, 잠시라도 떨어져서는 못살 것 같으며, 그가 1초라도 다른 사람에게 눈길을 주면 미칠 것 같다면 '그것이 사랑'이라고 단정하기 전에 사랑 경험을 발전시켜 나가면서 생기는 마음들에 대하여 조심스럽게 살펴보기를 권한다.

만약 여러분이 소개팅을 하고 그 상대가 나를 매우 사랑해 주는 관계를 몇 달 유지하다가 여러분이 학과 친구들과 모임을 갖던 중 몇 초 간격으로 부재중 전화가 20통 이상 찍혀 있다면, '나를 정말 사랑하나 봐.'라고 확신하기 전에 그러한 상태로 연애를 지속하거나 결혼을 하고 난 후 어떨지 고려해 볼 필요가 있다. 우리 중에는 결혼하면 달라진다고 생각하는 사람들이 많은데, 사람은 그렇게 쉽게 변하지 않는다. 사람의 미래를 가장 잘 예측하는 변인들 가운데 하나는 '과거의 습관'이다(Eagly & Chaiken, 1993). 커플들이 싸운 후 이런 말을 많이 한다. "내가 그때 그럴 줄 알았어야 했는데…."

사랑을 지켜 가는 아름다운 간격

– 칼릴 지브란

함께 있되 거리를 두라.
그래서 바람이
너희 사이에서 춤추게 하라.

서로 사랑하라.
그러나 사랑으로 구속하지는 말라.
그보다 너의 혼과 혼의 두 언덕 사이에
출렁이는 바다를 놓아 두라.

서로의 잔을 채워 주되
한쪽의 한 잔만을 마시지 말라.

서로의 빵을 주되
한쪽의 빵만을 먹지는 말라.

함께 노래하고 춤추며 즐거워하되
서로는 혼자 있게 하라.

마치 현악기의 줄들이
하나의 음악을 울릴지라도
줄은 서로 혼자이듯이
서로 가슴을 주라.

그러나 서로의 가슴에 묶어 두지는 말라.
함께 서 있으라.
그러나 너무 가까이 서 있지는 말라.

사원의 기둥들도 서로 떨어져 있고
참나무와 삼나무는 서로의 그늘 속에선 자랄 수 없다.

다섯째, 앞서 말했던 네 가지와 관련하여 사랑을 하기 전에 자신은 어떤 사람을 사랑하기를 원하는지, 자신이 사랑에 실패했었다면 그 이유는 무엇인지, 되풀이되는 사랑의 미해결 과제(Hendrix, 1990/2004)가 있다면 그것은 무엇인지 숙고해 볼 필요가 있다. 그래야만 비로소 사랑으로 인한 실망을 상대의 탓으로 돌리지 않고 함께 해결할 수 있다. 예를 들면, 상대가 아무리 자신을 사랑해 주어도 만족스럽지 않을 수 있다. '내가 진짜 원했던 건 네가 나를 사랑해 주는 게 아니었어. 아버지가 날 사랑해 주는 것이었어.' 라는 깨달음이 진정한 사랑으로 들어가는 시작이 될 수도 있다. 결국은 자신의 문제를 다른 사람에게, 그것도 한때는 가장 사랑했던 사람에게 해결해 내라고 떼를 쓰곤 하는 것이 우리 사랑의 혹은 삶의 과정일 수 있다.

이러한 자기 사랑의 이해를 위하여 어린 시절부터 관계 맺었던 패턴을 이해할 필요가 있다. 이에 두 가지가 도움이 될 것이다. 첫째, 애착 유형 알아보기, 둘째, 자신의 원가족 관계 역사 탐색이다. 다음에 좀 더 자세히 살펴보자.

첫째, '애착'은 태어나서 처음 맺는 주된 양육자와의 정서적인 유대감을 뜻한다. 대상관계이론에서는 어릴 때 중요한 사람들과 가진 경험이 자기의 부분이나 측면들로 새겨져서(내적 작업모델) 어른이 되어 다른 사람들과 가지는 관계양식에 영향을 미친다고 가정한다(홍숙기, 2004). 애착이론에 따르면 이러한 유대감은 이후에 아이가 맺는 사회적 관계의 샘플이라고 볼 수 있다.

Ainsworth, Blehar, Waters 그리고 Wall(1978: Brisch, 1999/2003에서 재인용)은 인간의 애착 유형을 낯선 상황 절차에 따라 연구하였다. 이 연구방법을 보면 엄마가 아이를 연구자와 장난감이 있는 방, 즉 낯선 상황에 데리고 와서 연구자와 엄마가 번갈아 드나들면서 그동안 아이의 반응을 살펴보고 그에 따라 유형들을 분류하였다.

유형을 살펴보면 먼저 안심 애착은 엄마가 있을 때는 낯선 상황을 탐색하고 수용하지만 엄마가 없을 때는 울거나 찾고 엄마가 돌아오면 기쁘게 맞는다. 회피 애착은 낯선 환경에서 쉽게 탐색을 시작하고 엄마가 나갈 때도 별로 저항이 없고 돌아와도 반기지 않는다. 양면적 애착은 엄마가 없으면 심하게 우는데, 엄

〈표 11-1〉 Bartholomew와 Horowitz, Ainsworth의 유형 비교

자기/타인에 대한 태도	Bartholomew와 Horowitz(1991)	Ainsworth 등 (1978)	대인관계 방식
자기긍정/타인긍정	안심	안심	친밀과 자율에 대한 편안함
자기긍정/타인부정	거부	회피 경향	친밀과 의존 거부
자기부정/타인긍정	몰두	불안/애증 경향	관계에 집착
자기부정/타인부정	공포	회피 경향	친밀을 겁내고 사람 회피

마가 돌아오면 울고 안아달라고 하면서도 안으면 몸부림치고 내리라는 듯 떼를 쓴다. 짐작하겠지만 안심 애착 아동의 부모는 아이에게 일관성 있고 민감하게 반응했고, 회피 애착 아동의 부모는 아이에게 거부적이거나 무시했으며, 양면적 애착 아동의 부모들은 아동을 비일관적으로 양육했다. 연구에 따라 다른 유형들[혼란형(disorganized: Main & Cassidy, 1988)]도 있으나 대체로 이 세 유형으로 나뉘었다.

그 후 Bartholomew와 Horowitz(1991)는 자기와 타인에 대한 긍정, 부정 경향으로 이 유형들을 정리했다. 즉, Harris(1967: 강문희 외, 1999에서 재인용)와 비슷하게 자기긍정/타인긍정은 안심형(친밀과 자율성이 편안함), 자기긍정/타인부정은 거부형(친밀과 의존을 거부), 자기부정/타인긍정은 몰두형(관계에 집착), 둘 다 부정은 공포형(친밀을 겁내고 사람들을 회피)으로 나누었다. Ainswoth 등(1978: Brisch, 1999/2003에서 재인용)의 연구결과와 이들의 연구의 유형을 비교하면 〈표 11-1〉과 같다.

우리나라에서 김동직과 한성열(1997)은 한국의 경우 양면형이 미국의 표본보다 매우 높다는 연구결과를 내놓았다(한국 34.1, 37.6%, 미국 14.3, 10.3%). 한편, 최근 실시된 군집분석을 이용한 연구(이동귀, 이수란, 김혜영, 2009)에서는 애착의 4요인보다는 Ainswoth와 같은 3요인 구분이 우리나라의 실제 자료에 더 합치된다는 결과를 얻은 바 있다.

Hazan과 Shaver(1987)는 이러한 애착의 유형이 성인의 사랑 유형과 매우 비슷

하다는 데 착안하여 성인의 사랑 유형을 구분하였다. 대체로 안심 애착 성인은 자신감 있고, 사회적 기술이 있고, 안정되어 있다. 회피적 애착 성인은 가까운 관계를 불편해하고, 대인관계 기술도 부족하다. 불안 애착 성인은 거부당할까 봐 걱정하고 자신감도 부족하다. 여러 성인 대상 사랑 유형 구분에 따른 결과에서 애착 유형은 자기수용(박고운, 이기학, 2007), 대인관계 유능성(신지욱, 방희정, 2006), 부정적 인지왜곡 및 우울 수준(정연옥, 이민규, 2005) 등과 관련되었다. 더 나아가 애착에 따른 리더십(Towler, 2005), 인지양식(Ecke, 2007), 성별에 따른 애착, 특히 여성의 우울 등 다양한 증후들과의 관련성(Reis & Grenyer, 2004) 등이 연구되고 있어, 관계의 유형과 그것이 삶의 여러 방면에 미치는 영향을 고루 파악할 수 있는 좋은 도구로 여겨진다. 만약 자신의 애착 유형을 다음의 '애착 유형 분류'의 네 가지 질문만으로는 파악하기 어렵다면 앞서 소개된 많은 연구들을 참조하여 실제로 설문지를 통해 자신에 대해 좀 더 명확히 살펴볼 수 있을 것이다.

둘째, 애착 연구에서도 밝힌 바와 같이 지금까지 우리의 관계의 역사가 이후의 관계에 영향을 미친다. 어린 시절에 힘들었던 점들, 그때의 감정과 대처방식이 우리의 애인관계에서 혹은 배우자관계에서 반복될 수 있다. 따라서 지금까지의 관계방식을 세심히 살펴보는 것이 이후 행복한 관계에 도움이 될 것이다.

애착 유형 분류

다음의 지문을 읽고 자신은 몇 점인지 점수화해 보자.

1: 전혀 그렇지 않다 2: 가끔 그렇다 3: 보통 4: 종종 그렇다 5: 거의 그렇다

A: 나는 남들과 가까워지면 왠지 편안하지 않다. 나는 정서적으로 가까운 관계를 원하기는 하지만, 남들을 완전히 신뢰하거나 남들에게 전적으로 의지하기가 어렵다. 나는 남들과 가까워지면 내가 상처를 받을까 봐 걱정된다. ______점

B: 나는 남들과 정서적으로 완전히 친밀해지기를 원하지만, 남들은 내가 원하는 만큼 가까워지기를 꺼려하는 것 같다. 나는 누군가와 친밀한 관계를 맺어야 안심이 된다. 나

는 때때로 내가 남들을 소중하게 생각하는 만큼 남들이 나를 소중하게 생각하지 않을까 봐 염려된다. ______점

C: 나는 비교적 쉽게 다른 사람들과 정서적으로 가까워지는 편이다. 내가 남들에게 의지하든 남들이 나에게 의지하든 간에 나는 편안하게 느낀다. 나는 혼자서 지내거나 남들이 나를 받아들이지 않는다고 해서 걱정하지는 않는다. ______점

D: 나는 가까운 정서적 관계를 맺지 않고 지내는 게 편안하다. 독립심과 자기충족감을 느끼는 것이 나에게는 매우 중요하다. 나는 남들에게 의지하거나 남들이 나에게 의지하는 것을 좋아하지 않는다. ______점

A, B, C, D 가운데 어느 부호가 가장 점수가 높은가?

A: 공포 회피형, B: 양면형, C: 안심형, D: 거부 회피형

출처: 김동직, 한성열(1997).

4 가족관계

결혼에 대한 이해와 오해들

다음의 질문들에 대하여 맞으면 ○, 틀리면 ×로 답하라.

1. 결혼하면 모든 것(예를 들면, 도박의 습관, 게으른 생활방식)이 변할 것이다. ( )
2. 우리 둘이 결혼하는 것이니 둘만 좋으면 된다. ( )
3. 결혼하기로 결정하기까지가 문제이고, 결정한 다음은 크게 문제될 것이 없다. ( )
4. 부부간에는 무조건 싸우지 않는 것이 좋다. ( )
5. 부부간에는 감추는 것이 있어서는 안 된다. ( )
6. '부모-자녀' 관계보다 '부부관계'가 더 중요하다. ( )
7. 자녀의 비행문제가 부부관계나 가족구조의 문제에서 비롯될 수 있다. ( )
8. 서로가 진짜로 '사랑'한다면 해결 못할 문제가 없다. ( )
9. 자녀를 낳으면 결혼에 책임감이 더해져서 부부관계가 더 좋아지게 될 것이다. ( )

10. 부부가 서로 사랑한다면 항상 행복할 것이다. ( )
11. 함께 있기 위해 결혼했으므로 혼자 있기 원하는 것은 이기적인 것이다. ( )
12. 부부관계에서 생긴 문제를 해결하기 위해서는 누구 잘못인지 가려내야 한다. ( )
13. 부부라면 명확히 소통하려고 특별히 노력하지 않아도 이심전심으로 통한다. ( )
14. 부부관계도 계속적인 재평가가 필요하다. ( )
15. 자녀에 대한 사랑에 대해 배우자가 질투하거나 경쟁하는 일은 있을 수 없다. ( )

문제의 기술 방식을 보면 미소를 지으면서 답할 수 있을 것이다. 여러 이론들과 심리학적 연구결과에 따르면 6번, 7번, 14번만 ○이고 나머지는 ×이다. 다음에서 그 이유들을 살펴보자.

1) 부부관계에 대한 이론

부부관계를 설명하는 이론들 가운데 정신역동적 접근, 인지행동적 접근, 가족치료적 접근(Bowen, 구조적 치료, 전략적 치료)을 살펴보자.

(1) 정신분석적 접근

정신분석적 접근의 입장에서 본다면 부부는 어린 시절에 미해결된 과제를 해결하기 위하여 그 과제를 해결하기에 적합한 사람을 찾고 만나게 된다고 본다. 어린 시절의 중요한 관계가 배우자에게 투사되고, 이러한 투사를 주고받아서 생기는 문제가 부부관계 문제의 대부분이라고 볼 수 있다.

침대에서 부부가 마주보며 싸우고 있다고 하자. 사실은 그 싸움에는 눈에 보이지 않는 다른 네 명의 참여자가 있다. 바로 그들의 어머니, 아버지들이다. 즉, 2명의 싸움이 아니라 3:3의 팀 간 싸움인 것이다.

이러한 문제를 더욱 미묘하게 만드는 것이 투사적 동일시다. 이는 자아의 수용할 수 없는 부분들이 상대의 탓으로 돌려지고, 상대방이 자신에게 익숙한 어떤 역할을 하도록 초래하거나 유도하는 방식이다. 예를 들면, 참견하고 질투하여 마침내는 분노가 폭발하셨던 어머니에게 익숙한 어떤 남편은, 그의 지나친 음주습관에 대해 부인이 상냥하게 말하면 그저 '알았다'고 하며 같은 행동을 반복하다가, 부인의 분노가 폭발하면 그때서야 행동을 조심한다. 이런 방식이 반복되면 부인은 마치 어머니가 했던 것처럼 남편에게 일일이 참견하고 질투하며 화를 폭발시키게 되고, 그 결과 남편은 예전 어머니와 아들과의 익숙한 패턴을 부부관계에서 반복하게 된다.

정신분석적인 관점에서 볼 때 부부들을 여러 유형으로 분류할 수 있는데, 한쪽이 부모 역할을 하고 다른 파트너가 아이 역할을 하는 유형이 대표적이다. 이때 부모 역할을 하는 쪽이 초자아의 역할을 하고 아이 역할을 하는 쪽은 본능의 역할을 한다. 이때 아이는 부모의 인정이 절실히 필요하고 부모는 아이를 통해 본능을 경험하게 된다. 흔히 남편을 '우리 큰아들'이라고 하거나, 부인을 딸처럼 다루는 부부관계가 이에 속한다.

또 다른 재미있는 유형은 한쪽은 쫓아가고 다른 쪽은 거리를 유지하는 유형이다. 거리를 유지하려는 사람들은 의존에 대한 두려움이 있고, 다가가기 위해 노력하는 사람들은 다른 사람과의 관계가 필요한 사람이다. 예를 들면, 어린 시절에 너무나 참견하며 키웠던 어머니를 둔 남편과, 맞벌이를 하면서 자녀와의 관계를 소홀히 했던 어머니의 딸이 만났다고 하자. 어머니처럼 챙겨 주는 그녀가 매우 좋아 프로포즈하고 또한 어머니처럼 자신의 프라이버시를 존중해 주는 남편이 매우 멋져 보여 황홀한 프로포즈에 수락했지만, 결혼해서 살다 보니 남편은 다가오는 데 대한 두려움이 있고 부인은 혼자 있는 데 대한 불안이 있어서 싸움이 끊이지 않는 경우가 있다.

정신분석적 접근에서는 이러한 부부들에 대하여 아동기부터 과거를 탐색하고 충족되지 않은 욕구와 현재 부부관계에서 이루려고 하는 무의식적 동기를 깨닫도록 하는 데 힘쓴다.

(2) 인지행동적 접근

행동주의는 인간의 행동이 보상과 강화에 의해 학습된다고 주장한다. 이에 따르면 인간의 모든 행동적 결과는 경험과 학습에 의한 것이므로 부부관계를 부부가 서로 주고받는 보상과 처벌의 결과로서 조명한다. 그런 의미에서 행동주의적 접근에서는 부부간에 서로 긍정적인 강화를 하거나 대인관계 훈련, 특히 의사소통 훈련과 자기주장 훈련을 통해 부부관계를 강화하거나 혹은 자신의 왜곡된 사고의 내용을 돌아보고 변화시키는 방법을 사용하여 부부관계의 변화를 시도한다.

인지행동적 접근에서 보는 부부간의 부적응적 의사소통 유형에는 먼저 배우자의 긍정적 강화에 부정적으로 화답하는 방법이 있다. 예를 들면, 남편은 술을 먹고 와서 부인에게 폭력을 가하면서 자신의 뜻이 관철되도록 주장하고, 부인은 남편의 폭력이 견디기 힘들어서 양보해 준다. 이에 강화를 받은 남편은 다음에 자신의 뜻이 받아들여지지 않으면 다시 행패를 부리게 된다. 이는 우리나라 부부관계에서 흔하게 볼 수 있는 상호작용 방식이다. 이때 부인의 경우는 갈등 자체를 두려워하여 위축되고 갈등상황을 회피하고 있을 수 있다. 아마 결혼 전 가족의 성장과정에서 논쟁과 갈등의 부정적인 결과만을 보아 왔기 때문일 수도 있다. 그러나 그 결과로 남편의 폭력이 점점 강화되므로 문제가 해결되지 않고 증폭되기 때문에 더욱 문제가 될 수 있다.

어떤 경우에는 서로 말을 주고받지만 대화하고 있지 않을 수도 있다. 즉, 상대방의 말에는 전혀 반응하지 않고 자신의 주장만 하는 경우다. 예를 들어 보자.

남편: 요즘 회사일이 너무 힘들어. 항의하는 고객들을 어떻게 다뤄야 할지 모르겠어.

부인: 저도 집안일이 적성에 안 맞는 것 같아요. 진짜 지겹다구요.

남편: 당신은 항의하는 고객들을 맞는 건 아니잖아. 그 사람들이 얼마나 날 힘겹게 하는지 몰라.

부인: 제 일은 적성에 안 맞는다구요. 나는 힘든 일이어도 당신처럼 적성에 맞으면 할 수 있어요.

남편: 내 일이 적성에 맞는다고 누가 그래?

부인: 적성에 안 맞는데, 왜 여태까지 했어요?

이들은 서로 대응하여 말하고 있다. 그러나 남편의 요지는 '나는 회사일이 힘들다.' 이고, 부인의 주장은 '집안일이 적성에 맞지 않는다.' 는 것이다. '어…. 그래요? 그러니 얼마나 힘들겠어요? 우리 가족들을 위해 고생이 참 많네요~' 하면 될 일을, 마치 서로 상대의 주장에 수긍하면 자신의 주장이 잘못되었다고 증명되는 것처럼, 상대의 말을 '듣고' 그에 따라 반응하기보다 자신의 논지만을 펴기 위해 아웅다웅하고 있다. 위의 예에서는 짧은 대화만으로도 거의 싸우기 직전에 이르고 있다. 인지행동적 접근에서는 이 밖에도 많은 의사소통 패턴을 다루고 있지만 생략하고, 여러분이 일상생활 속에서 나누는 대화의 예를 찾아보기를 권한다.

또한 인지적 접근에서는 부부관계에 관련한 비합리적 사고의 오류를 깨닫도록 도와야 한다고 주장한다. 이러한 오류의 예를 들면, 결혼 초에 부인과 시어머니의 언쟁으로 상처를 많이 받은 남편이 세월이 지나 고부간에 사이가 좋아졌음에도 불구하고 '나의 부인은 시어머니를 싫어하는 사람이야.' 라고 생각하는 것(낙인찍기), 상대의 많은 긍정적인 면들에도 불구하고 부정적인 면에만 초점을 두어 보는 것(터널 시야), '그가 외도를 했으니 가정은 포기한 거야.' 라는 생각에서 볼 수 있는 '논리의 분절' (가정을 포기할 마음이 전혀 없이 외도하는 남자들도 많다.) 등이 있다.

(3) 가족치료적 접근

다양한 가족치료이론 가운데 여기에서는 Bowen, 구조적 치료, 전략적 치료에 기초하여 기술하고자 한다. 먼저 가족치료적 접근이 앞의 두 가지 접근과 다른 점은 가족을 기능하고 살아 움직이며 항상성을 유지하고자 하는 하나의 '체계(system)' 로 보고 있다는 점이다. 즉, 앞의 두 접근은 '개인' 에 초점을 두고 개인을 중심으로 부부관계를 본다면, 가족치료이론은 '개인' 보다는 '체계'

에 초점을 두고 있다. 따라서 다음과 같이 생각할 수 있다. 즉, 자녀의 비행행동은 가족 역기능의 결과이며, 가족 자체에 대한 아무런 개입 없이 자녀의 비행행동만을 수정한다면, 예를 들면 어머니의 우울이나 아버지의 외도와 같은 자녀의 비행행동을 대체할 만한 다른 역기능적 행동이 가족 내에 발생한다는 것이다. 이러한 현상을 설명하기 위하여 각 이론적 입장에 따라 여러 설명 개념을 두고 있다.

Kerr와 Bowen(1988/2005)은 모든 생명체가 만성적인 불안을 갖고 있고 그 수준은 가족원들의 분화 수준에 따라 다르다고 보았다. 분화는 정서적으로 독립되어 가는 과정이다. 자아의 분화도가 높은 사람은 감정적으로 얽매이지 않고, 융통성과 적응력이 높으며, 삶의 목표가 있고, 자신의 삶에 책임을 질 수 있다. 반면 자아 분화도가 낮으면 심리적으로 다른 사람에게 많이 의존하고, 문제 위주로 반응하기보다 정서적인 대응을 하므로 미숙한 소통을 하게 될 가능성이 있다.

또한 가족은 가족에 속한 두 사람 체계의 불안을 감소시키기 위하여 다른 사람(자녀 혹은 시어머니 등) 또는 어떤 습관(골프, 일, 술 등)을 끌어들이기도 한다. 이를 정서적 삼각관계라고 한다. 불안이 만성적으로 높은 핵가족이 그 체계를 안정되게 유지하기 위해 나름대로의 노력을 기울이게 되고, 이것은 부부간 불화, 부부간 정서적 거리두기, 한 배우자의 정서적 혹은 신체적 무능력, 자녀의 비행행동이나 돌출행동 등을 낳을 수 있다. 이러한 증상들은 부부간의 불안이 오래 지속된 결과라고 볼 수 있다. 어머니가 자녀를 상담실에 데리고 와서 "얘가 우리 가족 모두를 너무 힘들게 한다."고 말할 때 사실 그 아이는 가족체계를 유지하고 가족의 불안, 갈등, 긴장을 낮춰 항상성을 갖게 하는 데 중요한 역할을 하는 아이일 수 있다.

구조적 가족치료에서는 가족의 경계선을 중요시한다. 경계선이란 개인, 하위체계, 가족의 통합성을 보호하고 강화하는 정서적인 벽을 말한다(Nichol & Shwartz, 2002/2004). 부부체계와 자녀체계는 경계선에 의해 구분될 필요가 있다. 경계선은 가족 구성원 간에 정보가 어떻게 흘러가는지에 대한 가족의 규칙에 초점을 둠으로써 파악될 수 있다. 가족은 규칙에 의해 다른 가족과 구분되고, 이때 규칙은 눈에 보이지 않는 경계선이다(김용태, 2000). 애매한 경계는 가족들이 모든 정보를 공유하여 가족의 모든 문제에 지나치게 얽히는 상태, 즉 과잉밀착 상태를 만든다. 한편, 경직된 경계는 가족들이 서로의 생각이나 감정들을 나누어 갖지 않으므로 서로 개인적이 되고 격리되는 상태를 만든다. 마지막으로, 명료한 경계를 가진 가족은 자녀들로부터 독립적인 부모 하위체계를 유지하면서 자녀들에게는 부모로서 다양한 관여를 할 수 있는 상태를 말한다.

이러한 가족 전체의 체계를 한눈에 살펴보는 데 가계도는 큰 도움을 준다. 가계도에서 가족 구성원 중 남자는 사각형, 여자는 원, 수평선은 결혼, 수직선은 자녀를 나타내고, 연령, 결혼 날짜, 사망, 가족의 갈등관계, 단절, 삼각관계 등을 표시한다. 그 밖에 아동기 주요 사건, 부모의 과거 및 현재, 성격 등을 써 넣기도 하며, 적어도 3대에 걸친 가계도를 그려 봄으로써 세대 간 연합(부모 중 한 사람이 자녀와 맺는 부적절한 동맹관계: 전략적 가족치료 용어)이나 세대 간 경계선을 빠른 시간 내에 명확히 파악하게 도와줄 수 있다. 다음 여백에 여러분의 가계도를 작성해 보라.

우리집의 가계도

가족치료적 접근에서 볼 때 한 사람의 문제는 그 사람이 속한 가족 전체의 문제를 반영하고, 가족의 가장 중요한 요소 가운데 하나는 부부이므로, 부부의 문제는 곧 가족의 문제로 확산된다. 건강한 자녀를 키우기 위해서는 부부가 건강해야 하는데, 건강하지 못한 부부관계는 건강하지 못한 원래 가족으로부터 유래될 수 있다. 따라서 건강한 가족관계를 위해 현재의 부부관계를 진단하고 건강한 부부관계를 맺을 수 있도록 도움을 받을 필요가 있다. 대략 10년 안에 부모가 될 여러분의 건강한 관계를 위한 대비는 미래 우리 자녀들의 행복한 결혼생활과 직결되기 때문이다. 이를 위해 여러 가족치료이론들은 문제의 정의부터 치료까지 다양한 과정의 치료방법들을 제안하고 있으므로 관심이 가는 대로 더 자세한 정보를 찾아보는 것도 도움이 될 것이다.

2) 성숙한 부부가 되기 위한 노력

성숙한 부부란 어떤 부부일까? 다음은 Young과 Long(1998/2003)의 기술을 참조하여 저자가 나름대로 구성하고 기술한 것이다.

첫째, 나뿐만 아니라 너도 옳을 수 있다는 믿음을 지닌 부부다. 우리는 나와 다르면 '틀리다'고 생각한다. 부인은 절약을 위해 한 방울의 물도 아껴야 하고 이는 자연보호와 관련되어 인류의 미래와 직결된다고 생각하고, 남편은 물 한 방울과 같은 사소한 일들에 마음을 빼앗기는 것은 오히려 삶의 효율을 해치고 쩨쩨하다고 생각한다. 누가 옳은가? 둘 다 옳을 수 있다. 상대가 틀렸다고 생각하는 사람이 '틀렸다.'

둘째, 배우자의 선의에 대한 믿음을 지닌다. 내가 지나가다가 돌을 맞았다고 하자. 그 방향에서 나의 배우자가 무엇인가를 던지고 있다. 우리는 그(녀)가 나를 향해 던졌다고 생각할 수 있다. 그러나 그(녀)는 아무에게나 무엇인가를 던지고 있었을 뿐이고 '나'를 향해 '돌'을 던진 것은 아닐 수도 있다. 그것이 '돌'이 아니라 '짜증 섞인 말'이라고 생각하고 같은 논리를 적용해 보자.

셋째, 같은 곳을 바라본다. 두 사람이 같은 배를 타고 노를 젓고 있는데, 둘

다 힘껏 노를 저었다. 한 시간쯤 지났는데도 배는 제자리에 멈추어 서서 1m도 앞으로 나가지 못했다. 무슨 일인가? 서로 반대 방향으로 노를 젓고 있는 것이다. 이런 비유가 새롭지 않을 것이다. 그런데 이러한 일들이 부부 사이에서 많이 벌어지고 있다. 한쪽은 마늘 반쪽도, 종이 한 장도 아끼며 10원, 20원을 세는데, 그 배우자는 한 번의 쇼핑으로 혹은 하루 밤 술값으로 몇백만 원씩 쓴다면 가계가 오히려 기울 수 있다. 한쪽은 아이들 공부를 위해 노심초사하는데, 다른 쪽은 공부는 다 본인이 알아서 하는 거라면서 아이들과 함께 재미있는 드라마에 심취한다면 그 아이들의 학업성적은 제자리걸음일 것이다. 부부가 어떤 방향으로 노를 저을지 먼저 합의하는 것이 필요하다. 이를 위해 가치관, 인생관, 세계관, 가족의 비전 등을 합치시키기 위한 대화시간을 확보하는 것도 좋은 방법이다. 아직 결혼 전이라면 결혼 후 가정의 비전을 나누는 것이 필요하다.

넷째, 부부간에 성숙한 행동을 한다. 부부간에 성숙한 행동은 서로를 존중(경청, 수용, 격려 등)하고, 부부관계에서 서로의 역할(부부관계의 역할, 부모관계의 역할, 가사 수행의 역할, 양가의 자녀 역할 등)을 인정하며, 책임을 수행하고, 친밀감을 지속 · 유지 · 발전시키기 위한 실제적인 노력을 기울이는 것을 뜻한다. 부부 사이는 다른 줄기로 뻗어 나와 가지를 이어 하나가 되는 연리지와 같다. 가지의 결이 통하기 위해서는 서로를 존재 자체로 인정하고 수용하기 위한 각고의 노력이 있어야 한다.

3) 성숙한 부모가 되기 위한 노력

대부분의 부모들이 자녀를 양육할 때 수용과 통제의 갈림길에서 큰 갈등을 겪는다. 영아기 때는 갓 태어난 아이에게 무엇을 알고 따라주기를 바란다는 것이 정상적인 성인으로서 기대할 바가 못된다고 생각하므로 주로 아이의 요구를 수용한다. 아이가 커 가면서 '그냥 이렇게 받아 주어도 될까, 버릇이 되면 어쩌지?' 하는 생각이 들면서 통제를 하고, 그러다가도 '너무 야박한 것 아닌가, 아이가 자존심에 상처를 입으면 어쩌지?' 하면서 다시 무조건 수용으로 급선회하기도 한다. 혹은 어떤 부모들은 통제나 허용 일변도로 혹은 어떤 부모들은 아버지는 통제, 어머니는 수용의 역할을 맡아 실천하는 방식을 취하기도 한다.

어머니라면 자식을 당연히 사랑한다고 생각하지만, 사실 모든 부모들이 언제나 자녀에게 수용적인 것은 아니다. 무관심하고 무책임하거나, 적대적이고 분노를 쏟아 내거나, 거부적이고 냉담한 부모들도 있다. 이러한 부모의 수용과 온정 수준은 자녀가 부모의 기준과 기대를 내면화하는 정도에 영향을 미친다(Eccles, Early, Fraise, Gelansky, & McCarthy, 1997). 부모로부터 많은 애정을 받은 아이들은 자기존중과 자기통제가 높아서 부모가 없어도 바르게 행동하지만, 그렇지 않은 아이들은 부모가 없을 때에는 바르게 행동하지 못한다(Weiten & Lloyd, 2004/2004).

한편, 부모가 기준에 맞춰 훈육하고 양육할 때 통제적인 정도에서도 차이가 있을 수 있다. 높은 수행 기준을 설정하고 통제하거나, 자녀에게 거의 기대하지 않는 방식을 취하는 부모도 있다. 생각에 따라서는 수용이 높으면 통제가 낮을 것 같고 통제가 낮아야 수용이 높다는 식으로 두 요인 간의 일차원적 관계를 상정할 수 있으나, 둘 다 높거나 둘 다 낮은 양육방식이 가능하다.

Diana Baumrind(1967, 1971, 1978: Weiten, Lloyd, Dunn, & Hammer, 2009/2009에서 재인용)는 통제와 수용의 양육방식이 사회성과 지능에 미치는 효과를 알아보고자 미취학 아동과 부모를 관찰하고 면접하여 네 가지 양육방식을 확인했다. 그것은 〈표 11-2〉와 같다.

유교적 전통을 지닌 우리 사회의 부모님들 가운데는 독재적인 양식을 지닌 부모들이 자주 눈에 띈다. 이들은 자녀에게 높은 기대 수준에 맞추라고 요구하며, 통제하고 그에 맞추어지지 않을 때는 위협하고 처벌하며 대가를 요구한다.

〈표 11-2〉 Baumrind의 양육방식

	수용 저	수용 고
통제 저	방임적 부모	허용적 부모
통제 고	독재적 부모	권위 있는 부모

부모의 높은 지위를 이용하여 자녀들이 명령에 복종하기를 원하고 질문을 허용하지 않는다.

다른 방식으로 허용적인 양육방식이 있다. 아이의 욕구, 충동을 마음껏 허용하고 자녀에게 요구하거나 기대하는 것이 거의 없으므로 적절한 행동 기준도 제시하지 않는다. 반면 따뜻하게 수용하고 자녀들에게 반응적이다.

아버지가 독재적이고 어머니가 허용적이라면 어떨까? 이것이 엄부자모(嚴父慈母) 식의 우리 유교적 전통에서 모범적인 부모상이다. 그러나 이러한 방식이 자녀 사랑에 바탕을 둔 적절한 역할분담에 따라 긍정적으로 작동하면 좋지만, 아버지의 사랑이 결핍되고 어머니의 욕구가 우선되면서 부정적으로 작동하면 악순환이 반복될 수 있다. 예를 들어, 엄한 아버지 밑에서 성장한 아들이 그 부모의 냉담함이나 거부적인 경향을 지닌 채로, 다른 양육방식을 모르기 때문에 혹은 이 방법이 가장 좋다고 생각하여 자녀를 사랑 없이 엄하게만 훈육하려 할 수 있다. 또한 너무 자애로워서 무조건 받아 주는 어머니 밑에서 성장한 딸이 자신이 성장한 방식대로 생활이나 욕구 표현의 기준이 없이 자녀를 키우려고 할 수 있다. 그 가정의 자녀는 양친의 비일관성과 왜곡된 사랑 표현으로 인해 좌절과 갈등을 많이 겪을 것이다.

더 나아가 예전에는 한 집안의 가장(남편, 아버지)이 가정 규칙의 주창자이고 가족원들은 그에 따를 수밖에 없었는데, 요즘은 부부간의 평등한 관계가 가정되기 때문에 양육방식의 비일관성이 더욱 문제가 될 수 있다. 남편들은 자신의 전문 영역이 아니라는 이유로 뚜렷한 양육의 기준이 없고, 양육을 주로 담당하는 부인들이 이전 세대와 달리 자녀양육에 대해 더 전문적인 지식을 갖고 있을 수 있다. 그런데 이때 남편이 자녀양육에 대해 부인에게조차 독재적인 자신의 기준을 내세우면 자녀양육 문제에 관하여 부부간의 갈등이 돌출되기도 한다. 차라리 이러한 갈등이 자녀 출산 전에 부부간에 불거지고 해결의 방향으로 나아가면 다행이겠으나, 자녀가 태어나고 자라면서 부부간의 권력다툼에 따라 자녀양육 방식이 일관성을 잃거나 자녀가 다툼에 개입된다면 문제가 커진다.

이러한 부부는 그래도 자녀양육과 관련하여 싸울 정도의 관심과 정성을 갖고 있지만, 방임적인 부모들은 '밥 먹여 주면 부모 역할 끝'이라고 생각하는 듯하다. 같이 보내는 시간이 매우 적고 자녀의 먹는 것, 입는 것, 학교생활 등에 별로 관심이 없어서 자녀들을 별로 좋아하지 않는 것처럼 보인다. 아마도 실제적인 관심 자체도 자녀보다는 그들 자신의 안위에 더 있을지도 모르겠다.

가장 권할 만한 부모는 부모로서의 권위를 지니면서도 자녀의 연령대를 고려하여 수용적일 수 있는 부모다. 즉, 자녀에게 높은 기대를 지니면서 동시에 자녀의 욕구에 민감하고, 필요에 따라 자녀의 연령에 맞게 설명하고 협상과 이의제기를 허용할 수 있는 부모다. 이미 이해했겠지만, 협상과 이의제기를 허용한다는 것은 부모가 적절한 행동 기준을 지니고 있으며 동시에 열린 마음을 지니고 있다는 말이다.

이러한 부모의 양육방식은 자녀들의 성취와 관계능력과 관련이 있다. Baumrind의 연구결과에 따르면(Shaffer, 1989: Weiten & Lloyd, 2004/2004에서 재인용) 권위 있는 부모의 자녀들은 열정적이고 우호적이다. 학업에 있어서 최선을 다하고, 자립심이 강하고, 협동적이다. 또한 자제력이 있고, 스트레스에 잘 대처하며, 어른들과 협조적이고, 호기심이 강하고, 목적이 있고, 성취지향적이다. 독재적인 부모의 자녀들은 대립적이고 성급하다. 이들은 자존심이 낮고, 사회적 기술이 별로 좋지 않으며, 소심하고 불안하다. 스트레스에 취약하고 쉽게 짜증을 낸다. 허용적인 부모의 자녀들은 충동적이고 공격적이다. 이들은 학교성적이 낮고, 미숙하고, 반항적이고, 자립심과 자제력이 낮으며, 쉽게 좌절한다.

물론 상관연구 자료이므로 자녀의 경향성이 부모의 양육방식에 영향을 미쳤을 가능성이나, 유전적 요인이나 화목한 결혼/가정과 같은 요인이 제3의 변인으로 작용했을 가능성을 배제할 수 없다 하더라도, 확고하면서도 개방적인 양육방식의 필요성을 강조하는 이 결과가 시사하는 바는 매우 크다.

이러한 연구결과에 더하여 성숙한 부모가 되기 위한 몇 가지 제안을 한다면 다음과 같다.

첫째, 이 세상에 완벽한 부모는 없다. 자녀양육에 관하여 숙고하고 있다면 좋은 부모다. 자녀양육에 관하여 너무 불안하다면 오히려 그 불안이 자녀에게 안 좋은 영향을 미칠 수 있음을 기억하자. 자녀도 어머니의 불안을 전가받아 '내가 잘못 커 가고 있는 것이 아닌가.' 하고 생각할 수 있다는 말이다. 너무 불안하다면 상담가와 같은 전문가, 전문 서적, 교육 프로그램 등의 도움을 받아 안정감을 갖는 것도 고려할 수 있다.

둘째, 불안해지지 않기 위해서 확고하게 통제적이기만 하거나 반대로 허용적이기만 하다면 그것도 훌륭한 부모가 되는 길은 아닐 것이다. 그러나 극단적인 통제와 수용 사이에서 비일관적으로 왔다 갔다 하는 방식은 어떤 일관적인 방식보다도 더 안 좋다는 점도 기억하자. 부모의 기분과 감정에 따라 자녀를 대하는 방식이 순간순간 변한다면 아이는 세상의 변화에 대처할 기준을 갖지 못하고 눈치 보는 기술과 불안만 더해질 것이다.

셋째, 자녀의 마음을 헤아릴 수 있는 정신적, 시간적 여유를 지닌 부모가 되도록 노력한다. 실제로 시간적인 여유보다 더 중요한 것은 정신적 여유다. 짧은 시간이라도 자녀의 생각과 행동에 주의를 기울이고, 특히 아이의 감정을 자신의 마음으로 받아들이고 담을 수 있는 심리적인 공간이 있어야 한다. 자녀의 감정에 공감하여 반응할 수 있도록 노력하는 부모가 성숙한 부모다.

넷째, 좋은 부모는 삶의 모범이 되는 부모다. 자기 자신의 삶을 사랑하고, 자신의 삶에 대해 최상이 아니더라도 최선을 다하는 부모의 모범을 보이도록 노력한다. 아이들은 부모의 뒷모습을 보고 큰다는 말을 기억하자.

다섯째, 좋은 부모는 관계의 모범이 되는 부모다. 부부가 서로 존중하고 사이가 좋으며, 자녀양육과 관련하여 협력하고 의존하고, 또한 독립적인 자신의 삶을 사는 모습을 보인다면 자녀들도 필요할 때 부모에게 혹은 서로 의지할 줄 알고, 존중하며, 독립적인 삶을 살 수 있게 될 것이다.

아마 여러분들은 이 부분을 읽으며 두 가지 생각을 하리라. '이번 기말고사 시험문제에 무엇이 나올까?' 아니면, '나의 아이를 이렇게 키우면 되겠군….' 그러나 그에 앞서 먼저 '우리들은 어떻게 컸는가? 우리 부모님들은 어떻게 자라서서 우리를 이렇게 키웠을까?' 하는 것을 숙고하기 바란다. 왜냐하면 미래 우리의 자녀양육 방법은 내가 자라 온 방식과 어느 정도 관련이 있기 때문이다. 내가 자라 온 방식을 철저히 점검하고 그 방법대로 자녀를 키우고 싶지 않다면 내가 자라 온 방식의 단점과 장점(장점이 틀림없이 있을 것이다!)을 자세히 살펴본 후에 그럼에도 불구하고 그 방식을 바꾸고 싶은지 그렇다면 어떻게 바꾸고 싶은지를 고려한다면 실제적인 변화를 이끌 수 있을 것이다.

많은 사람들이 결혼해서 임신하고 아이를 낳으면서 자신의 자녀가 훌륭한 인물이 되기를 소망한다. 이 아이는 인품은 어떻고, 성격은 어떠하며, 직업은 어떨 것인가? 좋은 심리학 책 혹은 자녀양육서 몇 권의 도움을 받아 노력을 열심히 하면 맘껏 키울 수 있다고 자신할 수도 있다. 그러나 실제로 해 보면 잘 안 되는 것은 왜 그럴까? 자식 탓도 있지만, 부모 자신부터가 실행하면 당연히 좋을 그런 행동이 맘대로 안 되는 것이다. 부모 자신이 어린 시절부터 자라 온 방식과 가치와 습관이 그것을 막기 때문이다. 따라서 스스로 어떤 점이 변하면 관계에 도움이 되겠는지, 부모-자식이든 부부관계든 친밀한 관계일수록 더 진지하게 결단할 필요가 있다.

5 요약

대인 매력을 증진시키는 데 있어서 여러 번 접촉하고 물리적으로 가까이 위치하며, 서로 태도 · 가치 · 신념 등이 유사하면 좋다. 또한 잘생긴 외모와 유능성 그리고 성격과 같은 개인적인 특성도 매력의 요인으로 작용할 수 있다. 마지막으로, 자신을 좋아하는 사람을 좋아하는 상호성도 관계에서 좋은 인상을 주는 데 긍정적으로 작용한다. 서로 좋은 친구가 되기 위하여 긍정적인 정서와 자신감을 지니고, 도움이 필요할 때 진심으로 함께 있음을 통하여 서로 믿고 의지하는 친구가 되도록 노력할 필요가 있다.

또한 사랑에 대한 신화에서 벗어나 사랑과 사랑이 아닌 것을 구분할 필요가 있다. 사랑의 삼각형이론에서는 친밀감, 열정, 의사결정 및 개입을 세 가지 요인으로 하여 호감, 풋사랑, 허울뿐인 사랑, 연애, 동반자애, 얼빠진 사랑, 완성적 사랑(consummate love), 비사랑(nonlove)을 구분하였다. 각 사랑의 삼각형은 다른 모양을 지니므로 커플의 삼각형 모양과 크기를 비교하여 사랑을 진단할 수 있다. 또한 빛깔이론에서도 열정적 사랑, 유희적 사랑, 친구식 사랑의 기본색과 이러한 색들의 혼합색으로 이루어지는 소유적 사랑, 논리적 사랑, 희생적 사랑을 구별하고 각 사랑의 특징들을 유형화하였다. 한 사람의 사랑을 이해하는 데 있어서 그의 애착 유형에 대한 이해가 중요한데, 이는 어린 시절의 애착이 성인이 된 이후까지도 영향을 미칠 수 있기 때문이다.

이와 일관되게 정신분석적 접근에서는 어린 시절의 미해결 과제의 연결로 부부관계를 이해하고 있다. 인지행동적 접근에서는 인지적 이해와 행동교정을 통하여 부부관계가 향상될 수 있다고 보고 가족치료적 접근에서는 가족을 하나의 체계로 보고 접근한다. 이러한 차이는 가족의 문제해결 방식에 영향을 주므로 중요하다. 성숙한 부부가 되기 위해서는 서로의 차이를 인정하는 것, 배우자의 선의에 대한 믿음, 목표지점에 대한 합의, 서로에 대한 존중, 역할 인정, 책임 수행 등의 성숙한 행동을 할 필요가 있다. 또한 성숙한 부모가 되기 위하여 수용적이면서도 통제적인 권위를 지닌 부모가 되도록 노력해야 한다.

생각해 볼 문제

1. 친밀한 관계가 되기 위해 중요한 요인들은 무엇인가?
2. 진정한 우정을 위하여 어떻게 노력할 것인가?
3. 사랑의 삼각형이론과 빛깔이론에 따를 때 사랑은 어떻게 구분되는가?
4. 성숙한 부부와 성숙한 부모가 되기 위하여 어떠한 노력이 필요한가?

참고문헌

권석만(1997). 젊은이를 위한 인간관계 심리학. 서울: 학지사.

김동직, 한성열(1997). 한국 대학생의 애착 유형 분포와 대인관계 특성. 한국심리학회지: 사회, 11(2), 91-110.

김용태(2000). 가족치료이론. 서울: 학지사.

김유숙, 박승호, 김충희, 김혜련(2007). 자기실현과 정신건강. 서울: 학지사.

김지은(2005. 12. 5). 당신은 지금 사랑에 빠졌나요? 성대신문.

박고운, 이기학(2007). 성인 애착 유형에 따른 자아수용 및 친구에 대한 긍정적, 부정적 감정. 한국심리학회지: 상담 및 심리치료, 19(1), 71-85.

신지욱, 방희정(2006). 애착과 대인관계 유능성: 애착 회피와 애착 불안의 상대적 영향력을 중심으로. 2006 한국심리학회 논문집, 278-279.

이동귀, 이수란, 김혜영(2009). 잠재적 프로파일 분석을 통한 애착 유형 분류. 한국심리학회지: 사회 및 성격, 23(1), 55-67.

이수용(1999). 인간관계 심리학. 대구: 태일출판사.

장연집, 박경, 최순영(1999). 현대인의 정신건강(개정판). 서울: 학지사.

정연옥, 이민규(2005). 성인기 애착 유형, 부정적 인지 왜곡 및 우울 수준 간의 관계. 한국심리학회지: 일반, 24(1), 167-184.

한규석(2009). 사회심리학의 이해(3판). 서울: 학지사.

한덕웅(1992). 성격특성 용어의 사용빈도, 호오도 및 사회적 바람직성. 한국심리학회지: 일반, 11(1), 147-171.

한덕웅, 성한기, 강혜자, 이경성, 최훈석, 박군석, 김금미, 장은영(2005). 사회심리학. 서울: 학지사.

홍대식(1996). 한국 대학생의 사랑 스타일과 이성상대 선택준거. 한국심리학회지: 사회 및 성격, 10(2), 81-110.

홍대식(2004). 연애와 결혼 심리학. 서울: 박영사.

홍대식(편역)(1992). 인간관계의 심리: 호감, 우정, 사랑, 행복. 서울: 양영각.

홍숙기(2004). 성격심리학(상). 서울: 박영사.

메트로(2005. 12. 6). 남녀, 뇌활동 영역 다르다. http://www.metroseoul.co.kr/Metro.htm?Dir=Ne&Part=Today&subject1=&Mode=View&idx=77773246367741&page=1.

Altman, I., & Taylor, D. (1973). *Social Penetration: the development of interpersonal relationships*. New York: Holt. Rinehart & Winston.

Angelis, B. D. (2008). 당신이 나를 위한 바로 그 사람인가요[*Are you the one for me?*]. (서영석 역). 서울: 학지사. (원전은 1992년에 출판).

Arronson, E. (1996). 사회심리학[*The Social Animal*]. (윤진, 최상진 역). 서울: 탐구당. (원전은 1988년에 출판).

Bartholomew, K., & Horowitz, L. K. (1991). Attachment styles among young adults: A test of a four-category model. *Journal of Personality and Social Psychology*, 61, 226-244.

Beck, A. T. (2001). 사랑만으로는 살 수 없다[*Love Is Never Enough*]. (제석봉 역). 서울: 학지사. (원전은 1988년에 출판).

Brisch, K. H. (2003). 애착장애의 치료 이론에서 실제까지[*Bindungsstörungen Von der Bindungstheorie zur Therapie*]. (장휘숙 역). 서울: 시그마프레스. (원전은 1999년에 출판).

Eagly, A. H., & Chaiken, S. (1993). *The psychology of attitudes*. New York: Harcourt, Brace Jovanovich.

Eccles, J. S., Early, D., Frasier, K., Belansky, E., & McCarthy, K. (1997). The relation of connection, regulation, and support for autonomy to adolescents' functioning. *Journal of Adolescent Research, 12*, 263-286.

Ecke, Y. V. (2007). Attachment style and dysfunctional career thoughts: How attachment style can affect the career counseling process. *The Carrer Development Quarterly, 55*(4), 339-350.

Ekman, P. (2006). 얼굴의 심리학[*Emotions Revealed*]. (이민아 역). 서울: 바다출판사. (원전은 2003년에 출판).

Folkes, V., & Sears, D. (1977). Does everybody like a liker? *Journal of Experimental Social Psychology, 13*, 505-519.

Gerrig, R. J., & Zimbardo, P. G. (2004). 심리학과 삶[*Psychology and life*]. (박권생, 김문수, 박태진, 성현란, 이종한, 최해림, 및 홍기원 역). 서울: 시그마프레스. (원전은 2002년에 출판).

Hazan, C., & Shaver, P. (1987). Romantic love conceptualized as an attachment process. *Journal of Personality and Social Psychology, 52*, 511-524.

Hendrix, H. (2004). 연애할 땐 Yes 결혼하면 No가 되는 이유[*Getting The Love You Want*]. (서민아 역). 서울: 프리미엄북스. (원전은 1990년에 출판).

Hotchkiss, S. (2006). 나르시시즘의 심리학-사랑이라는 이름의 감옥에서 벗어나기[*Why Is It Always About You: Saving Yourself From The Narcissists In Your Life*]. (이세진 역). 서울: 교양인. (원전은 2003년에 출판).

Kerr, M. E., & Bowen, M. (2005). 보웬의 가족치료이론[*Family Evaluation*]. (남순현, 전영주, 황영훈 역). 서울: 학지사. (원전은 1988년에 출판).

Main, M., & Cassidy, J. (1988). Categories of response to reunion with the parent at age 6: Predicted from attachment classifications and stable over one-month period. *Developmental Psychology*, 24, 415-426.

Nichols, M. P., & Schwartz, R. C. (2004). 가족치료: 핵심개념과 실제 적용[*The Essentials of Family Therapy*]. (김영애, 김정택, 심혜숙, 정석환, 제석봉 역). 서울: 시그마프레스. (원전은 2002년에 출판).

Reis, S., & Grenyer, B. F. S. (2004). Fear of intimacy in women: relationship between attachment styles and depressive symptoms. *Psychopathology, 37*(6), 299.

Rosenberg, M. B. (2004). 비폭력대화[*Noviolent Communication*]. (캐서린 한 역). 서울: 바오. (원전은 2003년에 출판).

Sternberg, R. J. (1986). A triangular theory of love. *Psychological Review, 93,* 119-135.

Theisen, M. (2007). 러브사이언스[*Der Liebescode*]. (배진아 역). 서울: 추수밭. (원전은 2007년에 출판).

Towler, A. (2005). Charismatic leadership development: Role of parental attachment style and parental psychological control. *Journal of Leadership & Organizational Studies, 11*(4), 15-25.

Walster, E., Aronson, E., Abrahams, E., & Rottman, L. (1966). Importance of physical attractiveness in dating behavior. *The Journal* of *Personality and Social Psychology, 4*, 508-516.

Weiten, W. W., Lloyd, M. A., Dunn, D. S., & Hammer, E. Y. (2009). 생활과 심리학[*Psychology Applied to Modern Life: Adujstment in the 21st Century*, 9th Edition]. (김정희, 강혜자, 이상빈, 박세영, 권혁철 역). 서울: 시그마프레스. (원전은 2009년에 출판).

Weiten, W., & Lloyd, M. A. (2004). 생활과 심리학[*Psychology Applied to Modern Life: Adujstment in the 21st Century*, 7th Edition]. (김정희, 강혜자, 이상빈, 박세영, 권혁철 역). 서울: 시그마프레스. (원전은 2004년에 출판).

Willi, J. (2003). 사랑의 심리학[*Psychology of the Love*]. (심희섭 역). 서울: 이끌리오. (원전은 2002년에 출판).

Young, M. E., & Long, L. L. (2003). 부부상담과 치료[*Counselling and Therapy for Couples*]. (이정연 역). 서울: 시그마프레스. (원전은 1998년에 출판).

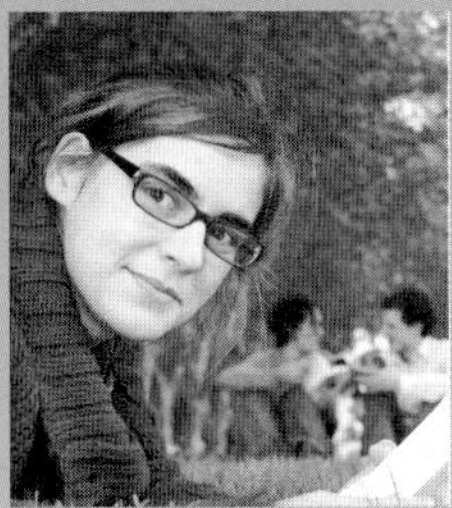 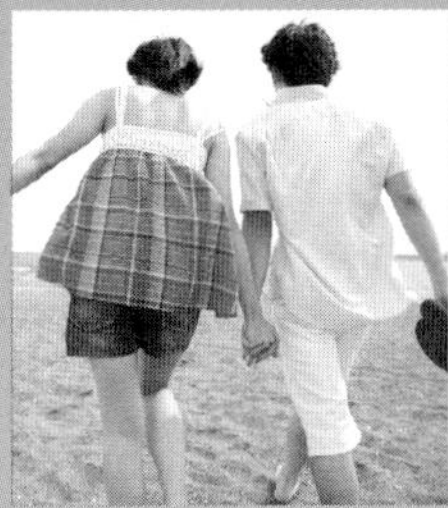 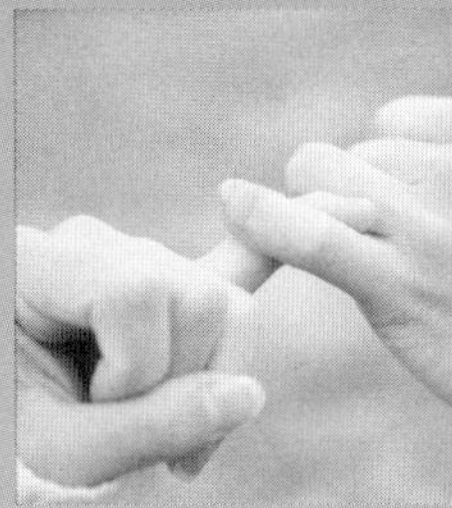 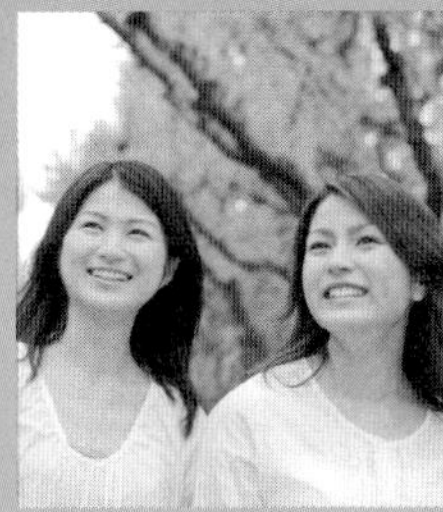

제6부

늘 푸른 나무

12

일과 여가: 일하는 즐거움! 유능한 나무꾼의 비결

이 장의 학습목표

1. 직업을 통해 청년기와 성인기의 차이를 이해한다.
2. 성인기 발달과업으로서 직업의 의미를 이해한다.
3. 자신에게 맞는 직업을 찾고 적응하기 위해서 고려해야 할 점들을 살펴본다.
4. 여가의 의미를 이해하고 나에게 맞는 여가를 탐색한다.

1 일의 의미

대학을 졸업하면 지금까지와는 다른 삶을 살게 될 것이다. 각자의 상황과 개성에 따라 꿈꾸는 모습이 조금씩 다를 수 있지만 그럼에도 불구하고 보편적으로 경험해야 하는 일들이 존재할 것이다. 발달과업(developmental tasks)이라고 부를 수 있는 이것은 특정한 생의 시기에 나타나며 숙달할 필요가 있는 개인적 도전과제라고 말할 수 있다. Havighurst(1972)에 의하면 적당한 시기에 발달과업을 훌륭하게 수행하는 것은 다음과 같은 이유에서 중요하다. 첫째, 이후에 직면하게 될 다른 발달과업을 더욱 쉽게 해결하기 위한 준비가 되고, 둘째, 사회로부터 인정을 받을 수 있고 또 개인적인 만족감이 증가하며 삶의 만족을 느낄 수 있다.

20대인 여러분들은 진정한 성인으로 거듭나기 위해서 전력을 다해야 한다. 이전까지의 잠정적이고 다소 피상적일 수 있었던 성인기에 대한 생각들은 점차로 구체적이고 깊이 있는 형태의 고민이나 개입의 형태로 변화되기 시작한다. 어떤 사람은 이미 확고한 계획을 가지고 준비 중이며, 어떤 사람은 정신없이 찾고 있을 것이며, 어떤 사람은 막연하게 걱정만 하고 있을 것이다.

많은 대학생들은 졸업과 동시에 취직을 해야 한다는 부담을 느끼며 졸업이 임박할수록 그러한 생각은 더욱 커질 것이다. 대학생들에게 있어서 직업을 갖는 것, 즉 취업이란 과거에 고등학교를 졸업하고 대학을 가는 것과 유사한 과정인 것 같다. 반드시 이루어야 한다는 높은 부담을 느끼며 또 가능하면 더 높은 목표이자 자신에게 잘 맞는 것을 달성해야 한다. 그렇다면 과거의 선택이 가져다준 결과는 어떠했는가? 단기적인 성과는 그다지 나쁘지 않았을 수도 있다. 우선 길고 긴 압력으로부터 벗어나 자유를 느끼고 있고 또 한편으로는 지금 이러한 변화된 환경이 과연 나에게 맞는 곳인지 확인되지 않는다. 그러나 시간이 지나며 조금씩 후회를 할지도 모르겠다. 이것은 대학이라는 것에 대한 이해가 적거나 편향적이었던 것에 기인한다고 볼 수 있다. 그러므로 우리는 직업을 선택하기 전에 직업의 의미가 무엇인지, 직업을 통해 무엇을 얻고 무엇을 희생해야 하는지 충분히 고려해야 한다.

7년 뒤 가능한 자기 생각하고 써 보기

자, 지금부터 딱 7년 뒤 여러분들의 일과를 떠올려 보자. 편안한 자세로 눈을 감고 천천히 생각해 보자. 누구와 어디에 살고 있으며, 무슨 일을 하고, 누구를 만나고 있는가? 그날의 날씨는 어떤가? 하루 일과를 마치고 잠자리에 드는 당신의 기분은 어떠한가?

___

___

___

2 우리는 왜 일을 하는가

성인이 되면 누구나 일을 하며 산다. 일이란 휴식과 놀이 또는 여가를 위한 활동을 제외한 모든 생산적인 활동을 말한다. 경제적인 보상이 되는 일에 종사하게 될 때는 그것을 직업이라고 한다. 대체로 성인들이 경제적인 소득과 관련해서 수행하고 있는 일상적인 생산활동이 직업이다. 인생을 보다 보람 있고 행복하게 살기 위해서는 자신의 직업이 가지는 의미와 직업을 통해서 무엇을 어떻게 성취해 나갈 것인가에 대해 깊이 생각해야 한다.

지금부터 직업이 가지는 다양한 의미를 살펴보자. 첫째, 직업의 가장 고유한 기능이자 의미는 생계유지다. 스스로 생계를 유지할 수 있다면 독립적인 한 성인으로 거듭날 수 있다. 아울러 경우에 따라서는 자신뿐만 아니라 가족에 대한 생계의 책임을 질 수도 있다. 이러한 경우 직업의 경제적인 측면에 대한 비중은 상대적으로 커진다. 자신과 가족의 생계를 유지하고 또 더 많은 경제적인 부의 축적을 통해 삶의 질을 향상시킬 수 있다. 여성들의 경제활동 참여가 증가하면서 과거에 남성들에게 주어졌던 가족의 생계유지에 대한 부담은 줄어들 수 있으나 여성들이 전담하던 가사나 육아에 대한 협력이 요구된다.

둘째, 전통사회에서는 직업이 그 사람의 신분을 나타냈기 때문에 사회적인 서열이 있었다. 현대사회에서도 이러한 직업에 의한 사회적 지위는 존재한다. 다만 전통사회에서의 직업은 타고난 신분에 의해 결정되었고 현대사회에서는 그 사람의 능력이나 노력으로 결정된다는 차이가 있다. 일반적으로 직업과 사회적 지위의 관계는 직업의 종류와 직종 내에서 맡은 지위에 의해서 결정된다.

셋째, 자신의 지위와 관계없이 다양한 사람들과 함께 오랜 시간을 보내야 하기 때문에 직장은 중요한 대인관계의 장이 된다. 직장은 여러 사람으로 구성된 조직구조를 갖는다. 따라서 모든 직장은 나름대로의 조직과 운영방침을 가지고 있으며 피고용자는 그러한 조직과 운영방침에 적응해야 한다. 조직구조와 관계없이 다양한 성향의 사람들이 군집하는 환경이기도 하다. 따라서 직장 내 서열, 조직의 고유한 문화, 개개인의 개성과 요구를 이해하고 적절히 소통할 수 있는 능력은 성공적인 직장생활에서 필수적이다.

넷째, 직장은 경제적인 보상을 제공하는 대가로 업무수행을 요구한다. 업무수행의 결과에 따라 진급이나 월급인상과 같은 다양한 보상이 주어진다. 이러한 과정에서 자신이 맡게 되는 일의 성질이 자신의 적성과 흥미에 맞는다면 업무에 대한 만족과 성과가 더 높아질 수 있고 인정과 보상이 뒤따른다.

이러한 여러 이유들과 관련하여 직업은 행복에 있어서 매우 중요하다. 직업을 가진 사람들은 그렇지 않은 사람들보다 더 행복하다. 또 자신이 하고 있는 일에 대한 만족은 정신적인 건강뿐 아니라 직장 내에서의 생산성에 긍정적인 영향을 미치고, 이것은 또다시 개인의 행복에 긍정적인 영향을 미친다.

3 나에게 맞는 직업 찾기

자, 지금부터는 직업 선택, 즉 장차 행복한 직장생활과 성인기를 보내기 위한 첫 번째 준비에 대해서 생각해 보자. 우리의 인생은 어떤 직업을 선택하느냐에 따라 달라질 수 있다. 어느 길을 선택하느냐에 따라 직업적인 성공과 삶의 만족이라는 여정을 걸을 수도 있고 의미 없는 고통의 길을 걸어가야 할 수도 있다. 선택이라는 것은 여러 가지 요인들을 고려하여 단 하나를 결정하는 과정으로, 선택의 시점에서 가능한 변수들이 충분히 고려될 때 보다 긍정적인 결과를 얻을 수 있다.

직업 발달의 권위자인 Donald Super(1953)는 인생의 전 과정에 걸쳐서 직업을 선택하고 실현하는 과정을 5단계로 나누어 다음과 같이 설명하였다.

- 성장 단계(출생~14세): 일반적인 신체적인 성장과 정신적인 성장의 시기
  - 직업 전 하위단계(3세까지): 직업에 대한 관심이나 흥미가 없음
  - 환상 하위단계(4~10세): 환상이 직업적인 사고의 기초가 됨
  - 흥미 하위단계(11~12세): 직업적인 사고는 개인이 좋아함과 싫어함에 기초함
  - 능력 하위단계(13~14세): 능력이 직업적인 사고의 기초가 됨
- 탐색 단계(15~24세): 일의 일반적인 탐색
  - 잠정기(15~18세): 자신의 욕구, 흥미, 능력 등을 고려하여 잠정적으로 진로를 선택함
  - 전환기(19~21세): 장래 희망하는 직업에 필요한 교육과 훈련을 받으며 직업에 관한 마음을 굳혀 감
  - 시행기(22~24세): 자신에게 적합하다고 판단되는 직업을 선택함
- 확립 단계(25~44세): 보다 영구적인 직업을 찾고자 함
  - 시도(25~30세): 불만족스러운 선택에 의한 약간의 직업적인 변화가 일

어남

- 안정(31~44세): 현재의 직업 분야에서 안정되게 일함

• 지속 단계(45~65세): 자신이 선택한 직업을 지속함

• 쇠퇴 단계(65~사망): 점차 직업활동이 쇠퇴하다가 중단됨

- 감속(65~70세): 직업활동의 쇠퇴 시기
- 은퇴(71~): 직업활동의 중지

그중 대학생 연령에 해당하는 직업발달 시기는 탐색 단계(15~24세)로, 학교 생활이나 여가활동을 통해서 자신의 특성을 이해하고 다양한 역할을 수행하면서 정체감을 형성하고 이에 기초하여 직업을 탐색하는 시도가 이루어지는 시기다. 이 단계에서는 직업에 대한 고민으로 한층 현실적이고 다양한 형태로의 '시험해 보기'를 시도할 것이다.

아직도 자신이 어떤 일을 해야 할지 결정하지 못한 사람들이 가장 쉽게 접근할 수 있는 방법 중 하나가 검사를 이용해서 자신의 흥미나 성향에 대한 객관적인 정보를 얻는 방법이다.

1) 흥미와 성격

저명한 직업심리학자인 Holland(1985)는 인간을 성격/흥미 유형에 따라 나눌 수 있으며 직업의 유형도 나눌 수 있다고 보았다. 결국 인간의 성격/흥미 유형과 직업의 유형이 일치할수록 만족감이 커진다고 볼 수 있다. 그는 자신의 이론에 따라 성격/흥미 유형을 여섯 가지로 나누고 마찬가지로 직업의 유형도 여섯 가지로 나누었다.

Holland는 모든 사람들이 누구나 몇 가지의 유형을 동시에 가질 수 있다고 보았는데, 그중에서 점수가 가장 높은 유형을 자신이 가진 주된 유형으로 보았다. 예를 들어, 어떤 화가는 예술적인 성격과 탐구적인 성격과 현실적인 성격을 모두 가지고 있지만, 예술적인 성격/흥미가 가장 강하기 때문에 화가라는

〈표 12-1〉 Holland의 직업흥미 유형

현실형	신체적 기능을 필요로 하고 직접 물건을 취급하거나 만드는 것을 좋아한다. 흔히 연장, 기계, 측정기구 등을 사용해서 물건을 만들거나 변경하고 또는 무엇을 수리하거나 원상 복구시키기는 일을 좋아한다.
탐구형	자연세계를 연구하고 또 이들의 자료를 수집하여 의학, 생명과학 및 물리학 등의 문제에 적용하는 데 흥미를 가진다. 과학과 관련된 지식과 과정을 다루는 일에 만족하고, 연구적·과학적 정보를 분석, 평가, 설명 및 기록하는 것은 물론 일하는 데 필요한 과학적 혹은 기술적 방법, 연장, 실험기구 등을 사용하는 것을 잘한다. 또 자료나 사물을 계획하고, 처리하고, 통제하고, 지시하고, 평가하기도 한다.
예술형	감정이나 생각을 창의적으로 연습하는 데 흥미를 가진다. 복합적인 정신적 기능을 새로운 지식이나 방법을 창조하는 데 사용하며, 프로젝트와 방법을 설계하거나, 새로운 방법으로 생각, 감정 및 기분을 표현하고, 생각과 기분을 창조하기 위해 상상력을 발휘한다. 예술적 감각이 있다 하는 사람들이 여기에 속한다.
사회형	다른 사람들의 정신적, 영혼적, 사회적, 신체적 및 직업적 문제에 관심을 가지고 도와주려는 흥미를 가진다. 이런 흥미 때문에 이들은 타인의 신체적, 정신적, 정서적 또는 영혼의 안정을 향상시키는 일에 만족감을 갖는다. 말하고 듣기를 잘하고, 의사소통이 잘되며, 도움이 필요한 다른 사람과의 접촉을 중요하게 여긴다.
진취형	사람들에게 영향을 주는 일에 흥미가 있으며, 지도력을 가지고 도전과 책임을 즐긴다. 사건을 찾고 협상하고 듣고, 촉진적 업무 접촉, 생산품이나 서비스에 대한 아이디어와 사실들을 수집, 교환, 제시하는 일, 일이나 타인들을 선도, 계획, 통제 또는 관리하는 일 등 타인으로부터 위신, 인정 혹은 사례를 얻는 것을 좋아한다.
관습형	짧은 시간 내에 가장 많은 일을 할 수 있도록 일을 잘 조직한다. 과제와 방법을 미리 설정해 두며 같은 일을 여러 번 반복하는 것을 잘한다. 대체로 이들 과제는 짧은 시간 내에 끝내는 것이다. 정확성과 세밀한 것에 주의를 집중할 수 있는 활동을 잘하고 기록하는 일, 청구서 작성, 서류 관리, 수수료 관리, 예산 세우기, 예금 관리 등의 활동에서 두각을 나타낸다.

직업을 택했으며, 화가라는 직업은 예술적인 유형의 직업이기 때문에 이 사람은 직업에 만족할 수 있다는 것이다.

2) 적성

직업을 선택할 때 중요하게 고려해야 하는 개인적 특성은 개인적 능력, 즉 적성이다. 인간은 각기 나름대로 특정한 직업에 필요한 남다른 능력을 지니고 있다. 자신의 우수한 능력을 발휘할 수 있는 직업을 선택하게 되면 뛰어난 성과를 거둘 수 있을 뿐만 아니라 그 직업에 대한 만족도도 높아진다. 심리학자들은 이러한 개인적 능력을 설명하기 위해서 지능(intelligence), 적성(aptitude), 재능(talent), 기술(skill), 역량(capacity) 등의 다양한 용어를 사용하고 있다.

심리학자들은 다양한 직업적 활동에 필요한 수많은 능력을 몇 가지 기본적 능력으로 범주화하여 이해하려고 한다. 근래에는 Gardner(1983, 1993: 권석만, 2004에서 재인용)가 주장하는 다중지능(multiple intelligence)이라는 개념이 받아들여지고 있다. 그에 따르면 지능은 개인이 직면한 곤란을 해결할 수 있는 일종의 문제해결 기술이다.

다중지능은 진화의 과정에서 인간의 생존과 적응을 위해 발달한 것으로서 상당히 독립적인 것으로 가정되고 있다. 개인의 직업선택에는 개인이 다양한 측면에서 어떤 조합을 나타내는지 살펴보는 것이 중요하다. 적성은 타고난 능력이나 소질이라고 할 만큼 유전적인 성향이 강하지만 학습 경험이나 훈련에 의해서 계발될 수 있다.

- 언어지능(linguistic intelligence): 언어를 빠르게 습득할 뿐만 아니라 글과 말을 통해 자신의 생각이나 느낌을 표현하는 능력을 뜻한다. 이러한 지능이 우수한 사람은 연설가, 시인, 작사가와 같은 직업에 적합하며 단어 선택에 민감하고 언어기억력이 뛰어나서 탁월한 언어구사능력을 나타낸다.

- 논리수학지능(logical-mathematical intelligence): 논리적으로 추론하여 규칙이나 법칙을 발견하거나 설명체계를 마련할 수 있는 능력을 말한다. 이러한 지능은 수학자, 물리학자, 사회과학자에게 필요한 것으로서 규칙이나 명제와 같은 상징체계를 익히고 추상적인 방식으로 사고를 조직화하는 능력을 의미한다.
- 공간지능(spatial intelligence): 물체나 공간을 시각적 이미지로 떠올리고 변형시킬 수 있는 능력으로서 그림, 지도, 입체설계 등에 관련된 문제를 해결하는 데 필요하다. 흔히 건축가, 조경사, 비행사, 조각가, 당구선수에게서 이러한 능력이 탁월함을 발견할 수 있다.
- 음악지능(musical intelligence): 가락, 리듬, 소리 등 음악의 상징체계에 민감하며 그러한 음악적 상징을 독창적으로 만들어 내거나 그와 관련된 문제들을 해결하는 능력을 말한다. 이러한 능력을 지닌 사람들은 음악가와 같이 음악을 감상하고 새로운 곡을 창작하거나 해석하는 능력이 탁월하다.
- 신체운동지능(bodily-kinesthetic intelligence): 신체적인 움직임을 쉽게 익히고 자신의 몸을 운동감각적으로 잘 제어할 수 있는 능력을 뜻한다. 이러한 능력을 지닌 사람들은 운동선수, 무용수, 연기자, 외과의사로 뛰어난 성취를 보일 수 있다.
- 자기성찰지능(intrapersonal intelligence): 개인의 내면적 측면을 세심하게 관찰하고 이해하며 조절하는 능력을 말한다. 인간의 내면세계를 주제로 다루는 소설가나 심리학자들에게서 이러한 능력이 관찰된다.
- 인간친화지능(interpersonal intelligence): 다른 사람의 기분이나 욕구를 잘 이해하고 적절하게 반응할 수 있는 능력을 뜻한다. 이러한 능력은 정치가 종교지도자, 임상가, 영업사원 등에게 필요하다.
- 자연친화지능(naturalist intelligence): 식물과 동물을 비롯하여 자연환경과 생태에 관심이 많을 뿐만 아니라 자연세계를 예리하게 관찰하고 분류하며 관리하는 능력을 뜻한다. 동물학자, 식물학자, 환경보호 운동가, 동물

사육사, 자연생태계 다큐멘터리 제작자 등에게 이러한 능력이 발견될 수 있다.

3) 가치관

자신의 가치에 대한 질문을 받으면 우리는 얼마나 빨리 대답할 수 있을까? 아울러 직업에 관련된 가치라고 하면 더욱 생각이 복잡해질 수 있다. 돈? 자기 실현? 명예? 안정? 그러나 사실 인생에서 자신이 정말 하고 싶은 것이 무엇인지에 대해서는 명확하지 않을 수 있다.

가치관이란 '개인이 특정 상황에서 어떤 선택이나 결정을 내려야 할 때 특정한 방향으로 행동하게 하는 원칙, 믿음, 신념'을 의미한다. 즉, 가치관은 우리가 옳고 그름 또는 아름다움과 추함을 판단하는 내면적인 준거다. 이러한 가치관은 우리가 특정한 방향을 향해 특정한 방식으로 행동하게 한다. 가치관은 성장과정을 통해 우리가 살아온 환경과 주위 사람들의 영향을 받아 형성되는 것이다. 특히 어린 시절에 부모나 좋아하는 사람의 행동을 내면화함으로써 가치체계가 형성되는데, 이렇게 형성된 가치관은 점차 성장하면서 정형화된다.

이러한 가치관과 조화를 이루는 직업을 갖게 된다면 일이나 삶에 대한 만족이 높을 것이다. 따라서 우리가 선택한 일의 가치와 자신의 가치특성을 이해하고 선택하는 것은 정신적인 건강을 위해 중요하다.

가치관 질문지

각 문장을 잘 읽고 자신의 생각과 일치하는 정도를 체크하시오.

문항	매우 그렇다	그렇다	아니다	전혀 아니다
1. 나는 나 자신의 능력을 최대한 발휘할 수 있는 직업을 갖는 것이 중요하다.				
2. 나는 내 직업 분야에서 인정받는 것이 가장 중요하다.				
3. 나는 친구나 주위 사람이 가지고 있는 것을 내 가족도 가질 수 있기를 바란다.				
4. 나는 내 직업 분야에서 주위 동료들보다 일을 더 잘하는 것이 중요하다.				
5. 직업에서 성공하기 위해서는 얼마나 사람을 잘 만나는가 하는 것이 중요하다.				
6. 직업에서는 아무런 간섭 없이 자신의 소신대로 일을 진행해 나갈 수 있어야 한다.				
7. 직업을 가져야 하는 중요한 이유 중 하나는 친구를 만들 수 있는 기회를 가질 수 있다는 것이다.				
8. 수입이 아무리 많은 직업이라도 사회에 유해한 직업이라고 생각한다면 다시 고려해 보아야 한다.				
9. 내 직업에 대해 다른 사람에게서 이렇다 저렇다 간섭을 받으면서 지내는 것은 힘든 일이다.				
10. 직업은 안정된 생활을 보장하는 것보다 새로운 기회를 제공할 수 있어야 한다.				
11. 직업은 흥미와 적성보다 남이 보았을 때 반듯한 것이 좋다.				
12. 인생에서 성공하고자 한다면 돈을 버는 일에 관심을 가져야 한다.				
13. 직업을 선택하는 데 중요한 점은 승진할 기회를 가질 수 있는가 하는 것이다.				
14. 나에게 직업이란 생계유지의 수단일 뿐이다.				
15. 성공의 주요 관건은 얼마나 운이 따르는가 하는 것이다.				
16. 때때로 자신의 일에서 성공을 위해 친구를 잃는다 해도 어쩔 수 없다.				

* 1~11번은 직업세계에서 내적 가치를 추구하는 정도를, 12~16번은 외적 가치를 추구하는 정도를 나타낸다. (내적 가치: ____ 점, 외적 가치: ____ 점)

4 직업만족

직업만족(job satisfaction)은 자신의 직업적 활동이 생산적이며 가치 있는 일이라는 인식에 근거한 정서적 반응을 말한다(Locke, 1976: 권석만, 2008에서 재인용). 달리 말하면, 직업만족도는 일을 통해서 개인의 욕구가 얼마나 충족되고 자신이 추구하는 가치가 얼마나 실현되는가에 따른 정서적인 반응이라 할 수 있다.

2009년 통계연보에 따르면 일에 대한 흥미나 자긍심, 휴가 등 직업과 관련해서 긍정적인 경험을 했는지를 측정한 삶의 만족도 조사에서 한국은 100점 만점에서 23.1점으로 OECD 전체 평균(54.3점)의 절반에도 미치지 못하고 30개 회원국 중 24위에 머물렀다.

지난해 겪은 고통, 우울, 슬픔 등을 나타내는 부정적인 경험의 점수도 61.5점으로 OECD 평균인 36.5점보다 훨씬 높았다. 그런데 한국 근로자의 연간 근로시간은 2,316시간으로 OECD의 평균(1,768시간)보다 548시간이나 더 많았다고 한다. 이는 하루 8시간 근무를 기준으로 할 때 69일을 더 일한 셈이다. 결국 우리나라 직장인들은 가장 많이 일하고 가장 적게 잠자면서도 일에 대한 만족도는 거의 바닥이라는 말이다.

일은 우리의 삶에서 매우 중대한 역할을 한다. 일과 연합된 만족과 불만족은 사실상 삶의 모든 영역에서 강력한 영향력을 미친다.

직업만족은 일반적인 행복의 주요한 결정요인이다. 일과 관련된 스트레스는 관상동맥질환과 놀라울 정도로 높은 관계가 있고, 직업만족과 장수 사이에는 정적 상관이 있다. 실업률은 자살률의 매우 중대한 지표이며 직업을 잃는 것은 또한 심리적 장애, 성적인 어려움, 알코올중독 그리고 이혼의 가능성과 관련되어 있다.

현대사회에는 매우 많은 직업이 존재한다. 직업마다 업무의 특성과 보상수준이 각기 다르다. 그러나 직업만족도를 결정하는 가장 중요한 요인은 직업 자

〈표 12-2〉 연세대학교 직업평론가 김준성 씨가 뽑은 '2010년 지는 직업, 뜨는 직업'

뜨는 직업	지는 직업
• 바이오신약 개발자: 생명공학의 발전이 가져올 기술 진보는 이 분야의 신약 연구원의 직업적 비전도 덩달아 고양시킨다. • 마켓리서처: 새로운 상품의 시장을 찾고 분석하는 일은 언제나 필요하다. 다양한 상품이 주기가 짧아지면서 시장을 리서치하는 이들의 분석기술도 진보하고 역할은 다양해지게 된다. • 심리치료사: 사회의 복잡다기화에 따라 정신 관련 리스크와 질환은 갈수록 늘어난다. • 노인개호복지사: 고령자들이 늘고 있다. 고령자들은 자녀에 의존하지 않고 자력으로 생활하고자 하는 성향도 강해진다. • 원자로 조종사: 원전 3대 강국을 향해 국가 역량을 집중하려는 시점에서 한국의 원전 플랜트 수주는 늘어나고 원자로를 운용하는 인력도 증가한다. • IT 컨설턴트: 최근 정보기술은 복합 · 융합화 양상으로 전개되고 있다. 많은 기업들이 이 분야 컨설팅을 통해 혁신을 도모하려 할 것이다. • 스캔들 전문변호사: 각종 스캔들에 개입해 일하면서 높은 보수를 얻는 변호사가 미국, 유럽, 일본 등에서 활동영역을 넓히고 있다. 우리나라도 멀지 않았다. • 재무회계 전문가: 기업의 재무상황을 종합적으로 다룬다. 회계기술이 높아지고 국제회계기준이 도입되면서 비전이 커질 것이다. • 인터넷 쇼핑몰 컨설턴트: 인터넷 쇼핑몰 구매가 늘면서 이 분야의 시스템에 대한 차원 높은 컨설턴트가 요구된다. • 영화 CG 디자이너: 영화 〈아바타〉에서 보듯 중요한 장면이 상당부분 컴퓨터그래픽으로 처리된다. 이는 우리 영화 〈해운대〉에서도 마찬가지다. • 태양광발전 연구원: 태양열을 이용해 전기를 얻는 시대다. 에너지 기술 연구 분야에서 획기적인 진보를 하게 할 것이다. • 원유분석가: 원유시장을 분석하고 거래정보를 다룬다. 국제 석유시장을 학습해야 한다. 분석기법이 다양화되면서 더욱 성장한다.	• 스피치라이터: 연설 소프트웨어들이 발달하면서 말하는 기술에 관련된 콘텐츠 공급이 늘어난다. 연설문 작성을 업으로 삼는 일은 줄어들 수밖에 없다. • 애견영양사: 맞춤형 애견음식이 다수 등장하게 됨으로써 할 일이 점차로 줄어들게 될 것이다. • 기금모금 전문가: 이제는 기술의 진보로 웹상에서 화상으로 보면서 기금을 모금한다. • 애니멀 커뮤니케이터: 수의사들의 직업적 역량이 성장하면서 이런 동물과의 대화기술자들은 고용이 줄어든다. • 돌고래 조련사: 이미 돌고래를 조련하는 사람들의 숫자가 늘면서 수요가 더이상 늘기는 어렵다. • 의료 일러스트레이터: 미국에서는 의료 관련 삽화를 그리는 이들이 의과대학이나 각급 병원에 소속돼 일하고 있다. 이 역시 컴퓨터그래픽 기술의 발달로 고용이 줄어드는 추세다. • 초 · 중등교사: 인구의 감소세는 교사라는 직업의 전망을 어둡게 하고 있다. 한국의 합계출산율은 고작 1.17명 수준이다. • 영화촬영 헌팅맨: 인터넷 지도정보와 지리정보기술(GIS)의 진보로 인해 영화 촬영지를 발굴하는 헌팅맨의 인기가 줄어든다. • 비오톱 관리사: 도시화로 생긴 자연 동 · 식물의 서식처를 찾아 주고 복원해 주는 전문가를 비오톱(BioTope) 관리사라고 한다. 생태복원 기술이 발달하면서 정원사나 원예사 등이 자신의 직업을 병행 · 확대하게 된다. • 산부인과의사: 출산율이 낮아지면서 이 분야에 관계된 직업은 질 수밖에 없다. • 통 · 번역사: 국민 교육 수준 향상과 통 · 번역기기의 발달로 인터프리터(interpreter)의 직업전망은 가라앉는 중이다. • 카피라이터: 멀티미디어 시대의 도래, 새로운 패턴의 광고 발주로 카피라이터의 비전은 그리 좋지 않다.

출처: 헤럴드 경제(2010. 3. 29).

체이기보다는 개인과 직업의 부합성(person-vocation fit)이다. 소위 '좋은 직업'에 종사한다고 해서 누구나 만족하는 것은 아니며 우수한 사람이라고 해서 어떤 직업에서나 성공하는 것도 아니다. 자신의 특성을 잘 파악하고 그에 적합한 직업을 선택하는 것이 행복에 있어서 중요하다.

직업만족도에 영향을 미치는 요인들을 개인적 요인과 직업적 요인으로 나누어 살펴보면 개인적 요인으로는 흥미, 적성, 가치, 성격 등이 있으며 직업적 요인으로는 직업의 업무특성, 필요한 능력과 자질, 보상체계 및 미래의 전망 등이 있다. 이러한 두 가지 요인에 부합되는 직업을 선택하는 것이 바람직하다.

5 여가

하루 일과를 마치고 집에 돌아와 TV 앞에 둘러앉은 가족들에게 그 시간은 각각 다른 의미일 수 있다. 어떤 이는 지금 이 시간을 갖기 위해 하루를 보냈다고 느낄 수 있고, 어떤 이는 긴장된 하루를 보내고 휴식으로 진입하는 과도기일 수 있으며, 어떤 이에게는 그저 의미 없는 시간으로 느껴질 수 있다. 이와 같이 사람들마다 여가의 의미나 선호하는 활동, 참여 정도는 다양하다. 여기에서는 여가의 의미 그리고 개인에게 맞는 여가를 선택하고 실천하는 과정에 대해서 살펴볼 것이다.

노동시간의 단축이나 소득 증대, 삶의 질에 대한 관심, 인터넷의 발전 등은 여가에 대한 관심을 증가시켰다. 근무일수가 주 6일에서 5일로 줄어들면서 상대적으로 시간적인 여유가 생겼고, 이러한 시간 여유에 익숙해지면서 사람들은 점차로 무언가 더 의미 있고 적극적인 활동에 대한 욕구를 가지게 되는 것 같다. 노인인구의 증가 또한 중요한 영향요인이다. 과거보다 더 건강하고, 행복에 대한 욕구가 더 높으며, 여가를 즐길 수 있는 시간이 더 많으며, 경제적으로도 여유가 있는 계층인 노인의 증가는 여가 수요에서 변화를 유발할 것이다. 인터넷을 이용한 PC 게임이나 채팅, 정보검색, 여행 예약 등 인터넷을 이용해서 즐길 수 있는 여가활동은 매우 다양하며 점점 더 증가하고 있다.

1) 여가의 의미

여가를 생각할 때 많은 사람들이 일에서 벗어나 자유롭게 하고 싶은 일을 하는 것을 생각한다. 우선 여가라는 말 자체가 남는 시간이라는 의미가 있기 때문에 일이 없는 시간에 무언가 하는 것을 여가활동이라고 할 수 있다. 바로 그 시간에 그 '무엇'을 하느냐에 따라 여가활동의 양상은 크게 달라진다. 아무것도 하지 않는 단순한 휴식일 수도 있고, 마라톤이나 산악자전거 타기와 같이 어쩌면 일보다 더 큰 노력과 희생을 요하는 다양한 활동이 될 수도 있다. 그러나 여가활동은 일과는 다르게 아무리 노력과 희생이 따르더라도 즐거운 일이다. 이렇게 여가활동이 우리에게 즐거움을 주는 이유를 설명하기 위해서는 여가의 기본 개념인 소극적인 자유와 적극적인 자유, 내재적 동기와 외재적인 동기의 차이를 이해하는 것이 도움일 될 것이다.

(1) 소극적 자유와 적극적 자유

여가는 일상적인 삶의 구속으로부터 임시로 벗어나는 것(temporary freedom from routine life)이다. 그래서 여가는 일과 강제로부터 벗어난 자유로운 시간을 전제로 한다. 이러한 시간에 우리는 직장생활을 보상하기 위한 여가 경험을 하기도 하고 휴식과 같은 경험을 하기도 한다. 그러나 이러한 자유는 쟁취하거나 획득하는 것이 아니라 주어지는 것이다. 즉, 제도나 타인에 의해 혹은 일상의 스케줄에 의해 결정되는 것에 불과하다. 이러한 자유는 단지 소극적인 자유(freedom from～)일 뿐이다. 소극적 자유의 개념에서 여가는 단지 시간을 보내는 것이다.

이보다 능동성을 요하는 자유는 바로 적극적 자유(freedom to～)다. 이러한 관점에서 여가는 단순히 남겨진 시간을 보내는 것이 아니라 무엇인가를 적극적으로 추구할 수 있는 자유감을 의미한다. 직접 선택하고 행위를 취하는 것이야말로 적극적 자유상태다. 무엇을 하고 무엇을 하지 않을지를 스스로 결정할 수 있는 조건이 곧 적극적 자유다. 그래서 적극적 자유는 곧 자기결정(self-determination)의 개념에 맞닿아 있다. 동기심리학자들은 자기결정을 인간의 가장 기본적인 욕구이며 자기성장을 위한 전제조건으로 본다. 그래서 적극적 자유를 누릴 수 있는 사람은 소극적 자유를 누리는 이들에 비해 정신적으로 더 건강하다고 말할 수 있다.

(2) 외재적 동기와 내재적 동기

외재적 동기(extrinsic motivation)는 행위 자체보다는 그 결과, 즉 처벌 회피, 보상, 사회적 인정 등과 같은 외재적 보상을 목표로 하는 행동이다. 반면에 내재적 동기란 행위 자체 혹은 활동 수행의 즉각적인 체험을 목표로 하는 것이다. 내재적 동기는 행위 자체에 만족을 느끼며 인간에게 내재해 있는 심리적 성장과 자기실현 욕구를 반영하는 것으로서 이러한 동기의 충족은 행복에 있어서 필수적이다. 겉으로 보기에는 똑같은 행동을 하더라도 그 사람이 그 행위를 하는 이유는 각각 다를 수 있고 또 그 활동에 대한 만족이나 행복에서 차이가 생길 수 있다.

봄이 되어 등산을 하는 많은 사람들을 생각해 보자. 산에 오르는 사람들 중 일부는 산에 오르는 것 자체를 즐긴다. 산에 오르며 만나는 경치, 몸의 움직임, 함께하는 사람들 등 등산과정 자체에 기쁨을 느끼는 사람들, 즉 내재적 동기에 의해 등산을 하는 사람들이다. 반대로 일주일에 3일 이상 꼬박꼬박 등산을 하는 어떤 이는 등산을 통한 체중감량이라는 다른 목표를 가지고 있을 수 있다. 이 사람은 등산하는 과정에서 그 자체를 즐기기보다는 체중감량이라는 외부적인 다른 목표를 추구하는 것이다. 이들은 등산을 하는 동안 내재적인 동기를 가진 사람들에 비해 만족이 적으며 외부적인 목표인 체중감량이 실패하면 등산을 중단할 가능성도 높다. 또 원하는 만큼 체중이 감량되어도 역시 등산을 중단할 것이다.

이렇게 여가활동을 통해서 더 큰 만족을 얻기 위해서는 내재적인 동기와 적극적인 자유가 적용되어야 하며 개개인의 성향에 맞는 여가의 종목을 선택하는 것이 필수적이다.

2) 여가행동에서의 개인차

사람들은 매우 다양한 종류의 여가활동에 참여한다. 영화감상이라는 여가활동 내에서도 공포물을 좋아하는 사람, 멜로 영화를 좋아하는 사람, 액션이나 코믹을 좋아하는 사람 등으로 세분화될 수 있다. 이렇게 여가활동이 일정한 패턴을 가지는 것은 아마도 성격이 여가행동을 결정하는 데 영향을 미칠 수 있기 때문일 것이다. 여가활동의 종류 선택이나 구체적인 행동과정은 대개 개인의 여러 가지 특성에 의해 영향을 받는다. 심지어 동일한 여가행동을 수행하더라도 그 과정에서 지각하는 체험의 강도와 내용은 달라질 수 있다. 개인의 여러 가지 특성 중에서도 여가행동에 영향을 미치는 개인의 성격에 대한 내용은 다음과 같다.

(1) A유형 성격과 B유형 성격의 여가행동

A유형 성격은 여가생활보다 직업을 더 소중히 생각하는 경향이 있으며 그래서 비여가 인간(unleisurely people)으로 불리기도 한다. 이들은 의도적이든 비의도적이든 여가시간이 거의 없다. B유형 성격은 여가생활을 중요하게 생각하고 실제로 여가시간이 더 많다. 반대로 노동시간은 A유형에게 더 많다. 여가활동에 참여하더라도 두 유형은 전혀 다른 방향으로 나타난다. A유형은 라이브 콘서트, 경쟁 게임, 옥외 여가, 헬스, 가족/직업과 관련된 여가활동을 수행하는 경향이 높은 반면, B유형은 음악이나 명상 등 조용한 여가활동을 선호한다.

(2) 5요인 성격과 여가행동

성격을 다섯 가지 범주로 분류하는 5요인 성격과 관련하여 여가 선택이나 실행 경향을 살펴보면 다음과 같다.

① 개방성

새로운 경험을 수용할 수 있는 성격특성으로 심미적 민감성, 다양성 욕구, 비전통적인 가치관 등이 이와 관련된 것으로 알려져 있다. 이러한 특질에서 높은 점수를 보이는 사람들은 독서, 수업참여, 문화 및 예술활동 등에 높은 참여율을 보인다.

② 양심성

여기서 양심은 자기 자신에 대한 양심이다. 성실한 자세, 목표에 대한 성취의지, 질서의식, 자기규율이 강한 사람들은 대개 양심성이 높다. 이들은 즉각적인 결과보다는 멀리 보고 꾸준히 행동하는 경향이 있다. 여가활동에서도 목표지향적이고, 다소 어려운 과제를 즐기거나 아마추어 활동 등 진지한 여가(serious leisure: Stebbins, 1992: 고동우, 2009에서 재인용)를 즐긴다.

③ 외향성-내향성

외향성은 처음에는 능동적이고 적극적인 자세를 지칭하는 것으로 이해되었고 반대로 내향성은 조용하고 차분한 성격을 의미하였다. 그러나 엄밀히 말하여 이 두 가지 유형은 개인행동의 가치 기준이 개인 내부에 있는가 아니면 외부 타인에 있는가에 의해 구분된다. 자신의 행동 준거가 외부에 있는 사람은 대개 보여 주는 행동을 할 가능성이 높고, 내향적인 사람은 반대로 자기성찰의 행동을 할 가능성이 높다. 내향적인 사람은 조용한 대신 자기고집이 강하며, 반대로 외향적인 사람은 적극적이기는 하나 다른 사람의 기준에 맞추어 행동할 가능성이 높고 우유부단할 가능성이 높다. 운동선수들은 외향성이 강하고(Kirkcaldy & Furnham, 1991: 고동우, 2009에서 재인용) 컴퓨터 판타지 게임을 즐기는 이들은 내향성이 강한 것으로 알려져 있다(Douse & McManus, 1983: 고동우, 2009에서 재인용)

④ 호의성

호의성이 외향성과 다른 점은 가치 기준이 개인 내부에 있음에도 불구하고 다른 사람을 배려하는 행동을 한다는 것이다. 자주 인내하고, 자기희생적이며, 신뢰를 중시하고, 솔직하며, 이타적인 성격이 곧 호의성이다. 이 차원의 특질이 강한 이들은 설사 자신의 가치 기준과 부합되지 않더라도 다른 사람의 이야기를 들어주는 경향이 있으며 친교성이 강하다. 이들은 친사회적인 여가활동, 즉 사교클럽, 자원봉사 등을 즐긴다. 반대로 자연탐방 등 자기만족적인 여가활동을 주로 하는 이들은 이 차원의 점수가 낮은 것으로 알려져 있다(Driver & Knopf, 1977: 고동우, 2009에서 재인용).

⑤ 신경증

신경증의 반대말은 정서적 안정성이며 이는 일상의 스트레스를 경험할 가능성을 반영한다. 일상생활에서 불안, 적의, 우울, 죄의식 등을 강하게 느끼는 이들은 정서적 불안을 느끼며 한 가지 일에 몰입하기가 어렵다. 즐거움은 몰입의 결과이기 때문에 신경증이 강한 이들은 결국 재미있는 여가활동을 즐길 가능성이 줄어든다(Kirkcaldy, 1989: 고동우, 2009에서 재인용). 짜릿한 여가활동에 적극적인 이들도 대개 신경증이 낮은 것으로 알려져 있다(Kane, 1972; Schurr, Ashley, & Joy, 1977: 고동우, 2009에서 재인용).

3) 여가활동 참여

1년 동안 우리나라 사람들이 참여한 여가활동에 대한 조사에서 가장 많은 사람들이 참여한 여가활동은 TV 시청이나 라디오 청취, 잡담, 통화, 문자 보내기 등과 같은 휴식활동에 편중되어 있다. 반면에 가장 하고 싶어 하는 활동은 여행으로, 이상과 현실 간에는 거리가 있는 것 같다. 대부분의 사람들이 현실적으로는 집에 머무르며 휴식활동을 하지만, 마음속으로는 여행이나 운동과 같은 활동중심적인 여가에 대한 소망을 가지고 있는 것 같다.

성인과 청소년의 여가행동은 대체로 유사한 편이나, 청소년들은 성인들에 대해 게임이나 영화관람에서 우세한 비율을 보인다. 아울러 물리적인 환경과 삶의 가치가 변화하기 때문에 여가의 형태나 양에서 변화가 지속될 것으로 예상된다. 이러한 추세에 발맞춰 보다 적극적으로 개인의 환경과 성향에 맞는 여가를 선택하고 참여하는 것은 우리의 정신건강과 행복에 긍정적인 영향을 미치는 방법이다.

〈표 12-3〉 한국인이 가장 많이 참여한 여가활동(2007년 6월 ~ 2008년 5월)

여가활동 목록	청소년	성인
TV 시청/라디오 청취	85.3	85.8
잡담/통화하기/문자 보내기	80.7	81.0
영화 보기	72.0	68.5
목욕/사우나/찜질방	57.3	69.2
낮잠	62.9	67.3
외식	53.8	68.5
가족 및 친지 방문	46.2	62.4
쇼핑	47.6	60.4
산책	41.7	59.4
신문, 잡지 보기	35.9	58.0
게임	89.3	49.8
음악감상	59.7	53.6
노래방 가기	54.8	51.3
독서, 만화책 보기	65.3	48.0
음주	12.4	53.9
인터넷, 채팅	48.3	48.9
등산	24.5	50.2
체조	45.7	46.1
사진 촬영	43.8	45.2
요리하기	44.3	44.9

출처: 한국문화관광연구원(2008).

〈표 12-4〉 한국인이 가장 하고 싶어 하는 활동

순위	여가활동	백분위
1	국내 캠핑/패키지 여행	25.0
2	해외여행	8.9
3	등산	5.9
4	골프	4.2
5	운동	3.4
6	수영	2.5
7	육상/조깅/속보	2.4
8	독서/만화책 보기	1.9
9	없다	1.9
10	휴식	1.6

출처: 한국문화관광연구원(2008).

구체적인 여가활동 계획 짜 보기

자신이 주로 즐기는 여가활동에 대해서 살펴보고 앞으로 참여해 보고 싶은 활동들과 실천할 수 있는 방법들을 생각해 보는 시간을 가져 보자.

1. 내가 현재 하고 있는 여가활동들을 적어 보자.

2. 내가 가장 하고 싶은 여가활동을 2~3개 정도 적어 보고 이유를 생각해 보자.

3. 자신이 하고 싶은 여가활동과 현재 하고 있는 여가활동은 얼마나 일치하는가? 불일치한다면 그 이유는 무엇인가?

4. 여가에 대한 자신의 희망과 현실적인 조건을 고려하여 실천할 수 있는 여가 목록을 만들어 보자.

6 요약

대학생과 성인의 가장 큰 차이점은 부모로부터의 독립 정도다. 부모로부터 경제적, 정서적, 사회적으로 독립하기 위해서 우리는 직업을 구하고, 가정을 꾸리고, 마음에 맞는 사회적 집단을 꾸리고 유지한다.

성인에게 직업이란 자신이나 가족의 생계유지 수단일 뿐 아니라 자신이 가지고 있는 능력으로 회사에서 요구하는 업무를 수행함으로써 인정이나 자기만족을 추구하는 수단이기도 하다. 직업은 자신의 내면적인 욕구의 실현인 자아실현, 다양한 인간관계의 경험 그리고 개인의 정신적인 건강이나 행복과 밀접한 관계가 있다.

만족스러운 직장생활을 하기 위해서는 자신에게 맞는 직업을 선택하는 것이 또한 중요한데, 일반적으로 자신이 가지고 있는 능력인 적성과 자신이 좋아하는 것에 해당하는 흥미, 자신이 중요하다고 생각하고 추구하는 가치관 등이 고려되어야 한다.

직업만족도는 일을 통해서 개인의 욕구가 얼마나 충족되고 자신이 추구하는 가치가 얼마나 실현되는가에 따른 정서적인 반응이라 할 수 있다. 직업만족도를 결정하는 가장 중요한 요인은 직업 자체보다는 개인과 직업의 부합성(person-vocation fit)이다.

여가란 비교적 자유로운 상태에서 내재적 보상을 얻기 위해 스스로 선택에 의해 결정하는 모든 경험으로, 지각된 자유감과 내재적 동기가 중요한 요소다. 여가활동은 그러한 여가 경험을 유발하는 일련의 행위로서 시작과 끝을 가진 활동단위로 요리, 여행, 등산 등을 예로 들 수 있다.

생각해 볼 문제

1. 직업선택 시 고려해야 할 사항들을 설명하고 자신에게 가장 중요한 요소를 선택하라.
2. 일과 행복의 관계를 설명하시오.
3. 자신의 성격에 가장 잘 맞는 여가를 선택하고 그 이유를 설명하시오.

참고문헌

권석만(2004). 젊은이를 위한 인간관계의 심리학. 서울: 학지사.

권석만(2008). 긍정심리학: 행복의 과학적 탐구. 서울: 학지사.

고동우(2009). 여가학의 이해. 서울: 세림출판.

김시업(2000). 생활적응을 위한 심리학. 서울: 문음사.

한국문화관광연구원(2008). 여가백서. 문화체육관광부.

홍숙기(2006). 젊은이의 정신건강. 서울: 박영사.

황매향(2009). 진로탐색과 생애설계. 서울: 학지사.

헤럴드경제(2010. 3. 29). 2010년 지는 직업, 뜨는 직업. http://biz.heraldm.com/common/Detail.jsp?newsMLId=20100320000330.

Havighurst, R. (1972). *Developmental Tasks and Education* (3d ed.). New York: David McKay

Holland, J. J. (1985). *Making vacational choices: A theory of vacational personalities and work environments.* Englewood cliffs, N.J.: Prentice-hall.

Super, D. E. (1953). A Theory of vacational development. *American Psychologist, 8,* 185-190.

13

중년과 노년의 정신건강: 평생에 걸친 웰빙

이 장의 학습목표

1. 중년기에 일어나는 주요 신체, 인지, 심리사회적 변화를 이해한다.
2. 중년기의 위기와 발달과제를 알아본다.
3. 노년기에 일어나는 주요 신체, 인지, 심리사회적 변화를 이해한다.
4. 노년의 위기와 발달과제를 알아본다.
5. 성공적 노화에 대해 이해한다.

1 중년의 정신건강

여러분이 앞으로 맞이하게 될 중년은 언제부터라고 생각하는가? 일반적으로 중년기는 40~60세 전후에 해당하는 시기다. 중년기는 문자 그대로 인생을 전·후반으로 양분할 때 그 중간의 기간에서 인생 전반을 반성하고 정리하며 후반을 준비하고 새로운 삶을 모색하는 과도기라고 할 수 있다.

중년기 동안에는 생물학적 노화가 진행되어 신체의 모든 기관이 점진적으로 쇠퇴하고 기억력이 감퇴되는 신체적 및 인지적 측면의 변화를 경험하게 된다. 자신이 다른 사람보다 더 빨리 노화하고 있다는 생각이나 체력을 유지하기 위해 운동을 해야겠다는 생각을 하게 될 때 의기소침해지기 쉽다. 이처럼 중년기의 신체적 변화는 개인의 심리적 측면에도 영향을 준다. 그리고 중년기에는 가정이나 직장 이외에 다양한 사회적 장면에서 중추적인 지도자 역할을 수행하는 등 사회적 측면에서 변화가 일어난다. 또한 중년기에 가장 생산적이고 자신의 가능성을 최대한으로 발휘할 수 있다면 인생의 황금기를 살아가겠지만, 그렇지 못하면 미래에 대비하지 못하고 일시적으로 균형을 상실하는 위기를 경험할 수 있다. 따라서 성숙한 중년을 준비하기 위해서는 중년을 맞아 발생하는 신체, 인지 및 심리사회적인 변화와 발달과제에 대한 체계적이고 종합적인 지식이 필요하다.

여기서는 노년기 시작 바로 전인 중년기에 일어나는 신체, 인지 및 심리사회적 변화를 먼저 알아보고, 그다음에 조기은퇴, 빈둥지증후군, 죽음불안을 포함하는 중년기 위기와 여러 학자들이 말하는 중년기 발달과제를 살펴봄으로써 중년기 정신건강의 개념을 살펴본다.

1) 중년의 신체, 인지 및 심리사회적 변화

앞에서 언급한 바와 같이 중년에 대한 일반적인 인식은 매우 극단적이다. 어떤 사람들에게는 중년이란 성숙, 통제, 책임 그리고 강인함을 의미하는 것으로 한 개인의 일생에서 사회적으로 가장 큰 성취를 이루고 심리적으로 안정을 이루는 인생의 절정기인 반면, 어떤 사람에게는 쇠잔, 완고, 상실, 우울, 불안, 알코올중독, 심지어 자살과 같은 급작스런 역기능적인 변화와 혼란을 경험하는 시기다. 이와 같은 통념상의 상반된 인식을 검증해 보기 위해 중년에 겪게 되는 특징적인 경험들과 그에 따른 신체, 인지 및 심리사회적 변화를 살펴본다.

(1) 중년의 신체변화

중년기에 접어들면서 모든 신체의 시스템은 점진적으로 노화하고 신체적 힘과 원기가 감퇴되어 가는 신체적 변화가 나타난다. 중년기에는 생활공간 및 활동범위의 제약으로 운동량이 부족해지면서 자연히 체중이 늘고, 머리는 희끗희끗해지며, 주름살이 생기기 시작한다. 또한 쉽게 피곤해지고 이러한 피로나 스트레스를 회복하는 데 이전보다 많은 시간이 걸리게 된다. 이처럼 중년기 남녀 모두 신체적으로 젊었을 때의 탄력과 활력이 줄고 점점 쇠진되다가 누적된 피로와 스트레스로 인해 신체적인 건강문제가 생길 가능성이 높다.

중년기 신체변화의 특징 중 하나로 생식능력의 감퇴를 들 수 있다. 중년기에는 재생산능력의 상실을 수반하는 갱년기 현상 때문에 쉽게 불안을 경험한다. 여성은 폐경기를 겪으며 아이를 낳을 수 없게 되고, 여성 호르몬인 에스트로겐의 분비가 감소되어 번열증(몸 전체가 달아오르고 갑작스러운 열 반응을 나타냄), 요실금, 골다공증 등이 나타난다. 남성은 여성처럼 현저한 신체적 변화는 없으나 40～50세에 남성호르몬인 테스토스테론이 현저히 감소한다. 남성은 중년이 될 때까지 인생을 최고로 완벽하게 살아가고자 하는 긴박감에 쌓여서 살아가기 때문에 어깨를 짓누르는 심리적 부담이 많다. 따라서 남성에게도 여성의 갱년기 증상인 과민, 안절부절못함, 피로, 불안, 잦은 기분변동 등이 나타난다.

이처럼 중년기의 신체적 변화는 심리적 변화를 유발할 수 있다. 예를 들면, 중년의 여성과 남성은 각각 에스트로겐과 테스토스테론 분비의 감소로 인한 신체적 변화를 겪으면서 여성다움과 남성다움이 많이 억제된다. 중년기에 자녀들이 성장하여 집을 떠나면 남성은 정서적이고 표현적으로 변하는 데 비해, 여성은 자기주장적이고 독립적으로 변하는 성역할 교차(gender-role crossover) 현상이 나타난다. 이러한 현상은 중년기에 해당하는 사람들이 유사하게 경험하는 심리적 변화다.

(2) 중년의 인지적 변화

중년기에 들어서면서 많은 사람들이 기억력의 감퇴를 호소한다. 대개 오래된 옛날 일에 관해서는 잘 기억이 나지만 최근 일에 관해서는 잘 잊어버리고 기억이 안 나는 것이 많아진다. 또한 새로운 것을 배우는 학습능력도 점점 감소하고, 융통성이 없어져 완고해지고, 새로운 것을 받아들이기를 어려워하며, 옛날에 얽매여 변화에 저항하는 경향이 생긴다. 중년기에는 빠른 속도를 요구하는 문제는 잘 해결하지 못하지만 어휘력, 장기기억력 및 문제해결력을 요구하는 문제는 잘 수행할 수 있다. 이때 오랜 경험을 통해 획득한 지혜가 있기 때문에 문제해결능력은 오히려 높을 수 있는 것이다.

(3) 중년의 심리사회적 변화

중년기에 부딪히는 심리사회적 변화들은 신체적 변화만큼이나 크다. 중년의 심리사회적 변화의 두 가지 주요 영역은 가정과 직장이다. 특히 중년기 후반에 일어나는 사회적인 변화로는 은퇴와 자녀의 독립을 들 수 있다. 자녀들이 출가하고 나면 '빈 둥지'의 시기를 맞게 되고, 직장을 그만두게 되면 지금까지 해오던 역할이 감소하게 된다. 그리고 중년에는 늙은 부모를 돌보아야 하는 압력과 자신의 자녀교육에 대한 재정적인 압박이 있을 수 있다.

자녀양육의 전통적 어머니 역할을 중요시하는 전업주부의 경우 중년기에 자녀의 독립과 이에 따른 실망감이나 상실감 때문에 자아개념이 낮아지는 변화가 있다고 한다. 반대로 자녀가 독립해 나가지 않은 경우에도 전업주부는 직장여성에 비하여 신체적, 정서적 증상들을 더 심하게 보인다.

한편, 중년기에 이르면 남성이나 여성 모두 점진적으로 긍정적 자아개념과

나의 인생 곡선

"온 몸을 잘 이완한 채로 저의 목소리에 집중해 봅니다. 자, 당신은 5년 전으로 돌아가 봅니다. 5년 전으로 돌아갔을 때 어디에 있는지, 그때 무엇을 생각하는지, 무슨 일이 있는지, 누가 옆에 있는지 3분 동안 생각해 봅니다. 자, 이제 당신은 5년 전에서 현재 이곳으로 돌아와 지금 이 순간에 머물러 봅니다. 현재에 머무르면서 당신이 어떤 생각을 하는지, 무슨 일이 있는지, 누가 옆에 있는지 생각해 봅니다. 잠시 후 당신은 5년 후로 미리 떠나가 봅니다. 어떠한가요? 10년 후에는 어떤가요? 또 20년 후에는? 30년, 40년 후에는? 50년 후에는 어떤가요? 당신은 죽음에 이르렀습니다. 그리고 당신은 죽었습니다. 자 눈을 뜨고 다시 현재로 돌아옵니다."

자신의 인생에서 과거, 현재, 미래에 대한 만족(+) 또는 불만족(~)의 정도를 빗금으로 표시하세요.

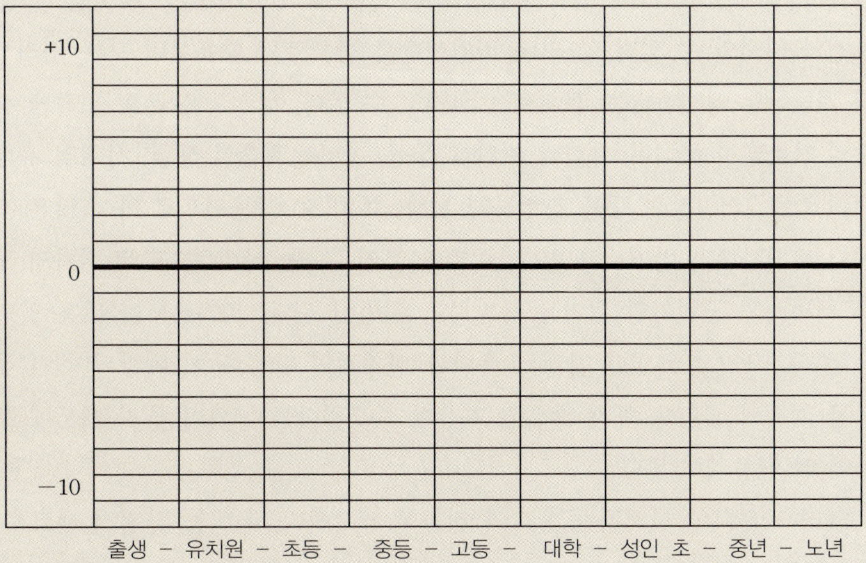

나의 느낌은?

____

____

____

적응능력을 갖게 된다. 즉, 자기확신감이 증가하고 자신의 능력을 발전시킬 수 있는 보다 큰 자유감의 시기다. 중년기에 폭넓은 교제, 우정, 교우관계를 발전시키고 자신의 교우관계망에 대해 만족감을 표현하는 것은 좋은 정신건강의 전조다. 중년에 힘, 지도력, 지혜 그리고 이해심이 가장 많고 건강과 활력이 강건하다면 실제로 인생의 황금기라 할 수 있다.

2) 중년의 위기와 발달과제

(1) 중년의 위기

① 조기은퇴

은퇴는 두 가지 의미에서 생각해 볼 수 있다. 먼저 무거운 사회적 책임과 역할에서 벗어나서 자유스러워진다는 점에서 볼 때 새로운 삶을 시작할 수 있는 도전의 기회일 수 있다. 그러나 직업생활을 함으로써 향유했던 모든 심리사회적 기능들을 상실한다는 점에서는 위기일 수 있다. 남성들은 은퇴를 하게 되면 수입 감소뿐만 아니라 사회적 지위의 상실, 자아정체감의 상실, 사회적 유대관계의 감소, 역할상실 등을 경험하게 된다. 특히 50세를 전후로 하여 많은 직장에서 퇴직사태가 벌어지고 있다. 이러한 조기은퇴는 상대적으로 퇴직자의 노화를 재촉하고 중년기의 위기를 유발하는 원인이 된다. 조기은퇴는 많은 압박감을 준다. 그리고 격렬한 감정의 폭발과 변칙적인 반응 등이 예상되며 긴 휴가 동안 계속해서 일을 하지 않으면 자신이 쓸모없다는 느낌이 들기 때문에 우울증에 빠지는 일이 많다.

그러나 은퇴의 시기에는 생각의 전환이 필요하다. 은퇴는 완전히 새로운 삶의 시작이므로 계획과 준비를 새로 해야 한다. 이전까지의 생활은 참고 정도로만 여기고 새로운 단계의 삶으로 전환해야 한다. 은퇴는 새로운 삶을 시작할 기회다. 새로운 삶을 시작하려니 준비가 부족하다는 생각이 들겠지만 있는 그대로 거기서 새롭게 시작해야 한다.

② 빈둥지증후군

중년기에 자녀들이 다 자라 떠나려 할 때 텅 빈 둥지를 지키는 어미새처럼 공허하고 자기정체성 상실을 느끼는 심리현상을 빈둥지증후군(empty nest syndrome)이라 한다. 그러나 대부분의 부모는 가장 어린 자식의 떠남을 스트레스보다는 이완으로 받아들인다. 만약 보상적인 활동이 계발되지 않은 부모라면 우울해질 수 있고, 특히 자녀 중심의 전통적 사고방식을 가지고 가정을 지키는 어머니의 경우 이러한 충격은 더 크다고 할 수 있겠다. 자식에게 모든 시간과 애정을 투자했던 입장에서 애정의 대상이 사라지고 갑자기 발생하는 시간적, 정신적 여유는 오히려 불안감과 자신에 대한 무기력감을 느끼게 한다. 이때 생활방식의 자유가 줄어들고 곤경에 빠진 느낌은 우울증을 만들게 된다.

여기서 벗어나려면 개인적인 가치, 자기 자신에 대한 확신 그리고 자신의 역할을 다시 찾아내야 한다. 스스로에 대한 자신감의 회복이 중요하며 다양한 삶에 대한 애정과 활력소들을 찾아내어 사회와 인생에 있어서 자신의 소중함을 깨닫는 것도 매우 중요한 요소라고 할 수 있다.

③ 죽음불안

중년기의 사람들은 지나온 삶에 비교해서 짧은 미래를 소유하고 있는 사람들이다. 그래서 언제 자기에게 찾아올지 모르는 죽음을 준비해야 하는 시기다. 그러나 인간은 누구나 죽음을 두려워하고 죽음을 회피하면서 살다 보니 마치 자신에게는 죽음이 존재하지 않는 것처럼 생각하는 경향이 있다. 그러나 중년기에는 아무리 피하려고 해도 죽음이라는 불안의 존재를 밀쳐 버릴 수 없다.

그러므로 중년은 끊임없이 자신을 추적하며 따라붙어 다니는 죽음을 만나는 훈련을 해야 한다. 나는 어쩔 수 없이 죽을 수밖에 없는 존재라는 사실을 자각하고 죽음과 친구처럼 친해질 수 있게 하거나, 자신의 죽음과 만나 볼 수 있는 프로그램을 통해서 간접경험을 할 수 있다면 훌륭한 노년을 맞이할 수 있을 것이다.

(2) 중년의 발달과제

발달과제이론에 의하면 출생부터 죽을 때까지의 일생의 과정은 인간이 각 발달단계에서 나타난 문제를 해결해 가면서 진행된다. 일정한 시기의 발달과제를 달성할 수 있으면 행복이 따르고, 그 후의 과제 달성에도 긍정적 영향을 미치는 반면, 실패하게 되면 불행이 수반되고, 사회적으로 승인될 수 없으며, 그 후의 과제 달성에도 지장을 주게 된다. 중년기에 직면하는 과제를 여러 학자들, 대표적으로 Jung, Levinson, Erikson 그리고 Gould의 중년기 이론을 통해서 알아본다.

① Jung이 말하는 중년기

인생의 전반에서 후반으로 바뀌는 서른다섯 살 무렵에 인생의 중요한 사건인 급격한 가치관의 변화가 일어나 삶의 전환기를 맞이하게 되는데, 이에 Jung은 서른다섯 살 이후의 인생 후반기를 중년기라고 명명하였다. 중년기 이전에는 바깥 생활에 적응하기 위해서 무언인가를 배우고 얻고 성취하려고 애쓰는 반면, 중년기 이후에는 이미 쌓아 놓은 것들을 바탕으로 해서 무엇인가를 이루려고 하며, 더 나아가 자신의 내면적인 욕구와 실질적인 욕구에 관심을 기울인다. 중년기에는 자기의 방향이 내부로 지향되는 분화와 자아가 다시 자기로 통합되어 자기가 발달하는 개성화 과정을 통해 성격발달이 이루어진다. 여기서 개성화란 나 자신만의 독특성을 발견해서 그 독특성을 살려 나가는 것이다. 부연하면 자기의 무의식을 탐구하여 무의식 속에 있는 요소를 살펴보고 통합시켜 나가는 과정이다(이부영, 1998).

Jung(1971)은 중년기의 생물학적 변화와 관련된 심리적 변화를 다음과 같이 설명하였다. 중년 남성들이 자기 내면의 여성적인 측면(anima)을 표출하여 덜 공격적으로 되고 대인관계에 보다 많은 관심을 보이기 시작하는 반면, 여성들은 남성적인 측면(animus)을 표출하여 보다 공격적이고 독립적으로 되는 것처럼 중년의 남녀 모두 자신의 생물학적 성과 반대되는 성격 측면을 표현한다는 것이다.

중년기에는 변화된 사회적 여건과 신체적 조건에 맞추어서 그 이전과 다른 삶의 방식과 태도로 살아가야 한다. 그렇게 하지 못하고 인간의 문화적인 욕구나 영적인 욕구 충족을 목표로 하는 인생의 후반기에도 본능적인 욕구의 충족을 목표로 하는 인생의 전반기와 같은 관심사와 태도로 살아간다면 삶의 심각한 위기에 처하게 될 수 있다. Jung은 중년기 과제를 의식과 무의식에 대한 자각을 통해 개별화를 해 나가는 개성화 과정, 즉 자기실현 과정이라고 하였다.

② Levinson이 말하는 중년기

중년은 직장상사와 같은 사람이나 교회와 같은 사물과 다양한 관계를 형성한다. 이러한 관계는 삶의 과정에 특정한 형태를 부여하고, 개인의 성격에 따라 사람마다 다른 생애구조를 형성한다. 모든 관계가 변화하듯이 중년기 동안의 생애구조 역시 변화한다. 생애구조란 '일정 시기에 개인의 생에 내재된 양식과 설계'이고, 사람이나 사물과의 관계, 즉 직업, 결혼, 가족, 우정, 종교 등이 핵심 요소를 이룬다. 개인의 일생은 생애구조가 안정된 기간과 생애구조가 변경되는 과도기를 포함한다. Levinson(1978)은 보통 40~41세에 시작되어 5년 정도 지속되는 과도기에 특별한 관심을 두었는데, 이 시기에 80%의 사람들이 심리적 변화를 경험한다. 중년으로 향하는 과도기의 최우선 과제는 과거와 적절히 절충하여 미래에 대비하는 것이다. 이를 위해서 첫째, 성인기를 완전히 끝내고, 자신의 생활을 돌아보고, 자신이 해 온 일을 재평가해야 한다. 둘째, 중년기를 향하여 첫걸음을 내딛고, 현재의 생활에서 불만족스런 점을 수정하고 새로운 선택을 시도해야 한다. 셋째, 인생의 후반으로 가는 데서 생기는 심리적 문제를 해결해야 한다. 즉, 젊음과 노화, 남성성과 여성성 같은 중요한 주제의 의미를 이해하고 자신의 현실적인 모습을 받아들여 자기 자신의 세계를 새롭게 형성해야 한다.

이상과 같이 과도기에 자신의 생활을 돌아보고 환상을 버리려면 외부세계와의 연관성을 줄이고 내부세계로 눈길을 돌려야 한다. 자신이 무엇 때문에 동요하고 있는지, 어떤 문제 때문에 상처받고 있는지 발견해야 하고, 상처를 발견해서 치유하고 재기를 도모해야 한다. 중년에 이르러서 현실적인 안목이 생기면 자신의 능력의 한계를 알게 되지만, 이것은 대부분의 사람들이 받아들이기 어려운 것이다. 이런 꿈과 나타난 현실과의 비교 때문에 중년기에는 의기소침함을 느끼게 된다. 자신이 어떠한 사람이며 무슨 일을 할 수 있는가를 재대로 보는 사람만이 과도기를 잘 넘어갈 수 있다. Levinson은 중년기 과제를 자신의 과거에 대해 재평가를 하며, 삶의 남은 부분을 새로운 시기로 시작하고, 개성화를 성취하여 해결하는 과정이라고 하였다.

③ Erikson이 말하는 중년기

Erikson(1959)은 인간의 전 생애를 연속적인 8단계로 구분하였다. 제7단계인 중년기는 발달이 완료된 상태가 아니라 과정의 한 상태다. 각 단계는 극복해야 할 위기와 해결해야 할 과제가 있다. 각 단계는 긍정적 요소와 부정적 요소를 모두 포함하는 심리사회적 위기로 구성된다. 이 위기는 각 단계에서 사회적 환경의 요구에 적응하기 위한 심리적 노력으로 일상생활에서 겪게 되는 긴장이다. Erikson(1959)은 중년기 위기의 한 측면으로 생산성 대 침체성을 들고 있다.

중년기는 단순히 자신과 자기 세대의 이익과 번영에만 관심을 쏟는 것이 아니라 후손 및 미래를 위하여 보다 나은 세상을 만드는 데 헌신하는 기간이다. 중년기의 긍정적 특성인 생산성의 표현은 다음 세대를 위해 자녀를 양육하고, 타인을 지도하며, 생산적인 일에 에너지를 투자함으로써 사회를 위해 일하는 것이다. 이처럼 생산성은 사회가 존재하는 데 빼놓을 수 없는 능력이며 건강한 인격 형성의 근본이 된다.

한편, 중년기에는 다음 세대에 공헌할 수 있는 힘을 상실하거나 중년기의 여러 가지 요구에 응답할 수 없을 때 침체감과 무력감을 경험한다. 중년기의 부정적 특성인 침체성이란 심리적 성장이 결여되었음을 의미하는데, 이것은 결국 인간관계가 불안정해지고 타인을 돌볼 수 없으며 가정의 관리, 자녀의 양육, 직업에의 적용 등을 성공적으로 수행할 수 없도록 만든다.

생산성 대 침체성의 중년기 위기를 극복하는 과정에서 돌봄이란 덕목이 생긴다. Erikson은 돌봄을 사랑과 필요 또는 우연적으로 일어나는 것에 대해서 넓어져 가는 관심이라고 했다(조복희, 정옥분, 유가호, 1989). 중년기에 나타나는 돌봄의 현상은 후세대에 희망, 의지, 목표, 능력, 성실, 사랑의 덕목을 자극하는 동기가 된다. 그러나 돌봄의 현상이 부정적으로 나타나게 되면 무관심이나 침체감이 생기게 된다. 중년기 성인 중 그들의 아동기가 너무 공허하고 좌절이 있어서 자녀들이나 다음 세대를 위해 어떻게 잘해 줄 수 있는지를 알지 못할 경우 그리고 문화적인 이유로 타인에 대해 배타적이고 다른 사람을 돌보는 책임을 경시하는 성향이 있을 경우 중년기의 단계에서 더 이상 발달해 가지 못한다. 또한 새로운 기술의 발달과 생활양식의 변화에 의해 소외감을 경험하는 경우 자기보호에 몰두하고 위축됨으로써 영구적인 침체상태에 빠질 수 있다. 그러므로 계속 성장하고 생산성을 확장하기 위해서는 새로운 자원과 새로운 희망을 활용할 수 있어야 한다(정옥분, 2000).

Erikson은 중년기 과제를 이러한 생산성 대 침체성의 위기를 해결하여 돌봄의 덕목을 획득하는 과정이라고 하였다. 여기서 건강한 해결은 위기가 전적으로 긍정적 극단방향으로 이동하는 것이 아니라 긍정적 극단과 부정적 극단 사이에서 균형을 이루는 것을 의미한다(장휘숙, 2006).

④ Gould가 말하는 중년기

Gould(1978)는 35～45세를 중년기로 보고, 중년기 동안 비합리적인 생각을 극복해야 성장이 이루어진다고 하였다. Gould는 중년기에 벗어나야 하는 환상 다섯 가지를 제시하였다.

첫째, 안정이 영원히 지속될 것이라는 환상이다. 이러한 환상은 중년기에 접어든 사람이 부모의 보호로부터 벗어나 오히려 역할 전도가 일어나며, 그들 스스로가 부모가 있었던 위치에 있음을 깨닫고, 직장에서도 지휘하는 위치에 있게 되며, 자녀와의 관계에서도 역할 재할당이 일어나 청소년기 자녀들이 스스로 안전을 돌볼 수 있다는 표시를 하며 부모의 통제를 거부하게 되면서 벗어나게 된다.

둘째, 죽음이 나와 내가 사랑하는 사람들에게 일어나지 않으리라는 환상이다. 이러한 환상은 질병이나 부모의 죽음을 통해서 그동안 지녀 왔던 죽음에 대한 두려움이 현실이 되고, 자신의 힘은 한계가 있고 인생은 유한함을 깨닫게 되면서 벗어나게 된다.

셋째, 배우자가 없이 사는 것은 불가능하다는 환상이다. 이러한 환상은 죽음을 인식하는 여성들이 자신의 신념대로 행동하기를 원하게 되므로 이제까지 자립을 방해하는 두려움에 맞서 극복하게 되고, 보다 넓은 범위의 사회적 접촉을 경험하는 데 있어서 자유로워지고 자신의 개성을 확대시키면서 벗어나게 된다.

넷째, 가족 밖에서는 어떠한 생활이나 변화도 존재할 수 없다는 환상이다. 이러한 환상은 오랜 결혼생활을 유지해 온 안정을 위협할 것이라는 두려움에 맞서서 두 사람의 관계를 다시 살펴보고 재설계함으로써 관계를 개선시키고 새로운 수준의 만족과 성취를 얻고, 재협상과 자아쇄신을 통해서 원한다면 변화와 새로운 삶이 가족 밖에서 존재할 수 있다는 것을 발견하면서 벗어나게 된다.

다섯째, 나는 완전무결하다는 환상이다. 이러한 환상은 항상 남들에게 존재한다고 여겨 왔던 탐욕, 선망, 질투, 경쟁과 같은 성격특성들이 자신에게도 있음을 인식하게 되어 자신도 생각했던 만큼 순수하지 않다는 것과 자신의 약점까지도 분명히 깨닫게 되면서 벗어나게 된다.

Gould(1978)는 중년기 과제를 이상의 다섯 가지 비합리적인 환상에서 벗어나 개인성장과 자아쇄신을 하는 과정이라고 하였다. 중년기는 정착의 시기가 아니라 청년기만큼 혼란스러운 시기이나, 과거 경험을 활용할 수 있고 자아쇄신을 시도할 수 있으며 자신이 누구인가를 알면 받아들일 수 있게 될 것이다.

2 노년의 정신건강

우리는 모두 늙어 간다. 지금 이 순간은 여러분에게 있어서 가장 늙은 순간이며, 미래에 되돌아보게 된다면 가장 짧은 순간이기도 하다. 우리 모두는 만족하거나 후회하면서 뒤를 돌아볼 수 있고 희망이나 두려움을 가지고 앞을 내다볼 수도 있다. 나이가 든다는 것은 생명이 지닌 자연질서의 한 부분으로서 마지막을 향해 달려간다는 점에서는 아쉽고 서글플 수밖에 없는 일이지만, 다른 한편으로 노년은 경험의 축적, 배움, 기회 등을 통하여 삶이 풍요로워지는 성숙의 과정이기도 하다.

노인이란 어의상으로 '나이 많은 사람'을 말하지만 국가나 사회의 정치적, 경제적, 사회적, 문화적 배경 및 여건에 따라 개념의 차이가 있으며, 학자에 따라서도 조금씩 정의를 달리하고 있다. 노년기는 생물학적, 심리적, 사회적 요인이 복합적으로 영향을 미쳐서 나타나고 유전적, 환경적 요인에 따라 개인차가 심하여 노년기를 명확한 연령으로 구분하기는 어렵지만, 연령 기준으로 정의하는 방법이 가장 무난한 것으로 받아들여지고 있다. 1981년 6월 5일에 제정·공포된 노인복지법은 노인을 65세 이상으로 규정하고 있다.

노화란 성숙한 유기체의 제반 기능이 시간이 경과함에 따라 비가역적으로 소진해 가는 과정이다. 그로 인해서 내외 환경으로부터의 스트레스에 대한 적응력이 떨어지고 죽음의 가능성이 더 높아진다. 그러나 노화는 단순히 신체변화만이 아니고, 행동에서의 변화와 주변 세계를 보는 데 있어서의 변화를 수반한다. 노화는 신체, 인지 및 심리사회적 측면에서 변화가 일어나는 일종의 평생과정인 것이다.

인간의 성장과 발달에 관한 연구가 축적되면서, 인생의 마지막 단계인 노년기에도 나름대로의 발달과제와 나름대로의 목적과 발달을 위한 노력의 당위성이 분명히 있다는 것이 드러나고 있다(강봉규, 2000). 최근에는 인생의 마지막 단계인 노년기에도 발달적 변화가 있다는 사실에 크게 주목하고 있다.

노년기에 찾아오는 절망은 그동안의 삶을 송두리째 무의미한 것으로 만들 수 있기에 노년기의 위기에 대한 관심은 특별히 강조되어야 한다.

1) 노년의 신체, 인지 및 심리사회적 변화

(1) 노년의 신체적 변화

중년기 동안의 신체변화가 비교적 점진적으로 이루어진다면 노년기의 신체변화는 급격하게 이루어진다고 볼 수 있다. 특히 신장과 체중이 감소하고, 주름과 노화반점이 많아지며, 행동이 둔화되는 등 외모와 움직임의 변화가 일어난다. 시력, 청력, 후각, 미각, 촉각 및 통각이 감퇴되는 시감각기관의 변화를 보이고, 혈압이 상승하고, 허파기능이 저하되는 순환계와 호흡기의 변화, 면역체계의 효능성이 감소하는 면역체계의 변화, 대뇌기능이 전반적으로 둔화되는 대뇌기능의 변화, 잠들기 어렵고 계속해서 잘 자지 못하고 깊은 잠을 자는 것이 어려운 수면의 변화가 있다.

또한 이러한 신체적 변화는 심리적 결과를 초래한다. 특히 시각과 청각의 손상은 일상생활에서의 의존성을 증대시키는 기능 쇠퇴의 위험요인이 된다.

(2) 노년의 인지적 변화

지능의 감퇴는 20대부터 시작되어 60대가 되면 가속화된다. 그러나 지능은 단일한 것이 아니라 여러 가지로 구성되는데, 연령에 따른 변화도 상이하다. 지능을 교육과 경험의 영향을 크게 받는 결정지능(crystallized intelligence)과 중추신경계의 기능에 더 많이 의존하는 유동성 지능(fluid intelligence)으로 구분했을 때 결정지능이 유동성 지능보다 연령에 따른 감퇴가 덜하다. 그리고 언어성 지능은 연령이 증가해도 큰 변화 없이 유지되지만, 시·공간적 기술에 주로 의존하는 동작성 지능은 감퇴한다. 그리고 노인들은 자극에 대한 반응을 결정할 때 속도보다는 정확성을 더 중시하는 경향이 있기 때문에 반응을 결정하는 데 시간이 많이 걸린다.

기억은 새로이 들어온 정보를 수초에서 몇 분까지 보관하는 단기(1차)기억, 대뇌의 기억창고 속에 들어온 정보를 수분 내지 수 시간 혹은 수일까지 보관하는 장기(2차)기억, 생애 기간 동안 교육에 의하거나 매일매일 경험의 축적에 의해 획득되어 수개월 혹은 수년에 걸쳐 아주 오랫동안 기억되는 원격(3차)기억으로 나뉜다. 노인들의 기억력이 감퇴된다는 사실은 널리 인정되고 있지만, 1차기억인 단기기억과 3차기억인 원격기억은 감퇴가 적다. 다만 2차기억인 장기기억은 젊은이들에 비해 감퇴가 뚜렷하다.

정상노화로 인해 인지처리 속도의 저하와 같은 인지변화가 흔하기는 하지만 90대에서도 높은 인지기능을 유지하는 사람들도 존재하는 등 개인차가 있다. 인지기능의 보존은 노인의 삶의 질과 생존에 필수적이다. 또한 일부 인지기능은 나이가 들면서 오히려 향상되기도 하고, 저하된 기능을 보상하는 능력도 존재한다. 뇌의 기능적 보유고(reserve)가 큰 사람은 노화에 의한 변화에도 불구하고 학습과 적응을 유지하는 능력이 더 커질 수도 있다. 노화된 뇌에서도 상당한 수준의 적응성이 있다는 최근 자료는 이런 사실을 실험적으로 뒷받침한다.

(3) 노년의 심리사회적 변화

노년기를 제2의 유년기라고 할 만큼 노인들은 자신에 대한 정서적 유대가 강해지고, 자기중심적으로 변하며, 남에게 의존적이게 된다. 애정의 대상을 상실하거나, 의존적 욕구가 충족되지 않거나, 자존심의 손상을 받으면 자기애적인 발달단계로 퇴행하게 된다. 또한 노인들은 역할 수행의 수준이 낮아져서 사회적 역할에 대한 자아의 투자가 적어지는 반면 친근한 사물에 대한 애착심이 강해지고, 후세에 유산을 남기려는 경향이 커진다. 그리고 노년기에는 성역할에 대한 지각에 변화가 생기며, 주위 환경과의 관계에서 적극적이던 자세가 소극적인 대처방식으로 전환되고 외부지향적인 태도에서 내부지향적으로 변한다.

노년기에는 사랑하는 소중한 사람을 잃는 상실을 경험한다. 특히 사별은 사람이 경험하는 것 중에서 가장 강렬하고 극적인 경험 중의 하나로 감정적, 신체적, 정신적으로 부정적인 영향을 미친다. 사별은 아내나 남편으로서의 역할이 상실됨과 동시에 부부로서 함께 가졌던 사회적 관계망의 단절을 가져와 사회적 소외감을 증가시킬 수 있다.

또한 노년기의 빈곤문제는 노인문제 가운데 가장 광범위하고 노인생활에 심각한 영향을 미친다. 산업사회에서 노인을 위한 소득보장제도가 마련되어 있지 않은 경우 노인들은 더 빈곤해질 수밖에 없다. 우리나라뿐 아니라 어느 나라나 대개 노인층이 가장 빈곤한 인구층을 형성하고 있는 것이 현실이다. 더욱이 노인의 질병은 장기적일 뿐만 아니라 주로 합병증의 형태로 발전하기 때문에 이전에 비해 더 많은 의료비가 필요하게 되고, 직장이나 사회에서 은퇴를 하게 되므로 빈곤은 급속도로 심화될 수 있다.

2) 노년의 위기와 발달과제

(1) 노년의 위기

노년기 삶의 여러 국면의 변화들을 예측하여 살아가지 못할 때 위기를 경험하게 될 것이다. 노인의 문제는 보통 복합적인 위기로 이해된다. 복합적 위기란 몇 가지 위기상태가 동시에 있는 것이며, 한 문제의 해결책이 노인 생활 전체의 개선에 큰 도움을 주지 못하는 경우를 말한다.

① 자기역할 상실과 고독 및 소외의 문제

노인은 은퇴로 인해 어떤 역할의 부재의식을 갖게 되고 역할의 상실은 단순한 노인 개인의 문제가 아니라 노인과 관련된 사회, 가족, 집단과도 연결되는 문제다. 퇴직이나 어떤 다른 이유에서건 자기의 일을 상실하는 것은 자신의 구체적인 가치와 의미를 잃는 것이다. 따라서 일을 상실한 노인은 무기력하게 되고 생의 목적을 상실하게 되기 때문에 바로 이러한 상태를 노년기 위기라고 할 수 있다.

노년기에 접어들면서 과거에 수행해 온 여러 가지 역할을 상실하고, 수십 년에 걸쳐 지속해 온 주위 사람들과의 의미 있는 관계를 하나둘씩 상실하는 데서 고독과 소외를 경험하게 된다. 이처럼 서로의 깊은 마음을 주고받는 배우자나 친구가 사라짐으로써 고령노인의 사회적 및 심리적 고독은 상승작용을 일으킨다.

② 죽음의 문제

노년기에 이르면 죽음에 대해 더 많이 생각하고 죽어가는 과정이나 죽음에 대한 직접적인 경험을 할 더 많은 기회를 갖는다. 따라서 '죽음을 어떻게 맞이할 것인가?' 하는 것은 노년기 심리에 있어서 매우 중요하며, 노인들은 젊은 성인들보다 삶과 죽음의 의미를 더 많이 생각할 수밖에 없다. 사람들은 보편적으로 죽음에 대한 근본적인 불안을 갖고 있다. 죽음은 모든 사람이 경험하는 피할 수 없는 단계이지만, 노인들에게 가장 심각한 문제로 제기된다. 특히 죽음을 받아들이는 태도는 긍정적으로 죽음을 수용하는 경우와 부정적으로 죽음을 거부하는 두 가지 경우로 구분할 수 있다.

Kübler-Ross는 죽음을 앞둔 시기에 죽어가는 과정은 '성장의 최종적 단계'일 수 있다고 하였다. 종교적 신념이나 자아정체감이 확립된 사람이 그렇지 못한 사람보다 죽음의 공포가 적다는 보고가 있다. 그러므로 죽음에 대한 건강한 사고를 확립하여 죽음과 가깝게 사귀는 것이 필요하고, 삶의 순간순간을 감사하며 만족한 마음으로 받아들여 노년의 불안과 공포를 이겨내는 태도가 필요하다.

노년기에 죽음의 의미를 직시하는 것은 삶의 마지막 단계를 적절히 준비하게 되고, 죽음에 임박하여 닥쳐올 여러 가지 변화에 적극적이며 생산적으로 대처할 수 있게 한다. 따라서 노년을 잘 준비한 노인들은 친구관계, 문화여가활동, 직장, 봉사활동 등을 통하여 마지막 죽음까지도 수용하는 태도를 보일 것이다.

③ 우울증

노년기 우울증은 노년기 정신장애 중 가장 흔한 질환 중의 하나로서 치료를 통하여 도움을 받을 수 있는 경우가 많기 때문에 우울증을 발견하고 진단하는 것은 매우 중요하다. 노년기에 겪게 되는 직업과 역할의 상실, 빈곤, 외로움, 사별 등이 우울증의 위험을 높일 수 있는 것으로 인식되어 왔다. 노인들은 상실을 겪고 난 뒤 젊은 사람들에 비해 주요 우울삽화를 경험하기 쉽다는 연구도 있다. 노년기 우울증은 발현 양상의 복합성, 주변의 관심 저하, 본인의 인식 부족 등의 원인으로 발견이 늦어지고 적절히 치료를 받지 못하는 경향이 있다. 노년기 우울증의 경과에 대해서는 우울증 환자의 60% 이상이 회복되지만, 25～30%는 증상이 있거나 장해가 남는 것으로 보이며 재발률은 연령에 따라 증가하는 것으로 보인다. 심리사회적 요인도 예후와 관련이 있지만 인지기능장애와 신체적 질환이 보다 일관적인 예측인자라는 연구들도 있다(대한노인정신의학회 편, 1998).

④ 치매

치매는 기억력과 언어, 실행능력 등 전반적인 인지기능의 장애를 일으키고 나아가 정서변화 및 행동문제 그리고 인격변화 등을 초래하는 질환이다. 치매의 유병률은 진단 기준과 연구방법 등에 의해 다양하게 나타나는데, 대체로 65세 이상의 노인에서 약 5～7% 정도로 알려져 있고, 연령이 증가함에 따라 그 유병률도 현저하게 증가하여 80세 이상에서는 30～40% 정도에 이른다고 알려져 있다. 또한 치매는 원인에 따라 다양한 종류로 나누어지는데, 그중 알츠하이머형 치매가 가장 흔한 치매로서 전체 치매의 약 50%를 차지하고 있다(대한노인정신의학회 편, 1998).

치매와 노인 우울증은 증상으로 인하여 환자에게 커다란 고통을 안겨 줄 뿐만 아니라 개인적, 사회적, 국가적 손실과 부담을 야기한다. 따라서 노인 우울증과 치매를 비롯한 노인성 정신장애에 대한 예방과 진단, 치료 그리고 질환에 대한 깊이 있는 연구와 이해가 필요하다.

(2) 노년의 발달과제

노년기에 직면하는 과제를 여러 학자들, 대표적으로 공자, Erikson, Peck 그리고 Levinson의 노년기 이론을 통해서 알아본다.

① 공자(孔子)가 말하는 노년기

공자는 『논어(論語)』 '위정제이(爲政第二)' 편에서 다음과 같이 말하였다. "나는 열다섯 살에 학문에 뜻을 두었고, 서른 살에는 우뚝 섰으며, 마흔 살에는 미혹됨이 없었고, 쉰 살에는 천명을 알았으며, 예순 살에는 귀가 순해졌고, 일흔 살에는 마음이 원하는 바를 따라도 법도에 어긋남이 없었다."

여기서 노인과 관련된 것은 '예순 살에는 귀가 순해지고 일흔 살에는 마음이 원하는 바를 따라도 법도에 어긋남이 없게 된다.'는 부분이다. 이는 예순이 되면, 어떤 소리가 들려올 때에 소리가 각각 따로 들리는 것이 아니라 전부가 어떤 소리인지 알 수 있으며 또한 일흔이 되었을 때는 굳이 세상의 법도에 맞추려 하지 않아도 삶 자체가 하나의 법으로 그릇됨이 없게 된다는 말이다. 즉, 공자가 말하는 노년기 과제는 삶의 지혜를 얻고 자아통합을 이루는 것이다.

② Erikson이 말하는 노년기

Erikson(1963)은 심리사회적 발달의 마지막 여덟 번째 단계인 노년기에 자아통합 대 절망의 위기를 해결해야 한다고 하였다. 노년기에 접어들면서 노인은 자신이 지금까지 살아온 생을 돌아보면서 자신의 생애가 가치 있는 삶이었는지 탐색해 보게 된다. 이러한 과정에서 자신의 삶이 무의미한 것이었다고 느끼게 되면 그는 절망감에 빠지게 된다. 그러나 이러한 절망 가운데서도 그 당시에는 그럴 수밖에 없었다고 생각하면서 나름대로 인생의 의미를 찾고 보람을 느끼게 되면 인생에 대한 참다운 지혜를 획득할 수 있다. 이러한 지혜를 통하여 이전의 발달단계에서 이룬 결과들을 평가하게 된다. 결국 보다 높은 차원의 인생철학으로 통합해 나가는 것이다.

Erikson(1963)은 노년기를 쇠퇴의 시기로 간과하지 않고, 지나온 생애가 과연 의미 있었는가의 문제를 해결하기 위해 절망감을 겪으면서 내적인 성찰에 이르는 통찰의 시기로 보았다. 자아통합을 이룬 노인들은 인생에 대한 만족감과 충만감을 가지고 자신을 돌아보고, 자신의 위치와 자신의 과거를 받아들이게 된다. 이에 반하여 이전 단계에서 획득한 위기의 부정적 해결의 결과로 자아통합에 이르지 못한 노인들은 시간이 너무 짧고 그들의 인생은 실패했다고 느끼게 된다. 따라서 다시 한 번 더 살 수 있기를 원하거나, 지나온 인생이 실패한 데 대한 회한을 가지고 억울해하며, 그 실패에 대한 책임을 자신보다 타인에게 돌림으로써 남을 원망하는 등 절망감을 경험한다. 따라서 노년기 위기를 해결하지 못한 노인들은 부적응적인 생활을 영위하는 경우가 많다(이호선, 2006).

노년기의 자아통합이란 자신의 과거, 현재, 미래를 바로 보고 긍정적으로 수용하며 인생의 중심부에서 활동하고 있는 사람들에 대한 깊은 배려를 통해 세상을 사는 지혜를 얻는 것을 의미한다. Erikson(1997)은 이 지혜를 '죽음의 얼굴 앞에서 삶 자체에 대해 갖는 초연한 관심'이라고 하였다. 지혜를 통하여 우리는 우리의 축적된 지식과 경험을 통합한다. 지혜가 발달한 사람은 전체성과 완결성의 모델이 된다. 자아통합의 달성은 결국 노년기의 성공적인 노화에 대한 적응이라 할 수 있다.

③ Peck이 말하는 노년기

Peck(1968)은 노인들이 자아통합 대 절망의 단계에서 심리적으로 건강하게 기능하기 위해서는 다음과 같은 세 가지 발달과제를 해결해야 한다고 제안하였다.

첫째, 분화 대 역할몰입으로, 이는 직업 역할에서 벗어나 다른 일로써 자기 가치를 재정의하고 직업 역할과 자녀양육에 사용되었던 시간들이 이제는 다른 가치 있는 활동에 투자될 수 있어야 한다는 것이다.

둘째, 신체초월 대 신체몰입으로, 이는 쇠퇴하는 신체건강에 대처할 때 노화에 따른 만성적 질병과 신체기능의 쇠퇴는 노인들의 정체감과 생활만족에 심각한 위협으로 작용하지만, 노인들은 질병을 가지고 있으면서도 노화하는 신체에 몰입하지 않고 인생을 즐길 수 있어야 한다는 것이다.

셋째, 자아초월 대 자아몰입으로, 이는 죽음이 불가피하고 얼마 남지 않았음을 인식할 때 자녀양육이나 직업 역할을 통하여 미래세대의 성장에 기여하였으므로 이제 자아를 초월하여 편안하게 죽음을 맞이할 수 있어야 한다는 것이다. 또한 자신이 이제까지 걸어온 길에서 본질적으로 다른 사람의 행복과 안녕에 기여했다는 것을 인식하여 자아를 초월할 수 있을 때 자신의 죽음에 긍정적이 될 수 있다는 것이다.

Peck(1968)은 이처럼 예상되는 죽음에 대한 성공적인 적응을 할 때 노년기의 가장 중요한 성취가 될 수 있다고 하였다.

④ Levinson이 말하는 노년기

Levinson(1978)에 의하면 60~65세는 노년기로의 중요한 전환기로 이 시기에 중년기를 마치고 노년기로 들어가게 된다. 이 시기의 노화에 따른 생물학적 변화는 신체적 쇠퇴와 죽음에 대한 느낌을 불러일으키고, 이러한 느낌은 사랑하는 사람들과 친구들의 질병과 죽음을 자주 접하게 됨에 따라 깊어진다. 만약 이 시기를 지나고 있는 사람이 지나치게 신체의 변화에 반응하게 된다면 죽음에 과도하게 집착하고 우울증에 걸리기 쉽다. 따라서 이 시기에는 보다 창조적인 정신활동을 통하여 감소된 신체활동에 대한 안정감을 갖는 것이 필요하다.

65세 이상이 되면서 노인들은 자신들이 더 이상 지배세대가 아니라는 것을 느끼고 권력, 타인의 인정 측면에서 위기감을 경험한다. 그러나 한편으로는 성장한 자녀들에게 삶의 유용한 지혜와 교훈을 제공할 수 있다. 이 시기에 위엄과 안정 속에서 은퇴하는 것은 중요한 발달과제다. 성공적인 발달을 이룬 사람들은 은퇴 이후에도 만족스럽고 가치 있는 일에 종사할 수 있다. 그리고 이 시기를 지내면서 사람들은 노화를 인정하고 죽음을 준비하게 된다. 또한 노인들은 자신에게 죽음이 다가오고 있다는 것을 알고 자신에 대한 궁극적인 관심과 인생에 대한 평가를 통해 삶을 정리해 나간다. 그리고 삶이 무엇이며, 인생이 무엇인가에 대한 분명한 해답을 얻고자 하며, 그럼으로써 인생의 궁극적 목적이 무엇인지에 대해 스스로 답을 하고자 한다. 그것은 곧 자기 자신에 대한 이해임과 동시에 세계에 대한 이해이며 죽음을 수용할 수 있는 기본 전제가 된다.

우리가 앞으로 맞이하게 될 노년기는 그 어느 시기보다 커다란 상실의 시기로 특징지을 수 있다. 따라서 Levinson(1978)이 말하는 노년기 과제는 인생의 마지막 단계에 대해 긍정적이고 낙관적인 태도로 통합하여 자신의 노화로 인한 변화된 현실에 적응하고 죽음에 대해 수용하는 것이다.

3) 성공적 노화

많은 사람들은 노년기 동안 에너지가 감소하고 모든 것을 상실해 가므로 노화는 불가피하게 우울과 절망을 초래할 것이라 생각한다. 그러나 많은 노인들은 우울증에 걸리지 않으며 비교적 높은 수준의 안녕감을 유지하고 있다. 이처럼 노년기 동안 생물학적으로 성공적으로 생존할 수 있음은 물론 건강한 정신을 가지고 즐겁게 생활할 수 있는 것을 성공적 노화(successful aging)라 한다.

또한 성공적 노화는 질병이나 질병과 관련된 장애가 없고, 좋은 인지적·신체적 기능을 유지하고 있으며, 생산적 활동을 수행하고 타인과 활발히 교류할 수 있도록 적극적인 생활태도를 지니는 것이다(Rowe & Kahn, 1998). 이처럼 중년기의 능동적이고 적극적인 생활양식을 노년기에도 계속하는 것이 노인들의 안녕감과 만족을 위해 필수적이다(Havighurst, Neugarten, & Tobin, 1968).

노인들은 정서적 만족을 중요시하기 때문에 사회적 연결망을 선택적으로 축소하여 그다지 중요하지 않은 사람들과의 접촉을 줄이고 친밀한 개인들과 더 많은 시간을 보냄으로써 정서적 위험을 최소화하고 긍정적 정서 경험을 극대화한다. 이처럼 긍정적 정서를 경험하기 위해 사회적 연결망을 선택적으로 축소하는 것이 성공적 노화를 가능하게 한다(Carstensen, 1998).

성공적 노화에는 다양한 생물학적, 심리학적 그리고 사회문화적 요인들이 영향을 미친다. 즉, 유전자상의 문제가 없다고 할 때, 만일 우리가 가족과 지역사회의 친구들과 유대관계를 가질 뿐 아니라 긍정적 조망을 가지고 정신적으로나 신체적으로 적극성을 유지한다면 성공적으로 늙어 갈 가능성이 크다고 볼 수 있다(Myers, 2007/2008)

성공적 노화의 통합적 개념 정의를 시도한 홍현방(2002)은 성공적인 노화를 과거와 현재를 수용하고 죽음을 받아들이는 동시에 삶의 의미나 목표를 잃지 않고 정상적으로 성숙해 가는 심리적인 발달과정이며, 정신이나 신체상의 질병이 없어 기능적이고, 사회적인 관계를 유지하며 사는 것이라고 하였다. 따라서 성공적으로 노화한 사람들은 긍정적 조망을 지니고 있고 더 큰 자기이해를 바탕으로 최적의 적응을 하는 특징을 지닌다. 종합하면 높은 수준의 사회적, 정서적 및 신체적 활동을 유지하는 사람이다.

노년기를 건강하고 바람직하게 보내기 위해서는 지금까지 살아온 자신의 인생을 있는 그대로 받아들이며 그 삶이 어떤 것이었나에 관계없이 달성하지 못한 일보다 이룩한 일과 행운에 감사하고 긍지와 보람을 가지고 바라보는 긍정적인 태도가 필요하다. 즉, 자신의 삶 전체를 수용하는 것이 중요한데, 이는 자신에게 의미를 준 사람과 자신의 삶에 부과된 책임 그리고 자신의 죽음까지도 받아들이며 자신의 삶의 절대적인 의미를 발견하고 이를 대체할 수 없는 귀중한 것으로 여기는 것이다.

노년기의 덕목인 지혜는 죽음에 직면하여 얻게 되는 인생의 의미에 대한 통찰로 노년기의 지적인 힘일 뿐 아니라 중요한 심리적 자원이 된다(정옥분, 2000). 이 지혜를 통한 통찰은 노년기를 궁극적인 절망으로 이끌지 않고 새로운 종류의 지혜를 얻어 인생의 의미를 찾고 보람을 느끼게 하며, 더 차원 높은 인생으로 나아갈 수 있게 해 준다.

따라서 노년기에는 신체적 노화와 직업에서의 은퇴, 자녀의 출가, 친한 친구나 배우자의 죽음 등 위기감을 경험하게 되는데, 이 시기의 성공적인 발달은 신체적 · 사회적 퇴보를 어떻게 수용하는가에 달려 있다.

풍요로운 황혼

- 괴테

노인의 삶은 '상실의 삶' 이다.
사람은 늙어 가면서 다음 다섯 가지를 잃어 가며 살아가기 때문이다.
건강과 돈, 일과 친구 그리고 꿈을 잃게 된다.

♣ 건강 ♣

몸이 건강하지 못하면 세상 온갖 것이 의미 없다.
건강이란 건강할 때, 즉 젊었을 때 다져 놓았어야 한다.
이 말은 다 아는 상식이지만 지난 후에야 가슴에 와 닿는 말이다.
이제 남은 건강이라도 알뜰히 챙겨야 한다.

♣ 돈 ♣

스스로 노인이라고 생각한다면 이제는 돈을 벌 때가 아니라 돈을 쓸 때다.
돈이 있어야지, 돈 없는 노년은 서럽다.
그러나 돈 앞에 당당하라.

♣ 일 ♣

당신은 몇 살부터 노인이 되었는가?
노년의 기간은 결코 짧지 않다.
정말 하고 싶은 일을 찾아나서자.
일은 스스로뿐만 아니라 주위 사람들에게도 기쁨을 준다.
죽을 때까지 삶을 지탱해 주는 것은 사랑과 일이다.

♣ 친구 ♣

노년의 가장 큰 적은 고독과 소외

노년을 같이 보낼 좋은 친구를 많이 만들어 두자.

친구 사귀는 데도 시간, 정성, 관심, 때론 돈이 들어간다.

♣ 꿈 ♣

노인의 꿈은 내세에 대한 소망이다.

꿈을 잃지 않기 위해선 신앙생활, 명상의 시간을 가져야 한다.

3 요약

이 장에서는 중년기와 노년기의 신체·인지·심리사회적 변화를 살펴보았다. 먼저 중년기의 신체적 변화로는 생식능력의 감퇴가 특징적이다. 인지적 변화는 정신운동 속도의 저하를 보이나 어휘력, 장기기억력 및 문제해결력에서는 별다른 변화가 없는 게 특징이다. 심리사회적 변화에서 은퇴는 무거운 사회적 책임과 역할에서 벗어나서 자유스러워지고 새로운 삶을 시작할 수 있다는 점에서 도전이 되지만, 직업생활을 함으로써 향유했던 모든 심리사회적 기능들을 상실한다는 점에서 위기가 된다. 중년기 위기는 신체, 인지 및 심리사회적 변화를 긍정적으로 수용하지 못하는 상태로서 이는 사람에 따라, 상황에 따라 다르게 나타난다. 중년기 위기와 증상으로는 조기퇴직자의 심리적 변화, 빈둥지증후군, 죽음불안을 들 수 있다. 마지막으로, Jung이 말하는 중년기 과제는 의식과 무의식에 대한 자각을 통해 개별화해 나가는 개성화 과정, 즉 자기실현 과정을 통해 해결하는 것이다. Levinson이 말하는 중년기 과제는 개인 자신의 과거에 대해 재평가를 하며, 삶의 남은 부분을 새로운 시기로 시작하고, 개성화를 성취하여 해결하는 것이다. Erikson이 말하는 중년기 과제는 생산성 대 침체성의 위기를 해결하여 돌봄의 덕목을 획득하게 하는 것이다. Gould가 말하는 중년기 과제는 다섯 가지 비합리적인 환상(안정이 영원히 지속될 것이라는 생각, 죽음이 나와 내가 사랑하는 사람들에게 일어나지 않으리라는 생각, 배우자가 없이 사는 것은 불가능하다는 생각, 가족 밖에서는 어떠한 생활이나 변화도 존재할 수 없다는 생각, 나는 완전무결하다는 생각)에서 벗어나 개인성장과 자아쇄신을 하는 것이다.

노년기의 신체변화는 급격하게 이루어진다. 지능의 감퇴는 노년이 되면 가속화된다. 그러나 지능은 단일한 것이 아니라 여러 가지로 구성되는데, 언어성 지능은 연령이 증가해도 큰 변화 없이 유지되지만 동작성 지능은 감퇴한다. 그러나 일부 인지기능은 나이가 들면서 오히려 향상되기도 하고 저하된 기능을 보상하는 능력도 존재한다. 뇌의 기능적 보유고(reserve)가 큰 사람은 노화에 의한 변화에도 불구하고 학습과 적응을 유지하는 능력이 더 커질 수도 있다. 다음으로 노년기 위기를 자기역할 상실과 고독 및 소외의 문제, 죽음의 문제, 우울증, 치매를 중심으로 살펴보았다. 마지막으로, 공자, Erikson, Peck 그리고 Levinson이 말하는 노년기 과제에 대해 살펴보았다. 공자가 말하는 노년기 과제는 삶의 지혜를 얻고 자아통합을 이루는 것이다. Erikson이 말하는 노년기 과제는 자아통합 대 절망의 위기를 극복하여 지혜를 얻는 것이다. Peck이 말하는 노년기 과제는 세 가지 발달과제(분화 대 역할몰입, 신체초월 대 신체몰입, 자아초월 대 자아몰입)를 해결하는 것이다. Levinson이 말하는 노년기 과제는 젊음과 나이의 불일치를 극복하고 인생의 마지막 단계에 대해 긍정적이고 낙관적인 태도로 통합하여 자신의 노화로 인한 변화된 현실에 적응하고 죽음에 대해 수용하는 것이다. 마지막으로, 생물 · 심리 · 사회문화적 측면에서 최적의 적응을 하는 것을 의미하는 성공적인 노화를 살펴보았다.

생각해 볼 문제

1. 중년기에는 어떠한 신체, 인지 및 심리사회적 변화가 일어나는가?
2. 중년의 위기와 발달과제를 어떻게 설명하는가?
3. 노년기에는 어떠한 신체, 인지 및 심리사회적 변화가 일어나는가?
4. 여러 학자들은 노년기 위기와 발달과제를 어떻게 설명하는가?
5. 성공적 노화란 무엇인가?

참고문헌

강봉규(2000). 인간발달. 서울: 동문사.

대한노인정신의학회 편(1998). 노인정신의학. 서울: 중앙문화사.

이부영(1998). 분석심리학-Jung의 인간심성이론(개정증보판). 서울: 일조각.

이호선(2006). 노인상담. 서울: 학지사.

장휘숙(2006). 성인심리학: 성인발달, 노화, 죽음. 서울: 박영사.

정옥분(2000). 성인발달의 이해. 서울: 학지사

조복희, 정옥분, 유가호(1989). 인간발달-발달 심리적 접근. 서울: 교문사

홍현방(2002). 성공적인 노화 개념정의를 위한 문헌연구. 이화여자대학교 대학원 박사학위청구논문.

Carstensen, L. L. (1998). A life-span approach to social motivation. In J. Heckhausen & C. Dweck (Eds.), *Motivation and self-regulation across the life span* (pp. 341-364). New York: Cambridge University.

Erikson, E. H. (1959). *Identity and the life cycle*. New York: International University Press.

Erikson, E. H. (1963). *Childhood and Society* (2nd ed). New York: Norton.

Erikson, E. H. (1997). *The life cycle Completed*. New York: Norton.

Gould, R. L. (1978). *Transformations: Growth and change in adult life*. New York: Simon & Schuster.

Havighurst, R. J., Neugarten, B. L., & Tobin, S. S. (1968). Disengagement and patterns of aging. In B. L. Neugarten (Ed.), *Middle age and aging* (pp. 161-172). Chicago: University of Chicago Press.

Jung, C. G. (1971). *Psychological types. The collected works of C. G. Jung, 6.* London: Routledge & Kegan Paul.

Levinson, D. J (1978). *The season of a man's life.* New York: Ballantine.

Myers, D. G. (2008). 심리학개론[*Psychology*]. (신현정, 김비아 역). 서울: 시그마프레스. (원전은 2007년에 출판).

Peck, R. C. (1968). Psychological development in the second half of life. In B. L. Neugarten (Ed.), *Middle age and aging* (pp. 88-92). Chicago: University of Chicago Press.

Rowe, J. W., & Kahn, R. L. (1998). *Successful aging.* New York: Pantheon.

찾아보기

《인 명》

《내 용》

〈저자 소개〉

김교헌 (대표저자, 감수)
성균관대학교 산업심리학과를 졸업하고, 동 대학원에서 심리학 석사학위와 박사학위를 받았다. 미국 애리조나 대학교와 뉴질랜드 오클랜드 대학교 심리학과 방문교수를 지냈으며, 현재 충남대학교 심리학과 교수이자 중독행동연구소 소장으로 재직하고 있다. 한국건강심리학회 학회지 편집장과 학회장을 역임하였고, 정신보건임상심리사 1급, 건강심리전문가, 중독심리전문가, 임상심리전문가로서 활동하고 있으며, 중독과 자기조절, 명상과 행복에 관심이 많다.

김경의 [이후 가나다순]
충남대학교 심리학과를 졸업하고, 동 대학원에서 응용심리학 석사학위를 취득한 후 응용심리학 박사과정을 수료했다. 현재 을지대학병원 임상심리실에서 근무하며, 정신보건임상심리사 1급, 건강심리전문가, 중독심리전문가, 명상치유전문가, 임상심리전문가로서 임상활동을 하고 있다. 한국명상치유학회 학술이사를 맡고 있으며, 마음챙김명상과 상위인지치료 및 집행기능연구에 관심이 많다.

김금미
덕성여자대학교 심리학과를 졸업하고, 성균관대학교 대학원에서 심리학과 석사학위를 취득한 후 철학 박사학위(일반심리학)를 받았다. 현재 성균관대학교 응용심리연구소 학술연구교수로 재직하고 있으며, 한국사회의 다문화 수용성에 관한 연구를 주로 하고 있다. 상담심리전문가로서 주로 성인을 대상으로 상담하고 있으며, 특히 사랑, 부부관계 등의 친밀한 대인관계에 관심이 많고, 사회심리학, 상담심리학, 여성심리학의 학문적 연결과 그것을 통해 사람이 행복해지는 데 정성을 들이고 있다.

김세진
충남대학교 영문학과와 심리학과를 졸업하고, 동 대학원에서 응용심리학 석사학위를 취득한 후 박사과정을 수료했다. 현재 충남대학교 중독행동연구소 전임 연구원으로 있으며, 대학에서 이상심리학과 정신건강을 강의하고 있다. 정신보건임상심리사 1급, 중독심리전문가, 임상심리전문가로서 임상활동을 하고 있으며, 지역사회의 정신건강에 긍정심리학을 접목시키는 데에 관심이 많다.

원두리

서울대학교 심리학과를 졸업하고, 동 대학원에서 임상심리학 석사학위를 취득한 후, 충남대학교 심리학과에서 응용심리학으로 박사학위를 받았다. 임상 및 건강심리학 관련 과목을 강의해 왔으며, 현재 충북대학교 심리학과에서 연구교수로 재직 중이다. 건강심리전문가로서 행복 및 웰빙 증진에 관한 연구를 하고 있다.

윤미라

충남대학교 심리학과를 졸업하고, 동 대학원에서 응용심리학 석사학위를 취득한 후 박사과정을 수료했다. 정신보건임상심리사 1급으로서 현재 대전심리건강연구소 소장이며, 습관성 도박 치료에 힘쓰고 있다. 대학에서 집단상담과 정신건강을 강의하고 있다.

이경순

충남대학교 심리학과를 졸업하고, 동 대학원 응용심리학 석사학위를 취득한 후, 성균관대학교 심리학과에서 박사과정을 수료하였다. 정신보건임상심리사 1급, 임상심리전문가로서 현재 나우클리닉(부설: 해냄소아청소년연구소) 임상심리실에 근무하며, 대학에서 정신건강과 심리학입문을 강의하고 있다.

장은영

성균관대학교 산업심리학과를 졸업하고, 동 대학원에서 석사학위와 박사학위를 받았다. 아이오와 주립대학교에서 박사후과정을 마치고, 성균관대학교 응용심리연구소에서 연구교수를 지냈으며, 현재 한양대학교 구리병원에서 연구교원으로 재직하고 있다. 정신보건임상심리사 1급, 임상심리전문가로서 활동하고 있으며, 사회공포증과 섭식장애의 인지행동치료에 관심이 많다.

젊은이를 위한

정신건강

2010년 11월 8일 1판 1쇄 발행
2025년 8월 20일 1판 20쇄 발행

지은이 • 김교헌 · 김경의 · 김금미 · 김세진
지은이 원두리 · 윤미라 · 이경순 · 장은영 공저

펴낸이 • 김 진 환

펴낸곳 • (주) 학지사
04031 서울특별시 마포구 양화로 15길 20 마인드월드빌딩 5층

대표전화 • 02) 330-5114 팩스 • 02) 324-2345

등록번호 • 제313-2006-000265호

홈페이지 • http://www.hakjisa.co.kr
인스타그램 • https://www.instagram.com/hakjisabook

ISBN 978-89-6330-479-3 93180

정가 22,000원

저자와의 협약으로 인지는 생략합니다.
파본은 구입처에서 교환하여 드립니다.